国家卫生健康委员会"十三五"规划教材

全 国 高 等 学 校 教 材

供基础、临床、预防、口腔医学类专业用

医用高等数学

Medical Advanced Mathematics

第7版

主　审　张选群

主　编　秦　侠　吕　丹

副主编　李　林　王桂杰　刘春扬

人民卫生出版社

PEOPLE'S MEDICAL PUBLISHING HOUSE

图书在版编目（CIP）数据

医用高等数学/秦侠，吕丹主编.—7版. —北京：人民卫生出版社，2018

全国高等学校五年制本科临床医学专业第九轮规划教材

ISBN 978-7-117-26654-3

Ⅰ.①医… Ⅱ.①秦…②吕… Ⅲ.①医用数学-高等学校-教材 Ⅳ.①R311

中国版本图书馆 CIP 数据核字（2018）第 164585 号

人卫智网　www.ipmph.com	医学教育、学术、考试、健康，购书智慧智能综合服务平台	
人卫官网　www.pmph.com	人卫官方资讯发布平台	

医用高等数学
第 7 版

主　　编：秦　侠　吕　丹
出版发行：人民卫生出版社（中继线 010-59780011）
地　　址：北京市朝阳区潘家园南里 19 号
邮　　编：100021
E - mail：pmph @ pmph. com
购书热线：010-59787592　010-59787584　010-65264830
印　　刷：三河市尚艺印装有限公司
经　　销：新华书店
开　　本：850×1168　1/16　印张：17　插页：8
字　　数：503 千字
版　　次：1987 年 6 月第 1 版　2018 年 9 月第 7 版
　　　　　2018 年 9 月第 7 版第 1 次印刷（总第 42 次印刷）
标准书号：ISBN 978-7-117-26654-3
定　　价：42.00 元

编　者

以姓氏笔画为序

王桂杰（中国医科大学）

牛健人（四川大学）

吕　丹（温州医科大学）

刘春扬（福建医科大学）

刘桂娟（泰山医学院）

孙江洁（安徽医科大学）

李　林（首都医科大学）

何穗智（中山大学新华学院）

张喜红（长治医学院）

侯丽英（上海健康医学院）

秦　侠（安徽医科大学）

郭东星（山西医科大学）

学术秘书

孙江洁（兼）

融合教材阅读使用说明

融合教材介绍：本套教材以融合教材形式出版，即融合纸书内容与数字服务的教材，每本教材均配有特色的数字内容，读者阅读纸书的同时可以通过扫描书中二维码阅读线上数字内容。

《医用高等数学》(第7版)融合教材配有以下数字资源：

⚡教学课件　⚡拓展阅读　⚡微课　⚡自测试卷　⚡英文名词读音

❶ 扫描教材封底圆形图标中的二维码，打开激活平台。

❷ 注册或使用已有人卫账号登录，输入刮开的激活码。

❸ 下载"人卫图书增值"APP，也可登录 zengzhi.ipmph.com 浏览。

❹ 使用 APP "扫码"功能，扫描教材中二维码可快速查看数字内容。

配套教材 (共计56种)

全套教材书目

《医用高等数学》(第7版)配套教材

《医用高等数学学习指导与习题集》(第4版)　主编：秦侠、吕丹

读者信息反馈方式

欢迎登录"人卫e教"平台官网"medu.ipmph.com"，在首页注册登录后，即可通过输入书名、书号或主编姓名等关键字，查询我社已出版教材，并可对该教材进行读者反馈、图书纠错、撰写书评以及分享资源等。

序　言

党的十九大报告明确提出，实施健康中国战略。没有合格医疗人才，就没有全民健康。推进健康中国建设要把培养好医药卫生人才作为重要基础工程。我们必须以习近平新时代中国特色社会主义思想为指引，按照十九大报告要求，把教育事业放在优先发展的位置，加快实现教育现代化，办好人民满意的医学教育，培养大批优秀的医药卫生人才。

着眼于面向2030年医学教育改革与健康中国建设，2017年7月，教育部、国家卫生和计划生育委员会、国家中医药管理局联合召开了全国医学教育改革发展工作会议。之后，国务院办公厅颁布了《国务院办公厅关于深化医教协同进一步推进医学教育改革与发展的意见》（国办发〔2017〕63号）。这次改革聚焦健康中国战略，突出问题导向，系统谋划发展，医教协同推进，以"服务需求、提高质量"为核心，确定了"两更加、一基本"的改革目标，即：到2030年，具有中国特色的标准化、规范化医学人才培养体系更加健全，医学教育改革与发展的政策环境更加完善，医学人才队伍基本满足健康中国建设需要，绘就了今后一个时期医学教育改革发展的宏伟蓝图，作出了具有全局性、战略性、引领性的重大改革部署。

教材是学校教育教学的基本依据，是解决培养什么样的人、如何培养人以及为谁培养人这一根本问题的重要载体，直接关系到党的教育方针的有效落实和教育目标的全面实现。要培养高素质的优秀医药卫生人才，必须出版高质量、高水平的优秀精品教材。一直以来，教育部高度重视医学教材编制工作，要求以教材建设为抓手，大力推动医学课程和教学方法改革。

改革开放四十年来，具有中国特色的全国高等学校五年制本科临床医学专业规划教材经历了九轮传承、创新和发展。在教育部、国家卫生和计划生育委员会的共同推动下，以裘法祖、吴阶平、吴孟超、陈灏珠等院士为代表的我国几代著名院士、专家、医学家、教育家，以高度的责任感和敬业精神参与了本套教材的创建和每一轮教材的修订工作。教材从无到有、从少到多、从多到精，不断丰富、完善与创新，逐步形成了课程门类齐全、学科系统优化、内容衔接合理、结构体系科学的立体化优秀精品教材格局，创建了中国特色医学教育教材建设模式，推动了我国高等医学本科教育的改革和发展，走出了一条适合中国医学教育和卫生健康事业发展实际的中国特色医药学教材建设发展道路。

在深化医教协同、进一步推进医学教育改革与发展的时代要求与背景下，我们启动了第九轮全国高等学校五年制本科临床医学专业规划教材的修订工作。教材修订过程中，坚持以习近平新时代中国特色社会主义思想为指引，贯彻党的十九大精神，落实"优先发展教育事业""实施健康中国战略"及"落实立德树人根本任务，发展素质教育"的战略部署要求，更加突出医德教育与人文素质教育，将医德教育贯穿于医学教育全过程，同时强调"多临床、早临床、反复临床"的理念，强化临床实践教学，着力培养医德高尚、医术精湛的临床医生。

我们高兴地看到，这套教材在编写宗旨上，不忘医学教育人才培养的初心，坚持质量第一、立德树人；在编写内容上，牢牢把握医学教育改革发展新形势和新要求，坚持与时俱进、力求创新；在编写形式上，聚力"互联网+"医学教育的数字化创新发展，充分运用AR、VR、人工智能等新技术，在传统纸质教材的基础上融合实操性更强的数字内容，推动传统课堂教学迈向数字教学与移动学习的新时代。为进一步加强医学生临床实践能力培养，整套教材还配有相应的实践指导教材，内容丰富，图文并茂，具有较强的科学性和实践指导价值。

我们希望，这套教材的修订出版，能够进一步启发和指导高校不断深化医学教育改革，推进医教协同，为培养高质量医学人才、服务人民群众健康乃至推动健康中国建设作出积极贡献。

2018年2月

全国高等学校五年制本科临床医学专业
第九轮　规划教材修订说明

全国高等学校五年制本科临床医学专业国家卫生健康委员会规划教材自1978年第一轮出版至今已有40年的历史。几十年来，在教育部、国家卫生健康委员会的领导和支持下，以裘法祖、吴阶平、吴孟超、陈灏珠等院士为代表的我国几代德高望重、有丰富的临床和教学经验、有高度责任感和敬业精神的国内外著名院士、专家、医学家、教育家参与了本套教材的创建和每一轮教材的修订工作，使我国的五年制本科临床医学教材从无到有，从少到多，从多到精，不断丰富、完善与创新，形成了课程门类齐全、学科系统优化、内容衔接合理、结构体系科学的由规划教材、配套教材、网络增值服务、数字出版等组成的立体化教材格局。这套教材为我国千百万医学生的培养和成才提供了根本保障，为我国培养了一代又一代高水平、高素质的合格医学人才，为推动我国医疗卫生事业的改革和发展做出了历史性巨大贡献，并通过教材的创新建设和高质量发展，推动了我国高等医学本科教育的改革和发展，促进了我国医药学相关学科或领域的教材建设和教育发展，走出了一条适合中国医药学教育和卫生事业发展实际的具有中国特色医药学教材建设和发展的道路，创建了中国特色医药学教育教材建设模式。老一辈医学教育家和科学家们亲切地称这套教材是中国医学教育的"干细胞"教材。

本套第九轮教材修订启动之时，正是我国进一步深化医教协同之际，更是我国医疗卫生体制改革和医学教育改革全方位深入推进之时。在全国医学教育改革发展工作会议上，李克强总理亲自批示"人才是卫生与健康事业的第一资源，医教协同推进医学教育改革发展，对于加强医学人才队伍建设、更好保障人民群众健康具有重要意义"，并着重强调，要办好人民满意的医学教育，加大改革创新力度，奋力推动建设健康中国。

教材建设是事关未来的战略工程、基础工程，教材体现国家意志。人民卫生出版社紧紧抓住医学教育综合改革的历史发展机遇期，以全国高等学校五年制本科临床医学专业第九轮规划教材全面启动为契机，以规划教材创新建设，全面推进国家级规划教材建设工作，服务于医改和教改。第九轮教材的修订原则，是积极贯彻落实国务院办公厅关于深化医教协同、进一步推进医学教育改革与发展的意见，努力优化人才培养结构，坚持以需求为导向，构建发展以"5+3"模式为主体的临床医学人才培养体系；强化临床实践教学，切实落实好"早临床、多临床、反复临床"的要求，提高医学生的临床实践能力。

在全国医学教育综合改革精神鼓舞下和老一辈医学家奉献精神的感召下，全国一大批临床教学、科研、医疗第一线的中青年专家、学者、教授继承和发扬了老一辈的优秀传统，以严谨治学的科学态度和无私奉献的敬业精神，积极参与第九轮教材的修订和建设工作，紧密结合五年制临床医学专业培养目标、高等医学教育教学改革的需要和医药卫生行业人才的需求，借鉴国内外医学教育教学的经验和成果，不断创新编写思路和编写模式，不断完善表达形式和内容，不断提升编写水平和质量，已逐渐将每一部教材打造成了学科精品教材，使第九轮全套教材更加成熟、完善和科学，从而构建了适合以"5+3"为主体的医学教育综合改革需要、满足卓越临床医师培养需求的教材体系和优化、系统、科学、经典的五年制本科临床医学专业课程体系。

其修订和编写特点如下：

1．教材编写修订工作是在国家卫生健康委员会、教育部的领导和支持下，由全国高等医药教材建设研究学组规划，临床医学专业教材评审委员会审定，院士专家把关，全国各医学院校知名专家教授编写，人民卫生出版社高质量出版。

2．教材编写修订工作是根据教育部培养目标、国家卫生健康委员会行业要求、社会用人需求，在全国进行科学调研的基础上，借鉴国内外医学人才培养模式和教材建设经验，充分研究论证本专业人才素质要求、学科体系构成、课程体系设计和教材体系规划后，科学进行的。

3．在教材修订工作中，进一步贯彻党的十九大精神，将"落实立德树人根本任务，发展素质教育"的战略部署要求，贯穿教材编写全过程。 全套教材在专业内容中渗透医学人文的温度与情怀，通过案例与病例融合基础与临床相关知识，通过总结和汲取前八轮教材的编写经验与成果，充分体现教材的科学性、权威性、代表性和适用性。

4．教材编写修订工作着力进行课程体系的优化改革和教材体系的建设创新——科学整合课程、淡化学科意识、实现整体优化、注重系统科学、保证点面结合。 继续坚持"三基、五性、三特定"的教材编写原则，以确保教材质量。

5．为配合教学改革的需要，减轻学生负担，精炼文字压缩字数，注重提高内容质量。 根据学科需要，继续沿用大16开国际开本、双色或彩色印刷，充分拓展侧边留白的笔记和展示功能，提升学生阅读的体验性与学习的便利性。

6．为满足教学资源的多样化，实现教材系列化、立体化建设，进一步丰富了理论教材中的数字资源内容与类型，创新在教材移动端融入 AR、VR、人工智能等新技术，为课堂学习带来身临其境的感受；每种教材均配有 2 套模拟试卷，线上实时答题与判卷，帮助学生复习和巩固重点知识。 同时，根据实际需求进一步优化了实验指导与习题集类配套教材的品种，方便老师教学和学生自主学习。

第九轮教材共有 53 种，均为**国家卫生健康委员会"十三五"规划教材**。 全套教材将于 2018 年 6 月出版发行，数字内容也将同步上线。 教育部副部长林蕙青同志亲自为本套教材撰写序言，并对通过修订教材启发和指导高校不断深化医学教育改革、进一步推进医教协同，为培养高质量医学人才、服务人民群众健康乃至推动健康中国建设寄予厚望。 希望全国广大院校在使用过程中能够多提供宝贵意见，反馈使用信息，以逐步修改和完善教材内容，提高教材质量，为第十轮教材的修订工作建言献策。

全国高等学校五年制本科临床医学专业第九轮规划教材
教材目录

序号	书名	版次	主编			副主编			
1.	医用高等数学	第7版	秦 侠	吕 丹		李 林	王桂杰	刘春扬	
2.	医学物理学	第9版	王 磊	冀 敏		李晓春	吴 杰		
3.	基础化学	第9版	李雪华	陈朝军		尚京川	刘 君	籍雪平	
4.	有机化学	第9版	陆 阳			罗美明	李柱来	李发胜	
5.	医学生物学	第9版	傅松滨			杨保胜	邱广蓉		
6.	系统解剖学	第9版	丁文龙	刘学政		孙晋浩	李洪鹏	欧阳宏伟	阿地力江·伊明
7.	局部解剖学	第9版	崔慧先	李瑞锡		张绍祥	钱亦华	张雅芳	张卫光
8.	组织学与胚胎学	第9版	李继承	曾园山		周 莉	周国民	邵淑娟	
9.	生物化学与分子生物学	第9版	周春燕	药立波		方定志	汤其群	高国全	吕社民
10.	生理学	第9版	王庭槐			罗自强	沈霖霖	管又飞	武宇明
11.	医学微生物学	第9版	李 凡	徐志凯		黄 敏	郭晓奎	彭宜红	
12.	人体寄生虫学	第9版	诸欣平	苏 川		吴忠道	李朝品	刘文琪	程彦斌
13.	医学免疫学	第7版	曹雪涛			姚 智	熊思东	司传平	于益芝
14.	病理学	第9版	步 宏	李一雷		来茂德	王娅兰	王国平	陶仪声
15.	病理生理学	第9版	王建枝	钱睿哲		吴立玲	孙连坤	李文斌	姜志胜
16.	药理学	第9版	杨宝峰	陈建国		臧伟进	魏敏杰		
17.	医学心理学	第7版	姚树桥	杨艳杰		潘 芳	汤艳清	张 宁	
18.	法医学	第7版	王保捷	侯一平		丛 斌	沈忆文	陈 腾	
19.	诊断学	第9版	万学红	卢雪峰		刘成玉	胡申江	杨 炯	周汉建
20.	医学影像学	第8版	徐 克	龚启勇	韩 萍	于春水	王 滨	文 戈	高剑波 王绍武
21.	内科学	第9版	葛均波	徐永健	王 辰	唐承薇	周 晋	肖海鹏	王建安 曾小峰
22.	外科学	第9版	陈孝平	汪建平	赵继宗	秦新裕	刘玉村	张英泽	孙颖浩 李宗芳
23.	妇产科学	第9版	谢 幸	孔北华	段 涛	林仲秋	狄 文	马 丁	曹云霞 漆洪波
24.	儿科学	第9版	王卫平	孙 锟	常立文	申昆玲	李 秋	杜立中	母得志
25.	神经病学	第8版	贾建平	陈生弟		崔丽英	王 伟	谢 鹏	罗本燕 楚 兰
26.	精神病学	第8版	郝 伟	陆 林		李 涛	刘金同	赵旭东	王高华
27.	传染病学	第9版	李兰娟	任 红		高志良	宁 琴	李用国	

序号	书名	版次	主编	副主编
28.	眼科学	第9版	杨培增 范先群	孙兴怀 刘奕志 赵桂秋 原慧萍
29.	耳鼻咽喉头颈外科学	第9版	孙 虹 张 罗	迟放鲁 刘 争 刘世喜 文卫平
30.	口腔科学	第9版	张志愿	周学东 郭传瑸 程 斌
31.	皮肤性病学	第9版	张学军 郑 捷	陆洪光 高兴华 何 黎 崔 勇
32.	核医学	第9版	王荣福 安 锐	李亚明 李 林 田 梅 石洪成
33.	流行病学	第9版	沈洪兵 齐秀英	叶冬青 许能锋 赵亚双
34.	卫生学	第9版	朱启星	牛 侨 吴小南 张正东 姚应水
35.	预防医学	第7版	傅 华	段广才 黄国伟 王培玉 洪 峰
36.	中医学	第9版	陈金水	范 恒 徐 巍 金 红 李 锋
37.	医学计算机应用	第6版	袁同山 阳小华	卜宪庚 张筠莉 时松和 娄 岩
38.	体育	第6版	裴海泓	程 鹏 孙 晓
39.	医学细胞生物学	第6版	陈誉华 陈志南	刘 佳 范礼斌 朱海英
40.	医学遗传学	第7版	左 伋	顾鸣敏 张咸宁 韩 骅
41.	临床药理学	第6版	李 俊	刘克辛 袁 洪 杜智敏 闫素英
42.	医学统计学	第7版	李 康 贺 佳	杨土保 马 骏 王 彤
43.	医学伦理学	第5版	王明旭 赵明杰	边 林 曹永福
44.	临床流行病学与循证医学	第5版	刘续宝 孙业桓	时景璞 王小钦 徐佩茹
45.	康复医学	第6版	黄晓琳 燕铁斌	王宁华 岳寿伟 吴 毅 敖丽娟
46.	医学文献检索与论文写作	第5版	郭继军	马 路 张 帆 胡德华 韩玲革
47.	卫生法	第5版	汪建荣	田 侃 王安富
48.	医学导论	第5版	马建辉 闻德亮	曹德品 董 健 郭永松
49.	全科医学概论	第5版	于晓松 路孝琴	胡传来 江孙芳 王永晨 王 敏
50.	麻醉学	第4版	李文志 姚尚龙	郭曲练 邓小明 喻 田
51.	急诊与灾难医学	第3版	沈 洪 刘中民	周荣斌 于凯江 陈玉国
52.	医患沟通	第2版	王锦帆 尹 梅	唐宏宇 陈卫昌 康德智 张瑞宏
53.	肿瘤学概论	第2版	赫 捷	张清媛 李 薇 周云峰 王伟林 刘云鹏 赵新汉

张选群

　　教授。 1982 年毕业于武汉大学，同时获得理学学士学位。 全国医科数学学术期刊《数理医药学杂志》主编，第三届、第四届中国工业与应用数学学会医药数学专业委员会主任委员，第五届中国医药数学学会名誉会长。 从 1982 年起一直从事医学本科生"医用高等数学"教学工作，2008 年开始兼授工程硕士班"数理统计"。 1987 年，在我国首创"医学数学模型微机动态显示模拟实验"，成功地运用微机显示胃癌的生长与扩散机制；1991 年著述的《医用管理数学运筹学》《临床科研分析》为我国的卫生管理与医药科研的计量化、标准化、现代化提供了得力的工具。 前后共发表论文 50 多篇，其中《肿瘤化疗模型探讨》等被美国《生物文摘》和国际科技文献权威检索光盘收录；《复杂的经济发展模型中的参数估计技巧》1988 年被评为湖北省优秀论文一等奖。 研究探索的有关肿瘤的生长、扩散及其在治疗中的数学模型，揭示了肿瘤的形成、生长与发展过程和规律，是国内外有关模型中最先进的数学表达。

秦　侠

　　教授，硕士研究生导师。 安徽医科大学卫生政策与管理研究中心副主任，医疗保险系主任。 任教育部高等学校大学数学课程教学指导委员会委员，中国医药卫生系统工程学会常委，国家自然科学基金项目评审专家，教育部学位与研究生教育发展中心研究生学位论文评议专家，安徽省自然科学基金项目和社会科学基金项目评审专家。 全国高等学校"十一五""十二五"和"十三五"规划教材主编，安徽省高等学校"十一五""十二五"和"十三五"规划教材主编，安徽省精品课程主持人，安徽省优秀教师，安徽省教学名师，安徽医科大学优秀教师，安徽医科大学教学名师，安徽医科大学最受学生欢迎教师。

　　主要承担"卫生管理运筹学"和"医药高等数学"的教学，主编出版规划教材 8 部、学术专著 4 部；主持国家自然科学基金 3 项，主持国务院防治艾滋病工作委员会、原国家卫生和计划生育委员会、全球基金、中英合作项目和安徽省重点项目等十余项；参与国家自然科学基金、卫生行业重大专项等十余项；在国内外学术期刊上发表论文百余篇。 获中华医学科技奖卫生管理奖、安徽省人文社会科学一等奖和二等奖、安徽省科学技术进步三等奖、安徽省教学研究成果二等奖和三等奖等 8 项。

吕　丹

　　教授，硕士研究生导师。 温州医科大学数学教研室主任、温州医科大学数学建模竞赛基地负责人、信息与工程学院优秀导师。 任中国数学会会员、教育部大学数学课程教学指导委员会委员、中国工业与应用数学学会医药数学专业委员会常务理事、中国工业与应用数学学会大学生医药应用数学竞赛组委会主任委员、全国大学生数学建模竞赛及中国大学生医药数学建模竞赛命题专家和国家级奖项评审专家、省自然基金项目评审专家。

　　从事教学工作和相关的科研工作 37 年，研究方向为应用数学之生物医药数学模型；主持参与国家自然科学基金等项目多项；主编《生物医药建模方法》专著 1 部；主编教材 6 部；以通讯作者或第一作者发表科研和教学论文20 余篇；主讲多层次必修课和选修课共 7 门；指导学生参加数学建模竞赛，获得包括国家级一等奖的省级以上奖项 38 项，并荣获浙江省优秀指导教师称号；曾荣获温州市优秀教师、温州市先进工会工作者、温州医科大学党务优秀工作者、"三育人"先进个人、优秀教师、先进工作者等荣誉称号。

李 林

  教授，博士生导师。 首都医科大学生物医学工程学院生物医学信息学系主任，北京市高校数学教育发展研究中心专家组成员，北京市数学会理事，教育部大学数学课程教学指导委员会委员（2013—2017年）。

  长期从事"高等数学""医用高等数学""线性代数""数学实验与数学建模""数值分析"等课程的教学。 从事软组织生物力学、生物医学系统数学建模与计算等应用基础方面的研究工作。 公开发表科学研究论文120余篇，其中第一或通讯作者论文80篇；教学研究论文18篇。 出版专著1部、主编教材6部。"医学生理工素质教育的研究与实践"（第二完成人）获第七届北京市高等教育教学成果二等奖（2013年）。

王桂杰

  教授。 中国医科大学公共基础学院副院长、数学教研室主任；中国高等教育学会教育教学专业委员会常务理事；辽宁省生物数学学会副理事长、辽宁省认知科学学会理事；民盟沈阳市委员会委员、民盟中国医科大学主任委员、沈阳市和平区第十五届人大代表。

  长期从事教学工作和相关的科研工作，研究方向是体内酸碱平衡紊乱调节的数学模型研究；主持辽宁省课题多项，其中两项课题荣获辽宁省教学成果三等奖；参与国家级、省级课题多项，其中一项荣获辽宁省教学成果二等奖；参编教材2部；以通讯作者或第一作者发表科研和教学论文30余篇；主讲多层次必修课和选修课共9门课程；指导学生参加辽宁省"创青春"大赛，荣获银奖，并荣获辽宁省优秀指导教师称号；曾荣获中国医科大学党务优秀工作者、"三育人"先进个人、三八红旗手、先进工作者等荣誉称号；履职优秀人大代表。

刘春扬

副教授。 现任福建医科大学基础医学院数理与计算机教学部主任,计算机基础与医学应用实验教学示范中心主任。 任中国医药数学会理事,福建省数学会理事。

从事医用高等数学及相关课程的教学工作 20 余年,有着丰富的教学经验。 参加过多项国家自然基金;在国内外发表专业论文及教学论文若干篇;多次参加《医用高等数学》国家规划教材的编写工作,包括"十一五"规划教材及"十二五"规划教材。

前　言

　　《医用高等数学》是高等医学院校本科生的一门必修的基础课，它不仅是学习物理、卫生统计学、药动学等课程的必要基础，而且是提高学生素质、促进学生智力发展和培养具有创新能力的医药卫生人才的重要保证。医学院校开设高等数学课程的目的，不仅是增加学生的数学知识，更是要培养学生的逻辑思维能力，使学生能够运用数学方法和思维，分析和解决医药科学中的实际问题。

　　本书是在全国高等学校第九轮五年制本科临床医学专业规划教材《医用高等数学》（第 6 版）基础上修订而成的。为适应医用高等数学教学改革的需要，本次修订在内容上进行了调整，增加了 MATLAB 软件及其应用相关内容。同时考虑到与中学数学的衔接，以及数学知识的完整性和实用性，还在原来的章节中增加了反函数、最小二乘法和样本空间等内容，而对中学里已学过的知识点则尽量淡化。在选材上，更注重数学向医学领域的渗透，用简单的实例说明数学基础知识在医学中的应用；在写作上，保留了第 6 版教材的结构简明、逻辑清晰和深入浅出等优点，同时更加注意前后知识点的衔接，通俗易懂和叙述详细；在难易程度上，既照顾到内容体系的严谨，又照顾到学生的接受程度；在实用上，每章按节配置适量的思考与练习，每章后配置适量的习题，并在书末附有习题参考答案和常用的数学公式等附表。

　　为便于学生学习，第 7 版仍配套编写《医用高等数学学习指导与习题集》，其各章内容包括：本章学习目标、本章要点、综合例题、思考与练习解答以及习题详解。其中综合例题在难度上有所提高，题型灵活，解法多样，可满足学生复习和考研的需要。

　　本书编写的分工如下：第一章由刘春扬编写，第二章由王桂杰和郭东星编写，第三章由吕丹和何穗智编写，第四章由刘桂娟和牛健人编写，第五章由张喜红编写，第六章由侯丽英和秦侠编写，第七章由孙江洁编写，第八章由李林编写，附表 1 ~附表 3 由侯丽英整理编写，附表 4 由刘春扬整理编写。

　　本书在编写过程中，得到了安徽医科大学和温州医科大学的大力支持，在此表示衷心的感谢。本书使用还有待于教学实践的检验，我们诚挚地希望读者对本书的不妥之处给予批评指正。

秦　侠

2018 年 5 月

目　录

第三章　一元函数积分学　　●● 53

第四章　多元函数微积分　　●● 78

第五章　微分方程基础　　　　　　　　　　● **110**

本书测试卷

第一章　函数和极限

函数是变量之间相互联系、相互制约关系的抽象表示,是事物运动、变化及相互影响的复杂关系在数量方面的反映;极限刻画了变量的变化趋势,是研究函数的重要方法. 本章内容主要包括函数、极限和函数的连续性等基本概念,以及它们的主要性质.

第一节　函　　数

函数是微积分的主要研究对象,而微积分学研究的函数主要是在实数集上定义的函数,因此,本节首先复习与函数概念相关的基本概念:常量、变量及区间,然后,在此基础上进一步讨论函数.

一、函数的概念

1. 常量与变量

我们经常会遇到各种不同的量,如长度、重量、面积、温度、时间、距离等. 其中有的量在某一现象或变化过程中始终保持同一数值,称为常量(constant);有的量在某一现象或变化过程中可取不同的数值,称为变量(variable).

一个量究竟是常量还是变量,不是绝对的,要根据具体过程和具体条件来确定. 即使同一个量,在某一过程或条件下可以认为是常量;而在另一过程或条件下就可能是变量. 例如人的身高,在研究少儿发育成长的过程中是变量,而在研究成人的健康状况时通常是常量.

常量也可看作是一种特殊的变量,即在某一过程中,该变量都取相同的数值.

变量的变化范围,也就是变量的取值范围,在取实数值的时候,通常用区间表示.满足不等式 $a \leqslant x \leqslant b$ 的实数 x 的全体组成一个闭区间,记为 $[a,b]$;满足不等式 $a < x < b$ 的实数 x 的全体组成一个开区间 (a,b);而满足不等式 $a < x \leqslant b$(或 $a \leqslant x < b$)的 x 的全体组成一个半开半闭区间 $(a,b]$(或半闭半开区间 $[a,b)$);如果变量 x 能够取实数轴上所有的数,记为 R 或 $(-\infty, +\infty)$.

以 x_0 为中心,长度为 2δ 的开区间 $(x_0-\delta, x_0+\delta)$,称为点 x_0 的 δ 邻域(neighbourhood),记作 $\cup(x_0, \delta)$. 点 x_0 称为邻域的中心,δ 称为邻域的半径. 在后面章节的讨论中,邻域是常用的一个概念.

2. 函数的概念

定义 1-1　设 x、y 是同一变化过程中的两个变量,如果对于变量 x 的每一个允许的取值,变量 y 按照一定的规律总有一个确定的值与之对应,则称变量 y 是变量 x 的函数(function),记为

$$y = f(x)$$

此时,变量 x 称为自变量(independent variable),y 又称为因变量(dependent variable). 自变量的所有允许值的集合称为函数的定义域(domain of definition). 函数的定义域通常用区间来表示. 如果 x_0 是函数 $f(x)$ 定义域中的一点,我们也说函数 $f(x)$ 在 x_0 点有定义,与 x_0 对应的因变量的值称为函数值,记为 $f(x_0)$,有时也记为"$y|_{x=x_0}$",即 $y|_{x=x_0} = f(x_0)$. 所有函数值的集合称为函数 $f(x)$ 的值域(domain of functional value).

对应规律和定义域是函数概念中的两大要素,两个函数只有当它们的对应规律和定义域都完全相同时,才认为是两个相同的函数. 函数的定义中,对应规律是用记号 f 表示的,它具有广泛的涵义,其表达方式通常有公式法、图像法和表格法;函数的定义域在实际中是由问题的实际意义确定

的,在不考虑函数的实际意义时,函数的定义域是使函数的解析表达式有意义的一切实数所构成的数集.

根据函数的定义,$y=f(x)$对定义域内每一确定的x值,只有唯一的y值与其对应,称此函数为单值函数(single valued function),否则就称为多值函数(multiple valued function). 以后如无特别说明,所用的函数都是指单值函数.

例1-1　在出生后$1\sim6$个月期间内,正常婴儿的体重近似满足以下关系式:

$$y=3+0.6x$$

式中,x表示婴儿的月龄,是自变量;y表示其体重(千克),是x的函数. 函数的定义域为$[1,6]$. 这是公式法表达的函数关系. 若不考虑该问题的实际意义,函数$f(x)=3+0.6x$的定义域为$(-\infty,+\infty)$.

例1-2　监护仪自动记录了某患者一段时间内体温T的变化曲线,如图1-1所示. 对于这段时间的任意时刻t都能读出患者体温T的值,即患者体温T是时间t的一个函数$T=T(t)$. 这是用图像法表达的函数关系. 如果记录的是静卧在床上健康人的体温$T=37℃$,它仍然是t的函数,此时无论t取何值,T的取值总是$37℃$,反映在图像上则是平行于t轴的直线.

图1-1

例1-3　某地区统计了某年$1\sim12$月中当地流行性出血热的发病率,见表1-1. 可以看出,对每一个月份t,都有一个发病率y与之对应. y是t的函数,其定义域为$1\sim12$月,对应规律则由表1-1所示,这是用表格法表达的函数关系.

表1-1　某年$1\sim12$月中当地流行性出血热的发病率

t(月份)	1	2	3	4	5	6	7	8	9	10	11	12
y(‰)	16.6	8.3	7.1	6.5	7.0	10.0	2.5	3.5	5.7	10.0	17.1	7.0

二、 分段函数和反函数

1. 分段函数

有些函数,对于其定义域内自变量x不同的值,不能用一个统一的解析式表示,而要用两个或两以上的式子表示,这类函数称为分段函数(piecewise function). 分段函数在实际医学问题中也是常见的.

例1-4　设某药物的每天剂量为y(单位:mg),对于16岁以上的成年人用药剂量是一常数,设为2mg. 而对于16岁以下的未成年人,则每天的用药剂量y正比于年龄x,比例常数为0.125mg/岁,其函数关系(图1-2)为

$$y=\begin{cases}0.125x, & 0<x<16\\2, & x\geqslant16\end{cases}$$

这里,用药剂量y是年龄x的函数,但其函数关系是用两个解析式表示的.

图1-2

应该注意的是,分段函数是一个函数,而不是两个或几个函数. 求分段函数的函数值时,不同范围内的自变量的值要代入相应范围内的函数表达式进行运算.

2. 反函数

函数关系中的两个变量(自变量和因变量),其地位是不同的. 但在实际问题中,两个变量中哪个看作自变量,哪个看作因变量,不是绝对的,这就引出了反函数的概念.

设函数$y=f(x)$定义于D上,值域为W,若对于任意$y\in W$,都只有一个确定的$x\in D$与之对应,且

笔记

满足 $y=f(x)$,则这样确定的以 y 为自变量,以 x 为因变量的函数 $x=\varphi(y)$ 或 $x=f^{-1}(y)$ 称为函数 $y=f(x)$ 的反函数(inverse function),而函数 $y=f(x)$ 称为原函数.

事实上,原函数 $y=f(x)$ 与其反函数 $x=\varphi(x)=f^{-1}(y)$ 在坐标平面内的图形是同一条曲线,但为了研究方便,对反函数 $x=f^{-1}(y)$,习惯上仍选用 x 作为自变量,y 作为因变量,写成 $y=f^{-1}(x)$.这样,在同一坐标平面内,函数 $y=f(x)$ 以及反函数 $y=f^{-1}(x)$ 的图形,就关于直线 $y=x$ 是对称的.

不难证明,定义在实数集 D 上的单值单调函数必有反函数.

三、初等函数

1. 基本初等函数

基本初等函数(basic elementary function)包括以下六种函数:

常数函数:$y=C$(C 为常数);

幂函数:$y=x^a$,(a 为任意实数);

指数函数:$y=a^x$,($a>0,a\neq1$);

对数函数:$y=\log_a x$,($a>0,a\neq1$);

三角函数:$y=\sin x$、$y=\cos x$、$y=\tan x$、$y=\cot x$、$y=\sec x$、$y=\csc x$;

反三角函数:$y=\arcsin x$、$y=\arccos x$、$y=\arctan x$、$y=\operatorname{arccot} x$.

其中前面 5 种基本初等函数在中学数学课程中已经介绍过(详见《医用高等数学学习指导与习题集》第 4 版),这里只对反三角函数做简单介绍.

由于三角函数都是周期函数,对于值域的每个 y 值,与之对应的 x 值有无穷多个,因此,在三角函数的整个定义域上,其反函数是不存在的,必须将它的定义域限定在某一个单调区间内,这样得到的函数就存在反函数,称为反三角函数.下面分别在它们的一个单值分支上讨论反三角函数.

(1)反正弦函数

正弦函数 $y=\sin x$ 在区间 $\left[-\dfrac{\pi}{2},\dfrac{\pi}{2}\right]$ 上单调,在此区间上反函数存在,称此反函数为反正弦函数,记为 $y=\arcsin x$,它的定义域为 $[-1,1]$,值域为 $\left[-\dfrac{\pi}{2},\dfrac{\pi}{2}\right]$,它是奇函数,且是单调增的函数,它的图像如图 1-3 所示.

(2)反余弦函数

余弦函数 $y=\cos x$,在区间 $[0,\pi]$ 上单调,在此区间上反函数存在,称此反函数为反余弦函数,记为 $y=\arccos x$,它的定义域为 $[-1,1]$,值域为 $[0,\pi]$,它是单调减的函数,它的图像如图 1-4 所示.

(3)反正切函数

正切函数 $y=\tan x$ 在区间 $\left(-\dfrac{\pi}{2},\dfrac{\pi}{2}\right)$ 上单调,在此区间上反函数存在,称此反函数为反正切函数,记为 $y=\arctan x$,它的定义域为 $(-\infty,+\infty)$,值域为 $\left(-\dfrac{\pi}{2},\dfrac{\pi}{2}\right)$,它是奇函数,且是单调增的函数,它的图像如图 1-5 所示.

图 1-3

图 1-4

图 1-5

（4）反余切函数

余切函数 $y = \cot x$ 在区间 $(0, \pi)$ 上单调，在此区间上反函数存在，称此反函数为反余切函数，记为 $y = \text{arccot}x$，它的定义域为 $(-\infty, +\infty)$，值域为 $(0, \pi)$，它是单调减的函数，它的图像如图 1-6 所示。

上述各反三角函数中 y 所在区间称为主值区间。反正弦和反正切函数在主值区间内单调增加且是奇函数，反余弦和反余切函数在主值区间内单调减少。

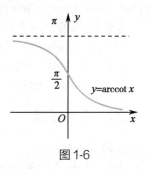

图 1-6

2. 复合函数

定义 1-2　设变量 y 是变量 u 的函数，变量 u 又是变量 x 的函数，即
$$y = f(u), u = \varphi(x).$$

如果变量 x 的某些值通过变量 u 可以确定变量 y 的值，则称 y 是 x 的复合函数（compound function），记为

$$y = f[\varphi(x)]$$

变量 u 称为中间变量。复合函数概念可以推广到多个函数构成情况，此时函数是通过多个中间变量的传递而形成的。

例 1-5　试通过 $y = \lg u, u = \arctan v, v = x + 1$，求出 y 关于 x 的复合函数。

解　$y = \lg u, u = \arctan v, v = x + 1$，则 y 关于 x 的复合函数是 $y = \lg \arctan(x+1)$，其定义域为 $(-1, +\infty)$。

例 1-6　设 $f(x) = x^2, g(x) = \dfrac{x}{1-x}$，试求：$f[g(x)]$、$f[f(x)]$、$g[f(x)]$、$g[g(x)]$。

解　$f[g(x)] = \left(\dfrac{x}{1-x}\right)^2$，　　　　　　　　$f[f(x)] = (x^2)^2 = x^4$

$$g[f(x)] = \frac{x^2}{1-x^2},\qquad\qquad g[g(x)] = \frac{\dfrac{x}{1-x}}{1 - \dfrac{x}{1-x}} = \frac{x}{1-2x}$$

如果由两个函数复合而成的函数的定义域为空集，则此复合函数无意义（或称它们不能复合）。例如，由 $y = \arcsin u, u = 2 + x^2$。复合而成的函数 $y = \arcsin(2 + x^2)$ 因 $2 + x^2 > 1$，其定义域为空集，即函数 $\arcsin(2 + x^2)$ 无意义。

以上是将多个函数"合成"为一个表达式。而在后面的很多计算问题中，往往需要把复合函数的中间变量找出来，把它"分解"为若干个基本初等函数或由它们通过四则运算而得到的简单函数形式，以便于利用公式进行计算。

例 1-7　将下列复合函数"分解"为简单函数：

（1）$y = a\sin(bx + c)$

（2）$y = \dfrac{a}{1 + 2^{kw}}$

（3）$y = \lg(1 + \sqrt{1 + \cos^2 x})$

解　（1）$y = a\sin(bx + c)$ 可以看成是由 $y = a\sin u$ 和 $u = bx + c$ 复合而成的。

（2）$y = \dfrac{a}{1 + 2^{kx}}$ 可以看成是由 $y = \dfrac{a}{u}, u = 1 + 2^v, v = kx$ 复合而成的。

（3）$y = \lg(1 + \sqrt{1 + \cos^2 x})$ 可以看成是由 $y = \lg u, u = 1 + \sqrt{v}$　$v = 1 + w^2$　$w = \cos x$ 复合而成的。

3. 初等函数

定义 1-3　由基本初等函数经过有限次四则运算以及函数复合所得到的仅用一个解析式表达的

函数,称为初等函数(elementary function).

例如,$y = \dfrac{\lg x}{\sqrt{1-x^2}}$、$y = x\tan x + \sin(1 - e^x)$等都是初等函数.

四、函数的几种简单特性

1. 有界性

设函数$f(x)$在区间 D 内有定义,如果存在一个正数M,使对所有的$x \in D$,恒有$|f(x)| \leq M$,则称函数$f(x)$在 D 内是有界的. 如果不存在这样的正数M,则称$f(x)$在(a,b)内是无界的.

2. 单调性

设x_1、x_2是函数$f(x)$的定义区间(a,b)内的任意两点,且$x_1 < x_2$. 若$f(x_1) < f(x_2)$,则称$f(x)$在(a,b)内是单调递增的;若$f(x_1) > f(x_2)$,则称$f(x)$在(a,b)内是单调递减的.

3. 奇偶性

如果对于函数$f(x)$定义域内的任意点x,恒有$f(-x) = f(x)$,则称$f(x)$是偶函数;如果对于函数$f(x)$定义域内的任意点x,恒有$f(-x) = -f(x)$,则称$f(x)$为奇函数. 偶函数的图像是关于y轴对称的,而奇函数的图像是关于坐标原点对称的.

4. 周期性

对于函数$f(x)$,如果存在一个不为零的常数T,使得$f(x) = f(x+T)$恒成立,则称$f(x)$为周期函数,T称为函数$f(x)$的周期. 满足这个等式的最小正数T,称为函数的最小正周期.

思考与练习

1. 判断下列各组中的函数是否为相同的函数

(1) $f(x) = \sqrt{x^2}$与$g(x) = x$;

(2) $f(x) = \sqrt[3]{x^3}$与$g(x) = x$;

(3) $f(x) = \dfrac{x-1}{x^2-1}$与$g(x) = \dfrac{1}{x+1}$;

(4) $f(x) = 10^{\lg x}$与$g(x) = x$;

(5) $f(x) = \cos^2 x + \sin^2 x$与$g(x) = 1$;

(6) $f(x) = \arcsin x$与$g(x) = \dfrac{\pi}{2} - \arccos x$;

(7) $y = \tan(x+1)$与$u = \tan(v+1)$.

2. 设$f(x)$是奇函数,$g(x)$是偶函数,考察下列函数的奇偶性:

(1) $f(x)g(x)$;　　　　(2) $f[g(x)]$;　　　　(3) $f[f(x)]$.

3. 下列函数中哪些是奇函数?哪些是偶函数?哪些是非奇非偶函数?

(1) $f(x) = x^3 + |\sin x|$;　　(2) $f(x) = (2^x + 2^{-x})\cos x$;　　(3) $f(x) = \arctan(\sin x)$.

4. 指出下列各函数中哪些是周期函数,并指出其周期.

(1) $y = \arctan(\tan x)$;　　(2) $y = \sin \pi x + \cos \pi x$;　　(3) $y = \sin \dfrac{1}{x}$;　　(4) $y = 1 + \cos 2x$.

第二节 极 限

在研究实际问题时,除了了解有关函数在变化过程中如何取值之外,往往我们还需要弄清楚:当自变量按一定的趋势变化时,函数的变化趋势如何. 这就是极限(limit)概念所要描述和解答的问题.

极限是研究函数连续性、可导性和可积性的理论基础,它是贯穿微积分的一条主线. 本节先复习数列极限,然后介绍函数极限及其运算等内容.

一、数列的极限

数列(sequence of numbers)是按自然数顺序依次排列的一串数:

$$a_1, a_2, a_3, \cdots, a_n \cdots$$

数列中每一个数称为数列的项,其中 a_n 称为第 n 项,也称为数列的通项(general term). 数列可简记为 $\{a_n\}$. 以下给出几个数列的例子:

(1) $\left\{\dfrac{(-1)^n}{n}\right\}: -1, \dfrac{1}{2}, -\dfrac{1}{3}, \dfrac{1}{4}, \cdots$

(2) $\left\{\dfrac{n}{n+1}\right\}: \dfrac{1}{2}, \dfrac{2}{3}, \dfrac{3}{4}, \dfrac{4}{5}, \cdots$

(3) $\{2n\}: 2, 4, 6, 8, \cdots$

(4) $\left\{\dfrac{1+(-1)^n}{2}\right\}: 0, 1, 0, 1, \cdots$

数列 $\{a_n\}$ 的极限可描述为:当 n 无限增大时,若 a_n 无限趋近于一个常数 A,则称当 n 趋于无穷大时,a_n 以 A 为极限(或收敛于 A),记为

$$\lim_{n\to\infty} = A \quad 或 \quad a_n \to A(n\to\infty)$$

例如上面的 4 个数列,(1)、(2)的极限存在:

$$\lim_{n\to\infty} \frac{(-1)^n}{n} = 0$$

$$\lim_{n\to\infty} \frac{n}{n+1} = 1$$

而(3)、(4)的极限不存在. 对于(3)可记为

$$\lim_{n\to\infty} 2n = +\infty$$

二、函数的极限

(一) 函数极限的概念

对于函数 $y=f(x)$,自变量 x 的变化趋势有两种情形:一种是自变量 x 的绝对值无限增大(记为 $x\to\infty$);另一种是自变量的值无限趋近于某一定值 x_0(记为 $x\to x_0$). 下面我们分别考察这两种情况下函数 $y=f(x)$ 的变化趋势.

1. $x\to\infty$ 时函数的极限

考察函数 $f(x)=\dfrac{1}{x}$,当 $x\to\infty$ 时的变化趋势. 由表 1-2 可看出,无论 x 是取正值并无限增大(记作 $x\to+\infty$),还是取负值且其绝对值无限增大(记作 $x\to-\infty$),函数 $f(x)=\dfrac{1}{x}$ 的变化趋势都是无限趋近于 0.

表 1-2 函数 $f(x)=\dfrac{1}{x}$ 当 $x\to\infty$ 时的变化趋势

x	± 1	± 10	± 100	± 1000	$\pm 10\,000$	$\pm 100\,000$	$\cdots$	$\to\infty$
$f(x)$	± 1	± 0.1	± 0.01	± 0.001	± 0.0001	± 0.00001	$\cdots$	$\to 0$

从图 1-7 也可看出,当 $|x|$ 无限增大时,函数 $y=\dfrac{1}{x}$ 上的图像无限地接近于 x 轴,即以直线 $y=0$ 为渐近线. 由此可见:0 是函数 $y=\dfrac{1}{x}$ 当 $x\to\infty$ 时无限接近的一个常数.

定义 1-4 当自变量 x 的绝对值无限增大时,如果函数 $f(x)$ 无限趋近于一个常数 A,就称当 x 趋于无穷大时,函数 $f(x)$ 以 A 为极限(或收敛于 A),记为

$$\lim_{x \to \infty} f(x) = A \quad 或 \quad f(x) \to A (x \to \infty)$$

对于函数 $f(x) = \dfrac{1}{x}$，当 $x \to \infty$ 时，$f(x) \to 0$，即 $\lim\limits_{x \to \infty} f(x) = \lim\limits_{x \to \infty} \dfrac{1}{x} = 0$.

如果当 $|x|$ 无限增大时，函数 $f(x)$ 不趋于某一个常数，此时，我们就称 $x \to \infty$ 时，$f(x)$ 的极限不存在（或称为发散）.

例如函数 $y = \sin x$ 和 $y = x^2$，当 $x \to \infty$ 时极限都不存在. 前者在 $x \to \infty$ 时函数值始终在 -1 与 1 之间波动；后者当 $x \to \infty$ 时，函数值是无限增大的. 对于后一种情形，我们也常记为

图 1-7

$$\lim_{x \to +\infty} x^2 = \infty \quad 或 \quad x^2 \to \infty \, (x \to \infty)$$

若仅当自变量 x 的变化沿 x 轴正方向无限增大（或沿 x 轴负方向绝对值无限增大）时，函数 $f(x)$ 无限趋近于一个常数 A，则称 A 为函数 $f(x)$ 的单侧极限，记为

$$\lim_{x \to +\infty} f(x) = A \, (或 \lim_{x \to -\infty} f(x) = A)$$

例如，对于函数 $f(x) = \arctan x$，当 $x \to +\infty$ 时，$f(x) \to \dfrac{\pi}{2}$；当 $x \to -\infty$ 时，$f(x) \to -\dfrac{\pi}{2}$，即

$$\lim_{x \to +\infty} \arctan x = \frac{\pi}{2}, \qquad \lim_{x \to -\infty} \arctan x = -\frac{\pi}{2}$$

可以证明：$\lim\limits_{x \to \infty} f(x) = A$ 的充分必要条件是 $\lim\limits_{x \to -\infty} f(x) = \lim\limits_{x \to +\infty} f(x) = A$.

2. $x \to x_0$ 时函数的极限

考察函数 $f(x) = \dfrac{1}{x}$，当自变量从 x 轴上 $x = 1$ 的左右趋近于 1（记为 $x \to 1$）时，函数 $f(x) = \dfrac{1}{x}$ 的变化趋势见表 1-3.

表 1-3　函数 $f(x)$ 当 $x \to 1$ 时的变化趋势

x	0.5	0.7	0.9	0.99	0.999	$\cdots$	$\to 1$
$f(x)$	2	1.492	1.11	1.010	1.001	$\cdots$	$\to 1$
x	1.5	1.2	1.1	1.01	1.001	$\cdots$	$\to 1$
$f(x)$	0.667	0.833	0.909	0.990	0.999	$\cdots$	$\to 1$

由表 1-3 可见，当 $x \to 1$，不论是从右边还是从左边趋近于 1，函数 $f(x)$ 都趋近于 1，可见 1 是当自变量 $x \to 1$ 时函数 $f(x) = \dfrac{1}{x}$ 无限接近的常数.

定义 1-5　设函数 $f(x)$ 在点 x_0 的某邻域内有定义（点 x_0 可以除外），当自变量 x 以任意方式无限趋近于定点 x_0 时，若函数 $f(x)$ 无限趋近于一个常数 A，就称当 x 趋近于 x_0 时，函数 $f(x)$ 以 A 为极限（或收敛于 A），记为

$$\lim_{x \to x_0} f(x) = A \quad 或 \quad f(x) \to A(x \to x_0)$$

由此，当 $x \to 1$ 时，$f(x) = \dfrac{1}{x} \to 1$，即 $\lim\limits_{x \to 1} \dfrac{1}{x} = 1$. 如果当 $x \to x_0$ 时，$f(x)$ 不趋近一个常数，则称当 $x \to x_0$ 时，$f(x)$ 的极限不存在（或称为发散）. 例如当 $x \to 0$ 时，$\dfrac{1}{x}$、$\sin \dfrac{1}{x}$ 的极限都不存在. 显然，前者趋于无穷大，而后者在 -1 与 1 之间波动. 对于前者，我们也常记为

$$\lim_{x \to 0} \frac{1}{x} = \infty \quad 或 \quad \frac{1}{x} \to \infty \, (x \to 0)$$

在上述定义中，若自变量 x 趋近于定点 x_0，仅限于 $x < x_0$（或 $x > x_0$），即从 x_0 的左侧（或从 x_0 的右侧）趋近于 x_0 时，函数 $f(x)$ 趋近于一个常数 A，则 A 就称为函数 $f(x)$ 当 $x \to x_0$ 时的左极限（或右极限），记为

$$\lim_{x \to x_0} f(x) = A \quad 或 \quad f(x_0^-) = A$$

$$(\lim_{x \to x_0} f(x) = A \quad 或 \quad f(x_0^+) = A)$$

显然,当 $x \to x_0$ 时,函数 $f(x)$ 的极限存在的必要充分条件是左、右极限都存在并且相等. 即 $\lim_{x \to x_0} f(x) = A$ 的充分必要条件是 $\lim_{x \to x_0^-} f(x) = \lim_{x \to x_0^+} f(x) = A$.

例 1-8　讨论函数 $f(x) = \begin{cases} x+1, & x<0 \\ 0, & x=0 \\ x-1, & x>0 \end{cases}$　当 $x \to 0$ 时的极限.

解　这是分段函数, $f(x)$ 在 $x=0$ 处的左、右极限分别为:

$$\lim_{x \to 0^-} f(x) = \lim_{x \to 0^-} (x+1) = 1$$

$$\lim_{x \to 0^+} f(x) = \lim_{x \to 0^+} (x-1) = -1$$

由于左极限不等于右极限,所以当 $x \to 0$ 时,函数 $f(x)$ 的极限不存在(图 1-8).

若考察函数 $f(x) = \begin{cases} x+1, & x<0 \\ 1-x, & x>0 \end{cases}$　当 $x=0$ 时的极限(图 1-9),由于

$$\lim_{x \to 0^-} f(x) = \lim_{x \to 0^-} (x+1) = 1$$

$$\lim_{x \to 0^+} f(x) = \lim_{x \to 0^+} (x+1) = 1$$

左右极限相等,因此 $x \to 0$ 时, $f(x)$ 的极限存在且 $\lim_{x \to 0} f(x) = 1$.

图 1-8

图 1-9

（二）判别极限存在的法则

法则 1（夹逼法则）　若在同一极限过程中,三个函数 $f_1(x)$、$f(x)$ 及 $f_2(x)$ 之间有如下关系:

$$f_1(x) \leqslant f(x) \leqslant f_2(x)$$

且

$$\lim f_1(x) = \lim f_2(x) = A$$

则

$$\lim f(x) = A$$

法则 2（单调有界法则）　单调有界数列一定有极限. 即对 $\{a_n\}$ 而言,若有 $a_1 \geqslant a_2 \cdots \geqslant a_n \cdots$（递减）或 $a_1 \leqslant a_2 \cdots \leqslant a_n \cdots$（递增）,且对一切 n,有 $|a_n| \leqslant M$（有界）,则 $\{a_n\}$ 必有极限.

法则 2 对函数极限也是有效的.

三、无穷小量及其性质

1. 无穷小量与无穷大量

定义 1-6　如果

$$\lim_{x \to x_0} f(x) = 0（或 \lim_{x \to \infty} f(x) = 0）$$

则称函数 $f(x)$ 是当 $x \to x_0$（或 $x \to \infty$）时的无穷小量,简称无穷小（infinitesimal）.

定义 1-7　如果当 $x \to x_0$（或 $x \to \infty$）时 $|f(x)|$ 可无限增大,则称 $f(x)$ 是当 $x \to x_0$（或 $x \to \infty$）时的无穷大量,简称无穷大（infinity）. 记为

$$\lim_{x \to x_0} f(x) = \infty（或 \lim_{x \to \infty} f(x) = \infty）$$

笔记

注意:无论是无穷小还是无穷大,它们都是相应于某一变化过程而言的. 例如,当 $x \to \infty$ 时,$\frac{1}{x}$ 是无穷小;当 $x \to 0$ 时,$\frac{1}{x}$ 是无穷大;而当 $x \to 1$ 时,$\frac{1}{x}$ 既不是无穷小也不是无穷大. 另外,它们都是变量,任何很小的常数(零除外)或任何很大的常数都不能称为无穷小或无穷大.

由定义容易看出,在自变量的同一变化过程中,若 $f(x)$ 是无穷大,则 $\frac{1}{f(x)}$ 是无穷小;反之,若 $f(x)$ 是无穷小且 $f(x) \neq 0$,则 $\frac{1}{f(x)}$ 是无穷大.

在以下的内容中,为了简化讨论的过程,用没有标注自变量变化过程的记号 "lim",代表对 $x \to x_0$ 和 $x \to \infty$ 以及单侧极限的各种情况均成立.

2. 无穷小定理及性质

定理 1-1 $\lim f(x) = A$ 成立的必要充分条件是 $\lim [f(x) - A] = 0$.

定理 1-1 指出无穷小与函数极限之间的关系,即:若函数 $f(x)$ 以 A 为极限,则函数 $f(x) - A$ 是无穷小;反之,若 $f(x) - A$ 是无穷小,则 $f(x)$ 以 A 为极限. 因此,我们通常也可将 $\lim f(x) = A$ 表达为

$$f(x) = A + \alpha \quad (\lim \alpha = 0)$$

性质 1-1 有限个无穷小的代数和或乘积仍是无穷小.

即:若 $\lim \alpha_i = 0 (i = 1, 2, \cdots, n)$,则 $\lim \sum_{i=1}^{n} \alpha_i = 0, \lim \prod_{i=1}^{n} \alpha_i = 0$.

性质 1-2 有界变量或常数与无穷小的乘积是无穷小.

即:若 $|f(x)| \leqslant M, \lim \alpha = 0$,则 $\lim \alpha f(x) = 0$.

例 1-9 说明当 $x \to 1$ 时,$\frac{1}{x} + 2 \to 3$.

解 因为 $\left(\frac{1}{x} + 2 \right) - 3 = \left(\frac{1}{x} - 1 \right) \to 0$ (当 $x \to 1$ 时),是无穷小,由定理 1-1,便有

$$\lim_{x \to 1} \left(\frac{1}{x} + 2 \right) = 3$$

例 1-10 求 $\lim_{x \to 1} \frac{1}{x-1}$.

解 因 $\lim_{x \to 1} (x - 1) = 0$,由无穷小与无穷大的关系可知

$$\lim_{x \to 1} \frac{1}{x-1} = \infty$$

例 1-11 求 $\lim_{x \to \infty} \frac{\sin x}{x}$.

解 因为 $|\sin x| \leqslant 1$,即 $\sin x$ 是有界变量,而当 $x \to \infty$,$\frac{1}{x}$ 是无穷小,由性质 1-2 可知:$\frac{\sin x}{x}$ 也是无穷小. 即

$$\lim_{x \to \infty} \frac{\sin x}{x} = 0$$

例 1-12 证明 $\lim_{x \to 0} \sin x = 0, \lim_{x \to 0} \cos x = 1$.

证 因为对任何实数 x,有

$$0 \leqslant |\sin x| \leqslant |x|$$

$$0 \leqslant |\cos x - 1| = \left| 2 \sin^2 \frac{x}{2} \right| \leqslant 2 \left| \frac{x}{2} \right|^2 = \frac{x^2}{2}$$

而 x 是无穷小,由夹逼法则及定理 1-1、性质 1-1、性质 1-2 可知

$$\lim_{x\to 0}\sin x = 0, \qquad \lim_{x\to 0}\cos x = 1$$

3. 无穷小的比较与阶

在同一个变化过程中的两个无穷小,虽然都趋于零,但它们趋于零的快慢程度可能有所不同. 比较两个无穷小这种差异的方法,是看这两个无穷小的比值在这一极限过程中的变化趋势如何. 例如,

当 $x\to 0$ 时, $\dfrac{x^2}{x}$、$\dfrac{2x}{x}$、$\dfrac{x}{x^2}$、$\dfrac{x\sin\dfrac{1}{x}}{x}$ 都是两个无穷小之比,它们的极限分别是:0、2、∞、不存在(但有界).

为此,我们对无穷小比值的情况作如下定义,并用无穷小的阶来表达其趋于零的快慢程度.

定义 1-8　设 $\alpha=\alpha(x)$、$\beta=\beta(x)$ 是同一变化过程中的无穷小,且 $\alpha\neq 0$.

(1) 如果 $\lim\dfrac{\beta}{\alpha}=0$,则称 β 是相对于 α 的较高阶无穷小.

(2) 如果 $\lim\dfrac{\beta}{\alpha}=\infty$,则称 β 是相对于 α 的较低阶无穷小.

(3) 如果 $\lim\dfrac{\beta}{\alpha}=C\neq 0$,则称 β 与 α 是同阶无穷小. 特别地,当 $C=1$ 时,称 β 与 α 是等价无穷小,记为 $\alpha\sim\beta$.

此外,若 x 是一无穷小,而无穷小 $f(x)$ 与 $x^k(k>0)$ 同阶,就称 $f(x)$ 是相对于 x 的 k 阶无穷小.

四、 极限的四则运算

定理 1-2　若在自变量 x 的某一个变化过程中,函数 $f(x)$ 和 $g(x)$ 的极限都存在,分别为 A 和 B,即 $\lim f(x)=A$,$\lim g(x)=B$,则

(1) $\lim[f(x)\pm g(x)]=\lim f(x)\pm\lim g(x)=A\pm B$.

(2) $\lim[f(x)g(x)]=\lim f(x)\lim g(x)=AB$.

特别地　$\lim kf(x)=k\lim f(x)$(k 为常数).

(3) 当 $B\neq 0$,$\lim\dfrac{f(x)}{g(x)}=\dfrac{\lim f(x)}{\lim g(x)}=\dfrac{A}{B}$.

证极限式(1)、(2)、(3)的证法相同,这里以(2)为例加以证明.

由定理 1-1,可设 $f(x)=A+\alpha(x)$,$g(x)=b+\beta(x)$,且 $\alpha(x)$、$\beta(x)$ 都是无穷小. 因为 $f(x)g(x)-AB=[A+\alpha(x)][B+\beta(x)]-AB=A\beta(x)+B\alpha(x)+\alpha(x)\beta(x)$,而 $A\beta(x)$、$B\alpha(x)$、$\alpha(x)\beta(x)$ 都是无穷小,其和也是无穷小,故 $f(x)g(x)-AB$ 是无穷小,所以

$$\lim[f(x)g(x)]=AB$$

定理 1-2 中的(1)、(2)都可推广到有限多个函数时的情形. 因此,容易得到当 n 为正数时,$\lim x^n=x_0^n$. 对于更一般的情形,如果函数 x^a(a 是任意的实数)在 x_0 有定义,则

$$\lim x^a=x_0^a$$

也成立,这个应用在下一节中初等函数的连续性予以证明.

例 1-13　求 $\lim\limits_{x\to+\infty}x(\sqrt{x^2+2}-x)$.

解　这里不能直接用乘积的极限法则,先通过有理化变形后,再求极限.

$$\lim_{x\to+\infty}x(\sqrt{x^2+2}-x)=\lim_{x\to+\infty}\frac{x(\sqrt{x^2+2}-x)(\sqrt{x^2+2}+x)}{\sqrt{x^2+2}+x}=\lim_{x\to\infty}\frac{2x}{\sqrt{x^2+2}+x}$$

$$=\lim_{x\to\infty}\frac{2}{\sqrt{1+\dfrac{2}{x^2}}+1}=1$$

五、两个重要极限

1. $\lim\limits_{x\to 0}\dfrac{\sin x}{x}=1$

作单位圆（$OA=1$）设 $\angle AOB=x$（弧度），过 A 作圆的切线与 OB 的延长线交于 P，过 B 作 OA 的垂线交于 C（图 1-10）。从图 1-10 可看出，ΔOAB 的面积 < 扇形 OAB 的面积 < ΔOAP 的面积，再由 $OA=1$，$AP=\tan x$，有

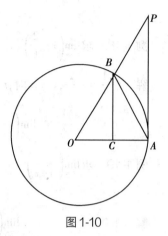

图 1-10

$$\frac{1}{2}\sin x<\frac{x}{2}<\frac{1}{2}\tan x$$

当 $0<x<\dfrac{\pi}{2}$ 时，上式各项同除以 $\dfrac{1}{2}\sin x$，得

$$1<\frac{x}{\sin x}<\frac{1}{\cos x}$$

即

$$\cos x<\frac{\sin x}{x}<1$$

由 $\lim\limits_{x\to 0^{+}}\cos x=1$ 及夹逼法则，有

$$\lim_{x\to 0^{+}}\frac{\sin x}{x}=1$$

当 $x<0$ 时，$-x>0$ 时，所以

$$\lim_{x\to 0^{-}}\frac{\sin x}{x}=\lim_{-x\to 0^{-}}\frac{\sin(-x)}{-x}=1$$

综合便可得到

$$\lim_{x\to 0}\frac{\sin x}{x}=1$$

例 1-14　求 $\lim\limits_{x\to\infty}x\sin\dfrac{1}{x}$.

解　令 $x=\dfrac{1}{t}$，则当 $x\to\infty$，$t\to 0$，于是

$$\lim_{x\to\infty}x\sin\frac{1}{x}=\lim_{t\to 0}\frac{\sin t}{t}=1$$

例 1-15　求 $\lim\limits_{x\to 0}\dfrac{\sin mx}{\sin nx}$.

解　$\lim\limits_{x\to 0}\dfrac{\sin mx}{\sin nx}=\lim\limits_{x\to 0}\dfrac{m}{n}\ \dfrac{\sin mx}{mx}\ \dfrac{nx}{\sin nx}=\dfrac{m}{n}\lim\limits_{x\to 0}\dfrac{\sin mx}{mx}\times\lim\limits_{x\to 0}\dfrac{nx}{\sin nx}=\dfrac{m}{n}$

例 1-16　求 $\lim\limits_{x\to 0}\dfrac{1-\cos x}{x^{2}}$.

解　$\lim\limits_{x\to 0}\dfrac{1-\cos x}{x^{2}}=\lim\limits_{x\to 0}\dfrac{2\sin^{2}\dfrac{x}{2}}{x^{2}}=\lim\limits_{x\to 0}\dfrac{2\sin^{2}\dfrac{x}{2}}{4\left(\dfrac{x}{2}\right)^{2}}=\dfrac{1}{2}\lim\limits_{x\to 0}\left[\dfrac{\sin\dfrac{x}{2}}{\dfrac{x}{2}}\right]^{2}=\dfrac{1}{2}$

2. $\lim\limits_{z\to\infty}\left(1+\dfrac{1}{x}\right)^{x}=e$

这一极限可用单调有界法则证明（证明略），e 是一个无理数，取小数点后 5 位的近似值是 $e\approx$ 2.71828.

例 1-17　求 $\lim\limits_{z\to 0}(1+x)^{\frac{1}{x}}$.

解　令 $x=\dfrac{1}{t}$,当 $x\to 0$ 时,$t\to\infty$,则

$$\lim_{x\to 0}(1+x)^{\frac{1}{x}}=\lim_{t\to\infty}\left(1+\frac{1}{t}\right)^{t}=e$$

例 1-18　求 $\lim\limits_{x\to\infty}\left(1-\dfrac{2}{x}\right)^{3x}$.

解　令 $\dfrac{1}{t}=-\dfrac{2}{x}$,$x\to\infty$ 时,$t\to\infty$,故

$$\lim_{x\to\infty}\left(1-\frac{2}{x}\right)^{3x}=\lim_{t\to\infty}\left(1+\frac{1}{t}\right)^{-6t}=\lim_{t\to\infty}\left[\left(1+\frac{1}{t}\right)^{t}\right]^{-6}=e^{-6}.$$

例 1-19　求 $\lim\limits_{x\to\infty}\left(\dfrac{x}{1+x}\right)^{x-1}$.

解　$$\lim_{x\to\infty}\left(\frac{x}{1+x}\right)^{x-1}=\lim_{x\to\infty}\frac{\left(1+\frac{1}{x}\right)}{\left(1+\frac{1}{x}\right)^{x}}=\frac{\lim\limits_{x\to\infty}\left(1+\frac{1}{x}\right)}{\lim\limits_{x\to 8}\left(1+\frac{1}{x}\right)^{x}}=\frac{1}{e}$$

思考与练习

1. 在 $\lim\limits_{x\to x_0}f(x)=A$ 中,x 能否取 x_0? $f(x)$ 能否取值 A?

2. 无穷小量是否是 0? 0 是否是无穷小量?

3. 当 $x\to 0$ 时,$1-\cos x$ 是 x 的几阶无穷小?

4. 下面的计算过程对否:$\lim\limits_{x\to 1}\dfrac{x}{x-1}=\dfrac{\lim\limits_{x\to 1}x}{\lim\limits_{x\to 1}(x-1)}=\infty$?

5. 无穷小可通过它们比值的极限来比较其趋于零的快慢程度,无穷大是否也可类似地比较它们趋于无穷的快慢程度呢?

6. 当 $x\to\infty$ 时,$f(x)=x^3\cos x$ 是无穷大量吗? 它有界吗?

7. 若 $\lim\limits_{n\to\infty}x_n=1$,则 $\lim\limits_{n\to\infty}\dfrac{x_{n-1}+x_n+x_{n+1}}{3}=$?

第三节　函数的连续性

现实世界中很多变量的变化都是连续不断的,例如气温的升降、生物的生长、血液的流动等,都是连续地变化着的,这种现象反映在数学上就是函数的连续性.

一、函数连续的概念

自然现象中连续变动的量,用函数来描述时都有这样一个特点:当自变量的值改变非常小时,相应的函数值的改变也非常小. 例如,胎儿的体重是孕育时间的函数,在很短的时间内,胎儿体重的变化是很小的. 为此,先引入函数的增量的概念.

1. 函数的增量

为便于研究函数 $y=f(x)$ 在点 x_0 附近的变化情况,把点 x_0 附近的点 x 记为 $x_0+\Delta x$,这时 $\Delta x=x-x_0$ 称为自变量由 x_0 变到 $x=x_0+\Delta x$ 的增量(increment)(或称改变量). 当自变量 x 由 x_0 变到 $x_0+\Delta x$ 时,函数值由 $f(x_0)$ 变到 $f(x_0+\Delta x)$. 我们称 $f(x_0+\Delta x)-f(x_0)$ 为函数 $y=f(x)$ 在点 x_0 处的增量(或称改变量),

记为

$$\Delta y = f(x_0 + \Delta x) - f(x_0)$$

2. 函数连续性的定义

有了增量的概念,我们便可用自变量的增量 Δx 的变动反映自变量在 x_0 处的改变情况,用函数的增量 Δy 的变动反映相应函数值的改变情况(图 1-11).

定义 1-9　设函数 $y = f(x)$ 在点 x_0 及其附近有定义,当自变量 x 在 x_0 处有一个增量 Δx 时,函数相应有一个增量 $\Delta y = f(x_0 + \Delta x) - f(x_0)$

图 1-11

若

$$\lim_{\Delta x \to 0} \Delta y = 0 \tag{1-1}$$

则称函数 $f(x)$ 在点 x_0 处连续, x_0 称为 $f(x)$ 的连续点(continuity point).

由 $\Delta x = x - x_0$,当 $\Delta x \to 0$,有 $x \to x_0$. 上述定义中的极限可改写为

$$\lim_{x \to x_0}[f(x) - f(x_0)] = 0$$

即

$$\lim_{x \to x_0} f(x) = f(x_0) \tag{1-2}$$

因此,函数在 x_0 处连续的定义也可用这一极限式来表示. 也可以说函数 $y = f(x)$ 在 x_0 处连续的必要充分条件是:

① $f(x)$ 在 x_0 处有定义;

② $f(x)$ 在 x_0 的极限存在;

③ $f(x)$ 在 x_0 的极限值等于 $f(x)$ 在 x_0 的函数值.

如果函数 $f(x)$ 在 x_0 处的左极限 $\lim\limits_{x \to x_0^-} f(x) = f(x_0)$,则称 $f(x)$ 在 x_0 处左连续(continuity from the left);同样, $\lim\limits_{x \to x_0^+} f(x) = f(x_0)$,则称 $f(x)$ 在 x_0 处右连续(continuity from the right). 显然,函数 $f(x)$ 在 x_0 处连续的必要充分条件是 $f(x)$ 在 $f(x_0)$ 处左、右都连续,即

$$\lim_{x \to x_0^-} f(x) = \lim_{x \to x_0^+} f(x) = f(x_0) \tag{1-3}$$

式(1-1)、(1-2)、(1-3)给出了函数 $y = f(x)$ 在点 x_0 连续的三种等价的定义.

如果函数 $f(x)$ 在区间内任一点连续,则称 $f(x)$ 是区间 (a,b) 内的连续函数. 如果函数 $f(x)$ 在区间 (a,b) 内连续,且有 $\lim\limits_{x \to a^+} f(x) = f(a)$, $\lim\limits_{x \to b^-} f(x) = f(b)$,则称 $f(x)$ 是闭区间 $[a,b]$ 上的连续函数.

连续函数图像称为连续曲线(continuous curve).

例 1-20　证明函数 $y = \sin x$ 在其定义域内任一点处都连续.

证　设 x_0 是 $y = \sin x$ 定义域内任意一点,在点 $y = \sin x$ 处有增量 Δx 时,对应的函数增量为

$$\Delta y = \sin(x_0 + \Delta x) - \sin x_0 = 2\sin \frac{\Delta x}{2} \cos\left(x_0 + \frac{\Delta x}{2}\right)$$

因

$$\left| \cos\left(x_0 + \frac{\Delta x}{2}\right) \right| \leqslant 1 \ \text{及} \ \left| \sin \frac{\Delta x}{2} \right| \leqslant \left| \frac{\Delta x}{2} \right|$$

所以

$$|\Delta y| = \left| 2\sin \frac{\Delta x}{2} \cos\left(x_0 + \frac{\Delta x}{2}\right) \right| \leqslant 2 \left| \frac{\Delta x}{2} \right| = |\Delta x|$$

当 $\Delta x \to 0$ 时,有 $\Delta y \to 0$,所以函数 $y = \sin x$ 在点 x_0 处连续. 由 x_0 的任意性知函数 $y = \sin x$ 在定义域内任一点都是连续的.

例 1-21　设 $f(x) = \begin{cases} a + bx, & x \leqslant 0 \\ \dfrac{\sin bx}{x}, & x > 0 \end{cases}$ 在点 $x = 0$ 处连续,问 a, b 应满足什么关系?

解　这是分段函数,在分段点 $x = 0$ 处,有 $f(0) = a$;

$$\lim_{x \to x_0^-} f(x) = \lim_{x \to x_0^-}(a+bx) = a$$

$$\lim_{x \to x_0^+} f(x) = \lim_{x \to x_0^+} \frac{\sin bx}{x} = b$$

已知 $f(x)$ 在 $x=0$ 处连续. 因此必然在 $x=0$ 处左、右都连续,即

$$\lim_{x \to x_0^-} f(x) = \lim_{x \to x_0^+} f(x) = f(0) = a$$

即有 $a=b$

3. 函数的间断点

函数的不连续点就是函数的间断点(discontinuous point),即满足下列三个条件之一的点 x_0 就是函数 $f(x)$ 的间断点:

(1) $f(x)$ 在点 x_0 没有定义;

(2) $\lim\limits_{x \to x_0} f(x)$ 不存在;

(3) $\lim\limits_{x \to x_0} f(x)$ 存在,但 $\lim\limits_{x \to x_0} f(x) \neq f(x_0)$.

函数的间断点通常分为两类. 设 x_0 是 $f(x)$ 间断点,如果 $f(x)$ 在 x_0 处的左、右极限都存在,则称 x_0 是 $f(x)$ 的第一类间断点. 第一类间断点以外的其他间断点统称为第二类间断点.

例 1-22   函数 $y = \dfrac{\sin x}{x}$ 在点 $x=0$ 处无定义,所以函数在点 $x=0$ 处是间断点,但是

$$\lim_{x \to 0} \frac{\sin x}{x} = 1$$

可知属于第一类间断点. 如果定义

$$f(x) = \begin{cases} \dfrac{\sin x}{x}, & x \neq 0 \\ 1, & x = 0 \end{cases}$$

则函数 $f(x)$ 在点 $x=0$ 处连续. 这种情况的第一类间断点称为可去间断点.

例 1-23   讨论函数 $f(x) = \begin{cases} x+1, & x>0 \\ x-1, & x \leq 0 \end{cases}$ 在点 $x=0$ 处的连续性.

解   因为 $\lim\limits_{x \to 0^+} f(x) = 1, \lim\limits_{x \to 0^-} f(x) = -1$,可知,$x \to 0$ 时 $f(x)$ 的极限不存在,因而函数 $f(x)$ 在 $x=0$ 点间断. 由于 $f(x)$ 在 $x=0$ 处的左、右极限存在,可知属于第一类间断点. 这种左、右极限存在但不相等情况下的间断点,称为跳跃间断点,如图 1-12 所示.

图 1-12

例 1-24   函数 $y = \dfrac{1}{x}$ 在点 $x=0$ 处无定义,可知点 $x=0$ 是函数 $y = \dfrac{1}{x}$ 的间断点. 因 $\lim\limits_{x \to 0} \dfrac{1}{x} = \infty$,称 $x=0$ 为函数 $y = \dfrac{1}{x}$ 的无穷间断点,属于第二类间断点.

例 1-25   讨论函数 $f(x) = \begin{cases} \sin \dfrac{1}{x}, & x \neq 0 \\ 0, & x = 0 \end{cases}$ 在点 $x=0$ 的连续性.

解   因为 $x \to 0$ 时,$\sin \dfrac{1}{x}$ 在 -1 与 1 之间振荡,$\lim\limits_{x \to 0} f(x) = \lim\limits_{x \to 0} \sin \dfrac{1}{x}$ 不存在,因此 $f(x)$ 在 $x=0$ 点间断. 这种间断点称为振荡间断点,属于第二类间断点.

二、初等函数的连续性

这里不加证明地给出以下几个结论:

(1) 一切基本初等函数在其有定义的点都是连续的.

（2）若函数 $f(x)$ 与 $g(x)$ 在 $x=x_0$ 处连续，则函数 $f(x)\pm g(x)$、$f(x)g(x)$ 及 $\dfrac{f(x)}{g(x)}[g(x_0)\neq 0]$ 在 $x=x_0$ 点连续.

（3）若函数 $u=\varphi(x)$ 在点 $x=x_0$ 处连续，设 $u_0=\varphi(x_0)$，而函数 $y=f(u)$ 在点 $u=u_0$ 处连续，则复合函数 $y=f[\varphi(x)]$ 在点 $x=x_0$ 处连续.

由以上结论可知：初等函数在其定义区间内都是连续的.

由于函数在其连续点 x_0 满足

$$\lim_{x\to x_0}f(x)=f(\lim_{x\to x_0}x)=f(x_0)$$

初等函数在其有定义的点处求极限的问题就转化为求这一点的函数值.

例 1-26 求 $\lim\limits_{x\to 1}\dfrac{\arctan x}{\sqrt{5-x^2}}$.

解 $\lim\limits_{x\to 1}\dfrac{\arctan x}{\sqrt{5-x^2}}=\dfrac{\arctan 1}{\sqrt{5-1^2}}=\dfrac{\pi}{8}$

例 1-27 求 $\lim\limits_{x\to 0}e^{\frac{\sin x}{x}}$.

解 因 $\lim\limits_{x\to 0}\dfrac{\sin x}{x}=1$，而函数 $y=e^u$ 在点 $u=1$ 连续，所以

$$\lim_{x\to 0}e^{\frac{\sin x}{x}}=e^{\lim\limits_{x\to 0}\frac{\sin x}{x}}=e^1=e$$

三、闭区间上连续函数的性质

这里介绍闭区间上连续函数的两个重要性质.

定理 1-3（最值定理） 设函数 $f(x)$ 在闭区间 $[a,b]$ 上连续，则 $f(x)$ 在该区间必有最大值和最小值.

定理 1-4（介值定理） 设函数 $f(x)$ 在闭区间 $[a,b]$ 上连续，则对介于 $f(a)$ 和 $f(b)$ 之间的任何值 c，在开区间 (a,b) 内至少存在一点 ξ，使

$$f(\xi)=c\ (a<\xi<b)$$

此定理的几何意义是：连续曲线 $y=f(x)$ 与水平直线 $y=c$ 至少相交于一点，如图 1-13 所示.

特别地，若 $f(a)$ 与 $f(b)$ 异号（即 $f(a)f(b)<0$），则连续曲线 $y=f(x)$ 与 x 轴至少有一个交点，亦即方程 $f(x)=0$ 在区间 $[a,b]$ 内至少有一个实根（图 1-14）.

图 1-13

图 1-14

思考与练习

1. 若函数 $f(x)$ 在点 x_0 处间断，能断言 $\lim\limits_{x\to x_0}f(x)$ 不存在吗？

2. 分段函数是否一定有间断点？

3. 若 $f(x)$ 在点 x_0 连续，$g(x)$ 在点 x_0 间断，能否断定 $f(x)+g(x)$ 在点 x_0 必间断？若 $f(x)$、$g(x)$ 在点 x_0 都间断，能否断定 $f(x)+g(x)$ 在点 x_0 间断？

4. 开区间连续的函数是否必有最大、最小值？又是否必定没有最大、最小值？

5. 若 $f(x)$ 在 $[a,b]$ 上有定义，在 (a,b) 内连续，且 $f(a)f(b)<0$，能否保证方程 $f(x)=0$ 在 (a,b) 内必有实根？

6. 证明方程 $x=\sin x+2$ 至少有一个不超过 3 的实根.

习 题 一

1. 求下列函数的定义域

(1) $y=\sqrt{(x+2)(x-1)}$；

(2) $y=\arccos(x-3)$；

(3) $y=\lg\dfrac{x-1}{x+2}$；

(4) $y=\dfrac{\sqrt{\ln(2+x)}}{x(x-4)}$；

(5) $y=\dfrac{1}{\sqrt{2-x^2}}+\arcsin\left(\dfrac{1}{2}x-1\right)$；

(6) $y=\dfrac{x}{\sin x}$.

2. 设 $f(x)=\begin{cases}1+x^2, & x<0 \\ \dfrac{1}{2}, & x=0 \\ -x, & x>0\end{cases}$，求 $f(0)$、$f\left(\dfrac{1}{2}\right)$、$f\left(\lg\dfrac{1}{2}\right)$.

3. 设函数 $y=f(x)$ 的定义域为 $[0,1]$，求下列函数的定义域：

(1) $f\left(x+\dfrac{1}{3}\right)+f\left(x-\dfrac{1}{3}\right)$；

(2) $f(\sin x)$；

(3) $f(\ln x+1)$；

(4) $f(x^2)$.

4. 写出 y 关于 x 的复合函数：

(1) $y=\lg u,u=\tan(x+1)$；

(2) $y=u^3,u=\sqrt{x^2+1}$；

(3) $y=u+\sin u,u=1-v,v=x^3$；

(4) $y=e^u,u=v^2,v=\sin\omega,\omega=\dfrac{1}{x}$.

5. 指出下列各函数是由哪些基本初等函数或简单函数复合而成：

(1) $y=e^{\arctan(2x+1)}$；

(2) $y=\sqrt{\sin^3(x+2)}$；

(3) $y=\tan\sqrt{\dfrac{1+x}{1-x}}$；

(4) $y=\cos\ln^3\sqrt{x^2+1}$.

6. 已知 $f(e^x+1)=e^{2x}+e^x+1$，求 $f(x)$ 表达式.

7. 已知 $f\left(\tan x+\dfrac{1}{\tan x}\right)=\tan^2x+\dfrac{1}{\tan^2x}+3,x\neq\dfrac{k\pi}{2}(k=0,\pm1,\pm2,\cdots)$，求 $f(x)$ 的表达式.

8. 求下列数列的极限：

(1) $\lim\limits_{x\to\infty}(\sqrt{n+1}-\sqrt{n})$；

(2) $\lim\limits_{x\to\infty}\dfrac{\sqrt{n}\sin n}{n+1}$；

(3) $\lim\limits_{x\to\infty}\left(\dfrac{1}{n^2}+\dfrac{2}{n^2}+\cdots+\dfrac{n-1}{n^2}\right)$.

9. 求下列函数的极限：

(1) $\lim\limits_{x\to-1}\dfrac{x^3-1}{x-1}$；

(2) $\lim\limits_{x\to1}\dfrac{x^2-1}{2x^2-x-1}$；

（3）$\lim\limits_{x\to\infty}\dfrac{x^2-1}{3x^2-x-1}$；

（4）$\lim\limits_{x\to1}\dfrac{2x-1}{x^2-5x+4}$；

（5）$\lim\limits_{x\to3}\dfrac{\sqrt{x+13}-2\sqrt{x+1}}{x^2-9}$；

（6）$\lim\limits_{x\to+\infty}\dfrac{\sqrt{x^2+1}-1}{x}$；

（7）$\lim\limits_{x\to1}\left(\dfrac{1}{1-x}-\dfrac{2}{1-x^2}\right)$；

（8）$\lim\limits_{x\to0}\dfrac{1-\cos x}{x\sin x}$；

（9）$\lim\limits_{x\to1}(1-x)\tan\dfrac{\pi}{2}x$；

（10）$\lim\limits_{x\to0}\dfrac{\tan x-\sin x}{x^3}$；

（11）$\lim\limits_{x\to1}x^{\frac{2}{1-x}}$；

（12）$\lim\limits_{x\to0}(1-3x)^{\frac{1}{x}}$；

（13）$\lim\limits_{x\to\infty}\left(\dfrac{x-1}{1+x}\right)^{x-1}$；

（14）$\lim\limits_{x\to0}\dfrac{x+\ln(1+x)}{3x-\ln(1+x)}$；

（15）$\lim\limits_{x\to-1}\dfrac{\ln(2+x)}{\sqrt[3]{1+2x}+1}$；

（16）$\lim\limits_{x\to\infty}\left(\dfrac{2x+3}{2x+1}\right)^{x+1}$．

10. 已知 $\lim\limits_{x\to1}\dfrac{x^2+bx+6}{1-x}=5$，试确定 b 的值．

11. 已知极限 $\lim\limits_{x\to+\infty}\left(2x-\sqrt{ax^2-x+1}\right)$ 存在，试确定 a 的值，并求出极限值．

12. 当 $x\to0$ 时，将下列函数与 x 进行比较，哪些是高阶无穷小？哪些是低阶无穷小？哪些是同阶无穷小？哪些是等价无穷小？

（1）$\tan^3x$；

（2）$\sqrt{1+x^2}-1$；

（3）$\csc x-\cot x$；

（4）$x+x^2\sin\dfrac{1}{x}$；

（5）$\cos\dfrac{\pi}{2}(1-x)$；

（6）$\sqrt{1+\tan x}-\sqrt{1-\sin x}$．

13. 已知当 $x\to0$ 时，$\sqrt{1+ax^2}-1$ 与 $\sin^2x$ 是等无穷小，求 a 值．

14. 设 $f(x)=\begin{cases}e^x,&x<0\\a+\ln(1+x),&x\geqslant0\end{cases}$ 在 $(-\infty,+\infty)$ 内连续，试确定 a 的值．

15. 讨论函数 $f(x)=\begin{cases}e^{\frac{1}{x}},&x<0\\0,&x=0\\x\sin\dfrac{1}{x},&x>0\end{cases}$ 在点 $x=0$ 处的连续性．

16. 讨论函数 $f(x)=\begin{cases}x\sin\dfrac{1}{x},&x\neq0\\1,&x=0\end{cases}$ 在点 $x=0$ 处的连续性．

17. 设 $f(x)=\begin{cases}\dfrac{\ln(1+ax)}{x},&x\neq0\\2,&x=0\end{cases}$ 在点 $x=0$ 处连续，求 a 值．

18. 确定下列函数的间断点与连续区间：

（1）$y=\dfrac{x}{\ln x}$；

（2）$y=\dfrac{x-2}{x^2-5x+6}$；

（3）$y=\begin{cases}1-x^2,&x\geqslant0\\\dfrac{\sin|x|}{x},&x<0\end{cases}$；

（4）$f(x)=\lim\limits_{n\to+\infty}\dfrac{1}{1+x^n}$　$(x\geqslant0)$．

19. 设函数 $f(x)$ 在 $[a,b]$ 上连续,且 $f(a)<a,f(b)>b$,证明:方程 $f(x)=x$ 在 (a,b) 内至少有一实根.

20. 设函数 $f(x)$、$g(x)$ 在 $[a,b]$ 上连续,且 $f(a)>g(a)$,$f(b)<g(b)$ 证明:在 (a,b) 内,曲线 $y=f(x)$ 与 $y=g(x)$ 至少有一个交点.

第二章　一元函数微分学

微分学和积分学统称为微积分学,它是高等数学的核心内容.一元函数微分学最基本的概念是导数与微分.导数描述了一个函数的因变量相对于自变量变化的快慢程度,即因变量关于自变量的变化率;微分表述了函数当自变量有微小变化时,因变量增量的近似程度.本章将从实际例子出发,抽象出导数的概念,进而建立计算导数、微分的方法,在此基础上,进一步讨论微分学的基本理论,最后介绍应用导数来研究函数的某些性态,并利用这些知识解决生物学、医药学等方面的实际问题.

第一节　导数的概念

导数的概念是许多自然现象在数量关系上抽象出来的研究变化率结构的数学模型.例如,物体运动的瞬时速度、加速度,化学中的反应速度,放射性物质的蜕变速度,生物学中的出生率、死亡率、自然生长率、人口增长率、细胞增殖速度等,都涉及导数的概念.

一、实例

1. 变速直线运动的瞬时速度

设有一质点 M 沿直线做变速运动,其运动规律(函数)为

$$s = s(t)$$

其中 t 是时间,s 为路程,下面讨论在时刻 t_0 的瞬时速度.

当时间由时刻 t_0 变化到 t(记 $t = t_0 + \Delta t$)时,路程由 $s(t_0)$ 变化到 $s(t_0 + \Delta t)$,路程的增量为

$$\Delta s = s(t_0 + \Delta t) - s(t_0)$$

质点 M 在时间 $|\Delta t|$ 内,平均速度为

$$\bar{v} = \frac{\Delta s}{\Delta t} = \frac{s(t_0 + \Delta t) - s(t_0)}{\Delta t}$$

若质点 M 做匀速运动,则平均速度 $\bar{v}$ 是一常数,且为任意时刻的速度.但在实际问题中,质点 M 运动的速度每时每刻都在变化,当 Δt 变化时,平均速度 $\bar{v}$ 也随之变化,且 Δt 变化较小时,平均速度 $\bar{v}$ 是质点在时刻 t_0 的"瞬时速度"的近似值.显然,Δt 变化愈小,平均速度 $\bar{v}$ 与在时刻 t_0 的"瞬时速度"近似程度愈好.当 $\Delta t \to 0$ 时,若 $\bar{v}$ 趋于确定值,该值就是质点 M 在时刻 t_0 的瞬时速度 v,即

$$v(t_0) = \lim_{\Delta t \to 0} \bar{v} = \lim_{\Delta t \to 0} \frac{\Delta s}{\Delta t} = \lim_{\Delta t \to 0} \frac{s(t_0 + \Delta t) - s(t_0)}{\Delta t} \tag{2-1}$$

平均速度 $\bar{v}$ 反映了质点在 Δt 内速度的概貌,而瞬时速度 v 则反映了路程函数 $s(t)$ 相对于时间 t 变化的快慢程度,在此,称之为函数 $s(t)$ 相对于自变量 t 的变化率.

2. 细菌的繁殖速度

在细菌繁殖的过程中,细菌的数量会随着时间的推移而增多,下面讨论细菌在时刻 t_0 的瞬时繁殖速度.

设细菌在某一时刻 t 的总数为 N,显然 N 是时间 t 的函数

$$N = N(t)$$

那么从 t_0 变化到 $t(t=t_0+\Delta t)$ 这段时间内,细菌的平均繁殖速度为

$$\bar{v}=\frac{\Delta N}{\Delta t}=\frac{N(t_0+\Delta t)-N(t_0)}{\Delta t}$$

当 $|\Delta t|$ 很小时,平均繁殖速度 $\bar{v}$ 是 t_0 时刻的瞬时繁殖速度的近似值,当 $|\Delta t|$ 愈小,它的近似程度愈好. 当 $\Delta t \to 0$ 时,$\bar{v}$ 的极限值(如果存在的话)就是细菌在时刻 t_0 的瞬时繁殖速度,即

$$v=\lim_{\Delta t \to 0}\bar{v}=\lim_{\Delta t \to 0}\frac{\Delta N}{\Delta t}=\lim_{\Delta t \to 0}\frac{N(t_0+\Delta t)-N(t_0)}{\Delta t} \tag{2-2}$$

二、导数的定义及其几何意义

我们研究了变速直线运动的瞬时速度和细菌的繁殖速度问题,尽管它们的实际背景不同,但它们处理问题的数学方法是完全一致的,式(2-1)和(2-2)的数学结构是完全相同的. 它们都是通过以下三个步骤,抽象出函数的增量与自变量的增量之比的极限(当自变量增量趋于0时),即

(1)当自变量在给定值 x_0 处有一增量 Δx,函数 $y=f(x)$ 相应地有一增量 Δy

$$\Delta y=f(x_0+\Delta x)-f(x_0)$$

(2)函数的增量 Δy 与自变量的增量 Δx 的比值

$$\frac{\Delta y}{\Delta x}=\frac{f(x_0+\Delta x)-f(x_0)}{\Delta x}$$

就是函数在区间 $(x_0,x_0+\Delta x)$ 或 $(x_0+\Delta x,x_0)$ 内的平均变化率.

(3)当自变量的增量 $\Delta x \to 0$ 时,平均变化率的极限(如果存在的话)

$$\lim_{\Delta x \to 0}\frac{\Delta y}{\Delta x}=\lim_{\Delta x \to 0}\frac{f(x_0+\Delta x)-f(x_0)}{\Delta x}$$

就是函数 $y=f(x)$ 在点 x_0 处的瞬时变化率,或简称为变化率,这就引出了微分学的基本概念——导数.

定义 2-1 设函数 $y=f(x)$ 在点 x_0 的某邻域内有定义,当自变量 x 在 x_0 处有增量 $\Delta x(x_0+\Delta x$ 在该邻域内)时,函数相应地有增量 $\Delta y=f(x_0+\Delta x)-f(x_0)$.如果极限

$$\lim_{\Delta x \to 0}\frac{\Delta y}{\Delta x}=\lim_{\Delta x \to 0}\frac{f(x_0+\Delta x)-f(x_0)}{\Delta x} \tag{2-3}$$

存在,则称函数 $y=f(x)$ 在点 x_0 处可导,此极限值称为函数 $y=f(x)$ 在点 x_0 处的导数(derivative),记作

$$f'(x_0),y'\big|_{x=x_0},\frac{\mathrm{d}y}{\mathrm{d}x}\big|_{x=x_0},\frac{\mathrm{d}f(x)}{\mathrm{d}x}\big|_{x=x_0}$$

即

$$f'(x_0)=y'\big|_{x=x_0}=\frac{\mathrm{d}y}{\mathrm{d}x}\big|_{x=x_0}=\frac{\mathrm{d}f(x)}{\mathrm{d}x}\big|_{x=x_0}=\lim_{\Delta x \to 0}\frac{\Delta y}{\Delta x}=\lim_{\Delta x \to 0}\frac{f(x_0+\Delta x)-f(x_0)}{\Delta x}$$

如果极限不存在,就称函数 $f(x)$ 在点 x_0 处不可导. 若不可导,且极限为无穷大,为方便起见,我们也称函数 $f(x)$ 在点 x_0 的导数为无穷大,记为 $f'(x_0)=\infty$.

不难看到,前面两个实例都是导数的问题,质点的变速直线运动规律是 $s=s(t)$,则质点在时刻 t_0 的瞬时速度 v 是 $s(t)$ 在点 t_0 的导数 $s'(t_0)$. 若细菌在时刻 t 的总数为 $N=N(t)$,则细菌在时刻 t_0 的瞬时繁殖速度为 $N(t)$ 在点 t_0 的导数 $N'(t_0)$.

在式(2-3)中令 $x=x_0+\Delta x$,则式(2-3)可以写成如下等价的形式

$$f'(x_0)=\lim_{x \to x_0}\frac{f(x)-f(x_0)}{x-x_0} \tag{2-4}$$

用此式来求函数在点 x_0 的导数有时更为简便.

在式(2-3)中,当自变量的增量 Δx 只从大于0的方向或小于0的方向趋于0时,和在式(2-4)中,当自变量 x 只从大于 x_0 的方向或小于 x_0 的方向趋于 x_0 时,若极限

$$\lim_{\Delta x \to 0^+} \frac{\Delta y}{\Delta x} = \lim_{\Delta x \to 0^+} \frac{f(x_0 + \Delta x) - f(x_0)}{\Delta x} = \lim_{x \to x_0^+} \frac{f(x) - f(x_0)}{x - x_0}$$

或

$$\lim_{\Delta x \to 0^-} \frac{\Delta y}{\Delta x} = \lim_{\Delta x \to 0^-} \frac{f(x_0 + \Delta x) - f(x_0)}{\Delta x} = \lim_{x \to x_0^-} \frac{f(x) - f(x_0)}{x - x_0}$$

存在,则称函数 $f(x)$ 在点 x_0 右方可导或左方可导,其极限值称为函数 $f(x)$ 在点 x_0 的右导数 (derivative on the right),或左导数(derivativeon the left),记作 $f'_+(x_0)$,或 $f'_-(x_0)$.

左导数、右导数统称为单侧导数.

由导数、左右导数的定义及极限理论可知:函数 $f(x)$ 在点 x_0 可导的充分必要条件是,函数 $f(x)$ 在点 x_0 左导数、右导数都存在且相等,即 $f'_-(x_0) = f'_+(x_0)$.

若函数 $y = f(x)$ 在开区间 (a,b) 内的每一点都可导,则称函数 $f(x)$ 在开区间 (a,b) 内可导. 这时,对于 (a,b) 上任意一点 x,都有唯一确定的导数值 $f'(x)$ 与之对应,因此它是定义在区间 (a,b) 内的一个关于 x 的新函数,称它为原来函数 $y = f(x)$ 的导函数(derived function),简称为导数,记作

$$f'(x), y', \frac{\mathrm{d}y}{\mathrm{d}x}, \frac{\mathrm{d}f(x)}{\mathrm{d}x}$$

即

$$f'(x) = y' = \frac{\mathrm{d}y}{\mathrm{d}x} = \frac{\mathrm{d}f(x)}{\mathrm{d}x} = \lim_{\Delta x \to 0} \frac{\Delta y}{\Delta x} = \lim_{\Delta x \to 0} \frac{f(x + \Delta x) - f(x)}{\Delta x}, x \in (a,b)$$

若函数 $f(x)$ 在开区间 (a,b) 内可导,且 $f'_+(a)$ 和 $f'_-(b)$ 都存在,则称 $f(x)$ 在闭区间 $[a,b]$ 上可导,它的导数仍然称为导函数,且 $f'(x_0) = f'(x)\big|_{x=x_0}$.

若用导数定义求函数 $y = f(x)$ 在一具体点 x_0 的导数,则常用式(2-4),若求任意一点 x 的导数,常用式(2-3).

求导数的步骤:

(1) 求函数增量

当自变量在给定值 x_0 处有一增量 Δx,函数 $y = f(x)$ 相应地有一增量 Δy

$$\Delta y = f(x_0 + \Delta x) - f(x_0)$$

(2) 求函数增量 Δy 与自变量增量 Δx 的比值

$$\frac{\Delta y}{\Delta x} = \frac{f(x_0 + \Delta x) - f(x_0)}{\Delta x}$$

(3) 求增量比的极限(如果存在的话)

$$\lim_{\Delta x \to 0} \frac{\Delta y}{\Delta x} = \lim_{\Delta x \to 0} \frac{f(x_0 + \Delta x) - f(x_0)}{\Delta x}$$

例 2-1 已知函数 $f(x) = \sqrt{x}$,求 $f'(9)$.

解法 1 利用式(2-3)

$$\Delta y = f(9 + \Delta x) - f(9) = \sqrt{9 + \Delta x} - \sqrt{9} = \sqrt{9 + \Delta x} - 3$$

$$\frac{\Delta y}{\Delta x} = \frac{\sqrt{9 + \Delta x} - 3}{\Delta x} = \frac{1}{\sqrt{9 + \Delta x} + 3}$$

$$f'(9) = \lim_{\Delta x \to 0} \frac{\Delta y}{\Delta x} = \lim_{\Delta x \to 0} \frac{1}{\sqrt{9 + \Delta x} + 3} = \frac{1}{6}$$

解法 2 利用式(2-4)

$$f'(9) = \lim_{x \to 9} \frac{f(x) - f(9)}{x - 9} = \lim_{x \to 9} \frac{\sqrt{x} - 3}{x - 9} = \lim_{x \to 9} \frac{\sqrt{x} - 3}{(\sqrt{x} - 3)(\sqrt{x} + 3)} = \lim_{x \to 9} \frac{1}{\sqrt{x} + 3} = \frac{1}{6}$$

解法 3 先求导函数 $f'(x)$,再求 $f'(9)$

$$\Delta y = f(x + \Delta x) - f(x) = \sqrt{x + \Delta x} - \sqrt{x}$$

$$\frac{\Delta y}{\Delta x} = \frac{\sqrt{x+\Delta x}-\sqrt{x}}{\Delta x} = \frac{1}{\sqrt{x+\Delta x}+\sqrt{x}}$$

$$f'(x) = \lim_{\Delta x \to 0}\frac{\Delta y}{\Delta x} = \lim_{\Delta x \to 0}\frac{1}{\sqrt{x+\Delta x}+\sqrt{x}} = \frac{1}{2\sqrt{x}}$$

则

$$f'(9) = \frac{1}{2\sqrt{x}}\bigg|_{x=9} = \frac{1}{6}$$

为使我们对"导数是函数在某点的变化率"有一直观的认识,下面讨论导数的几何意义.

如图 2-1,设曲线 Γ 为函数 $y=f(x)$ 的图像.在横坐标上取一点 x_0,并给其增量 Δx,则在横坐标上可取到另一点 $x_0+\Delta x$,曲线 Γ 上对应点分别为 $M_0(x_0,f(x_0))$ 和 $M(x_0+\Delta x,f(x_0+\Delta x))$,直线 $M_0 M$ 为曲线上的割线,β 为割角.割线 $M_0 M$ 的斜率为

图 2-1

$$K_{割} = K_{M_0 M} = \tan\beta = \frac{\Delta y}{\Delta x} = \frac{f(x_0+\Delta x)-f(x_0)}{\Delta x}$$

当 $\Delta x \to 0$ 时,点 M 沿着曲线 $y=f(x)$ 无限接近 M_0 点,此时,割线 $M_0 M$ 以点 M_0 为支点转动趋向于直线 $M_0 T$,直线 $M_0 M'$、$M_0 M''$ 表示割线 $M_0 M$ 趋向于直线 $M_0 T$ 的过程,割线 $M_0 M$ 的极限位置 $M_0 T$ 叫做曲线 $y=f(x)$ 的切线,α 为切角.显然切线 $M_0 T$ 的斜率为

$$K_{切} = K_{M_0 T} = \tan\alpha = \lim_{M \to M_0} K_{M_0 M} = \lim_{\beta \to \alpha}\tan\beta$$

$$= \lim_{\Delta x \to 0}\frac{\Delta y}{\Delta x} = \lim_{\Delta x \to 0}\frac{f(x_0+\Delta x)-f(x_0)}{\Delta x} = f'(x_0)$$

导数的几何意义:$f'(x_0)$ 表示曲线 $y=f(x)$ 在点 $M_0(x_0,f(x_0))$ 处切线的斜率.

由平面解析几何知识,若 $f'(x_0)$ 存在,曲线 $y=f(x)$ 在点 $M_0(x_0,f(x_0))$ 处的切线方程、法线方程分别为

$$y-f(x_0) = f'(x_0)(x-x_0)$$

和

$$y-f(x_0) = -\frac{1}{f'(x_0)}(x-x_0) \quad (f'(x_0)\neq 0)$$

显然 $f'(x_0)=0$,曲线的切线方程为 $y=f(x_0)$,法线方程为 $x=x_0$.值得注意,$f'(x_0)=\infty$ 时,曲线的切线、法线方程仍然存在.切线方程为 $x=x_0$,法线方程为 $y=f(x_0)$.

例 2-2　求曲线 $y=\sqrt{x}$ 在 $M_0(9,3)$ 点的切线方程与法线方程.

解　由例 2-1,$y'|_{x=9} = \frac{1}{2\sqrt{x}}\big|_{x=9} = \frac{1}{6}$,得 $k_{切} = \frac{1}{6}$,$k_{法} = -6$.

于是曲线 $y=\sqrt{x}$ 在 $M_0(9,3)$ 点的切线方程为:$y-3=\frac{1}{6}(x-9)$,即 $6y-x-9=0$.法线方程为 $y-3=-6(x-9)$,即 $y+6x-57=0$.

三、函数的可导与连续的关系

如果函数 $y=f(x)$ 在点 x 处可导,则有 $f'(x)=\lim_{\Delta x \to 0}\frac{\Delta y}{\Delta x}$,于是

$$\lim_{\Delta x \to 0}\Delta y = \lim_{\Delta x \to 0}\left(\frac{\Delta y}{\Delta x}\cdot\Delta x\right) = \lim_{\Delta x \to 0}\frac{\Delta y}{\Delta x}\lim_{\Delta x \to 0}\Delta x = f'(x)\cdot 0 = 0$$

由此表明,$y=f(x)$ 在点 x 处连续.因此,函数 $y=f(x)$ 在点 x 处可导,则函数在点 x 处必连续.

反之如果函数 $y=f(x)$ 在点 x 处连续,但在点 x 处未必可导. 例如,函数 $f(x)=|x|=\sqrt{x^2}$ 为初等函数,在其定义域 $(-\infty,+\infty)$ 内连续,故在点 $x=0$ 处连续,但在点 $x=0$ 处不可导. 这是因为

图 2-2

$$f'_-(0)=\lim_{x\to 0^-}\frac{f(x)-f(0)}{x-0}=\lim_{x\to 0^-}\frac{|x|}{x}=\lim_{x\to 0^-}\frac{-x}{x}=-1$$

$$f'_+(0)=\lim_{x\to 0^+}\frac{f(x)-f(0)}{x-0}=\lim_{x\to 0^+}\frac{|x|}{x}=\lim_{x\to 0^+}\frac{x}{x}=1$$

由于 $f'_-(0)\neq f'_+(0)$,所以,函数 $f(x)=|x|$ 在点 $x=0$ 处不可导,见图 2-2.

思考与练习

1. 平均变化率 $\dfrac{\Delta y}{\Delta x}=\dfrac{f(x+\Delta x)-f(x)}{\Delta x}$ 与 x 和 Δx 有关吗? 瞬时变化率 $\lim\limits_{\Delta x\to 0}\dfrac{f(x+\Delta x)-f(x)}{\Delta x}$ 与 x 和 Δx 有关吗? 在平均变化率取极限的过程中 x 是常量还是变量,Δx 是常量还是变量?

2. 函数 $y=f(x)$ 在 x_0 点的导数 $f'(x_0)$ 与其导函数 $f'(x)$ 有什么区别与联系?

3. 指出下列命题是否正确,若有错误,错误何在?

(1) 极限 $\lim\limits_{n\to\infty}\dfrac{f\left(x_0+\dfrac{1}{n}\right)-f(x_0)}{\dfrac{1}{n}}$ 存在,则函数 $y=f(x)$ 在点 x_0 处可导;

(2) 函数 $y=f(x)$ 在点 x_0 处的导数等于 $[f(x_0)]'$;

(3) 函数 $y=f(x)$ 在点 x_0 处连续,则 $f(x)$ 在点 x_0 处可导;

(4) 函数 $y=f(x)$ 在点 x_0 处可导,则 $|f(x)|$ 在点 x_0 处可导;

(5) 函数 $y=|f(x)|$ 在点 x_0 处可导,则 $f(x)$ 在点 x_0 处可导;

(6) 初等函数在其定义区间内必可导.

4. 函数 $y=f(x)$ 在点 x_0 处可导,曲线 $y=f(x)$ 是否在点 $(x_0,f(x_0))$ 处有切线? 若曲线 $y=f(x)$ 在点 $(x_0,f(x_0))$ 处有切线,函数 $y=f(x)$ 是否在点 x_0 处有导数?

第二节　初等函数的导数

前面我们给出了利用导数的定义求导数的步骤,但利用导数定义求导数的方法非常烦琐,有时甚至是不可行的. 为此,本节将介绍基本初等函数的求导公式和求导的运算法则,借助于这些公式和法则,可以比较方便地求出常见的初等函数的导数.

一、几个基本初等函数的导数

1. 常数函数的导数

设函数 $y=f(x)=c$(c 为常数),则有 $(c)'=0$.

2. 幂函数的导数

设函数 $y=x^n$(n 为自然数),则 $(x^n)'=nx^{n-1}$. 更一般地,对于幂函数 $y=x^\alpha$(α 为实数),也有

$$(x^\alpha)'=\alpha x^{\alpha-1}$$

这就是幂函数的导数公式,稍后将会在例 2-10 中证明这个结果.

3. 正弦函数和余弦函数的导数

设函数 $y=\sin x$,则有 $(\sin x)'=\cos x$. 类似有 $(\cos x)'=-\sin x$.

4. 对数函数的导数

设函数 $y = \log_a x, (a > 0$ 且 $a \neq 1)$, 则有 $(\log_a x)' = \dfrac{1}{x \ln a}$.

证明　$\Delta y = \log_a(x + \Delta x) - \log_a x = \log_a\left(1 + \dfrac{\Delta x}{x}\right)$.

$$\frac{\Delta y}{\Delta x} = \frac{1}{\Delta x}\log_a\left(1 + \frac{\Delta x}{x}\right) = \frac{1}{x}\log_a\left(1 + \frac{\Delta x}{x}\right)^{\frac{x}{\Delta x}}$$

$$\lim_{\Delta x \to 0}\frac{\Delta y}{\Delta x} = \lim_{\Delta x \to 0}\left[\frac{1}{x}\log_a\left(1 + \frac{\Delta x}{x}\right)^{\frac{x}{\Delta x}}\right] = \frac{1}{x}\log_a\left[\lim_{\Delta x \to 0}\left(1 + \frac{\Delta x}{x}\right)^{\frac{x}{\Delta x}}\right] = \frac{1}{x}\log_a e = \frac{1}{x \ln a}$$

即

$$(\log_a x)' = \frac{1}{x \ln a}$$

特别地, 当 $a = e$ 时, 则有

$$(\ln x)' = \frac{1}{x}$$

其他导数公式, 读者可以练习证明.

二、函数四则运算的求导法则

法则　设函数 $u = u(x), v = v(x), u_1 = u_1(x), u_2 = u_2(x), \cdots, u_n = u_n(x)$ 都在点 x 可导, 即 $u' = u'(x),$ $v' = v'(x), u_1' = u_1'(x), u_2' = u_2'(x), \cdots, u_n' = u_n'(x)$, 则有

(1) $(u \pm v)' = u' \pm v'$

(2) $(uv)' = u'v + uv'$

(3) $\left(\dfrac{u}{v}\right)' = \dfrac{u'v - uv'}{v^2}(v \neq 0)$, 特别, $u = 1$ 时, $\left(\dfrac{1}{v}\right)' = -\dfrac{v'}{v^2}$

推论

(1) $(u_1 \pm u_2 \pm \cdots \pm u_n)' = u_1' \pm u_2' \pm \cdots \pm u_n'$

(2) $(cu)' = cu'(c$ 为常数$)$

(3) $(u_1 u_2 \cdots u_n)' = u_1' u_2 \cdots u_n + u_1 u_2' \cdots u_n + \cdots + u_1 u_2 \cdots u_n'$

以上三个法则可由导数的定义加以证明, 请读者自行证明.

例 2-3　已知函数 $y = \sqrt{x} - \dfrac{1}{x} + \sin x - \ln 2$, 求 y'.

解　$y' = (\sqrt{x})' - \left(\dfrac{1}{x}\right)' + (\sin x)' - (\ln 2)' = \dfrac{1}{2\sqrt{x}} + \dfrac{1}{x^2} + \cos x - 0 = \dfrac{x\sqrt{x} + 2}{2x^2} + \cos x$

例 2-4　已知函数 $y = \tan x$, 求 y'.

解　$y' = \left(\dfrac{\sin x}{\cos x}\right)' = \dfrac{(\sin x)'\cos x - \sin x(\cos x)'}{\cos^2 x} = \dfrac{\cos^2 x + \sin^2 x}{\cos^2 x} = \dfrac{1}{\cos^2 x} = \sec^2 x$

即　　　　　　　　　　　　　$(\tan x)' = \sec^2 x$

同理可得　　　　　　　　　$(\cot x)' = -\csc^2 x$

$$(\sec x)' = \sec x \tan x$$

$$(\csc x)' = -\csc x \cot x$$

例 2-4 中的函数的导数可作为公式.

例 2-5　已知函数 $y = x^2 \tan x + \dfrac{\ln x}{x}$, 求 y'.

解
$$y'=(x^2\tan x)'+\left(\frac{\ln x}{x}\right)'=(x^2)'\tan x+x^2(\tan x)'+\frac{(\ln x)'x-(x)'\ln x}{x^2}$$

$$=2x\tan x+x^2\sec^2x+\frac{\frac{1}{x}\cdot x-\ln x}{x^2}=2x\tan x+(x\sec x)^2+\frac{1-\ln x}{x^2}$$

三、反函数的求导法则

为了讨论指数函数(对数函数的反函数)与反三角函数(三角函数的反函数)的导数,我们首先讨论反函数的求导法则.

定理 2-1　如果函数 $x=\varphi(y)$ 在区间 I_y 上单调、可导,且 $\varphi'(y)\neq0$,则它的反函数 $y=f(x)$ 在对应区间 $I_x(I_x=\{x\mid x=\varphi(y),y\in I_y\})$ 上可导,且

$$f'(x)=\frac{1}{\varphi'(y)}$$

证明从略. 此定理表明,反函数的导数等于直接函数导数的倒数.

例 2-6　已知 $y=a^x,(a>0$ 且 $a\neq1)$,求 y'.

解　已知 $y=a^x$ 是 $x=\log_a y$ 的反函数,而 $x=\log_a y$ 在 $(0,+\infty)$ 上单调可导,且

$$(\log_a y)'=\frac{1}{y\ln a}\neq0$$

故在对应的区间 $(-\infty,+\infty)$ 内,有

$$(a^x)'=\frac{1}{(\log_a y)'}=y\ln a=a^x\ln a$$

即 $(a^x)'=a^x\ln a$;特别,$a=e$ 时,有 $(e^x)'=e^x$.

例 2-7　已知函数 $y=\arcsin x,\left(-1<x<1,-\frac{\pi}{2}<y<\frac{\pi}{2}\right)$,求 y'.

解　已知 $y=\arcsin x$ 是 $x=\sin y$ 的反函数. $x=\sin y$ 在区间 $\left(-\frac{\pi}{2},\frac{\pi}{2}\right)$ 单调、可导,且 $(\sin y)'=\cos y>0$,故在 $(-1,1)$ 内有

$$(\arcsin x)'=\frac{1}{(\sin y)'}=\frac{1}{\cos y}=\frac{1}{\sqrt{1-\sin^2 y}}=\frac{1}{\sqrt{1-x^2}}$$

即

$$(\arcsin x)'=\frac{1}{\sqrt{1-x^2}}$$

同理可得
$$(\arccos x)'=-\frac{1}{\sqrt{1-x^2}},(\arctan x)'=\frac{1}{1+x^2},(\text{arccot}\,x)'=-\frac{1}{1+x^2}.$$

例 2-6、2-7 中的函数的导数可作为公式.

四、复合函数的求导法则

我们经常遇到的函数多是由几个基本初等函数复合而成的复合函数. 因此,复合函数的求导法则是求导运算经常用到的重要法则,需要熟练地掌握.

定理 2-2　设函数 $u=\varphi(x)$ 在点 x 处可导,而函数 $y=f(u)$ 在其对应点 $u(u=\varphi(x))$ 处可导,且复合函数 $y=f(\varphi(x))$ 有意义,则复合函数 $y=f(\varphi(x))$ 在点 x 处可导,且

$$\frac{dy}{dx}=\frac{dy}{du}\cdot\frac{du}{dx}\text{或}\,y'_x=y'_u u'_x$$

或写成

$$[f(\varphi(x))]'=f'(\varphi(x))\varphi'(x)$$

(2-5)

证明   给自变量 x 一增量 Δx，则有函数 $u=\varphi(x)$ 的增量 Δu，又由 Δu，则有函数 y 的增量 Δy.
已知函数 $y=f(u)$ 在点 u 处可导，则有

$$\lim_{\Delta u \to 0}\frac{\Delta y}{\Delta u}=f'(u)$$

由极限与无穷小量之间的关系，存在 $\Delta u \to 0$ 时的无穷小量 $\alpha=\alpha(\Delta u)$，使

$$\frac{\Delta y}{\Delta u}=f'(u)+\alpha$$

于是 $$\Delta y=f'(u)\Delta u+\alpha\Delta u$$

$$\frac{\Delta y}{\Delta x}=f'(u)\frac{\Delta u}{\Delta x}+\alpha \cdot \frac{\Delta u}{\Delta x}$$

由于 $u=\varphi(x)$ 在点 x 处可导，则 u 在点 x 处连续，所以当 $\Delta x \to 0$ 时，$\Delta u \to 0$，因此

$$\lim_{\Delta x \to 0}\frac{\Delta y}{\Delta x}=f'(u)\lim_{\Delta x \to 0}\frac{\Delta u}{\Delta x}+\lim_{\Delta x \to 0}\frac{\Delta u}{\Delta x}\lim_{\Delta x \to 0}\alpha$$

$$=f'(u)\varphi'(x)+\varphi'(x)\lim_{\Delta u \to 0}\alpha=f'(u)\varphi'(x)=f'(\varphi(x))\varphi'(x)$$

即

$$[f(\varphi(x))]'=f'(\varphi(x))\varphi'(x)$$

式(2-5)说明，求复合函数 $y=f(\varphi(x))$ 的导数时，只需求出函数 $y=f(u)$ 对中间变量 u 的导数和 $u=\varphi(x)$ 对 x 的导数，然后两者相乘即可. 但要注意最后的计算结果中需将 u 用 $\varphi(x)$ 代换回来.

另外，值得注意的是 $[f(\varphi(x))]'$ 与 $f'(\varphi(x))$ 的区别，前者表示的是复合函数 $f(\varphi(x))$ 对 x 求导，后者表示的是把 $\varphi(x)$ 看成一个变量，$f(\varphi(x))$ 对 $\varphi(x)$ 求导. 此定理可以推广到多个中间变量情形. 以三个中间变量为例：

若 $y=f(u)$，$u=\varphi(v)$，$v=\psi(x)$ 都可导，且函数 $y=f(\varphi(\psi(x)))$ 满足复合条件，则有

$$\frac{\mathrm{d}y}{\mathrm{d}x}=\frac{\mathrm{d}y}{\mathrm{d}u} \cdot \frac{\mathrm{d}u}{\mathrm{d}v} \cdot \frac{\mathrm{d}v}{\mathrm{d}x} \quad 或 \quad y'_x=y'_u u'_v v'_x$$

或

$$[f(\varphi(\psi(x)))]'=f'(u)\varphi'(v)\psi'(x) \tag{2-6}$$

由公式(2-5)、(2-6)可以看出，复合函数求导时，因变量、中间变量、自变量一环扣一环地求导，就像链锁一样，环环相接，因此将复合函数求导法则形象地称为链锁法则(chain rule).

例 2-8   已知函数 $y=(x^2+x+1)^{100}$，求 y'.

解   令 $y=u^{100}$，$u=x^2+x+1$，则有

$$y'=\frac{\mathrm{d}y}{\mathrm{d}u} \cdot \frac{\mathrm{d}u}{\mathrm{d}x}=(u^{100})'(x^2+x+1)'=100u^{99}(2x+1)=100(x^2+x+1)^{99}(2x+1).$$

例 2-9   已知函数 $y=\ln\sin x^2$，求 y'.

解   令 $y=\ln u$，$u=\sin v$，$v=x^2$，则有

$$y'=\frac{\mathrm{d}y}{\mathrm{d}u} \cdot \frac{\mathrm{d}u}{\mathrm{d}v} \cdot \frac{\mathrm{d}v}{\mathrm{d}x}=(\ln u)'(\sin v)'(x^2)'=\frac{1}{u}(\cos v)(2x)=2x\frac{\cos x^2}{\sin x^2}=2x\cot x^2.$$

比较熟练后，把中间变量默记于心中，不必写出来，直接按链锁法则对复合函数求导.

例 2-10   已知幂函数 $y=x^\alpha$，（α 为实数），试证明 $(x^\alpha)'=\alpha x^{\alpha-1}$.

证   将 $y=x^\alpha$ 化成 $y=e^{\alpha\ln x}$，则有

$$y=(e^{\alpha\ln x})'=e^{\alpha\ln x}(\alpha\ln x)'=x^\alpha\alpha\frac{1}{x}=\alpha x^{\alpha-1}$$

即

$$(x^\alpha)'=\alpha x^{\alpha-1}$$

笔记

例 2-11   已知函数 $y=x^{\sin x}$，求 y'.

解　$y=x^{\sin x}$为幂指函数,求其导数时先将其化为指数形式,即$y=e^{\sin x\ln x}$.

$$y'=e^{\sin x\ln x}(\sin x\ln x)'=x^{\sin x}[(\sin x)'\ln x+\sin x(\ln x)']=x^{\sin x}\left(\cos x\ln x+\frac{\sin x}{x}\right)$$

例 2-12　已知函数$y=\sin 2x\ln\sin x-x\cos 2x$,求$y'$.

解
$$\begin{aligned}
y'&=(\sin 2x\ln\sin x)'-(x\cos 2x)'\\
&=(\sin 2x)'\ln\sin x+\sin 2x(\ln\sin x)'-x'\cos 2x-x(\cos 2x)'\\
&=\cos 2x\cdot 2\ln\sin x+\sin 2x\frac{1}{\sin x}\cos x-\cos 2x+2x\sin 2x\\
&=2\cos 2x\ln\sin x+2x\sin 2x+1.
\end{aligned}$$

例 2-13　放射性核素碘I^{131}被广泛用来研究甲状腺的功能.现将含量为N_0的碘I^{131}静脉推注于病人的血液中,血液中t时刻碘的含量为$N=N_0e^{-kt}$(其中k为正常数),试求血液中碘的减少速度.

解
$$\frac{\mathrm{d}N}{\mathrm{d}t}=(N_0e^{-kt})'=N_0e^{-kt}(-kt)'=N_0e^{-kt}(-k)=-kN_0e^{-kt}$$

因此血液中碘的减少速度为$-kN_0e^{-kt}$.

另外由上式可知$\dfrac{\mathrm{d}N}{\mathrm{d}t}=-kN$,这表明碘的减少速率与它当时所存在的量成正比.

例 2-14　在人口增长阻滞问题中,人口数x是时间t的函数,其关系式为

$$x(t)=\frac{k}{1+\left(\dfrac{k}{x_0}-1\right)e^{-rt}}$$

其中,k为自然资源和环境条件所能允许的最大人口数,r来表示净增长率,x_0为起始年$t=0$时的人口数,求人口的增长速度.

解

$$\begin{aligned}
x'(t)&=\frac{-k\left(\dfrac{k}{x_0}-1\right)e^{-rt}(-rt)'}{\left[1+\left(\dfrac{k}{x_0}-1\right)e^{-rt}\right]^2}=\frac{kr\left(\dfrac{k}{x_0}-1\right)e^{-rt}}{\left[1+\left(\dfrac{k}{x_0}-1\right)e^{-rt}\right]^2}\\
&=\frac{k\cdot r}{1+\left(\dfrac{k}{x_0}-1\right)e^{-rt}}\cdot\left[\frac{\left(\dfrac{k}{x_0}-1\right)e^{-rt}+1}{1+\left(\dfrac{k}{x_0}-1\right)e^{-rt}}-\frac{1}{1+\left(\dfrac{k}{x_0}-1\right)e^{-rt}}\right]=rx(t)\left[1-\frac{x(t)}{k}\right]
\end{aligned}$$

所以人口的增长速度为

$$\frac{kr\left(\dfrac{k}{x_0}-1\right)e^{-rt}}{\left(1+\left(\dfrac{k}{x_0}-1\right)e^{-rt}\right)^2}$$

或写成$rx(t)\left[1-\dfrac{x(t)}{k}\right]$.

此人口增长模型比较符合实际情况.而习题二中第 2 题 Malthus 人口模型在短期内,对一定范围的人口估计有很好的近似程度.

五、隐函数的求导法则

前面我们讨论的函数都是能明确写成关于自变量的解析式$y=f(x)$,这样的函数称为显函数(explicit function).但有时会遇到自变量x与因变量y之间的函数f是由方程$F(x,y)=0$在一定条件

下所确定的,这样的函数称为隐函数(implicit function). 例如,$x^2+y^3=1$ 和 $e^{xy}-x+y=0$ 等都是隐函数. 有些隐函数,可以化成显函数,如隐函数 $x^2+y^3=1$ 可化成显函数 $y=\sqrt[3]{1-x^2}$,这叫做隐函数的显化. 但隐函数的显化有时是很困难的,甚至是无法进行的,例如 $e^{xy}-x+y=0$. 实际上隐函数求导,并不需要将其显化,也不需要引进新的方法,只要方程 $F(x,y)=0$ 两端分别对 x 求导即可. 在求导过程中注意 y 是 x 的函数,即视 $F(x,y)$ 为 x 的复合函数 $F(x,f(x))$,然后利用复合函数求导法则求导,便可得到函数 y 的导数.

例 2-15   由椭圆方程 $\dfrac{x^2}{a^2}+\dfrac{y^2}{b^2}=1$ 确定的函数为 $y=f(x)$,求 y'.

解   方程 $\dfrac{x^2}{a^2}+\dfrac{y^2}{b^2}=1$ 两边分别对 x 求导,得

$$\frac{2x}{a^2}+\frac{2y}{b^2}y'=0$$

解得

$$y'=-\frac{b^2x}{a^2y}$$

注:隐函数的导数结果中允许含有因变量 y.

例 2-16   由方程 $e^y=xy+e$ 所确定的函数 $y=f(x)$,求 y' 和 $y'|_{x=0}$.

解   方程 $e^y=xy+e$ 两边分别对 x 求导,得

$$e^y y'=y+xy'$$

解得

$$y'=\frac{y}{e^y-x}$$

当 $x=0$ 时,由方程 $e^y=xy+e$ 解得 $y|_{x=0}=1$,所以 $y'|_{x=0}=e^{-1}$.

例 2-17   已知函数 $y=(\tan x)^{\sin x}$,求 y'.

解法一   利用复合函数求导法

先将 $y=(\tan x)^{\sin x}$ 化成 $y=e^{\sin x\ln\tan x}$,再利用复合函数求导法则求导,得

$$y'=e^{\sin x\ln\tan x}(\sin x\ln\tan x)'=e^{\sin x\ln\tan x}\left(\cos x\ln\tan x+\sin x\frac{\sec^2 x}{\tan x}\right)$$

$$=e^{\sin x\ln\tan x}(\cos x\ln\tan x+\sec x)=(\tan x)^{\sin x}(\cos x\ln\tan x+\sec x)$$

解法二   利用隐函数求导法,对原式两边同时取对数,得

$$\ln y=\sin x\ln\tan x$$

上式两边再对 x 求导,得

$$\frac{1}{y}y'=\cos x\ln\tan x+\sin x\frac{1}{\tan x}\sec^2 x$$

解得

$$y'=y(\cos x\ln\tan x+\sec x)=(\tan x)^{\sin x}(\cos x\ln\tan x+\sec x)$$

注:解法二的求导方法适用于幂指函数及多个因子相乘、相除、乘方或开方的函数,用此方法求导数时,一般情况下,结果中的 y 用其表达式代回.

例 2-18   生物群体总数的生长规律为

$$x=x_0\frac{1+l}{1+le^{-rt}}$$

其中 $x=x(t)$ 为生物群体在 t 时刻的总数,l、r、x_0 均为常数,且 $l>0$,试求生长率 $x'(t)$.

解   此函数可写成:$x+le^{-rt}x-x_0(1+l)=0$,两边分别对自变量 t 求导,得

$$x'-rle^{-rt}x+le^{-rt}x'=0$$

解得

$$x'=\frac{rle^{-rt}}{1+le^{-rt}}x$$

把 $x=x_0\dfrac{1+l}{1+le^{-rt}}$ 带入上式,得如下形式

$$x'=\frac{x_0rl(1+l)e^{-rt}}{(1+le^{-rt})^2} \tag{2-7}$$

进一步把 $x'=\dfrac{rle^{-rt}}{1+le^{-rt}}x$ 化为如下形式

$$x'=\frac{rle^{-rt}}{1+le^{-rt}}x=\left(\frac{rle^{-rt}+r}{1+le^{-rt}}-\frac{r}{1+le^{-rt}}\right)x=\left(r-\frac{r}{x_0(1+l)}\cdot\frac{x_0(1+l)}{1+le^{-rt}}\right)x \quad \left(\diamond\, k=\frac{r}{x_0(1+l)}\right)$$

$$=(r-kx)x \tag{2-8}$$

式(2-7)将生长率 $x'(t)$ 表示成时间 t 的显函数;式(2-8)的实际意义将会在第五章第五节的内容中作进一步的介绍.

六、初等函数的导数

初等函数是由基本初等函数经过有限次四则运算和有限次的函数复合而构成的仅由一个解析式表达的函数.因此,利用前面推得的基本初等函数的导数(称为导数基本公式)、函数的四则运算求导法则和复合函数的求导法则,就可以求出初等函数的导数.这些公式、法则非常重要,为了便于查阅,将导数公式、求导法则汇总如下:

(一)导数基本公式

1. $(c)'=0$,　(c 为常数)

2. $(x^{\alpha})'=\alpha x^{\alpha-1}$,　($\alpha$ 为实数)

3. $(\log_a x)'=\dfrac{1}{x\ln a}$,　($a>0$ 且 $a\neq1$)

4. $(\ln x)'=\dfrac{1}{x}$

5. $(a^x)'=a^x\ln a$,　($a>0$ 且 $a\neq1$)

6. $(e^x)'=e^x$

7. $(\sin x)'=\cos x$

8. $(\cos x)'=-\sin x$

9. $(\tan x)'=\sec^2 x$

10. $(\cot x)'=-\csc^2 x$

11. $(\sec x)'=\sec x\tan x$

12. $(\csc x)'=-\csc x\cot x$

13. $(\arcsin x)'=\dfrac{1}{\sqrt{1-x^2}}$

14. $(\arccos x)'=-\dfrac{1}{\sqrt{1-x^2}}$

15. $(\arctan x)'=\dfrac{1}{1+x^2}$

16. $(\operatorname{arccot} x)'=-\dfrac{1}{1+x^2}$

(二)求导法则

1. 四则运算求导法则

设 $u=u(x),v=v(x)$ 均可导,则

(1) $(u\pm v)'=u'\pm v'$.

(2) $(uv)'=u'v+uv'$,特别 $v=c$,$(cu)'=cu'$.

(3) $\left(\dfrac{u}{v}\right)'=\dfrac{u'v-uv'}{v^2}$,特别 $u=1$,$\left(\dfrac{1}{v}\right)'=-\dfrac{v'}{v^2}$,$(v\neq0)$.

2. 复合函数求导法则

设函数 $u=\varphi(x)$ 在点 x 处可导,而函数 $y=f(u)$ 在其对应的点 $u(u=\varphi(x))$ 处可导,且复合函数 $y=f(\varphi(x))$ 有意义,则复合函数 $y=f(\varphi(x))$ 在点 x 处可导,且其导数为

$$\frac{\mathrm{d}y}{\mathrm{d}x}=\frac{\mathrm{d}y}{\mathrm{d}u}\cdot\frac{\mathrm{d}u}{\mathrm{d}x} \quad \text{或} \quad y_x'=y_u'u_x'$$

或
$$[f(\varphi(x))]'=f'(\varphi(x))\varphi'(x)$$

例 2-19 已知函数 $y=e^{\sin x}+\arccos\sqrt{1-x^2}$，求 y'.

解 $y'=e^{\sin x}\cos x+\dfrac{1}{\sqrt{1-\left(\sqrt{1-x^2}\right)^2}}(\sqrt{1-x^2})'=e^{\sin x}\cos x-\dfrac{x}{|x|\sqrt{1-x^2}}$

七、高阶导数

函数 $y=f(x)$ 的导数 $y'=f'(x)$ 仍然是 x 的函数. 我们可以继续讨论 $f'(x)$ 的导数. 如果 $f'(x)$ 仍然可导，则它的导数称为函数 $y=f(x)$ 的二阶导数（second derivative），记作

$$y'', f''(x), \frac{\mathrm{d}^2y}{\mathrm{d}x^2}, \frac{\mathrm{d}^2f(x)}{\mathrm{d}x^2}$$

类似，如果二阶导数 $y''=f''(x)$ 可导，则它的导数称为函数 $y=f(x)$ 的三阶导数（third derivative），记作

$$y''', f'''(x), \frac{\mathrm{d}^3y}{\mathrm{d}x^3}, \frac{\mathrm{d}^3f(x)}{\mathrm{d}x^3}$$

依此类推，若函数 $y=f(x)$ 的 $n-1$ 阶导数仍然可导，则它的导数，称为 $f(x)$ 的 n 阶导数（n-order derivative），记作

$$y^{(n)}, f^{(n)}(x), \frac{\mathrm{d}^ny}{\mathrm{d}x^n}, \frac{\mathrm{d}^nf(x)}{\mathrm{d}x^n}$$

函数 $y=f(x)$ 在点 x 处具有 n 阶导数，则 $f(x)$ 在点 x 的某一邻域内一定具有一切低于 n 阶的导数. 二阶以及二阶以上的导数，统称为高阶导数（higher derivative）.

质点做变速直线运动的运动规律（函数）是 $s=s(t)$，则 $s(t)$ 的导数是质点在 t 时刻的瞬时速度，即 $v(t)=s'(t)$. 速度 $v(t)$ 对时间 t 的变化率（$v(t)$ 的导数）是质点在 t 时刻的加速度，即 $a(t)=v'(t)=(s'(t))'=s''(t)$.也就是说 $s(t)$ 的二阶导数为加速度，这便是二阶导数的物理意义.

例 2-20 已知 n 次多项式 $P_n(x)=a_0x^n+a_1x^{n-1}+\cdots+a_n$，求 $P_n(x)$ 的各阶导数.

解
$$P_n'(x)=na_0x^{n-1}+(n-1)a_1x^{n-2}+\cdots+a_{n-1}$$
$$P_n''(x)=n(n-1)a_0x^{n-2}+(n-1)(n-2)a_1x^{n-3}+\cdots+2a_{n-2}$$

在求导次数小于等于 n 时，多项式求导仍为多项式，且每求一次导数，$P_n(x)$ 的次数降低一次，不难得到 $P_n(x)$ 的 n 阶导数是

$$P_n^{(n)}(x)=n(n-1)\cdots2\cdot1a_0=n!\,a_0$$

而
$$P_n^{(n+1)}(x)=P_n^{(n+2)}(x)=\cdots=0$$

于是，n 次多项式 $P_n(x)$ 的 n 阶导数是常数 $n!\,a_0$，高于 n 阶的导数皆为 0.

例 2-21 已知指数函数 $y=e^{ax}$（a 为常数），求 $y^{(n)}$.

解 $y'=ae^{ax}, y''=a^2e^{ax}, y'''=a^3e^{ax}$，一般地，有

$$y^{(n)}=a^ne^{ax}$$

例 2-22 已知正弦函数 $y=\sin x$，求 $y^{(n)}$.

解
$$y'=(\sin x)'=\cos x=\sin\left(x+\frac{\pi}{2}\right)$$

$$y''=\left[\sin\left(x+\frac{\pi}{2}\right)\right]'=\cos\left(x+\frac{\pi}{2}\right)=\sin\left(x+2\cdot\frac{\pi}{2}\right)$$

$$y'''=\left[\sin\left(x+2\cdot\frac{\pi}{2}\right)\right]'=\cos\left(x+2\cdot\frac{\pi}{2}\right)=\sin\left(x+3\cdot\frac{\pi}{2}\right)$$

笔记

一般地,有

$$y^{(n)} = \sin\left(x+n\cdot\frac{\pi}{2}\right)$$

即

$$(\sin x)^{(n)} = \sin\left(x+n\cdot\frac{\pi}{2}\right)$$

类似地,可得

$$(\cos x)^{(n)} = \cos\left(x+n\cdot\frac{\pi}{2}\right)$$

例 2-23　由方程 $y=xe^y$ 确定的函数 $y=f(x)$,求 y''.

解　对方程 $y=xe^y$ 两边关于 x 求导,得

$$y' = e^y + xe^y y'$$

整理得

$$y' = \frac{e^y}{1-xe^y} = \frac{e^y}{1-y}$$

于是

$$y'' = (y')' = \left(\frac{e^y}{1-y}\right)' = \frac{e^y y'(1-y) - e^y(-y')}{(1-y)^2}$$

$$= \frac{2-y}{(1-y)^2}e^y y' = \frac{2-y}{(1-y)^2}e^y \frac{e^y}{1-y} = \frac{(2-y)e^{2y}}{(1-y)^3}$$

在求 y'' 时,也可对方程 $y' = e^y + xe^y y'$ 两边关于 x 求导,得

$$y'' = e^y y' + e^y y' + xe^y (y')^2 + xe^y y''$$

整理得

$$y'' = \frac{e^y y'(2+xy')}{1-xe^y} = \frac{e^y \frac{e^y}{1-y}\left(2+x\frac{e^y}{1-y}\right)}{1-y} = \frac{(2-y)e^{2y}}{(1-y)^3}$$

思考与练习

1. 下列求导计算中有无错误? 若有错误,错误何在?

(1) 设函数 $y = \ln(1-x)$,则 $y' = \dfrac{1}{1-x}$;

(2) 设函数 $y = x^x$,则 $y' = x\cdot x^{x-1}$;

(3) 设函数 $y = \dfrac{\sin x}{x} + \ln 2$,则 $y' = \dfrac{x\cos x + \sin x}{x^2} + \dfrac{1}{2}$;

(4) 设函数 $y = e^{a+e^x}$,则 $y' = e^{a+x+e^x}$.

2. 下列命题中有无错误? 若有错误,错误何在?

(1) 设函数 $y = u(x)v(x)$,且 $u(x)$、$v(x)$ 可导,则 $y' = u'(x)v'(x)$;

(2) 设函数 $y = u(x)v(x)$,且 $u(x)$、$v(x)$ 二阶可导,则 $y'' = u''(x)v(x) + u(x)v''(x)$;

(3) 设函数 $y = f(x)$ 是 $x = \varphi(y)$ 的反函数,则 $f'(x) = \dfrac{1}{\varphi'(y)}$;

(4) 函数 $f(x)$ 在点 x_0 处可导,而函数 $g(x)$ 在点 x_0 处不可导,则 $f(x)+g(x)$ 在点 x_0 处不可导;

(5) 函数 $f(x)$,$g(x)$ 在点 x_0 处都不可导,则 $f(x)+g(x)$ 在点 x_0 处也不可导;

(6) 函数 $f(x)\cdot g(x)$ 在点 x_0 处可导,则 $f(x)$,$g(x)$ 在点 x_0 处均可导.

第三节　微　　分

通过导数,可以研究函数变化率的大小,即当 $\Delta x \to 0$ 时的 $\dfrac{\Delta y}{\Delta x}$ 极限,但并未研究函数增量 Δy 本身.

而在许多实际问题中,常常需要研究在自变量发生微小变化时,函数的增量的大小. 一般说来 Δy 是 Δx 的复杂的函数,要计算其精确值是非常困难的. 我们希望寻求计算函数增量的近似计算方法. 例如,对简单的函数 $y=x^8$,要计算 $\Delta y=(x+\Delta x)^8-x^8$ 是相当麻烦的. 我们可以利用微分(关于 Δx 的线性函数)来近似计算 Δy. 这样计算既简单又有较好的精确度.

微分是对函数的局部变化的一种线性描述. 微分可以近似地描述当函数自变量的取值有微小的改变时,函数的值是怎样改变的.

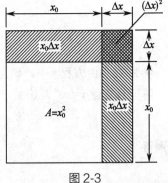

图 2-3

先分析一个实例,从而引出微分学另一基本概念——微分.

一、微分的定义

一块正方形金属薄片受温度变化的影响,其边长由 x_0 变到 $x_0+\Delta x$(图 2-3),问此薄片的面积改变了多少?

设此薄片的边长为 x,面积为 A,则 A 是 x 的函数:$A=x^2$. 薄片受温度变化的影响时面积的改变量,可以看成是当自变量 x 由 x_0 有一个增量 Δx 时,函数 A 相应的增量 ΔA,即

$$\Delta A=(x_0+\Delta x)^2-x_0^2=2x_0\Delta x+(\Delta x)^2$$

从上式可以看出,ΔA 分成两部分,第一部分 $2x_0\Delta x$ 是 ΔA 的线性函数,即图中带有斜线的两个矩形面积之和,而第二部分 $(\Delta x)^2$ 在图中是带有交叉斜线的小正方形的面积,当 $\Delta x\to 0$ 时,第二部分 $(\Delta x)^2$ 是比 Δx 高阶的无穷小,即 $(\Delta x)^2=o(\Delta x)$. 由此可见,如果边长改变很微小,即 $|\Delta x|$ 很小时,面积的改变量 ΔA 可近似地用第一部分来代替.

一般地,如果函数 $y=f(x)$ 满足一定条件,则函数的增量 Δy 可表示为

$$\Delta y=A\Delta x+o(\Delta x)$$

其中 A 是不依赖于 Δx 的常数,因此 $A\Delta x$ 是 Δx 的线性函数,且它与 Δy 之差

$$\Delta y-A\Delta x=o(\Delta x)$$

是比 Δx 高阶的无穷小. 所以,当 $A\neq 0$,且 $|\Delta x|$ 很小时,我们就可近似地用 $A\Delta x$ 来代替 Δy.

定义 2-2 设函数 $y=f(x)$ 在某区间内有定义,$x_0+\Delta x$ 及 x_0 在这区间内,如果函数的增量 $\Delta y=f(x_0+\Delta x)-f(x_0)$ 可表示为

$$\Delta y=A\Delta x+o(\Delta x)$$

其中 A 是不依赖于 Δx 的常数,而 $o(\Delta x)$ 是比 Δx 高阶的无穷小($\Delta x\to 0$ 时),那么称函数 $y=f(x)$ 在点 x_0 是可微的(differentiable),而且将 $A\Delta x$ 叫做函数 $y=f(x)$ 在点 x_0 相应于自变量增量 Δx 的微分(differential),记作 $\mathrm{d}y$,即 $\mathrm{d}y=A\Delta x$. 若函数 $y=f(x)$ 的增量 Δy 不能写成 $\Delta y=A\Delta x+o(\Delta x)$ 的形式,则称函数 $y=f(x)$ 在点 x_0 处不可微.

下面讨论函数可微的条件. 设函数 $y=f(x)$ 在点 x_0 可微,则按定义有 $\Delta y=A\Delta x+o(\Delta x)$ 成立. 两边除以 Δx,得

$$\frac{\Delta y}{\Delta x}=A+\frac{o(\Delta x)}{\Delta x}$$

于是,当 $\Delta x\to 0$ 时,由上式就得到

$$A=\lim_{\Delta x\to 0}\frac{\Delta y}{\Delta x}=f'(x_0)$$

因此,如果函数 $f(x)$ 在点 x_0 可微,则 $f(x)$ 在点 x_0 也一定可导(即 $f'(x_0)$ 存在),且 $A=f'(x_0)$.

反之,如果 $y=f(x)$ 在点 x_0 可导,即

$$\lim_{\Delta x\to 0}\frac{\Delta y}{\Delta x}=f'(x_0)$$

存在,根据极限与无穷小的关系,上式可写成

$$\frac{\Delta y}{\Delta x}=f'(x_0)+\alpha$$

其中 $\alpha\to0$(当 $\Delta x\to0$). 由此又有

$$\Delta y=f'(x_0)\Delta x+\alpha\Delta x$$

因 $\alpha\Delta x=o(\Delta x)$,且 $f'(x_0)$ 不依赖于 Δx,所以 $f(x)$ 在点 x_0 也是可微的.

由此可见,函数 $f(x)$ 在点 x_0 可微的充分必要条件是函数 $f(x)$ 在点 x_0 可导,且当 $f(x)$ 在点 x_0 可微时,其微分一定是 $dy=f'(x)\Delta x$,由于自变量 x 的微分 $dx=\Delta x$,故有

$$dy=f'(x)dx$$

根据上述分析,可知微分具有以下两个重要性质:

(1)函数微分 dy 与自变量的增量 Δx 成正比,即 dy 是 Δx 的线性函数.

(2)当 $\Delta x\to0$ 时,函数的微分 dy 与函数的增量 Δy 相差一个高阶无穷小量. 或者说,dy 是在 Δy 中忽略高阶无穷小后所剩的主要部分.

由此,通常将微分 dy 叫做函数增量 Δy 的线性主部,它是研究函数微小增量的有力工具,在整个微积分学中起着重要的作用.

由微分与导数的关系易知,只要求出导数,微分也就求出来了. 因此求微分的问题,可归结为求导数的问题,故求导数的方法又叫做微分法. 同时,可知导数既是函数的微分与自变量微分的商,故导数也称为微商.

二、微分的几何意义

为了对微分有比较直观的了解,我们来说明微分的几何意义.

如图 2-4,在横坐标上取一点 x_0,给其增量 Δx,得横坐标上另一点 $x_0+\Delta x$,并标记曲线 $y=f(x)$ 上相应的点分别为 $M_0(x_0,f(x_0))$ 和 $M(x_0+\Delta x,f(x_0+\Delta x))$. 可知 $M_0N=\Delta x,MN=\Delta y$. 过 M_0 点作切线,M_0T 交虚线 MN 于 P 点其斜率为 $\tan\alpha$,则

$$PN=M_0N\cdot\tan\alpha=\Delta xf'(x_0)=dy$$

由此,函数 $y=f(x)$ 在点 x_0 的微分等于曲线 $y=f(x)$ 在该点切线 M_0T 的纵坐标的增量.

因此,用函数的微分 dy 近似代替函数的增量 Δy,就是用点 M_0 处切线的纵坐标的增量 PN 近似代替曲线 $f(x)$ 纵坐标的增量 MN,且误差为 $MP=MN-PN=\Delta y-dy=o(\Delta x)$.

图 2-4

当 $|\Delta x|$ 很小时,$|\Delta y-dy|$ 比 $|\Delta x|$ 小得多. 因此,M_0 点附近,可以用切线段 M_0P 上的点近似代替曲线段 M_0M 上相应的点,即用切线段 M_0P 近似代替曲线段 M_0M,称之为局部"以直代曲".

微分概念是在解决直与曲的矛盾中产生的,在微小局部可以用直线去近似替代曲线,它的直接应用就是函数的线性化. 它表示一个微小的量,因此就可以把线性函数的数值计算结果作为函数的数值近似值,这就是运用微分方法进行近似计算的基本思想.

三、微分基本公式与微分运算法则

由 $dy=f'(x)dx$ 不难看出,求已知函数的微分,只要求出导数,再乘上自变量的微分 dx 即可. 因此,可根据函数的导数公式和函数的求导法则,得到微分的基本公式及微分的运算法则.

（一）微分的基本公式

（1）$\mathrm{d}(C)=0$　　　　　　　　　　（2）$\mathrm{d}(x^{\mu})=\mu x^{\mu-1}\mathrm{d}x$

（3）$\mathrm{d}(\sin x)=\cos x\mathrm{d}x$　　　　（4）$\mathrm{d}(\cos x)=-\sin x\mathrm{d}x$

（5）$\mathrm{d}(\tan x)=\sec^{2}x\mathrm{d}x$　　　　（6）$\mathrm{d}(\cot x)=-\csc^{2}x\mathrm{d}x$

（7）$\mathrm{d}(\sec x)=\sec x\tan x\mathrm{d}x$　　　（8）$\mathrm{d}(\csc x)=-\csc x\cot x\mathrm{d}x$

（9）$\mathrm{d}(a^{x})=a^{x}\ln a\mathrm{d}x$　　　　（10）$\mathrm{d}(e^{x})=e^{x}\mathrm{d}x$

（11）$\mathrm{d}(\log_{a}x)=\dfrac{1}{x\ln a}\mathrm{d}x$　　　（12）$\mathrm{d}(\ln x)=\dfrac{1}{x}\mathrm{d}x$

（13）$\mathrm{d}(\arcsin x)=\dfrac{1}{\sqrt{1-x^{2}}}\mathrm{d}x$　　（14）$\mathrm{d}(\arccos x)=-\dfrac{1}{\sqrt{1-x^{2}}}\mathrm{d}x$

（15）$\mathrm{d}(\arctan x)=\dfrac{1}{1+x^{2}}\mathrm{d}x$　　（16）$\mathrm{d}(\text{arccot}x)=-\dfrac{1}{1+x^{2}}\mathrm{d}x$

注：上述公式必须记牢，对以后学习积分学很有好处，而且上述公式要从右向左背更重要．例如：

$$\frac{1}{\sqrt{x}}\mathrm{d}x=2\mathrm{d}\sqrt{x},\quad \frac{1}{x^{2}}\mathrm{d}x=-\mathrm{d}\frac{1}{x},\quad \mathrm{d}x=\frac{1}{a}\mathrm{d}(ax+b),\quad a^{x}\mathrm{d}x=\frac{1}{\ln a}\mathrm{d}a^{x}.$$

（二）微分四则运算法则

（1）$\mathrm{d}(u\pm v)=\mathrm{d}u\pm\mathrm{d}v$　　　　（2）$\mathrm{d}(u\cdot v)=v\mathrm{d}u+u\mathrm{d}v$

（3）$\mathrm{d}\left(\dfrac{u}{v}\right)=\dfrac{v\mathrm{d}u-u\mathrm{d}v}{v^{2}}$

四、一阶微分形式不变性

设 $y=f(u)$ 是 u 的可导函数，无论 u 是中间变量，还是自变量，都有 $\mathrm{d}y=f'(u)\mathrm{d}u$ 成立．

事实上，如果 $y=f(u)$，$u=\varphi(x)$ 是 x 的可导函数，则有 $\mathrm{d}u=\varphi'(x)\mathrm{d}x$，又根据复合函数求导 $f'(x)=f'(u)\cdot\varphi'(x)$，从而有

$$\mathrm{d}y=f(x)\mathrm{d}x=f'(u)\varphi(x)\mathrm{d}x=f'(u)\mathrm{d}u.$$

综上，无论 x 为自变量还是中间变量，函数 $y=f(x)$ 的微分形式总是不变的，即 $\mathrm{d}y=f'(x)\mathrm{d}x$，这种性质叫做一阶微分形式的不变性．由此可知，基本初等函数的微分公式，其意义也可加以推广，譬如，$\mathrm{d}(\tan u)=\sec^{2}u\mathrm{d}u$，$\mathrm{d}(e^{u})=e^{u}\mathrm{d}u$ 等，这里 u 不仅可以是自变量，也可以是一个函数，这对于求复合函数的微分十分方便．用微分形式的不变性求显函数的微分，其好处是"只看下一步"，这样不易漏掉某一层．

例 2-24　设 $y=\ln(\cos e^{x^{2}})$，求 $\mathrm{d}y$．

解
$$\mathrm{d}y=\frac{1}{\cos e^{x^{2}}}\mathrm{d}(\cos e^{x^{2}})=\frac{1}{\cos e^{x^{2}}}(-\sin e^{x^{2}})\mathrm{d}(e^{x^{2}})$$

$$=\frac{1}{\cos e^{x^{2}}}(-\sin e^{x^{2}})e^{x^{2}}\mathrm{d}(x^{2})$$

$$=\frac{1}{\cos e^{x^{2}}}(-\sin e^{x^{2}})e^{x^{2}}2x\mathrm{d}x$$

$$=-2xe^{x^{2}}\tan e^{x^{2}}\mathrm{d}x.$$

例 2-25　在下列等式的括号中填入适当的函数，使其等式成立．

（1）$\mathrm{d}(\quad)=x\mathrm{d}x$　　　　　　　（2）$\mathrm{d}(\quad)=\dfrac{1}{x}\mathrm{d}x$

（3）$\mathrm{d}(\quad)=\dfrac{1}{\cos e^{x^{2}}}\mathrm{d}(\quad)=-\tan e^{x^{2}}\mathrm{d}(\quad)=-e^{x^{2}}\tan e^{x^{2}}\mathrm{d}(\quad)=-2xe^{x^{2}}\tan e^{x^{2}}\mathrm{d}x$

笔记

解 （1）因为 $x\mathrm{d}x=\left(\dfrac{1}{2}x^2\right)'\mathrm{d}x$，所以 $\mathrm{d}\left(\dfrac{1}{2}x^2\right)=x\mathrm{d}x$，一般有 $\mathrm{d}\left(\dfrac{1}{2}x^2+C\right)=x\mathrm{d}x$

（2）因为当 $x>0$ 时，有 $(\ln x)'\mathrm{d}x=\dfrac{1}{x}\mathrm{d}x$，所以 $x<0$ 时，有 $(\ln(-x))'\mathrm{d}x=\dfrac{1}{-x}(-1)\mathrm{d}x=\dfrac{1}{x}\mathrm{d}x$，从而有

$$\mathrm{d}(\ln|x|)=\frac{1}{x}\mathrm{d}x$$

一般地有

$$\mathrm{d}(\ln|x|+C)=\frac{1}{x}\mathrm{d}x$$

（3）这道题是一道复合函数微分题，故需考虑用微分形式的不变性。显然，最后一个空是将 $2x$ 放到微分号后面，即为

$$-e^{x^2}\tan e^{x^2}\mathrm{d}(x^2)=-2xe^{x^2}\tan e^{x^2}\mathrm{d}x$$

之后就是将 e^{x^2} 放在微分号后，即有了

$$-\tan e^{x^2}\mathrm{d}(e^{x^2})=-e^{x^2}\tan e^{x^2}\mathrm{d}(x^2)=-2xe^{x^2}\tan e^{x^2}\mathrm{d}x$$

再将 $-\sin e^{x^2}$ 放到微分号后，即为

$$\frac{1}{\cos e^{x^2}}\mathrm{d}(\cos e^{x^2})=-\tan e^{x^2}\mathrm{d}(e^{x^2})=-e^{x^2}\tan e^{x^2}\mathrm{d}(x^2)=-2xe^{x^2}\tan e^{x^2}\mathrm{d}x$$

从而有

$$\mathrm{d}(\ln\cos e^{x^2})=\frac{1}{\cos e^{x^2}}\mathrm{d}(\cos e^{x^2})=-\tan e^{x^2}\mathrm{d}(e^{x^2})=-e^{x^2}\tan e^{x^2}\mathrm{d}(x^2)=-2xe^{x^2}\tan e^{x^2}\mathrm{d}x$$

例 2-26 已知 $y=1+xe^y$，求 $\mathrm{d}y$。

解 利用隐函数求导和微分的四则运算及微分形式的不变性，得

$$\mathrm{d}y=\mathrm{d}(1+xe^y)=e^y\mathrm{d}x+xe^y\mathrm{d}y$$

所以

$$\mathrm{d}y=\frac{e^y}{1-xe^y}\mathrm{d}x$$

五、微分在近似计算和误差估计中的应用

在实际问题中，常常会遇到一些复杂的计算公式，如果直接用这些公式进行计算费时费力。利用微分往往可以把一些复杂的计算用简单的近似计算来代替。

（一）函数的近似计算

由函数 $y=f(x)$ 在点 x_0 处可微知道

$$f(x)-f(x_0)=f'(x_0)(x-x_0)+o(x-x_0)$$

显然，曲线 $y=f(x)$ 在点 $(x_0,f(x_0))$ 的切线方程为 $f(x)-f(x_0)=f'(x_0)(x-x_0)$，也就是说，在点 x_0 附近，可以用切线近似代替曲线，即人们常说的"以直代曲"。从而 $f(x)$ 可以用 $f(x_0)+f'(x_0)(x-x_0)$ 来近似计算，即当 $|x-x_0|$ 很小时，有

$$f(x)\approx f(x_0)+f'(x_0)(x-x_0)$$

记 $\Delta x=x-x_0$，有

$$f(x_0+\Delta x)\approx f(x_0)+f'(x_0)\Delta x \tag{2-9}$$

若取 $x_0=0$，$|x|$ 很小时，有

$$f(x)\approx f(0)+f'(0)x$$

因此，当 $|x|$ 很小时，可推出下列近似公式：

（1）$e^x\approx 1+x$；　　　　　（2）$\ln(1+x)\approx x$；

（3）$\sin x\approx x$（x 用弧度单位）；　　　　（4）$\tan x\approx x$（x 用弧度单位）；

（5）$(1+x)^{\alpha} \approx 1+\alpha x$；特别 $\alpha = \dfrac{1}{n}$ 时，$\sqrt[n]{1+x} \approx 1+\dfrac{1}{n}x$.

例 2-27   计算 $\sqrt[3]{1.003}$ 的近似值.

解法一   令 $f(x) = \sqrt[3]{x}$，$f'(x) = \dfrac{1}{3\sqrt[3]{x^2}}$，取 $x_0 = 1$，$\Delta x = 0.003$. 由公式（2-9）得

$$\sqrt[3]{1.003} = f(1.003) \approx f(1) + f'(1) \times 0.003 = 1+\dfrac{1}{3}\times 0.003 = 1.001$$

解法二   令 $f(x) = \sqrt[3]{1+x}$，$\sqrt[3]{1.003} = \sqrt[3]{1+0.003}$，这里 $|x| = 0.003$ 比较小，可利用上面近似公式（5）（$n = 3$）$\sqrt[3]{1+x} \approx 1+\dfrac{1}{3}x$，于是

$$\sqrt[3]{1.003} \approx 1+\dfrac{1}{3}\times 0.003 = 1.001$$

例 2-28   计算 $\arctan 1.01$.

解   令 $y = \arctan x$，$x_0 = 1$，$\Delta x = 0.01$，由 $f(x) = f(x_0) + f'(x_0) \cdot \Delta x$ 得

$$\arctan 1.01 = \arctan 1 + \dfrac{1}{1+1}\times 0.01 \approx 0.790$$

例 2-29   在半径为 1 厘米的铁球表面镀上一层厚度为 0.01 厘米的纯铜，试计算大约需要多少铜（铜的密度为 8.9 克/厘米^3）？

解   半径为 R 的球的体积公式为 $V = \dfrac{4}{3}\pi R^3$，得 $V' = 4\pi R^2$. 取 $R_0 = 1$，$\Delta R = 0.01$，则大约需要纯铜的体积，即球的体积的增量

$$\Delta V \approx V'(R_0)\Delta R = 4\pi R_0^2 \Delta R = 4\times 3.14\times 1^2 \times 0.01 = 0.1256 \text{ 厘米}^3$$

大约需要纯铜 $M = \rho \Delta V = 8.9\times 0.1256 \approx 1.118$ 克.

（二）误差估计的近似计算

在测量问题中，有些量的大小可以直接测量得出，叫直接测量数据（如圆的直径），但有些量的大小不能或不易测量（如圆的周长和面积）. 必须通过一些量的直接测量再通过一些运算求得，直接测量有误差（取决于量具的精确度），称为直接误差，利用这些数据来计算间接测量数据带来的误差，称为间接测量误差.

1. 绝对误差和相对误差

假定某个量的精确值为 A，测量值为 a，那么 $|A-a|$ 叫做 A 的绝对误差，比值 $\left|\dfrac{A-a}{A}\right|$ 叫做 A 的相对误差. 但在实际问题中精确值往往很难得到，常用 $\left|\dfrac{A-a}{a}\right|$ 来近似.

假定 $y = f(x)$，x 可以由测量获得，由于 x 有测量误差 $|\Delta x|$，因而，$y = f(x)$ 也有计算误差 $|\Delta y|$，如何用 $|\Delta x|$ 来估计 $|\Delta y|$.

在实际问题中，某个量的精确值往往无法知道. 于是，绝对误差和相对误差也就无法精确求得，但是根据测量仪器的精度等因素，有时能够将误差限制在某个范围内.

2. 绝对误差限和相对误差限

如果某个量的精确值为 A，测得它的近似值为 a，又知道它的误差不超过 δ_A，即 $|A-a| \leqslant \delta_A$，那么 δ_A 叫做测量 A 的绝对误差限，$\dfrac{\delta_A}{|a|}$ 叫做测量 A 的相对误差限.

例 2-30   若度量圆的半径 r 时的绝对误差限为 0.1cm，得到的 r 值为 21.5cm，则圆面积的计算值误差是多少？

解 $S = \pi r^2$，$S' = 2\pi r$，当 $r = 21.5$ 时，$S = \pi r^2 = 21.5^2\pi$. 因为半径的绝对误差限为 $\delta_x = 0.1$，$S'|_{r=21.5} = 2\pi r|_{r=21.5} =$

43π. 所以面积估计的绝对误差为

$$\delta_S = 43\pi \times 0.1 = 4.3\pi$$

面积的相对误差为

$$\frac{\delta_S}{|S|} = \frac{4.3\pi}{21.5^2\pi} \approx 0.0093$$

思考与练习

1. 函数 $y=f(x)$ 在点 x 处可微,当 $|\Delta x|$ 很小时,为什么可用 $\mathrm{d}y$ 近似地表示 Δy? 优越性何在?

2. (1) 函数 $y=f(x)$ 在点 x 处可微,试问函数 $y=f(x)$ 在点 x 处是否连续,为什么?

(2) 函数 $y=f(x)$ 在点 x 处连续,试问函数 $y=f(x)$ 在点 x 处是否可微,为什么?

第四节　导数的应用

本节将利用导数来进一步研究函数的性质和函数曲线的某些性态,并利用这些知识来解决一些实际问题. 为此,需要先介绍微分学中的两个基本定理,这些定理是研究函数在区间上整体性质的工具,是导数应用的理论基础.

一、中值定理

定理 2-3 [罗尔(Rolle)中值定理]　若函数 $f(x)$ 满足:①在闭区间 $[a,b]$ 上连续;②在开区间 (a,b) 内可导;③在区间端点的函数值相等即 $f(a)=f(b)$. 则在开区间 (a,b) 内至少存在一点 $\xi(\xi \in (a,b))$,使得 $f'(\xi)=0$.

几何意义:满足罗尔定理条件的函数在曲线上至少存在一条水平切线,见图 2-5.

定理 2-4 [拉格朗日(Lagrange)中值定理]　如果函数 $y=f(x)$ 满足①在闭区间 $[a,b]$ 上连续;②在开区间 (a,b) 上可导,则在开区间 (a,b) 内至少存在一点 $\xi(a<\xi<b)$,使下面等式成立

$$f(b)-f(a)=f'(\xi)(b-a),(a<\xi<b)$$

或

$$f'(\xi)=\frac{f(b)-f(a)}{b-a},(a<\xi<b)$$

几何意义: $\dfrac{f(b)-f(a)}{b-a}$ 为弦 AB 的斜率,而 $f'(\xi)$ 为曲线上 P 点处切线的斜率,拉格朗日中值定理表明,满足定理的条件下,曲线上至少有一点 P,使得曲线在其点处切线平行于弦 AB,见图 2-6.

图 2-5

图 2-6

物理意义:若变速直线运动的路程函数 $y=f(x)$ 在 $[a,b]$ 上连续, (a,b) 内可导,则在时间区间

(a,b) 内至少存在时刻 ξ,使时刻 ξ 的瞬时速度 $f'(\xi)$ 等于时间 (a,b) 内的平均速度 $\dfrac{f(b)-f(a)}{b-a}$.

注:Lagrange 中值定理中的两个条件,若有一个不满足,则定理的结论就可能不成立. 如图 2-7(a) 中函数 $y=f(x)$ 在 $[a,b]$ 上有间断点;图 2-7(b) 中函数 $y=f(x)$ 在 (a,b) 内有不可导的点 x_0,则相应曲线 $f(x)$ 在 (a,b) 内找不到一点,使该点的切线平行于割线 AB.

图 2-7

Lagrange 中值定理亦称微分中值定理. 它是利用导数的局部性研究函数整体性的重要工具,它是沟通函数与其导数之间的桥梁. 因此,它是微积分学中的重要定理.

推论 2-1　若函数 $f(x)$ 在 (a,b) 内可导,且 $f'(x)$,则 $f(x)=C$(C 为常数).

推论 2-2　若函数 $f(x)$、$g(x)$ 在 (a,b) 内可导,且 $f'(x)=g'(x)$,则 $f(x)=g(x)+C$(C 为常数).

二、洛必达（L'Hospital）法则

如果在某一极限过程中,函数 $f(x)$、$g(x)$ 均为无穷小量(或无穷大量),即它们的极限 $\lim f(x)$、$\lim g(x)$ 均为 0(或均为 ∞),那么极限 $\lim \dfrac{f(x)}{g(x)}$ 可能存在,也可能不存在,通常将这种极限叫做不定式(未定式),分别记作 $\dfrac{0}{0}$ 或 $\dfrac{\infty}{\infty}$,其中约定用"0"表示无穷小量,用"∞"表示无穷大量. 以往计算 $\dfrac{0}{0}$ 或 $\dfrac{\infty}{\infty}$ 型的极限是经过适当的变形,转化为可利用极限的运算法则或两个重要极限进行计算的形式,但这种变形没有一般方法,需要根据具体的函数而定,而 L'Hospital 法则给了我们更为简便而有效的计算方法.

定理 2-5［洛必达（L'Hospital）法则］　如果函数 $f(x)$ 与 $g(x)$ 在同一极限过程中满足下列条件:

(1) $\lim f(x)=0$, $\lim g(x)=0$(或 $\lim f(x)=\infty$,$\lim g(x)=\infty$),即函数 $f(x)$ 和 $g(x)$ 在同一极限过程中均为无穷小量或均为无穷大量.

(2) $f'(x),g'(x)$ 均存在,且 $g'(x)\neq 0$.

(3) $\lim \dfrac{f'(x)}{g'(x)}$ 存在或无穷大,则

$$\lim \frac{f(x)}{g(x)}=\lim \frac{f'(x)}{g'(x)} \tag{2-10}$$

以上极限过程可为 $x\to x_0$ 或 $x\to x_0^-$ 或 $x\to x_0^+$ 或 $x\to -\infty$ 或 $x\to +\infty$ 或 $x\to \infty$.

公式(2-10)说明,在一定条件下,可将两个函数比的极限化为这两个函数导数比的极限,这种求不定式的方法,称为 L'Hospital 法则. 当导数比的极限仍是不定式,且满足定理中的条件时,可继续使用 L'Hospital 法则,即

$$\lim \frac{f(x)}{g(x)} = \lim \frac{f'(x)}{g'(x)} = \lim \frac{f''(x)}{g''(x)}$$

直到它不再是不定式或不满足定理 2-5 的条件为止.

例 2-31 求 $\lim\limits_{x\to 0}\dfrac{x-\sin x}{x^3}$ $\left(\dfrac{0}{0}\text{型}\right)$.

解 这是 $\dfrac{0}{0}$ 型不定式,连续用两次洛必达法则,有

$$\lim_{x\to 0}\frac{x-\sin x}{x^3} = \lim_{x\to 0}\frac{1-\cos x}{3x^2} = \lim_{x\to 0}\frac{\sin x}{6x} = \frac{1}{6}$$

例 2-32 求 $\lim\limits_{x\to 1}\dfrac{x^3-3x+2}{x^3-x^2-x+1}$ $\left(\dfrac{0}{0}\text{型}\right)$.

解 这是 $\dfrac{0}{0}$ 型不定式,连续用两次洛必达法则,有

$$\lim_{x\to 1}\frac{x^3-3x+2}{x^3-x^2-x+1} = \lim_{x\to 1}\frac{3x^2-3}{3x^2-2x-1} = \lim_{x\to 1}\frac{6x}{6x-2} = \frac{6}{4} = \frac{3}{2}$$

上式中的 $\lim\limits_{x\to 1}\dfrac{6x}{6x-2}$ 已不再是不定式,不能再对它利用洛必达法则了,否则会导致错误的结论.

例 2-33 求 $\lim\limits_{x\to 0}\dfrac{e^x-e^{-x}-2x}{x-\sin x}$ $\left(\dfrac{0}{0}\text{型}\right)$.

解 连续用三次洛必达法则,有

$$\lim_{x\to 0}\frac{e^x-e^{-x}-2x}{x-\sin x} = \lim_{x\to 0}\frac{e^x+e^{-x}-2}{1-\cos x} = \lim_{x\to 0}\frac{e^x-e^{-x}}{\sin x} = \lim_{x\to 0}\frac{e^x+e^{-x}}{\cos x} = 2$$

例 2-34 求极限 $\lim\limits_{x\to 0^+}\dfrac{\ln\tan ax}{\ln\tan bx}$ $(a>0,b>0)$ $\left(\dfrac{\infty}{\infty}\text{型}\right)$.

解
$$\lim_{x\to 0^+}\frac{\ln\tan ax}{\ln\tan bx} = \lim_{x\to 0^+}\frac{\tan bx \cdot a\sec^2 ax}{\tan ax \cdot b\sec^2 bx}$$

$$= \lim_{x\to 0^+}\frac{a\tan bx}{b\tan ax} \cdot \lim_{x\to 0^+}\frac{\cos^2 bx}{\cos^2 ax}$$

$$= \lim_{x\to 0^+}\frac{a\tan bx}{b\tan ax} \cdot 1 = \lim_{x\to 0^+}\frac{ab \cdot \dfrac{\tan bx}{bx}}{ba \cdot \dfrac{\tan ax}{ax}} = 1$$

不定式还有其他类型如 $0\cdot\infty$、1^∞、0^0、∞^0、$\infty-\infty$ 等,其中约定用"1"表示以 1 为极限的函数. 对于 $0\cdot\infty$,$\infty-\infty$,0^0,∞^0 及 1^∞ 型这五种不定式均可转换成 $\dfrac{0}{0}$ 型或 $\dfrac{\infty}{\infty}$ 型,然后再使用洛必达法则.

$0\cdot\infty$ 型可以通过 $0\cdot\infty \Rightarrow 0\cdot\dfrac{1}{0}$.或 $0\cdot\infty \Rightarrow \dfrac{1}{\infty}\cdot\infty$,转化为 $\dfrac{0}{0}$ 型或 $\dfrac{\infty}{\infty}$ 型;

$\infty-\infty$ 型可以通过 $\infty-\infty \Rightarrow \dfrac{1}{0}-\dfrac{1}{0} \Rightarrow \dfrac{0-0}{0\cdot 0}$,转化为 $\dfrac{0}{0}$ 型;

而对于 $0^0,\infty^0$ 及 1^∞ 型,先将其化为指数形式,并利用指数函数的连续性,转化为求指数部分 $0\cdot\infty$ 型不定式的极限,最后再把 $0\cdot\infty$ 不定式转化为 $\dfrac{0}{0}$ 型或 $\dfrac{\infty}{\infty}$ 型.

例 2-35 求极限 $\lim\limits_{x\to +\infty}x\left(\dfrac{\pi}{2}-\arctan x\right)$ $(0\cdot\infty\text{型})$.

解　$$\lim_{x \to +\infty} x\left(\frac{\pi}{2} - \arctan x\right) = \lim_{x \to +\infty} \frac{\frac{\pi}{2} - \arctan x}{\frac{1}{x}} = \lim_{x \to +\infty} \frac{-\frac{1}{1+x^2}}{-\frac{1}{x^2}} = \lim_{x \to +\infty} \frac{x^2}{1+x^2} = 1$$

例 2-36　求极限 $\lim\limits_{x \to 0}\left(\dfrac{1}{x} - \dfrac{1}{\sin x}\right)$　（$\infty - \infty$ 型）．

解　$$\lim_{x \to 0}\left(\frac{1}{x} - \frac{1}{\sin x}\right) = \lim_{x \to 0} \frac{\sin x - x}{x \cdot \sin x} = \lim_{x \to 0} \frac{\cos x - 1}{\sin x + x\cos x} = \lim_{x \to 0} \frac{-\sin x}{2\cos x - x\sin x} = 0$$

例 2-37　求极限：$\lim\limits_{x \to 0^+} x^x$　（0^0 型）．

解　$$\lim_{x \to 0^+} x^x = \lim_{x \to 0^+} e^{\ln x^x} = \lim_{x \to 0^+} e^{x\ln x} = e^{\lim\limits_{x \to 0^+} x\ln x} = e^0 = 1$$

例 2-38　求极限 $\lim\limits_{x \to 0^+}\left(\dfrac{1}{x}\right)^{\tan x}$　（∞^0 型）．

解　$$\lim_{x \to 0^+}\left(\frac{1}{x}\right)^{\tan x} = \lim_{x \to 0^+} e^{\tan x \ln\frac{1}{x}} = e^{\lim\limits_{x \to 0^+} \frac{-\ln x}{\cot x}} = e^{\lim\limits_{x \to 0^+} \frac{\frac{1}{x}}{-\csc^2 x}} = e^{\lim\limits_{x \to 0^+} \frac{\sin^2 x}{x}} = e^0 = 1.$$

例 2-39　求极限 $\lim\limits_{x \to 1} x^{\frac{1}{1-x}}$　（1^∞ 型）

解　$$\lim_{x \to 1} x^{\frac{1}{1-x}} = \lim_{x \to 1} e^{\frac{1}{1-x}\ln x} = e^{\lim\limits_{x \to 1} \frac{\ln x}{1-x}} = e^{\lim\limits_{x \to 1} \frac{\frac{1}{x}}{-1}} = e^{-1}$$

例 2-40　说明下列极限存在，但不能使用 L'Hospital 法则

（1）$\lim\limits_{x \to +\infty} \dfrac{x + \sin x}{x}$；　　　　　　　　（2）$\lim\limits_{x \to +\infty} \dfrac{e^x - e^{-x}}{e^x + e^{-x}}.$（$\dfrac{\infty}{\infty}$型）．

解　（1）由于 $\lim\limits_{x \to +\infty} \dfrac{x + \sin x}{x} = \lim\limits_{x \to +\infty}\left(1 + \dfrac{\sin x}{x}\right) = 1 + \lim\limits_{x \to +\infty} \dfrac{\sin x}{x}$

又因为 $\lim\limits_{x \to +\infty} \dfrac{1}{x} = 0$，$|\sin x| \leqslant 1$，所以 $\lim\limits_{x \to +\infty} \dfrac{\sin x}{x} = 0$，因此，$\lim\limits_{x \to +\infty} \dfrac{x + \sin x}{x} = 1.$

因为 $\lim\limits_{x \to +\infty} \dfrac{(x + \sin x)'}{x'} = \lim\limits_{x \to +\infty}(1 + \cos x)$ 不存在，且不是无穷大，所以它不满足 L'Hospital 法则第三条条件，故不能使用 L'Hospital 法则，即

$$\lim_{x \to +\infty} \frac{x + \sin x}{x} \neq \lim_{x \to +\infty} \frac{(x + \sin x)'}{x'}$$

（2）$\lim\limits_{x \to +\infty} \dfrac{e^x - e^{-x}}{e^x + e^{-x}} = \lim\limits_{x \to +\infty} \dfrac{1 - e^{-2x}}{1 + e^{-2x}} = 1$

因为 $\lim\limits_{x \to +\infty} \dfrac{e^x - e^{-x}}{e^x + e^{-x}} = \lim\limits_{x \to +\infty} \dfrac{e^x + e^{-x}}{e^x - e^{-x}} = \lim\limits_{x \to +\infty} \dfrac{e^x - e^{-x}}{e^x + e^{-x}}$，出现了循环的情况，无法确定原极限是否存在，故不能使用 L'Hospital 法则．

此时，称洛必达法则失效．故在使用洛必达法则时，一定要在每一步验证是否满足洛必达法则的条件．如果两个函数之比的极限不存在且不为无穷大，则不能应用该法则．

从上面例题中看出，L'Hospital 法则是计算不定式极限的有力工具，但在具体使用时应注意法则的可用的条件，同时应注意任何法则都不是万能的，另外即使可以用 L'Hospital 法则，但有时只用 L'Hospital法则往往会十分繁琐．因此，求不定式极限时，应注意与第一章介绍的方法结合使用．

三、函数的单调性和极值

（一）单调性的判断定理

如果函数 $y = f(x)$ 在 $[a, b]$ 上单调增加（单调减少），那么它的图形是一条沿 x 轴正向上升（下降）的曲线．由图 2-8 可以看出，这时曲线的各点处的切线斜率是非负的（非正的），即 $y' = f'(x) \geqslant 0$（或

图 2-8

$y'=f'(x)\leqslant 0$). 由此可见,函数的单调性与导数的符号有着密切关系.

定理 2-6(函数单调性的判定法)　若函数 $f(x)$ 在区间 (a,b) 内可导,且 $f'(x)>0$(或 $f'(x)<0$),则函数 $f(x)$ 在区间 (a,b) 内单调递增(或单调递减).

证明　任取 $x_1,x_2\in(a,b)$,设 $x_1<x_2$,则 $[x_1,x_2]\subset(a,b)$

因为函数 $f(x)$ 在区间 (a,b) 内可导,所以函数 $f(x)$ 在区间 $[x_1,x_2]$ 上可导,从而 $f(x)$ 在闭区间 $[x_1,x_2]$ 上连续,在开区间 (x_1,x_2) 内可导,满足 *Lagrange* 中值定理条件,故有

$$f(x_2)-f(x_1)=f'(\xi)(x_2-x_1)\quad \xi\in(x_1,x_2)$$

已知 $f'(\xi)>0,x_2-x_1>0$,所以 $f(x_2)-f(x_1)>0$,即 $f(x_1)<f(x_2)$. 从而函数 $f(x)$ 在 (a,b) 上是单调递增.

同理可证,当 $f'(x)<0$ 时,$f(x)$ 在 (a,b) 上是单调递减.

显然,若将闭区间换成其他区间(包括无穷区间),有个别点处的导数为零或不存在时,定理的结论仍然成立. 例如,$y=x^3$,在 $(-\infty,+\infty)$ 上单调增加,在 $x=0$ 点的导数为零. 而 $y=\sqrt[3]{x}$,在 $(-\infty,+\infty)$ 上单调增加,在 $x=0$ 点的导数不存在.

例 2-41　讨论函数 $f(x)=\arctan x-x$ 的单调性.

解　函数 $f(x)$ 的定义域为 $(-\infty,+\infty)$

$$f'(x)=\frac{1}{1+x^2}-1=-\frac{x^2}{1+x^2}$$

除 $x=0$ 时,$f'(x)=0$ 外,恒有 $f'(x)=-\dfrac{x^2}{1+x^2}<0$. 因此,$f(x)$ 在 $(-\infty,+\infty)$ 内是单调递减的.

研究函数的单调性,就是求函数的单调区间,我们把单增区间、单减区间统称为单调区间.

例 2-42　求函数 $f(x)=x^3-6x^2+9x+16$ 的单调区间.

解　函数 $f(x)$ 的定义域为 $(-\infty,+\infty)$

$$f'(x)=3x^2-12x+9=3(x-1)(x-3)$$

令 $f'(x)=0$,得两个根 $x_1=1,x_2=3$. 它们将定义域分成三个子区间:$(-\infty,1)$,$(1,3)$,$(3,+\infty)$. 在区间 $(-\infty,1)$ 和 $(3,+\infty)$ 内,$f'(x)>0$,则 $f(x)$ 在该区间内单调递增;在区间 $(1,3)$ 内 $f'(x)<0$,则 $f(x)$ 在该区间内单调递减.

$f(-1)=0,f(0)=16,f(1)=20,f(3)=16$. 这样函数 $f(x)$ 的图形大体状况就清楚了,如图 2-9.

值得注意,在不易判别子区间上 $f'(x)$ 的符号时,可求该子区间内某一点 x_0 的导数 $f'(x_0)$ 的符号,则

图 2-9

$f'(x_0)$的符号就是$f'(x)$在该子区间上的符号.

例 2-43　讨论函数$y=\sqrt[3]{x^2}$的单调性.

解　函数的定义域为$(-\infty,+\infty)$,而函数的导数为$y'=\dfrac{2}{3\sqrt[3]{x}}(x\neq0)$,并且导数在$x=0$处不可导.

而当$x<0$时,$y'<0$,所以函数在$(-\infty,0)$上单调减少;当$x>0$时,$y'>0$,所以函数在$(0,+\infty)$上单调增加.

由此可见,如果函数在定义区间上是连续,对于导数不存在的点和导数为零的点均可用于划分函数的定义区间,使函数在每个部分区间上均有一致的单调性.

一般地,对于定义区间上的连续函数$f(x)$,除有限个点外导数处处存在,那么导数等于零的点及导数不存在的点就特别值得关注:这些点两侧的导数$f'(x)$符号可能有改变.因此用这些点将定义区间分成若干个子区间,在每个子区间上导数符号恒定,由其符号判别出每个子区间上函数的单调性.

（二）　极值的判别定理

函数$f(x)=x^3-6x+9x+16$的图形(见图 2-9)在区间$(-\infty,1)$内单调递增,在区间$(1,3)$内单调减少,在区间$(3,+\infty)$内单调递增,而点$(1,20)$是曲线上的一个"高峰",点$(3,16)$为曲线上的"低谷".这样的"高峰"和"低谷",在数学里叫做极大值和极小值.

定义 2-3　设函数$f(x)$在点x_0的某一邻域内有定义,如果对于x_0的去心邻域内的任何点x,有$f(x)<f(x_0)$,则称$f(x_0)$是函数$f(x)$的一个极大值(localmaximum);同样条件下若有$f(x)>f(x_0)$,则称$f(x_0)$是函数$f(x)$的一个极小值(local minimum).函数的极大值与极小值统称为函数的极值(extremum),使函数取得极值的点称为极值点(extreme point).

极值的概念是局部性的,它是根据点x_0的函数值与其附近一个局部范围内的点的函数值比较而来的.极大(小)值不一定是整个所讨论区间的最大(小)值.函数在整个区间上可能有若干个极大值和极小值,极大值可能比极小值还小.整个区间上的最大(小)值,不一定是极大(小)值,但极大(小)值有可能为最大(小)值,见图 2-10.

图 2-10

由图 2-10 还可看到,在函数取得极值处,曲线的切线是水平的,即$f'(x)=0$;但曲线切线是水平的,即$f'(x)=0$,该点又未必取极值,如$f'(x_3)=0$,但$f(x_3)$不是极值.

定理 2-7(必要条件)　若函数$f(x)$在点x_0处可导,且$f(x)$在点x_0处取得极值,则$f'(x_0)=0$.

满足$f'(x)=0$的点,称为函数$f(x)$的驻点.显然,可导函数的极值点必是驻点.但反之,函数的驻点并不一定是极值点.

下面具体讨论判别驻点是否为极值点的方法.

定理 2-8(第一判定定理)　设函数$y=f(x)$在点x_0的某邻域内可导,且$f'(x_0)=0$

(1)　若$x<x_0$时,$f'(x)>0$;$x>x_0$时,$f'(x)<0$,则$f(x)$在点x_0处取得极大值;

(2)　若$x<x_0$时,$f'(x)<0$;$x>x_0$时,$f'(x)>0$,则$f(x)$在点x_0处取得极小值;

(3)　若当x在点x_0左右两侧时,$f'(x)$符号恒定,则$f(x)$在点x_0处不取极值.

定理 2-9(第二判定定理)　设函数在x_0点处具有二阶导数,且$f'(x_0)=0$,则

(1)　当$f''(x)<0$时,则$f(x)$在点x_0处取得极大值;

(2)　当$f''(x)>0$时,则$f(x)$在点x_0处取得极小值;

(3)　当$f''(x)=0$时,无法判定$f(x)$在点x_0处是否取得极值.

由定理 2-9 中的(3)可知,$f'(x_0)=f''(x_0)=0$时,无法判断$f(x)$在点x_0处是否取得极值.例如

$f(x)=x^3, g(x)=x^4, f'(0)=f''(0)=0, g'(0)=g''(0)=0, f(x)=x^3$ 在点 $x=0$ 处不取极值,见图 2-11;而 $g(x)=x^4$ 在点 $x=0$ 处取极小值,见图 2-12. 因此在 $f''(x_0)=0$,无法用定理 2-9 来判别 $f(x)$ 在点 x_0 处是否取得极值,这时只能用定理 2-8 来判别.

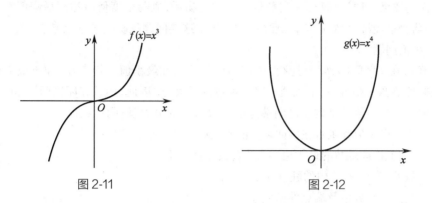

图 2-11　　　　　　　　　　图 2-12

另外,函数不可导的点也可能是极值点. 例如,函数 $f(x)=|x|$,在 $x=0$ 点不可导,显然 $x=0$ 点 $f(x)=|x|$ 取极小值. 函数 $f(x)=\sqrt[3]{x}$,在 $x=0$ 点不可导,显然 $x=0$ 点不取极值.

注意:在定理 2-8 中,若函数 $f(x)$ 在点 x_0 处导数不存在,其他条件不变,定理 2-8 中(1)、(2)、(3)三条法则仍然适用.

函数 $f(x)$ 在某区间的极值点可能是驻点,也可能是导数不存在的点. 将驻点和导数不存在的点,统称为函数的可能极值点. 如何来判别可能极值点是否取极值,可按下列步骤进行.

(1)求函数 $f(x)$ 的定义域及导数;

(2)求出 $f(x)$ 在定义域内的全部可能极值点(驻点及导数不存在的点);

(3)由第一判定定理或第二判定定理判别这些点是否为极值点,若是求出该点的函数值,即为极值.

例 2-44　求函数 $f(x)=x-\dfrac{3}{2}\sqrt[3]{x^2}$ 的极值.

解　函数 $f(x)$ 的定义域 $(-\infty,+\infty)$

$$f'(x)=1-x^{-\frac{1}{3}}$$

令 $f'(x)=0$,得驻点 $x=1$;又知 $x=0$ 时 $f'(x)$ 不存在. 列表讨论:

x	$(-\infty,0)$	0	$(0,1)$	1	$(1,+\infty)$
$f'(x)$	$+$	不存在	$-$	0	$+$
$f(x)$	↗	$f_{极大}(0)=0$	↘	$f_{极小}(1)=-\dfrac{1}{2}$	↗

例 2-45　求函数 $f(x)=2x^2-x^4$ 的极值.

解　定义域为 $(-\infty,+\infty)$,$f'(x)=4x-4x^3=4x(1-x^2)$. 令 $f'(x)=0$,得驻点 $x=0, x=-1, x=1$. 而 $f''(x)=4-12x^2=4(1-3x^2)$,$f''(0)=4>0$,所以 $f(x)$ 在点 $x=0$ 处取极小值 $f(0)=0$. $f''(\pm1)=-8<0$,所以 $f(x)$ 在 $x=-1, x=1$ 处均取极大值 $f(-1)=f(+1)=1$.

注:如果函数在某一区间内连续,个别点的一阶导数等于零或不存在,而其余点的一阶导数均大于零,则在该区间内函数为单增函数;如果在某一区间内连续,个别点的一阶导数等于零或不存在,而其余点的导数一阶导数均小于零,则在该区间内函数为单减函数;即个别点处一阶导数等于零或不存在,不影响其单调性. 如 $y=x^3, y=\sqrt[3]{x}$;取得极值的点一定是一阶导数等于零或导数不存在的点.

（三）最值问题

在医学研究领域中,经常要考虑在一定条件下,怎样才能取到所研究问题的最大值和最小值的问题. 如在临床用药的过程中,常常考虑能获得治疗效果时的最低血药浓度,以及药物在体内产生毒性反应的最低血药浓度,口服或肌注一定剂量的某种药物后,血药浓度何时达到最高值? 在一定条件下,如何使用药物最经济,疗效最佳,毒性最小等问题. 这类问题反映到数学上来看,就是所谓的函数的最大值、最小值问题.

设函数 $f(x)$ 在闭区间 $[a,b]$ 上连续,则 $f(x)$ 的最大值和最小值一定存在. 如果最大值在开区间 (a,b) 内取得,则在这种情况下,最大值一定是函数的极大值. 因此,函数在闭区间 $[a,b]$ 上的最大值一定是函数的所有极大值和函数在区间端点的函数值中的最大者;同样在闭区间 $[a,b]$ 上的最小值一定是函数的所有极小值和函数在区间端点的函数值中的最小者.

因此,闭区间上连续函数的最大值和最小值的求法如下:

（1）求函数 $f(x)$ 在 (a,b) 内的驻点和不可导点;

（2）求这些点的函数值及端点的函数值;

（3）比较大小,其中最大的便是函数 $f(x)$ 在 $[a,b]$ 上的最大值,最小的便是函数 $f(x)$ 在 $[a,b]$ 上的最小值.

例 2-46 求函数 $f(x)=(x+4)\sqrt[3]{(x-1)^2}$ 在 $[-2,2]$ 上的最大值和最小值.

解 $f'(x)=\sqrt[3]{(x-1)^2}+\dfrac{2}{3}(x+4)(x-1)^{-\frac{1}{3}}=\dfrac{5(x+1)}{3\sqrt[3]{x-1}}$. 令 $f'(x)=0$,得驻点 $x=-1$;$f'(x)$ 不存在的点为 $x=1$.

$$f(-2)=2\sqrt[3]{9}\approx 4.16, \quad f(-1)=3\sqrt[3]{4}\approx 4.76, \quad f(1)=0, \quad f(2)=6.$$

比较上述函数值,得 $f(x)$ 的最大值为 $f(2)=6$,最小值为 $f(1)=0$.

另外,若函数 $f(x)$ 在一个区间（有限或无限,开或闭）内可导且只有一个驻点 x_0,并且这个驻点 x_0 是函数 $f(x)$ 的极值点,那么,当 $f(x_0)$ 是极大值（极小值）时,$f(x_0)$ 就是 $f(x)$ 在该区间上的最大值（最小值）.

在实际问题中,往往根据问题的性质就可以断定可导函数是否有最大值或最小值存在,且一定在所考虑的定义区间内部取得. 此时,若在该区间内部只有一个驻点,那么不必再作讨论,就可断定 $f(x_0)$ 就是所求的最大值或最小者.

四、函数曲线的凹凸性和拐点

函数的单调性和极值在函数图形的描绘中起着重要的作用,但仅有这些,还不能准确描绘函数的图形. 它们的弯曲方向（曲线的凹凸性）可能不同. 因此研究函数曲线凹凸性及拐点（曲线改变弯曲方向的点）是十分必要的.

定义 2-4 如果在某区间内的曲线弧位于其任一点切线的上方,那么称此曲线弧在该区间内是凹的(concave);如果在某区间内的曲线弧位于其任一点切线的下方,那么称此曲线弧在该区间内是凸的(convex). 此时称函数 $y=f(x)$ 是该区间内的凹函数或凸函数.

例如,图 2-13 中曲线弧 ABC 在区间 (a,c) 内是凹的,曲线弧 CDE 在区间 (c,b) 内是凸的.

由图 2-13 还可以看出,对于凹的曲线弧,切线的斜率随 x 的增大而增大;对于凸的曲线弧,切线的斜率随 x 的增大而减小. 由于切线的斜率就是函数 $y=f(x)$ 的导数,因此凹的曲线弧,导数是单调增

图 2-13

笔记

加的,而凸的曲线弧,导数是单调减少的.由此可见,曲线 $y=f(x)$ 的凹凸性可以用导数 $f'(x)$ 的单调性来判定.而 $f'(x)$ 的单调性又可以用它的导数,即 $y=f(x)$ 的二阶导数 $f''(x)$ 的符号来判定,故曲线 $y=f(x)$ 的凹凸性与 $f''(x)$ 的符号有关.由此提出了函数曲线的凹凸性判定定理.

定理 2-10 设函数 $y=f(x)$ 在 (a,b) 内具有二阶导数,则有

(1) 若对任意 $x\in(a,b)$,有 $f''(x)>0$,则曲线 $f(x)$ 在 (a,b) 内是凹的;

(2) 若对任意 $x\in(a,b)$,有 $f''(x)<0$,则曲线 $f(x)$ 在 (a,b) 内是凸的.

例 2-47 判别曲线 $f(x)=3x-x^3$ 的凹凸性.

解 函数 $f(x)$ 的定义域为 $(-\infty,+\infty)$.

$$f'(x)=3-3x^2, \quad f''(x)=-6x$$

显然,在 $(-\infty,0)$ 上,$f''(x)>0$,则曲线 $f(x)$ 在 $(-\infty,0)$ 上是凹的;在 $(0,+\infty)$ 上,$f''(x)<0$,则此曲线 $f(x)$ 在 $(0,+\infty)$ 上是凸的,见图 2-14.

由图 2-14 可见,点 $(0,0)$ 是曲线上的由凹变凸的分界点,这种曲线凹凸的分界点,称为拐点(inflection point).拐点两侧的凹凸性不同,那么 $f''(x)$ 的符号也就不同.可按下列步骤判别曲线的凹凸性及拐点:

(1) 求函数 $f(x)$ 的定义域;

(2) 求 $f''(x)$ 及在定义域内 $f''(x)$ 等于零的点和不存在的点,并用这些点将其定义域分成若干个子区间;

图 2-14

(3) 判别 $f''(x)$ 在每个子区间内的符号,从而得出曲线 $f(x)$ 在各个子区间内的凹凸性,同时可确定出上述各点对应的曲线上的点是否为拐点.

例 2-48 讨论曲线 $f(x)=\dfrac{1}{2}x^2+\dfrac{9}{10}(x-1)^{\frac{5}{3}}$ 的凹凸性及拐点.

解 函数 $f(x)$ 的定义域为 $(-\infty,+\infty)$.

$$f'(x)=x+\frac{3}{2}(x-1)^{\frac{2}{3}}, \quad f''(x)=1+(x-1)^{-\frac{1}{3}}$$

令 $f''(x)=0$,得 $x=0$;$f''(x)$ 不存在为 $x=1$.由 $x=0,1$ 将定义域分成三个子区间,列表讨论

x	$(-\infty,0)$	0	$(0,1)$	1	$(1,+\infty)$
$f''(x)$	+	0	−	不存在	+
$f(x)$	凹的	拐点 $\left(0,-\dfrac{9}{10}\right)$	凸的	拐点 $\left(1,\dfrac{1}{2}\right)$	凹的

所以曲线 $f(x)$ 在区间 $(-\infty,0)$ 和 $(1,+\infty)$ 上是凹的,在区间 $(0,1)$ 上是凸的,$f(0)=-\dfrac{9}{10}$,$f(1)=\dfrac{1}{2}$,所以点 $\left(0,-\dfrac{9}{10}\right)$ 和 $\left(1,\dfrac{1}{2}\right)$ 是拐点.

注:如果函数在某一区间内连续,个别点的二阶导数等于零或不存在,而其余点的二阶导数均大于零,则在该区间内曲线为凹函数;如果函数在某一区间内连续,个别点的二阶导数等于零或不存在,而其余点的二阶导数均小于零,则在该区间内曲线为凸函数;即个别点处二阶导数等于零或不存在,不影响其凹凸性.如 $y=x^4$,$y=x^{\frac{2}{3}}$.

五、函数曲线的渐近线

为了更准确地描绘函数的图形,下面研究曲线的渐近线.

定义2-5　当曲线 C 上的动点沿着曲线 C 无限远离原点时,若动点与某一直线 L 的距离趋于 0,则称此直线 L 为曲线 C 的渐近线(asymptote).

曲线的渐近线有三种:水平渐近线、垂直渐近线、斜渐近线.

1. 水平渐近线(horizontal asymptote)

设曲线 $y=f(x)$,若 $\lim\limits_{x\to\infty}f(x)=A$ 或 $\lim\limits_{x\to-\infty}f(x)=A$,或 $\lim\limits_{x\to+\infty}f(x)=A$,则直线 $y=A$ 是曲线 $f(x)$ 的水平渐近线(平行于 x 轴);

例如,曲线 $y=\arctan x$,因为 $\lim\limits_{x\to-\infty}\arctan x=-\dfrac{\pi}{2}$,$\lim\limits_{x\to+\infty}\arctan x=\dfrac{\pi}{2}$,则直线 $y=-\dfrac{\pi}{2}$,$y=\dfrac{\pi}{2}$ 皆为曲线 $y=\arctan x$ 的水平渐近线.

2. 垂直渐近线(vertical asymptote)

设曲线 $y=f(x)$,若极限 $\lim\limits_{x\to x_0}f(x)=\infty$,或 $\lim\limits_{x\to x_0^-}f(x)=\infty$,或 $\lim\limits_{x\to x_0^+}f(x)=\infty$,则直线 $x=x_0$ 是曲线 $y=f(x)$ 的垂直渐近线(垂直于 x 轴);

例如,曲线 $y=\ln x$,因为 $\lim\limits_{x\to0^+}\ln x=-\infty$,则直线 $x=0$ 是曲线 $y=\ln x$ 的垂直渐近线. 曲线 $y=\dfrac{1}{(x+2)(x-3)}$ 有两条铅直渐近线 $x=-2$,$x=3$.

3. 斜渐近线(skew asymptote)

如果 $\lim\limits_{x\to+\infty}[f(x)-(ax+b)]=0$ 或 $\lim\limits_{x\to-\infty}[f(x)-(ax+b)]=0$($a$,$b$ 为常数),则 $y=ax+b$ 就是曲线 $y=f(x)$ 的一条斜渐近线,如图2-15.

图 2-15

斜渐近线的求法:设曲线 $y=f(x)$,求出 $\lim\limits_{x\to\infty}\dfrac{f(x)}{x}=a$,$\lim\limits_{x\to\infty}(f(x)-ax)=b$,则 $y=ax+b$ 就是曲线 $y=f(x)$ 的斜渐近线. 如果 $\lim\limits_{x\to\infty}\dfrac{f(x)}{x}=a$ 不存在,或 $\lim\limits_{x\to\infty}\dfrac{f(x)}{x}$ 存在,而 $\lim\limits_{x\to\infty}(f(x)-ax)$ 不存在,那么曲线 $y=f(x)$ 无斜渐近线. 其中,$x\to\infty$ 也可换成 $x\to-\infty$ 或 $x\to+\infty$.

例2-49　求曲线 $f(x)=\dfrac{2(x-2)(x+3)}{x-1}$ 的渐近线.

解　函数的定义域为 $(-\infty,1)\cup(1,+\infty)$,因为 $\lim\limits_{x\to1^+}f(x)=-\infty$,$\lim\limits_{x\to1^-}f(x)=+\infty$,所以 $x=1$ 是垂直渐近线. 又因为

$$a=\lim_{x\to\infty}\frac{f(x)}{x}=\lim_{x\to\infty}\frac{2(x-2)(x+3)}{x(x-1)}=2$$

$$b=\lim_{x\to\infty}[f(x)-ax]=\lim_{x\to\infty}\left[\frac{2(x-2)(x+3)}{x-1}-2x\right]=4$$

所以 $y=2x+4$ 为斜渐近线. 无水平渐近线.

注:

(1)只有定义域为无穷区间时才可能有水平渐近线或斜渐近线;

(2)同一过程中水平渐近线和斜渐近线不能同时存在,水平渐近线或斜渐近线的总数不超过两条;

(3)如果函数为整个区间上的连续函数,则此曲线没有垂直渐近线.

六、函数图形的描绘

在医药学研究中,目标函数常常需要以图形的形式出现. 函数的图形能够直观地反映函数的各种特性. 因此,准确地描绘函数图形就显得尤为重要.

以前我们是用描点法描绘函数的图形. 这样函数的一些重要特性:单调性、凹凸性等不易掌握;一些重要的点:极值点、拐点等也极易被忽视,作出的图形难以准确地把函数的性态显示出来. 本节将应用导数讨论函数的单调性和极值,凹凸性和拐点,从而能比较准确地描绘函数的图形. 描绘函数图形的基本步骤:

（1）求出函数 $y=f(x)$ 的定义域,以确定函数图形的描绘范围;

（2）讨论函数 $f(x)$ 的基本性质:奇偶性,周期性,以便缩小描绘函数图形的范围,有利于从部分掌握整体;

（3）求函数曲线的渐近线;

（4）求函数 $f(x)$ 一阶、二阶导数,在定义域内求使其为零的点和不存在的点,并用这些点将定义域分成若干个子区间. 在每个子区间上讨论 $f(x)$ 的单调性与极值、凹凸性与拐点;

（5）求出函数可能极值点的函数值,从而得到曲线上的相应点的坐标,再求出拐点的坐标以及曲线与坐标轴的交点(不易求时,可略去)的坐标,有时还需要适当补充一些辅助点的坐标;

（6）在直角坐标系中,首先画出渐近线、标明这些关键点,最后按照曲线的性态沿 x 增大的方向逐段描绘,便得到函数的图形.

例 2-50　描绘函数 $f(x)=\dfrac{(x+1)^3}{(x-1)^2}$ 的图形.

解　函数 $f(x)$ 的定义域为 $(-\infty,1)\cup(1,+\infty)$

因为 $\lim\limits_{x\to1}f(x)=\lim\limits_{x\to1}\dfrac{(x+1)^3}{(x-1)^2}=\infty$,所以 $x=1$ 为曲线 $f(x)$ 的垂直渐近线;

又　　$a=\lim\limits_{x\to\infty}\dfrac{f(x)}{x}=\lim\limits_{x\to\infty}\dfrac{(x+1)^3}{x(x-1)^2}=1,\quad b=\lim\limits_{x\to\infty}[f(x)-ax]=\lim\limits_{x\to\infty}\left[\dfrac{(x+1)^3}{(x-1)^2}-x\right]=5$

所以 $y=x+5$ 为 $f(x)$ 的斜渐近线.

$$f'(x)=\dfrac{(x+1)^2(x-5)}{(x-1)^3},\quad f''(x)=\dfrac{24(x+1)}{(x-1)^4}$$

令 $f'(x)=0$,得 $x=-1$ 和 $x=5$;令 $f''(x)=0$,得 $x=-1$. 列表讨论

x	$(-\infty,-1)$	-1	$(-1,1)$	$(1,5)$	5	$(5,+\infty)$
$f'(x)$	+	0	+	−	0	+
$f''(x)$	−	0	+	+	+	+
$f(x)$	⤴	拐点$(-1,0)$	↗	↘	$f_{极小}(5)=\dfrac{27}{2}$	↗

其中,"⤴"表示曲线弧是凸的且单调增,"↗"表示曲线弧是凹的且单调增,"↘"表示曲线弧是凹的且单调减.

补充 $f(0)=1$, $f(3)=16$,得曲线上点 $(-1,0)$, $\left(5,\dfrac{27}{2}\right)$, $(0,1)$ 和 $(3,16)$.

在直角坐标系中,参照上述信息描绘函数 $f(x)$ 的图形,见图 2-16.

例 2-51　1970 年,page 在实验室饲养雌性小鼠,通过收集的大量资料分析,得小鼠生长函数为

$$W=\dfrac{36}{1+30e^{-\frac{2}{3}t}}$$

其中 W 为重量, t 为时间,试描绘小鼠生长函数的曲线.

解　W 的定义域为 $[0,+\infty)$

图 2-16

因为 $\lim\limits_{t\to+\infty}W=\lim\limits_{t\to+\infty}\dfrac{36}{1+30e^{-\frac{2}{3}t}}=36$，所以 $W=36$ 为水平渐近线.

$W'=\dfrac{720e^{-\frac{2}{3}t}}{(1+30e^{-\frac{2}{3}t})^2}>0$，$W''=\dfrac{480(30e^{-\frac{2}{3}t}-1)e^{-\frac{2}{3}t}}{(1+30e^{-\frac{2}{3}t})^3}$，令 $W''=0$，得 $t=\dfrac{3\ln30}{2}$.

列表讨论

t	$\left[0,\dfrac{3\ln30}{2}\right)$	$\dfrac{3\ln30}{2}$	$\left(\dfrac{3\ln30}{2},+\infty\right)$
W'	+	+	+
W''	+	0	−
W	↗	拐点$\left(\dfrac{3\ln30}{2},18\right)$	↗

$W(0)=\dfrac{36}{31}$，$W\left(\dfrac{3\ln30}{2}\right)=18$，得曲线上点 $\left(0,\dfrac{36}{31}\right)$ 和 $\left(\dfrac{3\ln30}{2},18\right)$.

图 2-17

在直角坐标系中,参照上述信息,描绘小鼠的生长曲线,见图 2-17.

此曲线称为 logistic 生长曲线. 由图形可看出,小鼠开始时增长缓慢,然后较快,最后又变缓慢,而在拐点处附近生长最快.

logistic 曲线在许多医学研究领域中有着广泛的应用,如人口增长阻滞、儿童生长发育等生物自然生长及 SARS、艾滋病等流行病的研究等.

思考与练习

1. 选择题

(1) 函数 $f(x)$ 在 $[a,b]$ 上连续,在 (a,b) 内可导,$a<x_1<x_2<b$,则至少存在一点 ξ,有（   ）

A. $f(b)-f(a)=f'(\xi)(x_2-x_1)$，$\xi\in(x_1,x_2)$；

B. $f(x_2)-f(x_1)=f'(\xi)(x_2-x_1)$，$\xi\in(a,b)$；

C. $f(b)-f(a)=f'(\xi)(b-a)$，$\xi\in(x_1,x_2)$；

D. $f(x_2)-f(x_1)=f'(\xi)(b-a)$，$\xi\in(x_1,x_2)$.

(2) 下列计算正确的是（   ）

A. $\lim\limits_{x\to\infty}\dfrac{\arctan x}{x}=\lim\limits_{x\to\infty}\dfrac{1}{1+x^2}=0$；

B. $\lim\limits_{x\to\infty}\dfrac{x+\sin x}{x-\sin x}=\lim\limits_{x\to\infty}\dfrac{1+\cos x}{1-\cos x}=\lim\limits_{x\to\infty}\dfrac{-\sin x}{\sin x}=-1$；

C. $\lim\limits_{x\to\infty}\dfrac{x+\sin x}{x}=\lim\limits_{x\to\infty}(1+\cos x)$ 不存在；

D. $\lim\limits_{x\to\infty}\dfrac{1}{x}=0$，又 $|\cos x|\leqslant1$，所以 $\lim\limits_{x\to\infty}\dfrac{\cos x}{x}=\lim\limits_{x\to\infty}\left(\dfrac{1}{x}\cos x\right)=0$.

2. 指出下列命题正确与否,若有错误,错误何在?

(1) 函数 $y=f(x)$ 在区间 (a,b) 内可导,且单调递增,则在区间 (a,b) 内处处有 $f'(x)>0$；

（2）函数 $f(x)$，$g(x)$ 在区间 (a,b) 内均可导，且 $f(x)<g(x)$，则在区间 (a,b) 内有 $f'(x)<g'(x)$；

（3）函数 $y=f(x)$ 在 $x=x_0$ 点取极值，则一定有 $f'(x_0)=0$；

（4）函数 $y=f(x)$ 在 $x=x_0$ 点有 $f'(x_0)=0$，则 $y=f(x)$ 一定在 $x=x_0$ 点取极值；

3. 试确定 a 的取值范围，使函数 $f(x)=\dfrac{x^2+ax-2}{x-1}$ 存在极值.

4. 函数 $y=f(x)$ 在 x_0 点的某邻域内具有三阶连续导数，如果 $f'(x_0)=0$，$f''(x_0)=0$，$f'''(x_0)=0$，试问

（1）点 $x=x_0$ 是否为极值点？为什么？

（2）点 $(x_0,f(x_0))$ 是否为拐点？为什么？

习 题 二

1. 设某种细菌繁殖的数量 N 可近似表示为 $N=1000+52t+t^2$，其中时间 t 以小时（h）计，试计算从 $t=2$ 到 $t=2+\Delta t$ 之间的平均繁殖速率，并计算当 $\Delta t=0.1$，$\Delta t=0.01$ 时的平均繁殖速率，再计算 $t=2$ 时的瞬时繁殖速率.

2. 据 1985 年人口调查，我国有 10.15 亿人口，人口平均年增长率为 1.489%，根据英国神父马尔萨斯（Malthus，1766—1834）在 1798 年提出的著名的人口理论，我国人口增长模型

$$f(x)=10.15e^{0.01489x}$$

其中，x 代表年数（$0,1,2,\cdots$），并定义 1985 年为这个模型的起始年 $x=0$. 按照此模型预测我国在 2000 年人口数为 12.6901 亿，实际据人口调查 2000 年我国人口数为 12.6583 亿. 按照此模型可以预测我国在 2013 年人口将有 15.4004 亿. 求我国人口增长率函数？怎样控制人口增长速度？

3. 设 $f(x)$ 在 $x=x_0$ 点处可导，试计算下列极限

（1）$\lim\limits_{\Delta x\to 0}\dfrac{f(x_0+2\Delta x)-f(x_0)}{\Delta x}$；

（2）$\lim\limits_{\Delta x\to 0}\dfrac{f(x_0)-f(x_0-\Delta x)}{\Delta x}$；

（3）$\lim\limits_{n\to\infty}n\left[f\left(x_0+\dfrac{1}{n}\right)-f(x_0)\right]$；

（4）$\lim\limits_{t\to 0}\dfrac{f(x_0+\alpha t)-f(x_0+\beta t)}{t}$.

4. 设函数 $f(x)$ 在点 $x=0$ 的某邻域内可导，$f(0)=0$，$f'(0)=\dfrac{1}{2}$，求 $\lim\limits_{x\to 0}\dfrac{f(2x)}{x}$.

5. 讨论下列函数在点 $x=0$ 处是否可导

（1）$f(x)=\begin{cases}x^{\frac{3}{2}}\sin\dfrac{1}{x}, & x>0 \\ 0, & x\leqslant 0\end{cases}$；

（2）$f(x)=\begin{cases}\dfrac{x}{1+e^{\frac{1}{x}}}, & x\neq 0 \\ 0, & x=0\end{cases}$.

6. 试确定 a,b 的值，使 $f(x)=\begin{cases}x^2, & x\leqslant 1 \\ ax+b, & x>1\end{cases}$ 在 $x=1$ 点处可导.

7. 设曲线 $y=2x-x^3$

（1）求点 $(1,1)$ 处的切线方程及法线方程；

（2）点 (x_0,y_0) 处的切线通过 $(0,-2)$ 点，求点 (x_0,y_0) 及该点处的切线方程、法线方程.

8. 设曲线 $y=x^3$

（1）求曲线上点 P，使 P 点处的切线与直线 $y=3x-2$ 平行；

（2）求曲线上点 Q，使 Q 点处的切线与直线 $x+12y-6=0$ 垂直.

9. 已知曲线 $f(x)=ax^4+bx^3+cx^2+d$ 与直线 $y=11x-5$ 在点 $(1,6)$ 处相切，经过 $(-1,8)$，且在点 $(0,3)$ 处切线平行于 x 轴，求常数 a,b,c,d 之值，并写出此曲线方程.

10. 求下列函数的导数

（1）$y=x^a+a^x+a^a$；

（2）$y=x\tan x\ln x$；

(3) $y=\dfrac{1-\ln x}{1+\ln x}$;   (4) $y=\sqrt{x}\arctan x+\dfrac{\sin x}{x}$.

11. 求下列函数的导数

(1) $y=\ln(\cot x)$;   (2) $y=e^{\sin x}+\arccos\sqrt{1-x^2}$;

(3) $y=\sqrt{x+\sqrt{x+\sqrt{x}}}$;   (4) $y=\log_2(x^2-\sin x)$.

12. 求下列函数的导数

(1) $y=x^{\ln x}$;   (2) $y=x^{2x}+(2x)^x$;

(3) $y=\sqrt[3]{\dfrac{x(x^3+1)}{(x-1)^2}}$;   (4) $y=\sqrt{(x\sin x)\sqrt{1-e^x}}$.

13. 求由下列方程确定的隐函数 $y=f(x)$ 的导数

(1) $y=1+xe^y$;   (2) $y=\tan(x+y)$;

(3) $x^y=y^x$;   (4) $xy=\ln(x+y)$.

14. 求下列函数的二阶导数

(1) $y=x\ln x$;   (2) $\ln\sqrt{x^2+y^2}=\arctan\dfrac{y}{x}$.

15. 设 $f''(x)$ 存在,求下列函数的二阶导数

(1) $y=f(x+e^{-x})$;   (2) $y=\ln[f(x)]$.

16. 求下列函数的 n 阶导数

(1) $y=\ln(1+x)$;   (2) $y=\sin^2 x$.

17. 一质点作直线运动,其运动规律为 $s=\sqrt{t}$,其中,路程 s 的单位为米,时间 t 的单位为秒,求质点在第 4 秒末的速度与加速度。

18. 许多肿瘤的生长规律为 $v=v_0 e^{\frac{A}{\alpha}(1-e^{-\alpha t})}$,其中,$v$ 表示 t 时刻的肿瘤的大小(体积或重量),v_0 为开始 $(t=0)$ 观察时肿瘤的大小,α 和 A 为正常数. 问肿瘤 t 时刻的增长速度是多少?

19. 病人服药后,药物通过肾脏排泄的血药浓度 c 和时间 t 的关系为 $c(t)=c_0(1-e^{-kt})$,c_0 为血药初始浓度,k 为常数,求药物的排泄速率.

20. 在下列括号中,填入适当的函数.

(1) $\mathrm{d}(\quad)=\dfrac{1}{\sqrt{x}}\mathrm{d}x$;   (2) $\mathrm{d}(\quad)=\dfrac{1}{x^2}\mathrm{d}x$;

(3) $\mathrm{d}(\quad)=e^{ax}\mathrm{d}x$;   (4) $\mathrm{d}(\quad)=\sin(\omega t+\varphi)\mathrm{d}t$;

(5) $\mathrm{d}(\quad)=\dfrac{1}{4+x^2}\mathrm{d}x$;   (6) $\mathrm{d}(\quad)=\dfrac{\arcsin x}{\sqrt{1-x^2}}\mathrm{d}x$;

(7) $\mathrm{d}(\quad)=-\dfrac{1}{2\sqrt{1-x^2}}\mathrm{d}(\quad)=\dfrac{x}{\sqrt{1-x^2}}\mathrm{d}x$;

(8) $\mathrm{d}(\quad)=\arctan\sqrt{x}\,\mathrm{d}(\quad)=(\quad)\mathrm{d}(\sqrt{x})=\dfrac{\arctan\sqrt{x}}{\sqrt{x}(1+x)}\mathrm{d}x$.

21. 求下列函数的微分

(1) $y=x^2+1-\sqrt[3]{1+x^2}$;   (2) $y=\sqrt{x}(1+\sin^2 x)$;

(3) $y=\arctan e^x+\ln(1+x^2)$;   (4) $y=\ln\arctan\dfrac{1}{x}$;

(5) $y=\sqrt{x-\sqrt{x}}$;   (6) $y=a^x+\sqrt{1-a^{2x}}\arccos(a^x)$.

笔记

22. 求由下列方程所确定的函数 $y=f(x)$ 的微分

(1) $2y-x=(x-y)\ln(x-y)$;　　　　　(2) $\cos(xy)=xy^2$.

23. 利用微分求近似值

(1) $\sqrt[100]{1.002}$;　　　　(2) $\sin 29°$;　　　　(3) $\arcsin 0.4998$.

24. 验证下列函数满足罗尔定理的条件,并求满足定理中的值 ξ

(1) $f(x)=x\sqrt{3-x}$　　$[0,3]$;　　　　(2) $y=x^2-5x+5$　　$[2,3]$.

25. 验证下列函数在闭区间上满足拉格朗日中值定理条件,并求满足定理中的值 ξ

(1) $y=\arctan x$　　$[0,1]$;　　　　(2) $y=\ln x$　　$[1,e]$.

26. 设函数 $f(x)=x(x-1)(x-2)(x-3)(x-4)$,不用求导说明方程 $f'(x)=0$ 有几个实根,并指出它们所在的区间.

27. 证明下列等式或不等式

(1) $\arctan x+\text{arccot}x=\dfrac{\pi}{2}$;　　　　(2) $|\arctan b-\arctan a|\leqslant|b-a|$;

(3) $x>0$ 时,$\ln\left(1+\dfrac{1}{x}\right)>\dfrac{1}{1+x}$;　　　　(4) $2\arctan x+\arcsin\dfrac{2x}{1+x^2}=\pi(x\geqslant 1)$.

28. 利用 L'Hospital 法则求下列函数极限

(1) $\lim\limits_{x\to 0}\dfrac{e^x-e^{-x}-2x}{x-\sin x}$;　　　　(2) $\lim\limits_{x\to\frac{\pi}{2}}\dfrac{\ln\sin x}{(\pi-2x)^2}$;

(3) $\lim\limits_{x\to+\infty}\dfrac{xe^{\frac{x}{2}}}{x+e^x}$;　　　　(4) $\lim\limits_{x\to\frac{\pi}{2}}\dfrac{\tan x}{\tan 3x}$;

(5) $\lim\limits_{x\to 0}x^2\ln x$;　　　　(6) $\lim\limits_{x\to 0}\left(\dfrac{1}{x}-\dfrac{1}{e^x-1}\right)$;

(7) $\lim\limits_{x\to\frac{\pi}{2}}(\tan x)^{2\cos x}$;　　　　(8) $\lim\limits_{x\to 0}(e^x+x)^{\frac{1}{x}}$;

(9) $\lim\limits_{x\to 0^+}\left(\dfrac{1}{x}\right)^{\tan x}$.

*29. 设函数 $f(x)$ 存在二阶导数,$f(0)=0$,$f'(0)=1$,$f''(0)=2$,试求 $\lim\limits_{x\to 0}\dfrac{f(x)-x}{x^2}$(提示:用 L'Hospital 法则及导数定义).

30. 试确定下列函数的单调区间

(1) $f(x)=2x^2-12x+5$;　　　　(2) $f(x)=2x^2-\ln x$;

(3) $f(x)=xe^{-x}$;　　　　(4) $f(x)=\dfrac{\sqrt{x}}{1+x}$.

31. 求下列函数的极值

(1) $f(x)=3x-x^3$;　　　　(2) $f(x)=\dfrac{x}{\ln x}$;

(3) $f(x)=\dfrac{6x}{x^2+1}$;　　　　(4) $f(x)=(2x-1)\cdot\sqrt[3]{(x-3)^2}$.

32. 试问 a 为何值时,函数 $f(x)=a\sin x+\dfrac{1}{3}\sin 3x$,在 $x=\dfrac{\pi}{3}$ 处具有极值? 它是极大值,还是极小值? 并求此极值.

33. 求下列函数的最大值、最小值

(1) $y=x^2e^{-x}$,在区间 $[-1,3]$;　　　　(2) $y=x^2-\dfrac{54}{x}$,在区间 $(-\infty,0)$.

34. 求下列曲线的凹凸区间与拐点

(1) $y = 3x^4 - 4x^3 + 1$；

(2) $y = \ln(1 + x^2)$；

35. 求下列曲线渐近线

(1) $y = \dfrac{1}{x^2 - 4x - 5}$；

(2) $y = \dfrac{x^2 + 2x - 1}{x}$；

36. 描绘下列函数的图形

(1) $y = x^3 - 3x^2 - 9x + 14$；

(2) $y = \ln(1 + x^2)$.

第三章 一元函数积分学

一元函数积分学包括不定积分、定积分和广义积分.这三种积分含义不同,但有着密切联系.

第一节 不 定 积 分

微分学中讨论了求函数导数的运算,现在讨论其的逆运算:由一个函数的已知导数去求该函数.例如,设曲线任一点处的切线斜率 $y'=2x$,则不难得出 $(x^2)'=2x$,于是 $y=x^2$ 就是所求曲线方程之一;又对于任意常数 $C,(x^2+C)'=2x$,故曲线方程的一般表达式应为 $y=x^2+C$. 由 $y'=2x$ 求 y,这类问题就是不定积分问题.

一、不定积分的概念

定义 3-1 若在某区间上 $F'(x)=f(x)$,则称 $F(x)$ 为 $f(x)$ 在该区间上的一个原函数(primitive function).

例如,$\sin x$ 是 $\cos x$ 在区间 $(-\infty,+\infty)$ 上的一个原函数. $\ln x$ 是 $\dfrac{1}{x}$ 在区间 $(0,+\infty)$ 上的一个原函数.

对于一个给定的函数 $f(x)$,假如它有一个原函数 $F(x)$,那么它便有无穷多个原函数.因为对任意常数 C,都有

$$[F(x)+C]'=F'(x)=f(x).$$

这表明 $F(x)+C$ 也是 $f(x)$ 的原函数.

同时,$F(x)+C$ 已将 $f(x)$ 的所有原函数包罗无遗.因为若 $G(x)$ 也是 $f(x)$ 的原函数,则

$$[G(x)-F(x)]'=G'(x)-F'(x)=f(x)-f(x)\equiv0.$$

由 Lagrange 中值定理的推论可知:导数恒为零的函数必为常数,因此

$$G(x)-F(x)=C \quad (C 为常数).$$

即 $G(x)$ 也应具有 $F(x)+C$ 的形式.

定义 3-2 函数 $f(x)$ 的全体原函数称为 $f(x)$ 的不定积分(indefinite integral),又称为 $f(x)$ 的原函数族,记作 $\int f(x)\mathrm{d}x$.其中 $\int$ 为积分号,$f(x)$ 为被积函数,$f(x)\mathrm{d}x$ 为被积表达式,x 为积分变量.

如果 $F(x)$ 是 $f(x)$ 的某一原函数,由定义有 $\int f(x)\mathrm{d}x=F(x)+C$,其中 C 为积分常数.

由此可知,求 $f(x)$ 的不定积分只需求出 $f(x)$ 的一个原函数,再加上任意常数 C.

例如,$\int 2x\mathrm{d}t=x^2+C;\int\cos x\mathrm{d}x=\sin x+C;\int gt\mathrm{d}t=\dfrac{1}{2}gt^2+C.$

不定积分的几何意义 求函数 $f(x)$ 的不定积分,从几何的观点来看,就是要找出所有这样的曲线,它们在横坐标为 x 的点处切线的斜率等于 $f(x)$.如果 $y=F(x)$ 是这些曲线之一,它即称为 $f(x)$ 的一条积分曲线.将这条曲线沿着 y 轴作上、下平行移动,便可以得到

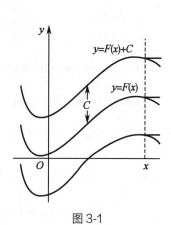

图 3-1

一族积分曲线 $y=F(x)+C$(图 3-1).

例 3-1 求经过点 $(1,3)$,且其切线的斜率为 $3x^2$ 的曲线方程.

解 因为 $(x^3)'=3x^2$,所以由 $\int 3x^2\mathrm{d}x=x^3+C$,得曲线族

$$y=x^3+C$$

将 $x=1,y=3$ 代入,得 $C=2$.故所求曲线为

$$y=x^3+2$$

二、不定积分的性质和基本积分公式

根据不定积分的定义,有

性质 3-1 $\left[\int f(x)\mathrm{d}x\right]'=f(x)$ 或 $\mathrm{d}\int f(x)\mathrm{d}x=f(x)\mathrm{d}x$

性质 3-2 $\int f'(x)\mathrm{d}x=f(x)+C$ 或 $\int \mathrm{d}f(x)=f(x)+C$

例如 $\left(\int e^{-x^2}\mathrm{d}x\right)'=e^{-x^2}$,而 $\int (e^{-x^2})'\mathrm{d}x=e^{-x^2}+C$

上述两个性质清楚地表明,求不定积分与求导数(或微分)互为逆运算.因此,有一个导数公式,就相应地有一个积分公式.例如,从 $\left(\dfrac{x^{\alpha+1}}{\alpha+1}\right)'=x^{\alpha}(\alpha\neq-1)$,便有,$\int x^{\alpha}\mathrm{d}x=\dfrac{x^{\alpha+1}}{\alpha+1}+C$ ($\alpha\neq-1$).于是有基本积分公式如下:

(1) $\int x^{\alpha}\mathrm{d}x=\dfrac{x^{\alpha+1}}{\alpha+1}+C$ ($\alpha\neq-1$)

(2) $\int \dfrac{1}{x}\mathrm{d}x=\ln|x|+C$ ($x\neq0$)

(3) $\int e^x\mathrm{d}x=e^x+C$

(4) $\int a^x\mathrm{d}x=\dfrac{a^x}{\ln a}+C$

(5) $\int \cos x\mathrm{d}x=\sin x+C$

(6) $\int \sin x\mathrm{d}x=-\cos x+C$

(7) $\int \sec^2 x\mathrm{d}x=\tan x+C$

(8) $\int \csc^2 x\mathrm{d}x=-\cot x+C$

(9) $\int \dfrac{1}{1+x^2}\mathrm{d}x=\arctan x+C=-\operatorname{arccot}x+C$

(10) $\int \dfrac{1}{\sqrt{1-x^2}}\mathrm{d}x=\arcsin x+C=-\arccos x+C$

检验积分结果是否正确,只要对结果求导,若其导数等于被积函数则正确.

例 3-2 验证 $\int \dfrac{1}{x}\mathrm{d}x=\ln|x|+C$ ($x\neq0$).

证 $\because$ 当 $x>0$ 时,$(\ln|x|)'=(\ln x)'=\dfrac{1}{x}$;

当 $x<0$ 时,$(\ln|x|)'=[\ln(-x)]'=\dfrac{1}{(-x)}(-x)'=\dfrac{1}{x}$

$$\therefore \quad \int \frac{1}{x}dx = \ln|x| + C \quad (x \neq 0).$$

性质 3-3　$\int kf(x)dx = k\int f(x)dx$　（k 为非零常数）.

性质 3-4　$\int [f(x) \pm g(x)]dx = \int f(x)dx \pm \int g(x)dx$

上述两个性质都很容易由相应的求导法则推导出来.

例 3-3　求 $\int \left(3x^2 - \dfrac{1}{2\sqrt{x}} + 1\right)dx$.

解
$$\int \left(3x^2 - \frac{1}{2\sqrt{x}} + 1\right)dx = 3\int x^2 dx - \frac{1}{2}\int x^{-\frac{1}{2}}dx + \int dx = x^3 - \sqrt{x} + x + C$$

注意：此处只需写一个积分常数 C.

例 3-4　求（1）$\int \dfrac{x^4}{1+x^2}dx$；（2）$\int \tan^2 x dx$；（3）$\int \sqrt{x}(x^2-5)dx$；（4）$\int e^x(3+2^x)dx$.

解　（1）$\displaystyle\int \frac{x^4}{1+x^2}dx = \int \left(x^2 - 1 + \frac{1}{1+x^2}\right)dx = \frac{x^3}{3} - x + \arctan x + C$

（2）$\displaystyle\int \tan^2 x dx = \int (\sec^2 x - 1)dx = \tan x - x + C$

（3）$\displaystyle\int \sqrt{x}(x^2-5)dx = \int \left(x^{\frac{5}{2}} - 5x^{\frac{1}{2}}\right)dx = \frac{2}{7}x^{\frac{7}{2}} - \frac{10}{3}x^{\frac{3}{2}} + C$

（4）$\displaystyle\int e^x(3+2^x)dx = 3\int e^x dx + \int (2e)^x dx = 3e^x + \frac{(2e)^x}{\ln(2e)} + C = 3e^x + \frac{2^x e^x}{\ln 2 + 1} + C$

从以上的例子看到，直接利用基本积分公式及不定积分的运算性质（有时要先将被积函数作代数或三角恒等变换），可以求出一些简单的不定积分，这种积分方法称为直接积分法.但对于 $\int \dfrac{1}{1+\sqrt{x}}dx$、$\int e^x\sin x dx$ 等，不能使用直接积分法.因此，必须进一步研究积分方法.

三、换元积分法

引例　$\int e^{2x}dx = e^{2x} + C$ 是否成立？

解决方法：利用复合函数，设置中间变量.令 $u = 2x$，则 $dx = \dfrac{1}{2}du$

$$\int e^{2x}dx = \frac{1}{2}\int e^u du = \frac{1}{2}e^u + C = \frac{1}{2}e^{2x} + C$$

由引例可以看出，将复合函数求导法则反过来用于不定积分，就得到不定积分的换元积分法（integration by substitution）.通常将换元积分法分为第一换元积分法和第二换元积分法.

1. 第一换元积分法（凑微分法）

定理 3-1　设 $f(u)$ 具有原函数 $F(u)$，$u = \varphi(x)$ 可导，则

$$\int f[\varphi(x)]\varphi'(x)dx = \left[\int f(u)du\right]_{u=\varphi(x)} = F[\varphi(x)] + C \tag{3-1}$$

证　由假设 $F'(u) = f(u)$，应用复合函数求导法则，得

$$\frac{d}{dx}F[\varphi(x)] = F'(u)\varphi'(x) = f(u)\varphi'(x) = f[\varphi(x)]\varphi'(x)$$

故式（3-1）成立.

第一换元积分法的关键，是通过引入中间变量 $u = \varphi(x)$，把被积表达式凑成某个函数的微分，然

后利用基本积分公式求出结果,故又称凑微分法.

例3-5 求(1)$\int\dfrac{dx}{a^2+x^2}$ $(a>0)$;(2)$\int\tan x dx$.

解 (1)$\int\dfrac{dx}{a^2+x^2}=\dfrac{1}{a}\int\dfrac{d\left(\dfrac{x}{a}\right)}{1+\left(\dfrac{x}{a}\right)^2}\xlongequal{\frac{x}{a}=u}\dfrac{1}{a}\int\dfrac{du}{1+u^2}=\dfrac{1}{a}\arctan u+C=\dfrac{1}{a}\arctan\dfrac{x}{a}+C$

(2)$\int\tan x dx=\int\dfrac{\sin x}{\cos x}dx=-\int\dfrac{d\cos x}{\cos x}\xlongequal{\cos x=u}-\int\dfrac{du}{u}=-\ln|u|+C=-\ln|\cos x|+C$

当对换元积分比较熟练后,可不必写出中间变量u.

例3-6 求$\int\sqrt{x+a}\,dx$.

解
$$\int\sqrt{x+a}\,dx=\int(x+a)^{\frac{1}{2}}d(x+a)=\dfrac{2}{3}(x+a)^{\frac{3}{2}}+C$$

例3-7 求$\int\dfrac{dx}{a^2-x^2}$ $(a>0)$.

解 $\int\dfrac{dx}{a^2-x^2}=\dfrac{1}{2a}\int\left(\dfrac{1}{a+x}+\dfrac{1}{a-x}\right)dx=\dfrac{1}{2a}\left[\int\dfrac{d(a+x)}{a+x}-\int\dfrac{d(a-x)}{a-x}\right]=\dfrac{1}{2a}\ln\left|\dfrac{a+x}{a-x}\right|+C$

例3-8 求$\int\sec x dx$.

解 $\int\sec x dx=\int\dfrac{dx}{\cos x}=\int\dfrac{\cos x dx}{\cos^2 x}=\int\dfrac{d\sin x}{1-\sin^2 x}\xlongequal{\text{由例3-7}}\dfrac{1}{2}\ln\left|\dfrac{1+\sin x}{1-\sin x}\right|+C$

$=\dfrac{1}{2}\ln\left|\dfrac{(1+\sin x)^2}{1-\sin^2 x}\right|+C=\ln\left|\dfrac{1+\sin x}{\cos x}\right|+C=\ln|\sec x+\tan x|+C$

同理
$$\int\csc x dx=\ln|\csc x-\cot x|+C$$

当被积函数是正弦函数的整数次幂与余弦函数的整数次幂相乘时,可拆开奇次项去凑微分.

例3-9 求$\int\sin^2 x\cos^3 x dx$.

解
$$\int\sin^2 x\cos^3 x dx=\int\sin^2 x\cos^2 x d\sin x=\int\sin^2 x(1-\sin^2 x)d\sin x$$
$$=\dfrac{1}{3}\sin^3 x-\dfrac{1}{5}\sin^5 x+C$$

被积函数为正弦函数或余弦函数的偶次幂,一般应先降幂(利用倍角公式)再积分.

例3-10 求$\int\sin^2 x dx$.

解 $\int\sin^2 x dx=\int\dfrac{1-\cos 2x}{2}dx=\dfrac{x}{2}-\dfrac{\sin 2x}{4}+C$

两个不同角的三角函数相乘,可利用积化和差公式.

例3-11 求$\int\sin 6x\cos 2x dx$.

解 $\int\sin 6x\cos 2x dx=\int\dfrac{\sin 8x+\sin 4x}{2}dx=-\dfrac{1}{16}\cos 8x-\dfrac{1}{8}\cos 4x+C$

同一积分,可以有几种不同的解法,其结果在形式上可能不同,但实质上它们只是相差一个常数.如

例3-12 求$\int\sin x\cos x dx$.

解法 1 $\quad \int \sin x \cos x \mathrm{d}x = \int \sin x \mathrm{d}(\sin x) = \dfrac{\sin^2 x}{2} + C$

解法 2 $\quad \int \sin x \cos x \mathrm{d}x = -\int \cos x \mathrm{d}(\cos x) = -\dfrac{\cos^2 x}{2} + C$

解法 3 $\quad \int \sin x \cos x \mathrm{d}x = \dfrac{1}{2} \int \sin 2x \mathrm{d}x = -\dfrac{\cos 2x}{4} + C$

通过以上举例可以看出,在利用定理 3-1 求不定积分时,一般比利用复合函数求导法则求函数的导数要困难得多,需要一定的技巧.在被积表达式中凑出 $\varphi'(x)$ 是解决问题的核心.但无一定规律可循.需不断练习,方可熟能生巧.除要熟悉一些典型的例题外,还要熟记一些常用的微分公式和常见的微分类型.凑微分常见的类型:

(1) $\int f(x^{n+1}) x^n \mathrm{d}x = \int \dfrac{f(x^{n+1}) \mathrm{d}(x^{n+1})}{n+1}$

(2) $\int \dfrac{f(\sqrt{x})}{\sqrt{x}} \mathrm{d}x = 2 \int f(\sqrt{x}) \mathrm{d}(\sqrt{x})$

(3) $\int \dfrac{f(\ln x)}{x} \mathrm{d}x = \int f(\ln x) \mathrm{d}(\ln x)$

(4) $\int \dfrac{f\left(\dfrac{1}{x}\right)}{x^2} \mathrm{d}x = -\int f\left(\dfrac{1}{x}\right) \mathrm{d}\left(\dfrac{1}{x}\right)$

(5) $\int f(\sin x) \cos x \mathrm{d}x = \int f(\sin x) \mathrm{d}(\sin x)$

(6) $\int f(e^x) e^x \mathrm{d}x = \int f(e^x) \mathrm{d}(e^x)$

(7) $\int f(\tan x) \sec^2 x \mathrm{d}x = \int f(\tan x) \mathrm{d}(\tan x)$

(8) $\int \dfrac{f(\arctan x)}{1+x^2} \mathrm{d}x = \int f(\arctan x) \mathrm{d}(\arctan x)$

2. 第二换元积分法

第一换元法是通过引入中间变量 $u = \varphi(x)$,把被积表达式凑成某个函数的微分,但有时凑微分不容易,而如果选择 $u = \varphi(x)$ 的反函数 $x = \psi(u)$ 进行换元,则换元后较容易积分,这种换元的方法就是第二换元法,此换元法通常解决被积函数是无理函数的积分问题,其目的是去掉根号或将被积函数化为基本积分公式中的某个形式.

定理 3-2(第二换元法) 设 $x = \psi(u)$ 单调可微且 $\psi'(u) \neq 0$. 又设 $f[\psi(u)] \psi'(u)$ 具有原函数,则有

$$\int f(x) \mathrm{d}x = \left[\int f[\psi(u)] \psi'(u) \mathrm{d}u\right]_{u = \psi^{-1}(x)}$$

例 3-13 求 $\int \dfrac{\mathrm{d}x}{1+\sqrt{x}}$.

解 令 $x = t^2, \mathrm{d}x = 2t\mathrm{d}t$, 所以

$$\int \dfrac{\mathrm{d}x}{1+\sqrt{x}} = 2 \int \dfrac{t\mathrm{d}t}{1+t} = 2 \int \dfrac{(1+t)-1}{1+t} \mathrm{d}t = 2 \int \mathrm{d}t - 2 \int \dfrac{\mathrm{d}t}{1+t} = 2t - 2\ln|1+t| + C$$

$$= 2[\sqrt{x} - \ln(1+\sqrt{x})] + C$$

例 3-14 求 $\int \dfrac{\mathrm{d}x}{(1+\sqrt[3]{x})\sqrt{x}}$.

解 $\displaystyle\int\frac{\mathrm{d}x}{(1+\sqrt[3]{x})\sqrt{x}}\xlongequal{x=t^6}\int\frac{6t^5}{(1+t^2)t^3}\mathrm{d}t=6\int\frac{t^2}{1+t^2}\mathrm{d}t=6\int\left(1-\frac{1}{1+t^2}\right)\mathrm{d}t$

$$=6(t-\arctan t)+C\xlongequal{t=\sqrt[6]{x}}6(\sqrt[6]{x}-\arctan\sqrt[6]{x})+C$$

若被积函数含有根式 $\sqrt{a^2-x^2}$、$\sqrt{a^2+x^2}$、$\sqrt{x^2-a^2}$,可分别令 $x=a\sin t$、$x=a\tan t$、$x=a\sec t$ 进行代换化去根式,这种方法称为三角代换法.

例 3-15 求不定积分 $\displaystyle\int\sqrt{a^2-x^2}\,\mathrm{d}x$ $(a>0)$.

解 作三角替换 $x=a\sin t\left(-\dfrac{\pi}{2}<t<\dfrac{\pi}{2}\right)$,则 $\sqrt{a^2-x^2}=a\cos t$,$\mathrm{d}x=a\cos t\mathrm{d}t$,于是

$$\int\sqrt{a^2-x^2}\,\mathrm{d}x=\int a^2\cos^2 t\mathrm{d}t=\frac{a^2}{2}\int(1+\cos 2t)\mathrm{d}t=\frac{a^2}{2}\left(t+\frac{\sin 2t}{2}\right)+C$$

$$=\frac{a^2}{2}(t+\sin t\cos t)+C$$

为便于把上式右端换回为 x 的函数,根据换元关系式 $x=a\sin t$,

即 $\sin t=\dfrac{x}{a}$,可作如图 3-2 所示的直角三角形,由图 3-2 可得 $\cos t=$

$\dfrac{\sqrt{a^2-x^2}}{a}$,所以

图 3-2

$$\int\sqrt{a^2-x^2}\,\mathrm{d}x=\frac{a^2}{2}\arcsin\frac{x}{a}+\frac{1}{2}x\sqrt{a^2-x^2}+C$$

例 3-16 求 $\displaystyle\int\frac{\mathrm{d}x}{\sqrt{x^2+a^2}}$.

解 $\displaystyle\int\frac{\mathrm{d}x}{\sqrt{x^2+a^2}}\xlongequal{x=a\tan t}\int\frac{a\sec^2 t}{a\sec t}\mathrm{d}t=\int\sec t\mathrm{d}t\xlongequal{\text{由例 3-8}}\ln|\sec t+\tan t|+C_1$

$$\xlongequal{(*)}\ln\left|\frac{\sqrt{x^2+a^2}}{a}+\frac{x}{a}\right|+C_1=\ln\left|x+\sqrt{x^2+a^2}\right|+C$$

其中 $(*)$ 由 $\tan t=\dfrac{x}{a}$ 作辅助三角形(与图 3-2 类似),得 $\sec t=\dfrac{\sqrt{x^2+a^2}}{a}$.

例 3-17 求 $\displaystyle\int\frac{\mathrm{d}x}{\sqrt{x^2-a^2}}$.

解 $\displaystyle\int\frac{\mathrm{d}x}{\sqrt{x^2-a^2}}\xlongequal{x=a\sec t}\int\frac{a\sec t\cdot\tan t}{a\tan t}\mathrm{d}t=\int\sec t\mathrm{d}t=\ln|\sec t+\tan t|+C_1$

$$\xlongequal{(**)}\ln\left|\frac{x}{a}+\frac{\sqrt{x^2-a^2}}{a}\right|+C_1=\ln\left|x+\sqrt{x^2-a^2}\right|+C$$

其中 $(**)$ 由 $\sec t=\dfrac{x}{a}$ 作辅助三角形(与图 3-2 类似),得 $\tan t=\dfrac{\sqrt{x^2-a^2}}{a}$.

要根据被积函数的具体情况,选取简便的代换,对 $\displaystyle\int\frac{\mathrm{d}x}{\sqrt{a^2-x^2}}$ 用第一换元法较简单,而 $\displaystyle\int\sqrt{a^2-x^2}\,\mathrm{d}x$ 却要用三角代换,对形如 $\displaystyle\int\frac{\sqrt{x^2-a^2}}{x^4}\mathrm{d}x$、$\displaystyle\int\frac{\mathrm{d}x}{x\sqrt{a^2\pm x^2}}$、$\displaystyle\int\frac{\mathrm{d}x}{x^2\sqrt{a^2\pm x^2}}$、$\displaystyle\int\frac{\sqrt{a^2\pm x^2}}{x^4}\mathrm{d}x$ 的积分采用倒代换

$\left(x=\dfrac{1}{u}\right)$ 更为方便,如

例 3-18 求 $\int \dfrac{\sqrt{a^2-x^2}}{x^4}\mathrm{d}x$.

解 $\int \dfrac{\sqrt{a^2-x^2}}{x^4}\mathrm{d}x \xlongequal{x=\frac{1}{u}} \int \dfrac{\sqrt{a^2-\dfrac{1}{u^2}}}{\dfrac{1}{u^4}}\left(-\dfrac{\mathrm{d}u}{u^2}\right) = -\int (a^2u^2-1)^{\frac{1}{2}}u\mathrm{d}u = -\dfrac{(a^2u^2-1)^{\frac{3}{2}}}{3a^2}+C$

$$= -\dfrac{(a^2-x^2)^{\frac{3}{2}}}{3a^2x^3}+C$$

例 3-19 求 $\int \dfrac{\mathrm{d}x}{x\sqrt{x^2-1}}$.

解 $\int \dfrac{\mathrm{d}x}{x\sqrt{x^2-1}} = \int \dfrac{\mathrm{d}x}{x^2\sqrt{1-\dfrac{1}{x^2}}} = -\int \dfrac{\mathrm{d}\left(\dfrac{1}{x}\right)}{\sqrt{1-\left(\dfrac{1}{x}\right)^2}} = \arccos\dfrac{1}{x}+C$

四、分部积分法

设 $u=u(x)$ 与 $v=v(x)$ 均是可微函数,由乘积的求导法则 $(uv)'=uv'+u'v$,有

$$uv'=(uv)'-u'v$$

对等式两边求不定积分,得到

$$\int uv'\mathrm{d}x = uv-\int u'v\mathrm{d}x \quad \text{或} \quad \int u\mathrm{d}v = uv-\int v\mathrm{d}u$$

这就是分部积分公式(integration by parts),能使不便求的 $\int u\mathrm{d}v$ 转变为比较易求的 $\int v\mathrm{d}u$ 来计算.

例 3-20 求不定积分 $\int \ln x\mathrm{d}x$.

解 令 $u=\ln x,\mathrm{d}v=\mathrm{d}x$,则有

$$\int \ln x\mathrm{d}x = x\ln x-\int x\mathrm{d}\ln x = x\ln x-\int \mathrm{d}x = x\ln x-x+C$$

例 3-21 求 $\int x\cos x\mathrm{d}x$.

解 令 $u=x,\mathrm{d}v=\cos x\mathrm{d}x$,则

$$\int x\cos x\mathrm{d}x = \int x\mathrm{d}\sin x = x\sin x-\int \sin x\mathrm{d}x = x\sin x+\cos x+C$$

为简单起见,以后我们不再标明 u、v 的取法,而直接运用分部积分公式.

例 3-22 求 $\int e^x\sin x\mathrm{d}x$.

解 $\int e^x\sin x\mathrm{d}x = \int \sin x\mathrm{d}e^x = e^x\sin x-\int e^x\mathrm{d}\sin x = e^x\sin x-\int e^x\cos x\mathrm{d}x$

$$= e^x\sin x-\int \cos x\mathrm{d}e^x = e^x\sin x-e^x\cos x-\int e^x\sin x\mathrm{d}x$$

把右端末项移到左端,再两端同除以 2,有

$$\int e^x\sin x\mathrm{d}x = \dfrac{e^x}{2}(\sin x-\cos x)+C$$

上式右端已不含积分项,故加上了任意常数 C.

例 3-23 求 $\int \dfrac{\ln\sqrt{x}}{\sqrt{x}}\mathrm{d}x$.

解　设 $u=\sqrt{x}$,则

$$\int \frac{\ln\sqrt{x}}{\sqrt{x}}\mathrm{d}x = 2\int \ln u\,\mathrm{d}u = 2(u\ln u - \int \mathrm{d}u) = 2u(\ln u - 1) + C = 2\sqrt{x}(\ln\sqrt{x} - 1) + C$$

在例 3-23 中同时使用了换元和分部积分法.

下面列出部分适用分部积分法求不定积分的被积函数类型及 u 和 $\mathrm{d}v$ 的选取法:

类型 I : $\int P(x)e^{ax}\mathrm{d}x$ 　　　　　　　　$u=P(x)$, $\mathrm{d}v=e^{ax}\mathrm{d}x$ 　（ $P(x)$ 为 x 的多项式）

　　　　$\int P(x)\sin x\,\mathrm{d}x$ 　　　　　　　　$u=P(x)$, $\mathrm{d}v=\sin x\,\mathrm{d}x$

　　　　$\int P(x)\cos x\,\mathrm{d}x$ 　　　　　　　　$u=P(x)$, $\mathrm{d}v=\cos x\,\mathrm{d}x$

如例 3-21.

类型 II : $\int P(x)\ln x\,\mathrm{d}x$ 　　　　　　　　$u=\ln x$, $\mathrm{d}v=P(x)\mathrm{d}x$

　　　　$\int P(x)\arcsin x\,\mathrm{d}x$ 　　　　　　$u=\arcsin x$, $\mathrm{d}v=P(x)\mathrm{d}x$

　　　　$\int P(x)\arctan x\,\mathrm{d}x$ 　　　　　　$u=\arctan x$, $\mathrm{d}v=P(x)\mathrm{d}x$

如例 3-20.

类型 III : $\int e^{ax}\sin bx\,\mathrm{d}x$ 　　　　　　　u , $\mathrm{d}v$ 任意选取

　　　　$\int e^{ax}\cos bx\,\mathrm{d}x$ 　　　　　　　u , $\mathrm{d}v$ 任意选取

如例 3-22.

对于实际问题中所碰到的积分,通常可以查阅已经编成的积分表.大多数积分表均按被积函数的类型编排,使用时可直接或经过简单变形后从积分表中查得所需结果.

因为初等函数在其定义区间内均连续,所以其原函数一定存在,但不一定都是初等函数.例如 $\int e^{-x^2}\mathrm{d}x$, $\int \frac{\mathrm{d}x}{\ln x}$, $\int \frac{\sin x}{x}\mathrm{d}x$, $\int \sin x^2\mathrm{d}x$, $\int \frac{\mathrm{d}x}{\sqrt{x^4+1}}$ 等都不是初等函数,这类积分称为"积不出"的积分.

思考与练习

1. 在区间 $(-\infty, +\infty)$ 上,下列命题是否正确? 为什么?

（1） $\frac{x^3}{3}$ 是 x^2 的原函数;

（2） $\ln|x|$ 是 $\frac{1}{x}$ 的原函数;

（3） $\arcsin x$ 是 $\frac{1}{\sqrt{1-x^2}}$ 的原函数.

2. 证明函数 $\ln x$ 、 $\ln(ax)$ （常数 $a>0$ ）和 $\ln x+b$ （ b 为常数）是同一函数的原函数. 说明这三个函数相互之间均只差一个常数.

3. 下列式子是否正确? 为什么?

（1） $\frac{\mathrm{d}}{\mathrm{d}x}\left[\int f(x)\mathrm{d}x\right]=f(x)$;　　　（2） $\int f'(x)\mathrm{d}x=f(x)$;　　　（3） $\mathrm{d}\left[\int f(x)\mathrm{d}x\right]=f(x)$.

第二节　定　积　分

定积分是积分学的一个重要概念,在科学研究和生产实践中应用十分广泛,如平面图形面积、变

力所做的功等都可以归结为定积分问题.本节从两个实例——求曲边梯形的面积和变速直线运动的路程入手,引出定积分概念,接着讨论定积分的性质、定积分与不定积分的内在联系.

一、定积分的概念

（一）两个实例

例 3-24　曲边梯形的面积. 由连续曲线 $y=f(x)$ $(x \geqslant 0)$ 与直线 $x=a$、$x=b$、$y=0$ 围成的平面图形称为曲边梯形(图 3-3).求曲边梯形的面积 A.

由于曲边梯形有一边是曲线,其高 $f(x)$ 是变动的,而矩形的高是不变的,所以不能直接用矩形面积的公式来计算.但如果把区间 $[a,b]$ 划分为若干个小区间,则所求的曲边梯形分割成若干个以小区间为底的小曲边梯形,由于 $f(x)$ 在 $[a,b]$ 连续,而小区间长度很小,所以小曲边梯形的高度变化很小,因此小曲边梯形面积可由小区间上任一点的函数值为高的小矩形面积近似代替.这些小矩形面积之和作为曲边梯形面积 A 的近似值.

图 3-3

显然,把区间 $[a,b]$ 分割得越细,所得面积近似程度就越好,当每个小区间的长度趋于零时,其极限值就是曲边梯形面积 A 的精确值.具体做法如下:

1. 分割

将曲边梯形分割为 n 个小曲边梯形,在区间 $[a,b]$ 内任意插入 $n-1$ 个分点:

$$a = x_0 < x_1 < x_2 < \cdots < x_n = b$$

把 $[a,b]$ 分成 n 个小区间,每个小区间的长度为

$$\Delta x_i = x_i - x_{i-1} \quad (i = 1, 2, \cdots, n)$$

2. 近似

在每个小区间 $[x_{i-1}, x_i]$ $(i = 1, 2, \cdots, n)$ 上任取一点 ξ_i,则小曲边梯形的面积 ΔA_i 可近似地用以 Δx_i 为底 $f(\xi_i)$ 为高(以直代曲) 的小矩形面积代替,即

$$\Delta A_i \approx f(\xi_i) \Delta x_i \quad (i = 1, 2, \cdots, n)$$

3. 求和

将上述 n 个小矩形面积加起来,就得到曲边梯形面积的近似值

$$A = \sum_{i=1}^{n} \Delta A_i \approx \sum_{i=1}^{n} f(\xi_i) \Delta x_i$$

4. 取极限

记 $\lambda = \max\limits_{1 \leqslant i \leqslant n} \{\Delta x_i\}$,$\lambda \to 0$ 表示每个小区间长度都趋于 0,则曲边梯形面积的精确值为

$$A = \lim_{\lambda \to 0} \sum_{i=1}^{n} f(\xi_i) \Delta x_i$$

例 3-25　变速直线运动的路程. 设某物体做直线运动,已知速度 $v=v(t) \geqslant 0$ 是时间间隔 $[T_1, T_2]$ 上的连续函数,求这段时间内物体所经过的路程 s.

由于速度函数是连续变化的,故解法与求曲边梯形的面积类似.

1. 分割

在时间间隔 $[T_1, T_2]$ 内任意插入 $n-1$ 个分点:

$$T_1 = t_0 < t_1 < t_2 < \cdots < t_n = T_2$$

把 $[T_1, T_2]$ 分成 n 个小区间,各小区间的长度为

$$\Delta t_i = t_i - t_{i-1} \quad (i=1,\ 2,\ \cdots,\ n)$$

2. 近似

在区间 $[t_{i-1},t_i]$ $(i=1、2、\cdots,n)$ 内任取一时刻 τ_i，以此时刻的速度 $v(\tau_i)$ 代替 $[t_{i-1},t_i]$ 上各个时刻的速度，则每小段路程的近似值为

$$\Delta s_i \approx v(\tau_i)\Delta t_i \quad (i=1,2,\cdots,n)$$

3. 求和

求出总路程的近似值

$$s = \sum_{i=1}^{n} \Delta s_i \approx \sum_{i=1}^{n} v(\tau_i)\Delta t_i$$

4. 取极限

得到总路程的精确值

$$s = \lim_{\lambda \to 0} \sum_{i=1}^{n} v(\tau_i)\Delta t_i,其中 \lambda = \max_{1 \le i \le n} \{\Delta t_i\}$$

从上面两例来看，虽然实际意义不同——前者为几何量、后者为物理量，但都由一个函数及其自变量的变化区间所决定，其解决问题的方法和步骤完全相同，并且都归结为求一个具有完全相同数学结构的和式的极限.

（二）定积分的概念

定义 3-3   设函数 $f(x)$ 在区间 $[a,b]$ 上有定义，任取分点

$$a = x_0 < x_1 < x_2 < \cdots < x_{n-1} < x_n = b$$

将 $[a,b]$ 分成 n 个小区间，在每个小区间 $[x_{i-1},x_i]$ 上任取一点 $\xi_i (x_{i-1} \le \xi_i \le x_i)$，作和式

$$\sum_{i=1}^{n} f(\xi_i)\Delta x_i \quad (其中 \Delta x_i = x_i - x_{i-1}). \tag{3-2}$$

如果不论对 $[a,b]$ 如何分法以及 ξ_i 如何取法，只要当 $\lambda = \max\limits_{1 \le i \le n}\{\Delta x_i\} \to 0$ 时，和式(3-2)的极限存在，则称此极限值为 $f(x)$ 在 $[a,b]$ 上的定积分(definite integral)，记为 $\int_a^b f(x)\mathrm{d}x$. 即

$$\int_a^b f(x)\mathrm{d}x = \lim_{\lambda \to 0} \sum_{i=1}^{n} f(\xi_i)\Delta x_i$$

其中称 $f(x)$ 为被积函数，$f(x)\mathrm{d}x$ 为被积表达式，x 为积分变量，a 和 b 分别为积分下限和积分上限，$[a,b]$ 为积分区间，$\sum\limits_{i=1}^{n} f(\xi_i)\Delta x_i$ 为积分和.

定积分 $\int_a^b f(x)\mathrm{d}x$ 作为和式(3-2)的极限，是唯一的一个数，只与被积函数、积分区间有关，而与积分变量所用的记号无关. 即

$$\int_a^b f(x)\mathrm{d}x = \int_a^b f(t)\mathrm{d}t = \int_a^b f(u)\mathrm{d}u$$

根据定积分的定义，前面两个实例中的面积或路程都可以用定积分表示.

曲边梯形的面积可表示为

$$A = \int_a^b f(x)\mathrm{d}x$$

变速直线运动的路程可表示为

$$S = \int_{T_1}^{T_2} v(t)\mathrm{d}t$$

当 $f(x) \ge 0$ 时，$\int_a^b f(x)\mathrm{d}x$ 表示由曲线 $y=f(x)$、直线 $x=a$、$x=b$ 及 x 轴所围成的曲边梯形面积.

当 $f(x) \le 0$ 时，$\int_a^b f(x)\mathrm{d}x$ 表示由曲线 $y=f(x)$、直线 $x=a$、$x=b$ 及 x 轴所围成的曲边梯形面积的负值.

一般情况下,把处于 x 轴上方的图形的面积赋以正号,处于 x 轴下方的图形的面积赋以负号,定积分 $\int_a^b f(x)\,\mathrm{d}x$ 的几何意义为:它是介于 x 轴、曲线 $y=f(x)$ 及直线 $x=a$、$x=b$ 之间的各部分面积的代数和(图 3-4),即

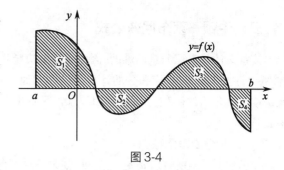

图 3-4

$$\int_a^b f(x)\,\mathrm{d}x = S_1 - S_2 + S_3 - S_4$$

如果函数 $y=f(x)$ 在区间 $[a,b]$ 上的定积分存在,则称 $y=f(x)$ 在 $[a,b]$ 上可积. 可以证明:(1)若 $f(x)$ 在区间 $[a,b]$ 上连续,则 $f(x)$ 在区间 $[a,b]$ 上可积;(2)若 $f(x)$ 在区间 $[a,b]$ 上有界,且只有有限个间断点,则 $f(x)$ 在区间 $[a,b]$ 上可积.

例 3-26 由定积分定义计算 $\int_0^1 x^2\,\mathrm{d}x$.

解 因被积函数 $f(x)=x^2$ 在 $[0,1]$ 连续,故可积.为方便计算,把区间 $[0,1]$ 分成 n 等分,分点为 $x_i = \dfrac{i}{n}$($i=1,2,\cdots,n$),每个小区间的长度 $\Delta x_i = \dfrac{1}{n}$,取小区间右端点为 $\xi_i = \dfrac{i}{n}$($i=1,2,\cdots,n$). 于是

$$\int_0^1 x^2\,\mathrm{d}x = \lim_{\lambda \to 0} \sum_{i=1}^n f(\xi_i)\,\Delta x_i = \lim_{n \to \infty} \sum_{i=1}^n \xi_i^2\,\Delta x = \lim_{n \to \infty} \sum_{i=1}^n \left(\frac{i}{n}\right)^2 \cdot \frac{1}{n}$$

$$= \lim_{n \to \infty} \frac{n(n+1)(2n+1)}{6n^3} = \frac{1}{3}$$

对定积分补充如下定义:

(1) $\int_a^a f(x)\,\mathrm{d}x = 0$;

(2) $\int_a^b f(x)\,\mathrm{d}x = -\int_b^a f(x)\,\mathrm{d}x$.

二、定积分的性质

性质 3-5 $\int_a^b k f(x)\,\mathrm{d}x = k \int_a^b f(x)\,\mathrm{d}x$ (k 是常数).

性质 3-6 $\int_a^b [f(x) \pm g(x)]\,\mathrm{d}x = \int_a^b f(x)\,\mathrm{d}x \pm \int_a^b g(x)\,\mathrm{d}x$

性质 3-7 定积分对积分区间具有可加性,即

$$\int_a^b f(x)\,\mathrm{d}x = \int_a^c f(x)\,\mathrm{d}x + \int_c^b f(x)\,\mathrm{d}x \quad (\text{其中 } a、b、c \text{ 为三个任意实数})$$

性质 3-8 如果在区间 $[a,b]$ 上,$f(x) \leqslant g(x)$,则

$$\int_a^b f(x)\,\mathrm{d}x \leqslant \int_a^b g(x)\,\mathrm{d}x$$

性质 3-9 设 M、m 是函数 $f(x)$ 在区间 $[a,b]$ 上的最大值和最小值,则

$$m(b-a) \leqslant \int_a^b f(x)\,\mathrm{d}x \leqslant M(b-a)$$

性质 3-10(定积分中值定理) 如果函数 $f(x)$ 在闭区间 $[a,b]$ 上连续,则在 $[a,b]$ 上至少存在一点 ξ,使得

$$\int_a^b f(x)\,\mathrm{d}x = f(\xi)(b-a) \quad (a \leqslant \xi \leqslant b)$$

定积分中值定理的几何意义是:以区间 $[a,b]$ 为底、曲线 $y=f(x)$ 为曲边的曲边梯形面积等于同底、高为 $f(\xi)$ 的矩形面积(图 3-5).通常称 $\dfrac{1}{b-a}\int_a^b f(x)\,\mathrm{d}x$ 为函数 $y=f(x)$ 在区间 $[a,b]$ 上的平均值.

三、牛顿—莱布尼兹公式

按定义计算定积分是困难的,因此需要解决定积分的计算问题.Newton 和 Leibniz 把定积分的计算归结为求原函数的运算,这就是本节要介绍的微积分基本定理.为此,下面先介绍积分上限函数.

图 3-5

（一）积分上限函数

设函数 $f(x)$ 在区间 $[a,b]$ 上连续,如果 x 在区间 $[a,b]$ 上任意变动,那么对于每一个取定的 x 值,定积分 $\int_a^x f(t)\,\mathrm{d}t$ 必有唯一确定的对应值,所以 $\int_a^x f(t)\,\mathrm{d}t$ 是 x 的一个函数,记为 $G(x)$,即

$$G(x)=\int_a^x f(t)\,\mathrm{d}t$$

函数 $G(x)$ 称为积分上限函数.

定理 3-2 设函数 $f(x)$ 在区间 $[a,b]$ 上连续,则积分上限函数 $G(x)=\int_a^x f(t)\,\mathrm{d}t$ 在 $[a,b]$ 上可导,且

$$G'(x)=\left[\int_a^x f(t)\,\mathrm{d}t\right]'=f(x)$$

证

$$\Delta G=G(x+\Delta x)-G(x)=\int_a^{x+\Delta x}f(t)\,\mathrm{d}t-\int_a^x f(t)\,\mathrm{d}t=\int_x^{x+\Delta x}f(t)\,\mathrm{d}t=f(\xi)\Delta x$$

$$\frac{\Delta G}{\Delta x}=\frac{f(\xi)\Delta x}{\Delta x}=f(\xi)\quad(\text{其中 }\xi\text{ 在 }x\text{ 与 }x+\Delta x\text{ 之间})$$

因为 $\Delta x\to 0$ 时,$\xi\to x$,且 $f(x)$ 在 $[a,b]$ 上连续,所以

$$G'(x)=\lim_{\Delta x\to 0}\frac{\Delta G}{\Delta x}=\lim_{\xi\to x}f(\xi)=f(x)$$

这个定理指出了一个重要结论:任何连续函数都是有原函数的.如果 $f(x)$ 是连续函数,则 $\int_a^x f(t)\,\mathrm{d}t$ 就是它的一个原函数.这就回答了上节遗留下来的一个问题:尽管不能用初等函数表示出 e^{-x^2} 等的不定积分,但却不能说它们的不定积分不存在.

例 3-27 求 $\lim\limits_{x\to 0}\dfrac{\int_0^x \sin t\,\mathrm{d}t}{x^2}$.

解 当 $x\to 0$ 时,$\dfrac{\int_0^x \sin t\,\mathrm{d}t}{x^2}$ 是 $\dfrac{0}{0}$ 型不定式,由 L'Hospital 法则及定理 3-2,得

$$\lim_{x\to 0}\frac{\int_0^x \sin t\,\mathrm{d}t}{x^2}=\lim_{x\to 0}\frac{\left(\int_0^x \sin t\,\mathrm{d}t\right)'}{(x^2)'}=\lim_{x\to 0}\frac{\sin x}{2x}=\frac{1}{2}$$

推论 如果 $f(t)$ 连续,$a(x)$、$b(x)$ 可导,则

$$\left[\int_{a(x)}^{b(x)}f(t)\,\mathrm{d}t\right]'=f[b(x)]b'(x)-f[a(x)]a'(x)$$

例 3-28 求 $\left[\int_{x^2}^{x^3}e^{-t^2}\,\mathrm{d}t\right]'$.

解
$$\left[\int_{x^2}^{x^3}e^{-t^2}\,\mathrm{d}t\right]'=e^{-x^6}(x^3)'-e^{-x^4}(x^2)'=3x^2e^{-x^6}-2xe^{-x^4}$$

（二）牛顿—莱布尼兹公式

定理 3-3（微积分基本定理） 设函数 $f(x)$ 在 $[a,b]$ 上连续,如果 $F(x)$ 是 $f(x)$ 的一个原函数,则

$$\int_a^b f(x)\mathrm{d}x = F(b) - F(a)$$

证 已知 $F(x)$ 是 $f(x)$ 的一个原函数,又由定理 3-2 知, $\int_a^x f(t)\mathrm{d}t$ 也是 $f(x)$ 的一个原函数. 由于同一函数的任何两个原函数之间只能相差一个常数,所以

$$\int_a^x f(t)\mathrm{d}t = F(x) + C$$

令 $x=a$, $F(a)+C=\int_a^a f(t)\mathrm{d}t=0$,得 $C=-F(a)$,代入上式,有

$$\int_a^x f(t)\mathrm{d}t = F(x) - F(a)$$

令 $x=b$,上式成为

$$\int_a^b f(t)\mathrm{d}t = F(b) - F(a)$$

一般常写成如下形式

$$\int_a^b f(x)\mathrm{d}x = F(x)\Big|_a^b = F(b) - F(a) \tag{3-3}$$

公式(3-3)就是著名的牛顿—莱布尼兹公式(Newton-Leibniz formula),这个公式将定积分的计算转化为求不定积分的问题.

例 3-29 用牛顿—莱布尼兹公式重新计算例 3-26,即求 $\int_0^1 x^2\mathrm{d}x$.

解
$$\int_0^1 x^2\mathrm{d}x = \frac{x^3}{3}\bigg|_0^1 = \frac{1}{3} - 0 = \frac{1}{3}$$

例 3-30 求 $\int_{-1}^3 |2-x|\mathrm{d}x$.

解 因为 $|2-x| = \begin{cases} 2-x, & x\leqslant 2 \\ x-2, & x>2 \end{cases}$,所以

$$\int_{-1}^3 |2-x|\mathrm{d}x = \int_{-1}^2 (2-x)\mathrm{d}x + \int_2^3 (x-2)\mathrm{d}x = 5.$$

四、定积分的换元积分法和分部积分法

微积分基本定理说明定积分的计算可归结为求不定积分的计算,而不定积分的运算主要有换元积分法和分部积分法.因此,在一定条件下,也可以在定积分的计算中应用换元积分法和分部积分法.

1. 定积分的换元积分法

如果函数 $f(x)$ 在区间 $[a,b]$ 上连续,而 $x=\varphi(t)$ 在 $[\alpha,\beta]$ 上是单值的且有连续的导数,当自变量 t 在 $[\alpha,\beta]$ 上变化时,由函数 $\varphi(t)$ 所确定的 x 值在 $[a,b]$ 上变化,且 $\varphi(\alpha)=a$、$\varphi(\beta)=b$,则

$$\int_a^b f(x)\mathrm{d}x = \int_\alpha^\beta f[\varphi(t)]\varphi'(t)\mathrm{d}t \tag{3-4}$$

公式(3-4)称为定积分的换元公式. 在应用时必须注意:①换元后定积分的上下限要相应改变,即换元必换限;②求出新变量的积分后,只要将新的积分限代入计算,不必换回原来的变量.

例 3-31 求(1) $\int_0^1 (x^2+1)^3 x\mathrm{d}x$; (2) $\int_0^{\frac{\pi}{2}} \cos^5 x\sin x\mathrm{d}x$.

解 (1) 令 $x^2+1=t$,则 $x\mathrm{d}x=\dfrac{1}{2}\mathrm{d}t$. 当 $x=0$ 时,$t=1$;$x=1$ 时,$t=2$. 故

$$\int_0^1 (x^2+1)^3 x\mathrm{d}x = \int_1^2 t^3 \cdot \frac{1}{2}\mathrm{d}t = \frac{1}{2}\left(\frac{1}{4}t^4\bigg|_1^2\right) = \frac{15}{8}$$

如果不明显地写出新变量 t,则不必改变积分限,即

$$\int_0^1 (x^2+1)^3 x\mathrm{d}x=\frac{1}{2}\int_0^1 (x^2+1)^3\mathrm{d}(x^2+1)=\frac{1}{2}\left[\frac{1}{4}(x^2+1)^4\right]_0^1=\frac{15}{8}$$

(2) $\displaystyle\int_0^{\frac{\pi}{2}}\cos^5 x\sin x\mathrm{d}x=-\int_0^{\frac{\pi}{2}}\cos^5 x\mathrm{d}(\cos x)=-\left[\frac{1}{6}\cos^6 x\right]_0^{\frac{\pi}{2}}=\frac{1}{6}$

例 3-32　求 $\displaystyle\int_0^1 x^2\sqrt{1-x^2}\,\mathrm{d}x$.

分析　本例可用第二换元法求解,注意换元时必须换限.

解　$\displaystyle\int_0^1 x^2\sqrt{1-x^2}\,\mathrm{d}x \xlongequal{x=\sin t}\int_0^{\frac{\pi}{2}}\sin^2 t\cos^2 t\,\mathrm{d}t=\frac{1}{4}\int_0^{\frac{\pi}{2}}\sin^2 2t\,\mathrm{d}t=\frac{1}{4}\int_0^{\frac{\pi}{2}}\frac{1-\cos 4t}{2}\,\mathrm{d}t$

$$=\frac{1}{8}\left[t-\frac{\sin 4t}{4}\right]_0^{\frac{\pi}{2}}=\frac{\pi}{16}$$

例 3-33　设函数 $f(x)$ 在区间 $[-a,a]$ 上连续,试证:

$$\int_{-a}^a f(x)\,\mathrm{d}x=\begin{cases}0, & \text{当}f(x)\text{为奇函数}\\ 2\displaystyle\int_0^a f(x)\,\mathrm{d}x, & \text{当}f(x)\text{为偶函数}\end{cases}.$$

证　$\displaystyle\int_{-a}^a f(x)\,\mathrm{d}x=\int_{-a}^0 f(x)\,\mathrm{d}x+\int_0^a f(x)\,\mathrm{d}x$

$\because\quad\displaystyle\int_{-a}^0 f(x)\,\mathrm{d}x\xlongequal{x=-u}-\int_a^0 f(-u)\,\mathrm{d}u=\int_0^a f(-x)\,\mathrm{d}x$,

$\therefore\quad\displaystyle\int_{-a}^a f(x)\,\mathrm{d}x=\int_0^a[f(-x)+f(x)]\,\mathrm{d}x=\begin{cases}0, & \text{当}f(x)\text{为奇函数}\\ 2\displaystyle\int_0^a f(x)\,\mathrm{d}x, & \text{当}f(x)\text{为偶函数}\end{cases}$

例如　$\displaystyle\int_{-1}^1 x^4\sin x\mathrm{d}x=0$; $\displaystyle\int_{-2}^2|x|\mathrm{d}x=2\int_0^2|x|\mathrm{d}x=2\int_0^2 x\mathrm{d}x=4$

2. 定积分的分部积分法

设函数 $u=u(x)$ 和 $v=v(x)$ 都在 $[a,b]$ 上有连续的导函数,对公式

$$uv'=(uv)'-u'v$$

的两端取从 a 到 b 的定积分,有

$$\int_a^b uv'\mathrm{d}x=\int_a^b (uv)'\mathrm{d}x-\int_a^b u'v\mathrm{d}x$$

故

$$\int_a^b uv'\mathrm{d}x=uv\Big|_a^b-\int_a^b u'v\mathrm{d}x \tag{3-5}$$

公式(3-5)称为定积分的分部积分公式.

例 3-34　求 $\displaystyle\int_1^e \ln x\mathrm{d}x$.

解　$\displaystyle\int_1^e \ln x\mathrm{d}x=x\ln x\Big|_1^e-\int_1^e x\cdot\frac{\mathrm{d}x}{x}=e-x\Big|_1^e=1$.

思考与练习

1. 说明定积分 $\displaystyle\int_0^3 (x^2+1)\mathrm{d}x$ 与不定积分 $\displaystyle\int (x^2+1)\mathrm{d}x$ 的联系及区别,进一步说明 $\displaystyle\int_a^b f(x)\mathrm{d}x$ 与 $\displaystyle\int f(x)\mathrm{d}x$ 的区别.

2. 若 $f(x)$ 是 $[a,b]$ 上的连续函数,则 $\displaystyle\int_a^x f(t)\mathrm{d}t$ 是其在该区间的原函数,对不对? $\displaystyle\int_x^b f(t)\mathrm{d}t$ 是否为

$f(x)$ 的原函数? 为什么?

3. 一个函数若有原函数,则有无穷多个原函数.那么利用牛顿—莱布尼兹公式计算定积分 $\int_a^b f(x)\,\mathrm{d}x = F(b) - F(a)$ 时,是否会由于选取不同的原函数而得到不同的积分值? 为什么?

第三节 广 义 积 分

在许多实际问题中,会遇到积分区间无限或被积函数无界的积分,这两类积分统称为广义积分(improper integral),广义积分不属于前面所说的定积分.

一、无穷区间上的广义积分

定义 3-4 设函数 $f(x)$ 在区间 $[a, +\infty)$ 上连续,如果极限 $\lim\limits_{b \to +\infty} \int_a^b f(x)\,\mathrm{d}x\,(a < b)$ 存在,则称此极限为 $f(x)$ 在 $[a, +\infty)$ 上的广义积分,记为

$$\int_a^{+\infty} f(x)\,\mathrm{d}x = \lim\limits_{b \to +\infty} \int_a^b f(x)\,\mathrm{d}x$$

这时也称无穷限广义积分 $\int_a^{+\infty} f(x)\,\mathrm{d}x$ 存在或收敛(convergent);若极限不存在,则称广义积分 $\int_a^{+\infty} f(x)\,\mathrm{d}x$ 不存在或发散(divergent).

若记 $F(+\infty) = \lim\limits_{x \to +\infty} F(x)$,则广义积分的计算可统一到牛顿—莱布尼兹公式的情形:

$$\int_a^{+\infty} f(x)\,\mathrm{d}x = F(x)\,\big|_a^{+\infty} = F(+\infty) - F(a) \tag{3-6}$$

类似地,定义广义积分

$$\int_{-\infty}^b f(x)\,\mathrm{d}x = \lim\limits_{a \to -\infty} \int_a^b f(x)\,\mathrm{d}x$$

$$\int_{-\infty}^{+\infty} f(x)\,\mathrm{d}x = \lim\limits_{a \to -\infty} \int_a^c f(x)\,\mathrm{d}x + \lim\limits_{b \to +\infty} \int_c^b f(x)\,\mathrm{d}x \quad (c \text{ 为任意常数})$$

当上式右端两个广义积分都收敛时,称广义积分 $\int_{-\infty}^{+\infty} f(x)\,\mathrm{d}x$ 收敛,否则称广义积分发散.

与公式(3-6)类似,有

$$\int_{-\infty}^{+\infty} f(x)\,\mathrm{d}x = F(x)\big|_{-\infty}^{+\infty} = F(+\infty) - F(-\infty)$$

例 3-35 求广义积分

(1) $\displaystyle\int_{-\infty}^{+\infty} \frac{\mathrm{d}x}{1+x^2}$;　　　　　(2) $\displaystyle\int_1^{+\infty} \frac{\mathrm{d}x}{x}$.

解 (1) $\displaystyle\int_{-\infty}^{+\infty} \frac{\mathrm{d}x}{1+x^2} = \arctan x\,\big|_{-\infty}^{+\infty} = \lim\limits_{x \to +\infty} \arctan x - \lim\limits_{x \to -\infty} \arctan x$

$$= \frac{\pi}{2} - \left(-\frac{\pi}{2}\right) = \pi$$

(2) $\displaystyle\int_1^{+\infty} \frac{\mathrm{d}x}{x} = \ln x\,\big|_1^{+\infty} = +\infty$

广义积分 $\displaystyle\int_{-\infty}^{+\infty} \frac{\mathrm{d}x}{1+x^2}$ 在几何上表示曲线 $y = \dfrac{1}{1+x^2}$ 与 x 轴所围图形的面积为 π (图 3-6).

图 3-6

二、被积函数为无界的广义积分

定义 3-5   设函数 $f(x)$ 在区间 $(a,b]$ 上连

续,且 $\lim\limits_{x \to a^{+}} f(x) = \infty$,如果 $\lim\limits_{\varepsilon \to 0^{+}} \int_{a+\varepsilon}^{b} f(x)\,\mathrm{d}x$ $(\varepsilon > 0)$ 存在,则称这个极限为函数 $f(x)$ 在区间 $(a,b]$ 上的广

义积分,记为 $\int_{a}^{b} f(x)\,\mathrm{d}x$,即

$$\int_{a}^{b} f(x)\,\mathrm{d}x = \lim_{\varepsilon \to 0^{+}} \int_{a+\varepsilon}^{b} f(x)\,\mathrm{d}x$$

这时称无界函数广义积分 $\int_{a}^{b} f(x)\,\mathrm{d}x$ 收敛;否则称广义积分发散.

类似地,对函数 $f(x)$ 在 $x=b$ 及 $x=c(a<c<b)$ 处有无穷间断点的广义积分分别定义为:

$$\int_{a}^{b} f(x)\,\mathrm{d}x = \lim_{\varepsilon \to 0^{+}} \int_{a}^{b-\varepsilon} f(x)\,\mathrm{d}x \quad (\varepsilon > 0)$$

$$\int_{a}^{b} f(x)\,\mathrm{d}x = \lim_{\varepsilon_1 \to 0^{+}} \int_{a}^{c-\varepsilon_1} f(x)\,\mathrm{d}x + \lim_{\varepsilon_2 \to 0^{+}} \int_{c+\varepsilon_2}^{b} f(x)\,\mathrm{d}x \quad (\varepsilon_1 > 0, \varepsilon_2 > 0)$$

若 $\lim\limits_{x \to c} f(x) = \infty$,只有当上式右端两个极限都存在时,称广义积分 $\int_{a}^{b} f(x)\,\mathrm{d}x$ 收敛,否则称广义积分发散.

例 3-36   计算 $\int_{0}^{1} \dfrac{\mathrm{d}x}{\sqrt{1-x^2}}$.

解   因 $x=1$ 是被积函数的无穷间断点,故

$$\int_{0}^{1} \frac{\mathrm{d}x}{\sqrt{1-x^2}} = \lim_{\varepsilon \to 0^{+}} \int_{0}^{1-\varepsilon} \frac{\mathrm{d}x}{\sqrt{1-x^2}} = \lim_{\varepsilon \to 0^{+}} \left[\arcsin x\right]\Big|_{0}^{1-\varepsilon} = \lim_{\varepsilon \to 0^{+}} \arcsin(1-\varepsilon) = \frac{\pi}{2}$$

例 3-37   求 $\int_{-1}^{1} \dfrac{\mathrm{d}x}{x^2}$.

解 $x=0$ 是被积函数的无穷间断点,由于

$$\lim_{\varepsilon_2 \to 0^{+}} \int_{0+\varepsilon_2}^{1} \frac{\mathrm{d}x}{x^2} = \lim_{\varepsilon_2 \to 0^{+}} \left[-\frac{1}{x}\right]\Big|_{0+\varepsilon_2}^{1} = \lim_{\varepsilon_2 \to 0^{+}} \left(-1+\frac{1}{\varepsilon_2}\right) = +\infty$$

即广义积分 $\int_{0}^{1} \dfrac{\mathrm{d}x}{x^2}$ 发散,所以 $\int_{-1}^{1} \dfrac{\mathrm{d}x}{x^2}$ 发散.

如果没有注意到 $x=0$ 是无穷间断点,就会得出以下的错误结果

$$\int_{-1}^{1} \frac{\mathrm{d}x}{x^2} = \left[-\frac{1}{x}\right]\Big|_{-1}^{1} = -2$$

思考与练习

指出下面运算中的错误,并给出正确的解答:

(1) $\int_{-1}^{1} \dfrac{\mathrm{d}x}{x} = \left[\ln|x|\right]_{-1}^{1} = 0$;

(2) $\int_{-\infty}^{+\infty} x\,\mathrm{d}x = 0$.

第四节   积分的应用

定积分在科学研究,工程技术等各个方面都有广泛的应用,本节将应用定积分理论,分析和解决一些实际问题.应用定积分解决实际问题中,一般先将实际问题抽象为一般数学模式,把所求的量归

纳为某个定积分的分析方法来进行,而微元法就是一种简化的定积分分析方法.

一、微元法

将实际问题转化成定积分定义中的"分割、近似、求和、取极限"的方法称为微元法(infinitesimal method),微元法是高等数学中非常重要的思想方法,用微元法解决实际问题归结为:

(1) 根据问题的具体情况,选取一个变量例如 x 为积分变量,并确定它的变化区间$[a,b]$;

(2) 在$[a,b]$中的求出任取一小区间$[x,x+\mathrm{d}x]$,求出相应于这个一小区间的部分量 ΔA 的近似值.如果 ΔA 能近似地表示为$[a,b]$上的一个连续函数在 x 处的值 $f(x)$ 与 $\mathrm{d}x$ 的乘积,就把 $f(x)\mathrm{d}x$ 称为所求量 A 的元素(或微元),且记作 $\mathrm{d}A$,即 $\mathrm{d}A=f(x)\mathrm{d}x$;

(3) 以所求量 A 的元素 $f(x)\mathrm{d}x$ 为被积表达式,在$[a,b]$上作定积分,即得 A 的定积分表达式:
$A=\int_a^b f(x)\mathrm{d}x.$

以上三步中,关键是第二步,即要正确地列出所求量 A 的微元 $\mathrm{d}A=f(x)\mathrm{d}x$.

注意,所求量 A 必须同时满足下列必要条件:

(1) 所求量 A 对区间$[a,b]$具有代数可加性(数量可加性),(注:对于矢量,如力、动量等,由于矢量的加减法不满足代数可加性,所以不能直接用微元法);

(2) ΔA 与 $\mathrm{d}A$ 相差一个比 Δx 高阶的无穷小,即 $\Delta A-\mathrm{d}A=o(\Delta x)$.

二、平面图形的面积

由曲线 $y=f_1(x)$、$y=f_2(x)$ ($f_1(x)\geqslant f_2(x)$)和直线 $x=a$、$x=b$ ($a<b$)围成的平面图形如图 3-7 所示,求其面积 A.

现用微元法求解:在$[a,b]$内任取小区间$[x,x+\mathrm{d}x]$,它所相应的窄条面积、近似等于高为 $[f_1(x)-f_2(x)]$(以直代曲)、底为 $\mathrm{d}x$ 的窄条矩形面积,故微元 $\mathrm{d}A=[f_1(x)-f_2(x)]\mathrm{d}x$,因此
$$A=\int_a^b [f_1(x)-f_2(x)]\mathrm{d}x$$

同理,由曲线 $x=\varphi_1(y)$、$x=\varphi_2(y)$ ($\varphi_1(y)\geqslant\varphi_2(y)$)及 $y=c$、$y=d$ ($c<d$)围成的平面图形面积(图 3-8)为
$$A=\int_c^d [\varphi_1(y)-\varphi_2(y)]\mathrm{d}y$$

图 3-7

图 3-8

例 3-38 求由曲线 $y=2-x^2$ 和 $y=x^2$ 所围成图形的面积(图 3-9).

解 解方程组 $\begin{cases} y=2-x^2 \\ y=x^2 \end{cases}$ 得交点$(-1,1)$、$(1,1)$,积分变量 x 从-1 变 1,面积为
$$A=\int_{-1}^1 [(2-x^2)-x^2]\mathrm{d}x=\int_{-1}^1 (2-2x^2)\mathrm{d}x=4\int_0^1 (1-x^2)\mathrm{d}x=\frac{8}{3}.$$

例 3-39   求椭圆 $\dfrac{x^2}{a^2}+\dfrac{y^2}{b^2}=1$ 的面积 S.

解   所求面积如图 3-10. 由对称性,椭圆的面积等于它在第一象限内那部分面积的 4 倍.

$$S=4\int_0^a \frac{b}{a}\sqrt{a^2-x^2}\,\mathrm{d}x\xrightarrow{x=a\sin t}4ab\int_0^{\frac{\pi}{2}}\sqrt{1-\sin^2 t}\cos t\,\mathrm{d}t$$

$$=4ab\int_0^{\frac{\pi}{2}}\cos^2 t\,\mathrm{d}t=4ab\left(\frac{t}{2}+\frac{\sin 2t}{4}\right)\bigg|_0^{\frac{\pi}{2}}=\pi ab$$

当 $b=a$ 时,就得到圆面积公式 $S=\pi a^2$.

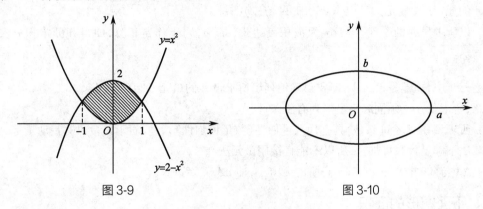

图 3-9   图 3-10

例 3-40   求抛物线 $y^2=2x$ 与直线 $y=x-4$ 所围图形的面积 S.

解   解方程组 $\begin{cases} y^2=2x \\ y=x-4 \end{cases}$ 得两曲线交点 $(2,-2)$、$(8,4)$.

解法 1   取 x 为积分变量(图 3-11),则

$$S=\int_0^2\left[\sqrt{2x}-(-\sqrt{2x})\right]\mathrm{d}x+\int_2^8\left[\sqrt{2x}-(x-4)\right]\mathrm{d}x$$

$$=\frac{4\sqrt{2}}{3}x^{\frac{3}{2}}\bigg|_0^2+\left(\frac{2\sqrt{2}}{3}x^{\frac{3}{2}}-\frac{x^2}{2}+4x\right)\bigg|_2^8=18$$

解法 2   选取积分变量为 y(图 3-12),则

$$S=\int_{-2}^4\left(y+4-\frac{y^2}{2}\right)\mathrm{d}y=\left[\frac{y^2}{2}+4y-\frac{y^3}{6}\right]\bigg|_{-2}^4=18$$

显然,解法 2 较简便.

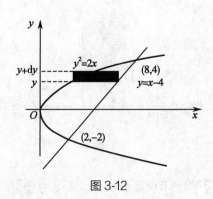

图 3-11   图 3-12

三、旋转体的体积

旋转体可以看成是由一个平面图形绕某轴旋转而成的. 如矩形绕它的一条边旋转便得到圆柱体,

直角三角形绕它的一条直角边旋转便得到圆锥体等. 下面讨论由曲线 $y=f(x)$ 与直线 $x=a$、$x=b$ $(a<b)$ 及 x 轴所围成的平面图形绕 Ox 轴旋转一周而成的旋转体的体积 V_x 的计算公式.

图 3-13

在 $[a,b]$ 内任取一小区间 $[x,x+\mathrm{d}x]$,过点 x 及 $x+\mathrm{d}x$ 并垂直于 x 轴的两个平面截得旋转体上一小薄片(图 3-13),由于 $\mathrm{d}x$ 很小,小薄片体积 ΔV 可近似看成是以 πy^2 为底面积、以 $\mathrm{d}x$ 为高的小圆柱体的体积. 故体积微元 $\mathrm{d}V=\pi y^2\mathrm{d}x$,于是

$$V_x=\int_a^b \pi y^2\mathrm{d}x=\int_a^b \pi f^2(x)\mathrm{d}x$$

同理,由曲线 $x=\varphi(y)$ 及直线 $y=c$、$y=d$ $(c<d)$ 与 y 轴所围成的平面图形绕 Oy 轴旋转一周所成的旋转体的体积为

$$V_y=\int_c^d \pi x^2\mathrm{d}y=\int_c^d \pi\varphi^2(y)\mathrm{d}y$$

例 3-41 求由椭圆 $\dfrac{x^2}{a^2}+\dfrac{y^2}{b^2}=1$ 绕 x 轴旋转而成的椭球体的体积.

解

$$V_x=\int_{-a}^a \pi y^2\mathrm{d}x=\pi\int_{-a}^a b^2\left(1-\frac{x^2}{a^2}\right)\mathrm{d}x=\frac{4}{3}\pi ab^2$$

如果令 $a=b=R$,就得到半径为 R 的球的体积公式

$$V=\frac{4}{3}\pi R^3$$

例 3-42 求由抛物线 $y=x^2$、直线 $x=2$ 及 x 轴所围成的平面图形绕 y 轴旋转一周所得的体积.

解 旋转体的图形如图 3-14 所示,所求体积为圆柱体的体积减去中间杯状体的体积:

$$V_y=\int_0^4 \pi 2^2\mathrm{d}y-\int_0^4 \pi(\sqrt{y})^2\mathrm{d}y=\int_0^4 \pi(4-y)\mathrm{d}y=8\pi$$

图 3-14

四、变力沿直线所做的功

设物体在常力 F 作用下沿直线移动的距离为 s,那么常力所做的功 W 为

$$W=F\cdot s$$

设物体在变力 $F(x)$ 作用下,沿 x 轴从 $x=a$ 移动到 $x=b$. 在 $[a,b]$ 内任取一点 x,把 x 处的变力 $F(x)$ 近似地看作小区间 $[x,x+\mathrm{d}x]$ 上的常力,得到功的微元

$$\mathrm{d}W=F(x)\mathrm{d}x$$

于是所求的功为

$$W=\int_a^b F(x)\mathrm{d}x$$

例 3-43 已知某一弹簧每拉长 0.02 米要用 9.8 牛顿的力,求把该弹簧拉长 0.1 米所做的功.

解 由实验知道,弹簧拉伸所需的力 F 与伸长量 x 成正比,即 $F=kx$ (k 为比例常数).

$$k=\frac{F}{x}=\frac{9.8}{0.02}=4.9\times10^2$$

$$W=\int_0^{0.1} F(x)\mathrm{d}x=\int_0^{0.1} 4.9\times10^2 x\mathrm{d}x=4.9\times10^2\left[\frac{x^2}{2}\right]\Bigg|_0^{0.1}=2.45(\text{焦耳})$$

五、连续函数在已知区间上的平均值

"平均"这个概念经常出现于生产实践及科学实验中,例如平均速度、平均功率等. 积分中值定理给出了计算函数平均值的公式:

$$\bar{y} = \frac{1}{b-a} \int_a^b f(x) \, dx$$

例 3-44 求函数 $y = 1 - x^2$ 在区间 $[-1, 1]$ 上的平均值.

解
$$\bar{y} = \frac{1}{1-(-1)} \int_{-1}^1 (1-x^2) \, dx = \frac{2}{3}$$

六、积分在医药学中的应用

1. 染料稀释法确定心输出量

例 3-45   心输出量是指每分钟心脏泵出的血量,在生理学实验中常用染料稀释法来测定.把一定量的染料注入静脉,染料将随血液循环通过心脏到达肺部,再返回心脏而进入动脉系统.

图 3-15

假定在时刻 $t = 0$ 时注入 5mg 染料,自染料注入后便开始在外周动脉中连续 30 秒监测血液中染料的浓度,它是时间的函数 $C(t)$(图 3-15)

$$C(t) = \begin{cases} 0, & 0 \leq t \leq 3 \text{ 或 } 18 < t \leq 30 \\ (t^3 - 40t^2 + 453t - 1026)10^{-2}, & 3 < t \leq 18 \end{cases}$$

注入染料的量 M 与在 30 秒钟之内测到的平均浓度 $\bar{C}(t)$ 的比值是半分钟里心脏泵出的血量,因此,每分钟的心输出量 Q 是这一比值的 2 倍,即

$$Q = \frac{2M}{\bar{C}(t)}$$

试求这一实验中的心输出量 Q.

解
$$\bar{C}(t) = \frac{1}{30-0} \int_0^{30} C(t) \, dt = \frac{1}{30} \int_3^{18} (t^3 - 40t^2 + 453t - 1026)10^{-2} \, dt$$

$$= \frac{10^{-2}}{30} \left(\frac{t^4}{4} - \frac{40t^3}{3} + \frac{453t^2}{2} - 1026t \right) \Big|_3^{18} = \frac{10^{-2}}{30} [3402 - (-1379.25)]$$

$$= 1.59375$$

因此
$$Q = \frac{2M}{\bar{C}(t)} = \frac{2 \times 5}{1.59375} \approx 6.275 \, (\text{L/min})$$

2. 胰岛素平均浓度的测定

例 3-46   由实验测定病人的胰岛素浓度,先让病人禁食,以降低体内血糖水平,然后注射大量的糖给病人. 假定由实验测得病人的血液中胰岛素的浓度 $C(t)$(单位/ml)为

$$C(t) = \begin{cases} t(10-t), & 0 \leq t \leq 5 \\ 25e^{-k(t-5)}, & t > 5 \end{cases}$$

其中 $k = \frac{\ln 2}{20}$,时间 t 的单位是分钟,求血液中的胰岛素在一小时内的平均浓度 $\bar{C}(t)$.

解
$$\bar{C}(t)k = \frac{1}{60-0} \int_0^{60} C(t) \, dt = \frac{1}{60-0} \left[\int_0^5 C(t) \, dt + \int_5^{60} C(t) \, dt \right]$$

$$= \frac{1}{60} \left[\int_0^5 t(10-t) \, dt + \int_5^{60} 25e^{-k(t-5)} \, dt \right]$$

笔记

$$\approx \frac{1}{60}(83.33+614.12) \approx 11.62 \text{（单位/ml）}$$

3. 脉管稳定流动时的血流量的测定

例3-47　设有半径为 R，长为 L 的一段刚性血管，两端的血压分别为 p_1 和 $p_2(p_1>p_2)$. 已知在血管的横截面上离血管中心 r 处的血流速度符合 Poiseuille 公式

$$V(r)=\frac{p_1-p_2}{4\eta L}(R^2-r^2)$$

其中 η 为血液黏滞系数. 求在单位时间流过该横截面的血流量 Q.

解　将半径为 R 的截面圆分为 n 个圆环，使每个圆环的厚度为 $\Delta r=\dfrac{R}{n}$. 又因为圆环面积的近似值为 $2\pi r_i\Delta r$，所以在单位时间内通过第 i 个圆环的血流量 ΔQ_i 的近似值为

$$\Delta Q_i \approx V(\xi_i) \cdot 2\pi r_i \cdot \Delta r$$

其中 $\xi_i\in[r_i,r_i+\Delta r]$，故

$$Q=\lim_{n\to\infty}\sum_{i=1}^{n}V(\xi_i) \cdot 2\pi r_i\Delta r=\int_0^R V(r)2\pi r\mathrm{d}r=\int_0^R\frac{p_1-p_2}{4\eta L}(R^2-r^2)2\pi r\mathrm{d}r$$

$$=\frac{\pi(p_1-p_2)}{2\eta L}\int_0^R(R^2 r-r^3)\mathrm{d}r=\frac{\pi(p_1-p_2)R^4}{8\eta L}$$

4. 能量代谢的测定

例3-48　设小鼠的能量代谢率 EMR 以日为周期而变化：

$$EMR(t)=-0.6\cos\frac{\pi t}{12}+1.2(\text{kJ/d})$$

其中 $t=0,24,48,\cdots$ 相应于下午4点. 求小鼠的日代谢值 EM.

解　小鼠一天之内的能量代谢值可用 $[0,24]$ 这一时间间隔里代谢率的积分求得，即

$$EM=\int_0^{24}EMR(t)\mathrm{d}t=\int_0^{24}\left(-0.6\cos\frac{\pi t}{12}+1.2\right)\mathrm{d}t=\left[-0.6\times\frac{12}{\pi}\sin\frac{\pi t}{12}+1.2t\right]\Big|_0^{24}$$

$$=28.8(\text{kJ/d})$$

5. 药物排出量的研究

例3-49　药物从病人的尿液中排出，一种典型的排泄速率函数是 $x(t)=te^{-kt}$，其中 k 是常数. 求在时间间隔 $[0,T]$ 内，排出药物的量 D.

解　
$$D=\int_0^T x(t)\mathrm{d}t=\int_0^T te^{-kt}\mathrm{d}t=-\frac{1}{k}\left(te^{-kt}\Big|_0^T-\int_0^T e^{-kt}\mathrm{d}t\right)=-\frac{T}{k}e^{-kT}-\frac{1}{k^2}e^{-kt}\Big|_0^T$$

$$=\frac{1}{k^2}-e^{-kT}\left(\frac{T}{k}+\frac{1}{k^2}\right)$$

6. 静脉注射下的血药浓度研究

例3-50　设静脉注射某药的血药浓度-时间曲线符合函数 $C=C_0 e^{-kt}$，其中 C_0 为 $t=0$ 时的血药浓度，k 为正常数，试求 C-t 曲线下的总面积 AUC.

解　
$$AUC=\int_0^{+\infty}C_0 e^{-kt}\mathrm{d}t=\frac{-C_0}{k}[e^{-kt}]\Big|_0^{+\infty}=\frac{C_0}{k}$$

思考与练习

1. 什么叫微元法？该法的关键是哪个步骤？用微元法解决实际问题应注意什么？

2. 求由曲线 $y=\sin x$ 与 x 轴及直线 $x=0$，$x=2\pi$ 所围平面图形的面积，某人的解法为 $S=\int_0^{2\pi}\sin x\mathrm{d}x=0$，指出其错误的原因，并更正.

习 题 三

1. 用直接积分法求下列不定积分:

(1) $\int (x^3+1)\,\mathrm{d}x$;

(2) $\int \sqrt[3]{x}\,\mathrm{d}x$;

(3) $\int (e^x-2)\,\mathrm{d}x$;

(4) $\int 3\sin x\,\mathrm{d}x$;

(5) $\int x\sqrt{x}\,\mathrm{d}x$;

(6) $\int (\sqrt{x}+1)(x-\sqrt{x}+1)\,\mathrm{d}x$;

(7) $\int \cot^2 x\,\mathrm{d}x$;

(8) $\int (1+\sin x+\cos x)\,\mathrm{d}x$;

(9) $\int \dfrac{1}{\sqrt{x}}\,\mathrm{d}x$;

(10) $\int \dfrac{4x-3\sqrt{x}-5}{x}\,\mathrm{d}x$;

(11) $\int \dfrac{x^3-27}{x-3}\,\mathrm{d}x$;

(12) $\int \dfrac{\sqrt{1+x^2}}{\sqrt{1-x^4}}\,\mathrm{d}x$;

(13) $\int \dfrac{\cos 2x}{\cos x-\sin x}\,\mathrm{d}x$;

(14) $\int \dfrac{1}{\sin^2 x \cos^2 x}\,\mathrm{d}x$.

2. 用换元积分法求下列不定积分:

(1) $\int \sin^3 x\cos x\,\mathrm{d}x$;

(2) $\int \sin 2x \cos^3 x\,\mathrm{d}x$;

(3) $\int \dfrac{3\,\mathrm{d}x}{(1-2x)^2}$;

(4) $\int \dfrac{\sqrt{\ln x}}{x}\,\mathrm{d}x$;

(5) $\int \dfrac{1}{1-x^2}\ln\dfrac{1+x}{1-x}\,\mathrm{d}x$;

(6) $\int \dfrac{2x-3}{x^2-3x+8}\,\mathrm{d}x$;

(7) $\int 2x\sqrt{x^2+1}\,\mathrm{d}x$;

(8) $\int (3-2x)^8\,\mathrm{d}x$;

(9) $\int \dfrac{\mathrm{d}x}{1+9x^2}$;

(10) $\int \dfrac{\mathrm{d}x}{\sqrt{4-9x^2}}$;

(11) $\int \dfrac{\mathrm{d}x}{\sqrt{1+e^{2x}}}$;

(12) $\int \dfrac{\sec x \cdot \tan x}{\sqrt{\sec^2 x+1}}\,\mathrm{d}x$;

(13) $\int \sin^4 x\,\mathrm{d}x$;

(14) $\int (\tan x-\cot x)\,\mathrm{d}x$;

(15) $\int \dfrac{x\,\mathrm{d}x}{\sqrt{4-x^4}}$;

(16) $\int \dfrac{\mathrm{d}x}{\sin^4 x}$;

(17) $\int \dfrac{\mathrm{d}x}{(1-x^2)^{\frac{3}{2}}}$;

(18) $\int \dfrac{\mathrm{d}x}{\sqrt{x^2-3}}$;

(19) $\int \dfrac{\mathrm{d}x}{x^2\sqrt{1-x^2}}$;

(20) $\int \dfrac{\mathrm{d}x}{x^2\sqrt{x^2+3}}$;

(21) $\int \dfrac{\sqrt{x^2-4}}{x}\,\mathrm{d}x$;

(22) $\int \dfrac{\mathrm{d}x}{(1+x^2)^{\frac{3}{2}}}$.

3. 用分部积分法求下列不定积分:

(1) $\int xe^{-x}\,\mathrm{d}x$;

(2) $\int x\sin 2x\,\mathrm{d}x$;

(3) $\int x^2\cos^2 x\,\mathrm{d}x$;

(4) $\int \ln(x^2+1)\,\mathrm{d}x$;

(5) $\int (\arcsin x)^2 \,dx$;

(6) $\int \cos(\ln x)\,dx$;

(7) $\int \dfrac{(\ln x)^3}{x^2}\,dx$;

(8) $\int \dfrac{\ln\cos x}{\cos^2 x}\,dx$;

(9) $\int \sqrt{9-x^2}\,dx$;

(10) $\int x^2\sin x\,dx$;

(11) $\int \ln^2 x\,dx$;

(12) $\int e^{ax}\sin bx\,dx$.

4. 求下列不定积分:

(1) $\int \dfrac{x+3}{x^2-5x+6}\,dx$;

(2) $\int \dfrac{x+1}{x^2+4x+5}\,dx$;

(3) $\int \dfrac{x^3}{x+3}\,dx$;

(4) $\int \dfrac{dx}{x(x^2+1)}$;

(5) $\int \dfrac{\sin\sqrt{x}}{\sqrt{x}}\,dx$;

(6) $\int \dfrac{e^{\frac{1}{x}}}{x^2}\,dx$;

(7) $\int \dfrac{(\arcsin x)^3}{\sqrt{1-x^2}}\,dx$;

(8) $\int \dfrac{\arctan x}{1+x^2}\,dx$;

(9) $\int \dfrac{1}{\sqrt{25+3x}}\,dx$;

(10) $\int \dfrac{x}{\sqrt{25+3x}}\,dx$;

(11) $\int x^2\arctan x\,dx$;

(12) $\int x^2\ln x\,dx$;

(13) $\int x^2 e^x\,dx$;

(14) $\int e^{\sqrt[3]{x}}\,dx$;

(15) $\int xf'(x)\,dx$, 其中 $f(x)$ 的原函数是 $\dfrac{\cos x}{x}$;

(16) $\int xf'(2x)\,dx$, 其中 $f(x)$ 的原函数是 $\dfrac{\sin x}{x}$.

5. 由定积分的定义计算 $\int_a^b x\,dx\,(a<b)$.

6. 求:

(1) $\dfrac{d}{dx}\int_0^{x^2}\sqrt{1+t^2}\,dt$;

(2) $\dfrac{d}{dx}\left(\int_{x^4}^{x^5}\cos t^2\,dt\right)$;

(3) $\lim\limits_{x\to 0}\dfrac{\int_{\cos x}^1 e^{-t^2}\,dt}{x^2}$;

(4) $\lim\limits_{x\to +\infty}\dfrac{\int_0^x (\arctan t)^2\,dt}{\sqrt{x^2+1}}$;

(5) $\dfrac{d}{dx}\int_a^b \sin x^2\,dx$; $\qquad \dfrac{d}{da}\int_a^b \sin x^2\,dx$; $\qquad \dfrac{d}{db}\int_a^b \sin x^2\,dx$.

7. 计算下列定积分:

(1) $\int_{-1}^8 \sqrt[3]{x}\,dx$;

(2) $\int_0^\pi \sin x\,dx$;

(3) $\int_{-\frac{1}{\sqrt{3}}}^{\sqrt{3}} \dfrac{dx}{1+x^2}$;

(4) $\int_{-\frac{1}{2}}^{\frac{1}{2}} \dfrac{dx}{\sqrt{1-x^2}}$;

(5) $\int_0^{2\pi} x^2\cos x\,dx$;

(6) $\int_{\frac{1}{e}}^e |\ln x|\,dx$;

(7) $\int_a^b \dfrac{dx}{x^2}\,(b>a>0)$;

(8) $\int_{-1}^1 \dfrac{x\,dx}{\sqrt{5-4x}}$;

(9) $\int_0^a x^2\sqrt{a^2-x^2}\,dx$;

(10) $\int_0^{\ln 2} \sqrt{e^x-1}\,dx$;

（11）$\int_0^{\pi} \sqrt{\sin^3 x - \sin^5 x}\, dx$；　　　　　　　　（12）$\int_{-1}^1 f(x)\, dx$，其中 $f(x)=\begin{cases} x, & x \geq 0 \\ \sin x, & x < 0 \end{cases}$.

8. 证明

（1）$\int_0^{\frac{\pi}{2}} f(\sin x)\, dx = \int_0^{\frac{\pi}{2}} f(\cos x)\, dx$；　　　　　　（2）$\int_0^1 x^m (1-x)^n dx = \int_0^1 x^n (1-x)^m dx$.

9. 设 $f(x)$ 是在 $(-\infty, +\infty)$ 定义的以 T 为周期的连续函数，即对任意的 x，总成立 $f(x)=f(x+T)$，证明

$$\int_a^{a+T} f(x)\, dx = \int_0^T f(x)\, dx \quad (a \text{ 为任意实数})$$

10. 大多数植物的生长率是以若干天为周期的连续函数.假定一种谷物以

$$g(t) = \sin^2(\pi t)$$

的速率生长，其中 t 的单位是天.求前 10 天内谷物生长的量.

11. 口服药物必须先被吸收进入血液循环，然后才能在机体的不同部位发挥作用.一种典型的吸收率函数具有以下形式：

$$f(t) = kt\, (t-b)^2, \quad 0 \leq t \leq b$$

其中 k 和 b 是常数.求药物吸收的总量.

12. 计算下列广义积分：

（1）$\int_1^{+\infty} \dfrac{dx}{x^3}$；　　　　　（2）$\int_0^{+\infty} e^{-3x}\, dx$；　　　　　（3）$\int_{-\infty}^{+\infty} \dfrac{2x\, dx}{1+x^2}$；

（4）$\int_0^{\pi} \tan x\, dx$；　　　　（5）$\int_0^2 \dfrac{dx}{(1-x)^2}$；　　　　（6）$\int_0^1 \dfrac{x\, dx}{\sqrt{1-x^2}}$.

13. 求由抛物线 $y=x^2-4x+5$，x 轴及直线 $x=3$、$x=5$ 所围成的图形的面积.

14. 求由抛物线 $y^2=4(x+1)$ 与 $y^2=4(1-x)$ 所围成的图形的面积.

15. 求由曲线 $y=\ln x$、纵轴与直线 $y=\ln b$、$y=\ln a$、$y=\ln a\ (b>a>0)$ 所围成的图形的面积.

16. 求椭圆

$$\frac{x^2}{a^2} + \frac{y^2}{b^2} = 1$$

绕 y 轴旋转所产生的旋转体的体积.

17. 求双曲线

$$\frac{x^2}{a^2} - \frac{y^2}{b^2} = 1$$

与 $y=\pm b$、$x=0$ 所围成的平面图形绕 y 轴旋转所产生的旋转体的体积.

18. 求由抛物线 $y=x^2$、$x=y^2$ 所围图形绕 x 轴旋转所成的旋转体的体积.

19. 设火箭的质量为 m，问将火箭送到离地面高 H 处，克服地球引力需做多少功？若将火箭送到无穷远处，需做多少功？

20. 把一个带 $+q_0$ 电量的点电荷放在 r 轴上坐标原点 O 处，它产生一个电场.这个电场对周围的电荷有作用力.由物理学知道，如果另一个点电荷 $+q$ 放在这个电场中距离原点 O 为 r 的地方，那么电场对它的作用力的大小为

$$F = k\frac{q_0 q}{r^2} \quad (k \text{ 是常数})$$

当这个点电荷 $+q$ 在电场中从 $r=a$ 处沿 r 轴移动到 $r=b\ (a<b)$ 处时，计算电场力 F 对它所做的功.

21. 在底面积为 S 的圆柱形容器中盛有一定量的气体.在等温条件下，由于气体的膨胀，把容器中一个面积为 S 的活塞从点 a 处推移到 b 处，计算在移动过程中，气体压力所做的功.

22. 一定量的理想气体,在恒温下,当体积膨胀时,压强随之减小,体积 V 与压强 P 之间有关系 $P = C/V$ (C 为常数).求体积从 V_1 到 V_2 时的平均压强.

23. 某种类型的阿司匹林药物进入血液系统的量称为有效药量,其进入速率可表为函数
$$f(t) = 0.15t(t-3)^2 \qquad (0 \leqslant t \leqslant 3)$$
试求:(1) 何时速率最大?这时的速率是多少?

　　　(2) 有效药量是多少?

24. 求函数 $f(x) = \int_0^x t(t-4)\,\mathrm{d}t$ 在区间 $[-1,5]$ 上的最大值与最小值.

25. 求函数 $f(x) = \int_0^x \dfrac{1}{t^2+4t+4}\,\mathrm{d}t$ 在区间 $[0,1]$ 上的最大值与最小值.

26. 设函数 $f(x) = \begin{cases} xe^{-x^2}, & x \geqslant 0 \\ \dfrac{1}{1+\cos x}, & x < 0 \end{cases}$,　计算 $\int_1^4 f(x-2)\,\mathrm{d}x$.

27. 证明 $\displaystyle\int_1^{+\infty} \dfrac{\mathrm{d}x}{x^p}$ 当 $p > 1$ 时收敛,当 $p \leqslant 1$ 时发散.

28. 证明 $\displaystyle\int_0^1 \dfrac{\mathrm{d}x}{x^q}$ 当 $q < 1$ 时收敛,当 $q \geqslant 1$ 时发散.

29. 求 $\displaystyle\lim_{n\to+\infty}\left(\dfrac{1}{\sqrt{9n^2-1^2}} + \dfrac{1}{\sqrt{9n^2-2^2}} + \cdots + \dfrac{1}{\sqrt{9n^2-n^2}}\right)$.

30. 求 $\displaystyle\lim_{n\to+\infty}\int_0^1 \dfrac{x^{3n}}{1+x}\,\mathrm{d}x$.

第四章　多元函数微积分

在前面几章中,我们讨论的函数都只有一个自变量,这种只含一个自变量的函数叫做一元函数.但在许多科学技术与实际问题中,我们常常会遇到多个变量之间相依存的关系,很多情况是一个变量依赖于多个变量,这就提出了多元函数以及多元函数的微分和积分问题.本章将在一元函数微积分学的基础上,讨论多元函数的微分与积分.讨论中我们以二元函数为主,因为从一元函数到二元函数会产生新的问题,而从二元函数到二元以上的多元函数则大多可以类推.

第一节　空间解析几何简介

本节先介绍一些空间解析几何的概念,因为空间解析几何的基础知识是学好多元函数微积分学的基础.空间解析几何通过点和坐标的对应关系,把"数"和"形"联系起来,这样就可以用代数方法研究几何问题,也可以用几何方法研究代数问题.本节仅简单介绍空间解析几何的一些基本概念:空间直角坐标系和常见的空间曲面.

一、空间直角坐标系

过空间一定点 O,作三条相互垂直的数轴 Ox,Oy 和 Oz,并按右手法则(rithh-hand rule)规定它们的正方向,即以右手握住 Oz 轴,当右手的四个手指从 Ox 轴正方向以 $90°$ 角转向 Oy 轴正方向时,大拇指的指向就是 Oz 轴的正方向(图4-1),这样的三条坐标轴就组成了一个空间直角坐标系 $Oxyz$.

点 O 叫做坐标原点,这三条坐标轴分别叫做 x 轴(横轴)、y 轴(纵轴)、z 轴(竖轴),且它们一般具有相同的长度单位,每两条坐标轴所确定的平面 xOy、yOz、zOx 称为坐标面.

图4-1

三个坐标面把整个空间分成八个部分,每一部分称为一个卦限.在坐标面 xOy 上方,含有 x 轴、y 轴、z 轴正方向的那个卦限称为第一卦限,坐标面 xOy 上方的其余 3 个卦限,按逆时针方向依次称为第二、第三、第四卦限.在坐标面 xOy 下方与第一、第二、第三、第四卦限对称的卦限,依次称为第五、第六、第七、第八卦限.

类似于平面上点与有序数组的一一对应关系,可建立空间中点与有序数组的一一对应关系.

对于空间中任意一点 P,过点 P 作三个平面分别与三个坐标轴垂直,且与它们分别交于 A、B、C 三点(图4-2).这三点在 x 轴、y 轴、z 轴上的坐标依次为 x、y、z,于是,点 P 唯一确定了一个三元有序数组 (x,y,z);反之,对于任意一个三元有序数组 (x,y,z),在 x 轴、y 轴、z 轴上分别找到与实数 x、y、z 对应的三个点 A、B、C,然后过这三个点分别作垂直于 x 轴、y 轴、z 轴的平面,这三个平面相交于空间一点 P,即由一个三元有序数组 (x,y,z) 可以确定唯一的空间一点 P.于是空间任意一点 P 与一个三元有序数组 (x,y,z) 建立了一一对应的关系,我们称这个三元有序数组 (x,y,z) 为空间点 P 的坐标,记为 $P(x,y,z)$.

显然,坐标原点 O 的坐标为 $(0,0,0)$,x 轴、y 轴、z 轴上任意一点的坐标分别为 $(x,0,0)$、$(0,y,0)$、

$(0,0,z)$;而 xOy、yOz、zOx 三个坐标面上任意一点的坐标分别为 $(x,y,0)$、$(0,y,z)$、$(x,0,z)$. 可根据空间点的坐标正、负号确定它所在的位置. 如点 $(-1,2,3)$ 在第二卦限,点 $(1,2,-4)$ 在第五卦限等.

平面上任意两点间的距离公式可推广到空间上任意两点 $P_1(x_1,y_1,z_1)$ 和 $P_2(x_2,y_2,z_2)$ 间的距离公式

$$|P_1P_2|=\sqrt{(x_2-x_1)^2+(y_2-y_1)^2+(z_2-z_1)^2} \qquad (4\text{-}1)$$

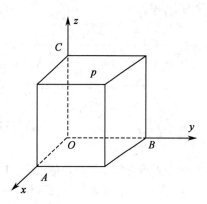

图 4-2

二、空间平面与常见的空间曲面

例 4-1　求空间中与二定点 $A(1,2,0)$ 和 $B(2,1,3)$ 等距离的点的轨迹方程.

解　设空间点 $M(x,y,z)$ 与点 A 及点 B 的距离相等,依题意有 $|AM|=|BM|$,由公式(4-1),有

$$\sqrt{(x-1)^2+(y-2)^2+z^2}=\sqrt{(x-2)^2+(y-1)^2+(z-3)^2}$$

化简,得

$$2x-2y+6z-9=0$$

上式即为所求的轨迹方程,也就是空间平面方程.

一般地,在空间直角坐标系中,三元一次方程 $Ax+By+Cz+D=0$ 表示一个平面.其中 A、B、C、D 为常数,且 A、B、C 不同时为零. 特别地,$z=D$ 表示平行于 xoy 坐标面的平面,$y=0$ 表示 xoz 坐标平面等.

值得注意的是二元一次方程 $Ax+By+C=0$(A、B 不同时为零),在平面直角坐标系中表示一条直线;而在空间直角坐标系中却表示一个平面. 如:方程 $2x+3y+1=0$ 中不含 z,因此 z 可取任何值,于是它在空间直角坐标系中表示一个平行于 z 轴的平面.

下面给出一些常见曲面的方程.

以点 $M_0(x_0,y_0,z_0)$ 为球心,以 R 为半径的球面方程(图 4-3)为

$$(x-x_0)^2+(y-y_0)^2+(z-z_0)^2=R^2$$

当球心为坐标原点时,球面方程则为

$$x^2+y^2+z^2=R^2$$

图 4-3

类似于 $Ax+By+C=0$ 在空间直角坐标系中表示一个平面,方程 $x^2+y^2=R^2$ 在空间直角坐标系中表示母线平行于 z 轴的圆柱面,见图 4-4.

方程 $z=x^2+y^2$ 在空间直角坐标系中所表示的曲面叫做旋转抛物面,见图 4-5.

方程 $z^2=x^2+y^2$ 在空间直角坐标系中所表示的曲面叫做圆锥面,见图 4-6.

图 4-4

图 4-5

图 4-6

思考与练习

---

1. 试写出空间点的坐标在八个卦限内的符号.

2. 方程 $x^2+y^2+z^2-2x+4y+2z=0$ 表示什么曲面?

第二节　多元函数的概念

本节着重介绍二元函数的概念,并由二元函数推广到多元函数.由于二元函数的定义域是平面点的集合,因此,下面先给出平面区域的相关概念.

一、平面区域的概念

我们把整个 xOy 平面或者是 xOy 平面上由一条或几条曲线所围成的部分平面叫做区域.围成区域的曲线称为该区域的边界,包括全部边界在内的区域称为闭区域,不包含边界的区域称为开区域.当没有必要区分一个平面点集是开区域或是闭区域时,统称为区域.如果区域能包含在一个以原点为圆心的圆域内,则称它为有界区域,否则称为无界区域.在后面的讨论中经常会提到一个圆形开区域,即所谓的邻域.

设 $P_0(x_0,y_0)$ 是 xoy 平面上的一个点,δ 是某一正数,与点 $P_0(x_0,y_0)$ 距离小于 δ 的点 $P(x,y)$ 的全体,称为点 P_0 的 δ 邻域,记为 $U(P_0,\delta)$,即

$$U(P_0,\delta)=\{P\mid\mid PP_0\mid<\delta\}=\left\{(x,y)\;\middle|\;\sqrt{(x-x_0)^2+(y-y_0)^2}<\delta\right\}$$

二、多元函数的概念

在很多自然现象以及实际问题中,经常会遇到多个变量之间相互依赖的关系.请看下面的例子:

例4-2　正圆锥体的体积 V 和它的高 h 及底面半径 r 之间有以下依赖关系:

$$V=\frac{1}{3}\pi r^2 h$$

其中 r 与 h 是两个独立的变量,而体积 V 是随着 r 和 h 的变化而变化的.当 r、h 的值取定时,V 有确定的值与之对应.

例4-3　一定质量的理想气体的压强 p、体积 V 和绝对温度 T 之间有如下关系:

$$p=\frac{RT}{V}$$

其中 R 是常数,$V>0$,$T>0$,压强 p 随着 V、T 的变化而变化.当 V、T 的值取定时,p 的值就随之而定.

例4-4　病人在进行输液时,输液量 N 与正常血容量 V、正常红细胞比容(单位容积血液中红细胞所占容积百分比)A 及病人红细胞比容 B 的关系为:

$$N=V\left(1-\frac{A}{B}\right)$$

输液量 N 随着 V、A、B 的变化而变化.当 V、A、B 的值取定时,N 的值就随之而定.

从上面三个例子可以看出,当两个或三个变量在允许的范围内取定一组数时,按照对应法则,另一个变量就有确定的值与之对应.

由这些实际问题的共性,就可得出二元函数、多元函数的定义.

定义4-1　设有三个变量 x、y 和 z,如果对于变量 x、y 在它们的变化范围内所取的每一对值,变量 z 按照一定的对应法则都有确定的值与之对应,则称变量 z 为变量 x、y 的二元函数(bivariate function),记为 $z=f(x,y)$,其中 x、y 称为自变量,z 称为因变量.

对于二元函数 $z=f(x,y)$,当自变量 x、y 取定一对值时,平面上就确定了一点 $P(x,y)$,若函数 $z=f(x,y)$ 在点 (x,y) 处对应有函数值,则称函数在该点有定义.在 xOy 平面上使函数 $z=f(x,y)$ 有定义的

一切点的集合叫做该函数的定义域.

设点 $P_0(x_0,y_0)$ 是二元函数 $z=f(x,y)$ 的定义域内一点,按照定义,z 必有确定的值与它对应,这个值就称为二元函数 $z=f(x,y)$ 在点 (x_0,y_0) 处的函数值,记作

$$z\big|_{(x_0,y_0)} \quad \text{或} \quad f(x_0,y_0)$$

当点 (x,y) 取遍定义域内的各点时,对应的函数值的集合称为二元函数的值域.

根据定义,前面例 4-2 中的正圆锥体的体积 V 是 r 和 h 的二元函数;例 4-3 中理想气体的压强 p 是 V 和 T 的二元函数;而例 4-4 中输液量 N 是 V、A、B 三个自变量的函数,叫做三元函数.

类似地,可定义三元函数 $u=f(x,y,z)$,以及 n 元函数 $z=f(x_1,x_2,\cdots,x_n)$. 二元及二元以上的函数统称为多元函数(multivariate function).

例 4-5　求函数 $f(x,y)=\sqrt{x\sin y}$ 在点 $\left(4,\dfrac{\pi}{2}\right)$ 处的函数值.

解
$$f\left(4,\frac{\pi}{2}\right)=\sqrt{4\sin\frac{\pi}{2}}=2$$

例 4-6　求函数 $z=\sqrt{y-x^2}+\sqrt{1-y}$ 的定义域.

解　函数的定义域是使得上式右端表达式有意义的一切点的集合.即

$$\begin{cases} y-x^2\geqslant 0 \\ 1-y\geqslant 0 \end{cases}$$

也就是 $x^2\leqslant y\leqslant 1$,它表示抛物线 $y=x^2$ 上方、直线 $y=1$ 以下所界定范围内一切点的集合(图 4-7 中阴影部分,包括实线边界).

图 4-7

例 4-7　求函数 $z=\ln(x^2+y^2-1)+\dfrac{1}{\sqrt{4-x^2-y^2}}$ 的定义域.

解　要使函数关系式右边的两个算式同时有意义,x 和 y 必须满足不等式组

$$\begin{cases} x^2+y^2-1>0 \\ 4-x^2-y^2>0 \end{cases}$$

即
$$\begin{cases} x^2+y^2>1 \\ x^2+y^2<4 \end{cases}$$

也就是
$$1<x^2+y^2<4.$$

所以,函数 $z=\ln(x^2+y^2-1)+\dfrac{1}{\sqrt{4-x^2-y^2}}$ 的定义域是图 4-8 所示的平面点集(图 4-8 中阴影部分,不包括虚线边界).此点集是介于两圆周 $x^2+y^2=1$ 和 $x^2+y^2=4$ 之间的圆环区域.

图 4-8

例 4-6 中函数的定义域是有界闭区域,例 4-7 中函数的定义域是有界开区域.而函数 $z=\ln(x-y)$ 的定义域则是无界开区域.

在讨论二元函数的定义域时,如果函数关系式是由实际问题得到的,那么,它的定义域要根据问题本身的意义来确定. 如果仅研究用算式表示的二元函数,那么,函数的定义域是使得算式有意义的平面点的集合.

关于二元函数,也有复合函数和初等函数(简称为二元复合函数和二元初等函数)的概念,它们与一元函数中的复合函数和初等函数的概念类似,这里不再详细叙述.

思考与练习

1. 判定下列各组中的二元函数是否为相同的函数

（1）$f(x,y)=\ln(x+y)^2$ 与 $g(x,y)=2\ln(x+y)$;

（2）$f(x,y)=\sqrt{(x+y)^2}$ 与 $g(x,y)=x+y$;

（3）$f(x,y)=\dfrac{x^2-y^2}{x-y}$ 与 $g(x,y)=x+y+1$;

（4）$f(x,y)=\sin^2(xy)+\cos^2(xy)$ 与 $g(x,y)=1$.

2. 设 $f\left(x+y,\dfrac{y}{x}\right)=x^2-y^2$, 试求 $f(x,y)$.

第三节　二元函数的极限与连续

前面曾经讨论了一元函数的极限与连续问题,类似地可讨论二元函数的极限与连续.

一、二元函数的极限

定义 4-2　设函数 $z=f(x,y)$ 在点 $P_0(x_0,y_0)$ 的某邻域内有定义(在点 $P_0(x_0,y_0)$ 可以没有定义),如果当点 $P(x,y)$ 以任何方式无限趋近于点 $P_0(x_0,y_0)$ 时,函数 $z=f(x,y)$ 无限趋近于一个确定的常数 A,则称 A 为函数 $z=f(x,y)$ 当 $x\to x_0$, $y\to y_0$ 时的极限,也称二重极限(double limit),记为

$$\lim_{\substack{x\to x_0\\ y\to y_0}}f(x,y)=A \quad \text{或} \quad \lim_{P\to P_0}f(x,y)=A$$

说明:在一元函数极限定义中,自变量 x 以任何方式无限趋近于 x_0,是指 x 从左侧趋近于 x_0,或 x 从右侧趋近于 x_0 的两种方式. 在二元函数 $z=f(x,y)$ 的极限定义中,当点 $P(x,y)$ 以任何方式无限趋近于点 $P_0(x_0,y_0)$ 时,这里,点 $P(x,y)$ 趋近于点 $P_0(x_0,y_0)$ 的方式很复杂,点 P 既可沿着直线或折线趋向于点 P_0,也可沿曲线趋向于点 P_0,即点 P 有无穷多条路经趋向于点 P_0.

在求一元函数极限中当 $x\to x_0$ 时,只要函数在 x_0 点的左、右极限存在且相等即可判定该函数的极限存在,而求二元函数极限中,由于 $P(x,y)\to P_0(x_0,y_0)$ 的方式有无穷多条路经,因此即使点 P 沿着某几条曲线或直线的路径趋近于点 P_0 时,函数 $f(x,y)$ 无限趋近于同一个常数 A,仍不能判定函数的极限存在.反之,类似于一元函数的左右极限不相等则可以判定该函数的极限不存在;若点 $P(x,y)$ 沿着某两条路径趋近于点 $P_0(x_0,y_0)$ 时,函数 $f(x,y)$ 趋近于两个不同的常数,则可以判定该二元函数在点 $P_0(x_0,y_0)$ 处的极限不存在.

例 4-8　求极限 $\lim\limits_{\substack{x\to 0\\ y\to 0}}\dfrac{x^2y}{x^2+y^2}$.

解　因为 $x^2\leqslant x^2+y^2$, $|y|\leqslant\sqrt{x^2+y^2}$,所以

$$0<\left|\frac{x^2y}{x^2+y^2}\right|=\frac{x^2|y|}{x^2+y^2}\leqslant\frac{(x^2+y^2)\sqrt{x^2+y^2}}{x^2+y^2}=\sqrt{x^2+y^2}$$

而 $\sqrt{x^2+y^2}$ 恰是点 $P(x,y)$ 与点 $O(0,0)$ 之间的距离 ρ,因此,不论点 $P(x,y)$ 以任何方式趋向于点 $O(0,0)$ 时,都有 $\rho=\sqrt{x^2+y^2}\to 0$.故

$$\lim_{\substack{x\to 0\\ y\to 0}}\frac{x^2y}{x^2+y^2}=0$$

例 4-9　证明极限 $\lim\limits_{\substack{x\to 0\\ y\to 0}}\dfrac{xy}{x^2+y^2}$ 不存在.

证　当点 $P(x,y)$ 沿着直线 $y=kx$ 趋近于点 $O(0,0)$ 时,

$$\lim_{\substack{x\to 0\\ y=kx\to 0}}\frac{xy}{x^2+y^2}=\lim_{x\to 0}\frac{kx^2}{x^2+k^2x^2}=\frac{k}{1+k^2}$$

当 k 取 $0,1$ 时,其极限值分别为 0 和 $\dfrac{1}{2}$,因此,极限 $\lim\limits_{\substack{x\to 0\\y\to 0}}\dfrac{xy}{x^2+y^2}$ 不存在.

有关一元函数中的极限运算法则,可推广到多元函数中,可看下面的例子.

例 4-10 求极限 $\lim\limits_{\substack{x\to 0\\y\to 0}}\dfrac{2-\sqrt{xy+4}}{xy}$.

解
$$\lim_{\substack{x\to 0\\y\to 0}}\frac{2-\sqrt{xy+4}}{xy}=\lim_{\substack{x\to 0\\y\to 0}}\frac{(2-\sqrt{xy+4})\cdot(2+\sqrt{xy+4})}{xy\cdot(2+\sqrt{xy+4})}$$
$$=\lim_{\substack{x\to 0\\y\to 0}}\frac{-xy}{xy\cdot(2+\sqrt{xy+4})}=\lim_{\substack{x\to 0\\y\to 0}}\frac{-1}{2+\sqrt{xy+4}}=-\frac{1}{4}$$

二、二元函数的连续性

定义 4-3 设二元函数 $z=f(x,y)$ 在点 $P_0(x_0,y_0)$ 的某一邻域内有定义,如果
$$\lim_{\substack{x\to x_0\\y\to y_0}}f(x,y)=f(x_0,y_0) \tag{4-2}$$
则称函数 $z=f(x,y)$ 在点 $P_0(x_0,y_0)$ 处连续.

式(4-2)又可写成
$$\lim_{\substack{x\to x_0\\y\to y_0}}[f(x,y)-f(x_0,y_0)]=0 \tag{4-3}$$

若令 $x=x_0+\Delta x,y=y_0+\Delta y$,则式(4-3)为
$$\lim_{\substack{\Delta x\to 0\\\Delta y\to 0}}[f(x_0+\Delta x,y_0+\Delta y)-f(x_0,y_0)]=0 \tag{4-4}$$

其中 $f(x_0+\Delta x,y_0+\Delta y)-f(x_0,y_0)$ 是当自变量 x,y 分别在 x_0,y_0 处取得增量 $\Delta x,\Delta y$ 时,函数 $z=f(x,y)$ 的增量,记为 Δz,于是式(4-4)可写成
$$\lim_{\substack{\Delta x\to 0\\\Delta y\to 0}}\Delta z=0 \tag{4-5}$$

或
$$\lim_{\rho\to 0}\Delta z=0,\quad \text{其中}\ \rho=\sqrt{(\Delta x)^2+(\Delta y)^2}$$

即当两个自变量的增量都趋近于零时,如果函数的增量也趋近于零,则二元函数就在该点连续.此结论与一元函数相应的连续性结论完全一样.

如果函数 $z=f(x,y)$ 在区域 D 上每一点都连续,则称函数在区域 D 上连续.

如果函数 $z=f(x,y)$ 在点 $P_0(x_0,y_0)$ 不连续,则称点 $P_0(x_0,y_0)$ 是函数 $z=f(x,y)$ 的不连续点或间断点.

例 4-11 函数 $f(x,y)=\dfrac{1}{x^2-y}$ 在何处不连续?

解 函数在 $x^2-y=0$,即 $y=x^2$ 时没有定义,根据连续函数的定义知,抛物线 $y=x^2$ 上的所有点都是函数 $f(x,y)=\dfrac{1}{x^2-y}$ 的不连续点.

例 4-12 函数 $f(x,y)=\begin{cases}\dfrac{x^2y}{x^2+y^2}, & (x,y)\neq(0,0)\\[2mm] 0, & (x,y)=(0,0)\end{cases}$ 在原点是否连续?

解 由例 4-8 可知
$$\lim_{\substack{x\to 0\\y\to 0}}f(x,y)=\lim_{\substack{x\to 0\\y\to 0}}\frac{x^2y}{x^2+y^2}=0$$

又已知 $f(0,0)=0$,由定义知函数在原点是连续的.

例 4-13   函数 $f(x,y)=\begin{cases}\dfrac{xy}{x^2+y^2}, & (x,y)\neq(0,0)\\ 0, & (x,y)=(0,0)\end{cases}$ 在原点是否连续?

解   由例 4-9 知

$$\lim_{\substack{x\to0\\y\to0}}f(x,y)=\lim_{\substack{x\to0\\y\to0}}\frac{xy}{x^2+y^2}$$

不存在,所以函数 $f(x,y)$ 在点 $O(0,0)$ 处不连续.

类似于一元函数,二元连续函数经有限次四则运算及复合运算所得到的二元初等函数仍是连续函数. 例如, $\sin(2x+y)$, e^{x-y^2}, $\dfrac{1-x^2+y^3}{x-y}$ 等都是二元初等函数,在其定义域上是连续的. 由此得出:二元初等函数在其定义区域内是连续的.因此,如果点 $P_0(x_0,y_0)$ 是二元初等函数 $z=f(x,y)$ 的定义区域内的一点,则有

$$\lim_{\substack{x\to x_0\\y\to y_0}}f(x,y)=f(x_0,y_0)$$

有关二元函数的极限与连续的讨论,完全可以类推到二元以上的多元函数.

例 4-14   求 $\lim\limits_{\substack{x\to1\\y\to2}}\dfrac{x+y}{xy}$

解   函数 $f(x,y)=\dfrac{x+y}{xy}$ 是二元初等函数,其定义域为 $D=\{(x,y)\,|\,x\neq0,y\neq0\}$.

点 $(1,2)$ 在其定义域内,故有

$$\lim_{\substack{x\to1\\y\to2}}\frac{x+y}{xy}=f(1,2)=\frac{1+2}{1\cdot2}=\frac{3}{2}$$

思考与练习

1. 能否用累次极限 $\lim\limits_{y\to y_0}\lim\limits_{x\to x_0}f(x,y)$ 和 $\lim\limits_{x\to x_0}\lim\limits_{y\to y_0}f(x,y)$ 计算二重极限 $\lim\limits_{\substack{x\to x_0\\y\to y_0}}f(x,y)$?

2. 如果 $f(x,y)$ 在 (x_0,y_0) 处连续,那么 $g(x)=f(x,y_0)$ 作为 x 的函数时,它在点 x_0 处是否连续?

第四节   偏导数与全微分

在一元函数中,我们从研究函数的变化率引入了导数的概念. 对于多元函数,由于自变量的增多,其函数的变化率较为复杂,通常是考虑在其他自变量固定不变时,函数随一个自变量变化而变化的问题,从而引入偏导数与全微分的概念.

一、偏导数的概念

以二元函数为例,如果只有自变量 x 变化,而自变量 y 固定(即将 y 视作常数),这时它就是 x 的一元函数. 该函数对 x 的导数,就称为二元函数 $z=f(x,y)$ 对于 x 的偏导数,即有如下定义:

定义 4-4   设函数 $z=f(x,y)$ 在点 (x_0,y_0) 的某一邻域内有定义,当 y 固定在 y_0 而 x 在 x_0 处有增量 Δx 时,相应地函数有增量

$$f(x_0+\Delta x,y_0)-f(x_0,y_0)$$

如果极限

$$\lim_{\Delta x\to0}\frac{f(x_0+\Delta x,y_0)-f(x_0,y_0)}{\Delta x}$$

存在,则称此极限为函数 $z=f(x,y)$ 在点 (x_0,y_0) 处对 x 的偏导数(partial derirative),记作

$$f'_x(x_0,y_0), \quad \frac{\partial z}{\partial x}\bigg|_{\substack{x=x_0\\y=y_0}}, \quad \frac{\partial f}{\partial x}\bigg|_{\substack{x=x_0\\y=y_0}}, \quad 或 \quad z'_x\bigg|_{\substack{x=x_0\\y=y_0}} \tag{4-6}$$

同样,当 x 固定在 x_0,而 y 在 y_0 处有增量 Δy 时,如果极限

$$\lim_{\Delta y\to 0}\frac{f(x_0,y_0+\Delta y)-f(x_0,y_0)}{\Delta y}$$

存在,则称此极限为函数 $z=f(x,y)$ 在点 (x_0,y_0) 处对 y 的偏导数,记作

$$f'_y(x_0,y_0), \quad \frac{\partial z}{\partial y}\bigg|_{\substack{x=x_0\\y=y_0}}, \quad \frac{\partial f}{\partial y}\bigg|_{\substack{x=x_0\\y=y_0}}, \quad 或 \quad z'_y\bigg|_{\substack{x=x_0\\y=y_0}} \tag{4-7}$$

由式(4-6)、式(4-7)所定义的偏导数是函数 $z=f(x,y)$ 沿着两个特殊方向的变化率,即一个平行于 x 轴,另一个平行于 y 轴的变化率.

如果函数 $z=f(x,y)$ 在区域 D 内每一点 (x,y) 都有关于 x 的偏导数,这个偏导数就是 x、y 的函数,称为函数 $z=f(x,y)$ 关于 x 的偏导函数,简称为偏导数,记作

$$f'_x(x,y), \quad \frac{\partial z}{\partial x}, \quad \frac{\partial f}{\partial x} \quad 或 \quad z'_x$$

即

$$f'_x(x,y)=\lim_{\Delta x\to 0}\frac{f(x+\Delta x,y)-f(x,y)}{\Delta x}$$

同样,有函数 $z=f(x,y)$ 关于 y 的偏导函数

$$f'_y(x,y), \quad \frac{\partial z}{\partial y}, \quad \frac{\partial f}{\partial y} \quad 或 \quad z'_y$$

即

$$f'_y(x,y)=\lim_{\Delta y\to 0}\frac{f(x,y+\Delta y)-f(x,y)}{\Delta y}$$

函数 $z=f(x,y)$ 在点 (x_0,y_0) 处关于 x 的偏导数 $f'_x(x_0,y_0)$ 显然就是偏导函数 $f'_x(x,y)$ 在点 (x_0,y_0) 处的函数值;$f'_y(x_0,y_0)$ 显然就是偏导函数 $f'_y(x,y)$ 在点 (x_0,y_0) 处的函数值.

由偏导数的定义知,求函数 $z=f(x,y)$ 的偏导数 $\frac{\partial z}{\partial x}$ 时,把 y 看成常量,用一元函数求导的方法求出 z 对 x 的导数;求 $\frac{\partial z}{\partial y}$ 时,把 x 看成常量,用一元函数求导的方法求出 z 对 y 的导数.因此,实际上对二元函数求偏导数,就是把它看成关于其中一个自变量的一元函数来求导数.于是,一元函数的求导法则和求导公式对求二元函数的偏导数依然适用.

例 4-15 设函数 $f(x,y)=x^2+2xy-y^3+\ln 3$,求 $f'_x(1,2)$,$f'_y(1,2)$.

解 把 y 看成常量,对 x 求导数,(注意到其中 $\ln 3$ 为常数,其导数为 0)得

$$f'_x(x,y)=2x+2y$$

把 x 看成常量,对 y 求导数,得

$$f'_y(x,y)=2x-3y^2$$

在点 $(1,2)$ 处的偏导数为

$$f'_x(1,2)=2\cdot 1+2\cdot 2=6; \quad f'_y(1,2)=2\cdot 1-3\cdot 2^2=-10$$

例 4-16 设函数 $z=x^y(x>0)$,证明:$\dfrac{x}{y}\dfrac{\partial z}{\partial x}+\dfrac{1}{\ln x}\dfrac{\partial z}{\partial y}=2z$.

证 把 y 看成常量,则 $\dfrac{\partial z}{\partial x}=yx^{y-1}$;把 x 看成常量,则 $\dfrac{\partial z}{\partial y}=x^y\ln x$. 所以

$$\frac{x}{y}\frac{\partial z}{\partial x}+\frac{1}{\ln x}\frac{\partial z}{\partial y}=\frac{x}{y}\cdot yx^{y-1}+\frac{1}{\ln x}\cdot x^y\ln x=x^y+x^y=2z$$

类似的方法可求二元以上多元函数的偏导数.

例 4-17   求三元函数 $u=x^{\frac{y}{z}}$ 的偏导数.

解   将 y、z 看作常量,对 x 求导数,得

$$\frac{\partial u}{\partial x}=\frac{y}{z}x^{\frac{y}{z}-1}=\frac{y}{xz}x^{\frac{y}{z}}$$

同理

$$\frac{\partial u}{\partial y}=x^{\frac{y}{z}}\cdot\ln x\cdot\frac{1}{z}=\frac{\ln x}{z}x^{\frac{y}{z}}$$

$$\frac{\partial u}{\partial z}=x^{\frac{y}{z}}\cdot\ln x\cdot\left(-\frac{y}{z^2}\right)=\frac{-y\ln x}{z^2}x^{\frac{y}{z}}$$

例 4-18   已知理想气体的状态方程 $pV=RT$(R 为常量),试证:

$$\frac{\partial p}{\partial V}\cdot\frac{\partial V}{\partial T}\cdot\frac{\partial T}{\partial p}=-1.$$

证   因为 $p=\dfrac{RT}{V},\dfrac{\partial p}{\partial V}=-\dfrac{RT}{V^2};V=\dfrac{RT}{p},\dfrac{\partial V}{\partial T}=\dfrac{R}{p};T=\dfrac{pV}{R},\dfrac{\partial T}{\partial p}=\dfrac{V}{R}.$所以

$$\frac{\partial p}{\partial V}\cdot\frac{\partial V}{\partial T}\cdot\frac{\partial T}{\partial p}=-\frac{RT}{V^2}\cdot\frac{R}{p}\cdot\frac{V}{R}=-\frac{RT}{pV}=-1 \tag{4-8}$$

值得注意的是:对一元函数来说,导数 $\dfrac{\mathrm{d}y}{\mathrm{d}x}$ 可看作函数的微分 $\mathrm{d}y$ 与自变量的微分 $\mathrm{d}x$ 之商.而式(4-8)表明,偏导数的记号"$\dfrac{\partial y}{\partial x}$"是一个整体记号,其中的横线没有相除的意义.

如果一元函数在某点可导,则它在该点必定连续.但对于二元函数,即使在某点两个偏导数都存在,也不能保证它在该点连续.例如函数

$$f(x,y)=\begin{cases}\dfrac{xy}{x^2+y^2}, & (x,y)\neq(0,0)\\0, & (x,y)=(0,0)\end{cases}$$

在点(0,0)处的两个偏导数

$$f'_x(0,0)=\lim_{\Delta x\to 0}\frac{f(0+\Delta x,0)-f(0,0)}{\Delta x}=\lim_{\Delta x\to 0}\frac{\dfrac{0}{(\Delta x)^2+0}-0}{\Delta x}=\lim_{\Delta x\to 0}0=0$$

$$f'_y(0,0)=\lim_{\Delta y\to 0}\frac{f(0,0+\Delta y)-f(0,0)}{\Delta y}=\lim_{\Delta y\to 0}\frac{\dfrac{0}{0+(\Delta y)^2}-0}{\Delta y}=\lim_{\Delta y\to 0}0=0$$

都存在,但由第三节中例 4-13 知此函数在(0,0)点不连续.

二、偏导数的几何意义

二元函数 $z=f(x,y)$ 的图形是空间一张曲面.设 $M(x_0,y_0,f(x_0,y_0))$ 是曲面上一点,过点 M 作平面 $y=y_0$,截此曲面得一条曲线:

$$\begin{cases}z=f(x,y)\\y=y_0\end{cases}, \quad 即 \quad z=f(x,y_0).$$

函数 $z=f(x,y)$ 在点 (x_0,y_0) 处关于 x 的偏导数 $f'_x(x_0,y_0)$,是一元函数 $z=f(x,y_0)$ 在 x_0 处的导数. 由一元函数导数的几何意义可知,偏导数 $f'_x(x_0,y_0)$ 就是曲线 $z=f(x,y_0)$ 在点 M 处的切线 MT 关于 x 轴的斜率,即 $f'_x(x_0,y_0)=\tan\alpha$,其中 α 为切线 MT 与 x 轴正向间的夹角.

同理,$f'_y(x_0,y_0)$ 的几何意义就是曲面 $z=f(x,y)$ 与平面 $x=x_0$ 的交线,即曲线 $z=f(x_0,y)$ 在点 M 处的切线 MS 关于 y 轴的斜率,即 $f'_y(x_0,y_0)=\tan\beta$,其中 β 为切线 MS 与 y 轴正向间的夹角(图 4-9).

三、高阶偏导数

设函数 $z=f(x,y)$ 在区域 D 内具有偏导数

$$\frac{\partial z}{\partial x}=f'_x(x,y) \qquad \frac{\partial z}{\partial y}=f'_y(x,y)$$

这两个偏导数在 D 内都是 x,y 的二元函数. 如果这两个函数的偏导数也存在,则称这两个函数的偏导数为原来函数 $z=f(x,y)$ 的二阶偏导数. 依照对变量求导次序的不同有下列四个二阶偏导数:

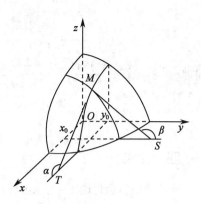

图 4-9

$$\frac{\partial}{\partial x}\left(\frac{\partial z}{\partial x}\right)=\frac{\partial^2 z}{\partial x^2}=f''_{xx}(x,y)$$

$$\frac{\partial}{\partial y}\left(\frac{\partial z}{\partial x}\right)=\frac{\partial^2 z}{\partial x\partial y}=f''_{xy}(x,y)$$

$$\frac{\partial}{\partial x}\left(\frac{\partial z}{\partial y}\right)=\frac{\partial^2 z}{\partial y\partial x}=f''_{yx}(x,y)$$

$$\frac{\partial}{\partial y}\left(\frac{\partial z}{\partial y}\right)=\frac{\partial^2 z}{\partial y^2}=f''_{yy}(x,y)$$

其中 $\dfrac{\partial^2 z}{\partial x\partial y}$ 和 $\dfrac{\partial^2 z}{\partial y\partial x}$ 称为二阶混合偏导数. 如果二阶偏导数也具有偏导数,则称为原来函数的三阶偏导数. 一般地,函数 $z=f(x,y)$ 的 $n-1$ 阶偏导数的偏导数称为函数 $z=f(x,y)$ 的 n 阶偏导数. 二阶及二阶以上的偏导数统称为高阶偏导数(higher-order partial derivatives).

例 4-19　设 $z=x^2e^y+x^3y^2-xy+2$,求 $\dfrac{\partial^2 z}{\partial x^2}$、$\dfrac{\partial^2 z}{\partial x\partial y}$、$\dfrac{\partial^2 z}{\partial y\partial x}$、$\dfrac{\partial^2 z}{\partial y^2}$ 和 $\dfrac{\partial^3 z}{\partial x^3}$.

解　$\dfrac{\partial z}{\partial x}=2xe^y+3x^2y^2-y$, 　　　$\dfrac{\partial z}{\partial y}=x^2e^y+2x^3y-x$,

$\dfrac{\partial^2 z}{\partial x^2}=2e^y+6xy^2$, 　　　　　$\dfrac{\partial^2 z}{\partial x\partial y}=2xe^y+6x^2y-1$,

$\dfrac{\partial^2 z}{\partial y\partial x}=2xe^y+6x^2y-1$, 　　$\dfrac{\partial^2 z}{\partial y^2}=x^2e^y+2x^3$,

$\dfrac{\partial^3 z}{\partial x^3}=6y^2$.

在这个例子中,两个混合偏导数相等,即 $\dfrac{\partial^2 z}{\partial x\partial y}=\dfrac{\partial^2 z}{\partial y\partial x}$,这不是偶然的. 事实上,我们有下述定理.

定理 4-1　如果函数 $z=f(x,y)$ 的两个二阶混合偏导数 $\dfrac{\partial^2 z}{\partial x\partial y}$ 和 $\dfrac{\partial^2 z}{\partial y\partial x}$ 在区域 D 内连续,则在 D 内有

$$\frac{\partial^2 z}{\partial x\partial y}=\frac{\partial^2 z}{\partial y\partial x}$$

这个定理说明,只要两个混合偏导数连续,那么,它们与求导次序无关. 因为二元初等函数在其定义区域内是连续的,所以若函数 $z=f(x,y)$ 为二元初等函数,则混合偏导数与求导次序无关.

例 4-20　验证函数 $z=\ln\dfrac{1}{\sqrt{x^2+y^2}}$ 满足方程 $\dfrac{\partial^2 z}{\partial x^2}+\dfrac{\partial^2 z}{\partial y^2}=0$.

证　由 $z=\ln\dfrac{1}{\sqrt{x^2+y^2}}=-\dfrac{1}{2}\ln(x^2+y^2)$,得

$$\frac{\partial z}{\partial x}=-\frac{1}{2}\frac{1}{x^2+y^2}\cdot 2x=-\frac{x}{x^2+y^2},\qquad \frac{\partial z}{\partial y}=-\frac{y}{x^2+y^2},$$

$$\frac{\partial^2 z}{\partial x^2} = -\frac{(x^2+y^2)-x(2x)}{(x^2+y^2)^2} = \frac{x^2-y^2}{(x^2+y^2)^2}.$$

同理 $\dfrac{\partial^2 z}{\partial y^2} = -\dfrac{(x^2+y^2)-y(2y)}{(x^2+y^2)^2} = \dfrac{y^2-x^2}{(x^2+y^2)^2}$，故

$$\frac{\partial^2 z}{\partial x^2} + \frac{\partial^2 z}{\partial y^2} = 0$$

四、全微分

前面我们曾经讨论了一元函数的增量与微分的关系，即如果一元函数 $y=f(x)$ 在点 x 处可导，则当自变量有增量 Δx 时，函数的增量为

$$\Delta y = f(x+\Delta x)-f(x) = f'(x)\Delta x + o(\Delta x)$$

我们称其中的 $f'(x)\Delta x$ 为函数的微分 $\mathrm{d}y$. 当 $|\Delta x|$ 很小时，$\Delta y \approx \mathrm{d}y$.

对于二元函数 $z=f(x,y)$，如果自变量 x 和 y 分别有增量 Δx 和 Δy 时，对应的函数的增量

$$\Delta z = f(x+\Delta x,y+\Delta y)-f(x,y)$$

叫做二元函数 $z=f(x,y)$ 的全增量.

通常求全增量是比较困难的，与一元函数的情形一样，我们希望用自变量的增量 Δx、Δy 的线性函数来近似代替函数的全增量 Δz，请看下面的例子.

例 4-21　已知矩形的边长为 x 与 y，当边长 x 与 y 分别由 x_0、y_0 变为 $x_0+\Delta x$、$y_0+\Delta y$ 时（图 4-10），求矩形面积 S 的全增量.

解　矩形面积为 $S=xy$，于是矩形面积 S 的全增量为

$$\begin{aligned}\Delta S &= f(x_0+\Delta x,y_0+\Delta y)-f(x_0,y_0)\\ &= (x_0+\Delta x)(y_0+\Delta y)-x_0 y_0 = (y_0\Delta x+x_0\Delta y)+\Delta x\Delta y\end{aligned}$$

图 4-10

图 4-10 中阴影部分面积即是全增量 ΔS. 它由两部分组成，第一部分 $y_0\Delta x+x_0\Delta y$ 是 Δx、Δy 的线性函数；第二部分 $\Delta x\Delta y$（图 4-10 右上角部分），当 $\Delta x\to 0,\Delta y\to 0$ 时，是比 $\rho=\sqrt{(\Delta x)^2+(\Delta y)^2}$ 高阶的无穷小. 因此，当 Δx、Δy 都足够小时，全增量 ΔS 可由 $y_0\Delta x+x_0\Delta y$ 近似表示，此式中 Δx、Δy 的系数恰是函数 $S=xy$ 分别对 x、y 的偏导数，类似于一元函数微分概念，可定义 $y_0\Delta x+x_0\Delta y$ 为二元函数 $S=xy$ 在点 (x_0,y_0) 处的全微分. 从而引入如下二元函数全微分定义.

定义 4-5　如果函数 $z=f(x,y)$ 在点 (x,y) 的某邻域内有定义，当自变量 x 和 y 分别有增量 Δx 和 Δy 时，相应的函数全增量 $\Delta z=f(x+\Delta x,y+\Delta y)-f(x,y)$ 可表示为

$$\Delta z = A\Delta x+B\Delta y+o(\rho)\tag{4-9}$$

其中 A、B 与 Δx、Δy 无关，而仅与 x、y 有关，$o(\rho)$ 是当 $\rho\to 0$ 时比 ρ 高阶的无穷小（$\rho=\sqrt{(\Delta x)^2+(\Delta y)^2}$），则称函数 $z=f(x,y)$ 在点 (x,y) 处可微分，而 $A\Delta x+B\Delta y$ 称为函数 $z=f(x,y)$ 在点 (x,y) 处的全微分（total differential），记作 $\mathrm{d}z$，即

$$\mathrm{d}z = A\Delta x+B\Delta y$$

与一元函数的微分类似，全微分是 Δx、Δy 的线性函数，它与 Δz 只相差一个比 ρ 高阶的无穷小，所以也称 $\mathrm{d}z$ 是 Δz 的线性主部. 当 $|\Delta x|$，$|\Delta y|$ 很小时，可用全微分 $\mathrm{d}z$ 作为函数全增量 Δz 的近似值.

下面讨论函数 $z=f(x,y)$ 在点 (x,y) 处可微分的条件.

如果函数 $z=f(x,y)$ 在点 (x,y) 处可微分，则 $z=f(x,y)$ 在点 (x,y) 处的偏导数 $\dfrac{\partial z}{\partial x}$、$\dfrac{\partial z}{\partial y}$ 必定存在，且函数 $z=f(x,y)$ 在点 (x,y) 处的全微分为

$$dz = \frac{\partial z}{\partial x}\Delta x + \frac{\partial z}{\partial y}\Delta y$$

事实上,因为函数 $z=f(x,y)$ 在点 (x,y) 处可微分,按照可微分的定义

$$\Delta z = A\Delta x + B\Delta y + o(\rho)$$

对任何 Δx、Δy 都成立,因此,固定 y,即当 $\Delta y = 0$ 时,$\rho = \sqrt{(\Delta x)^2} = |\Delta x|$,则式(4-9)成为

$$\Delta z = f(x+\Delta x,y) - f(x,y) = A\Delta x + o(|\Delta x|)$$

两边除以 Δx 再取极限,则偏导数

$$\frac{\partial z}{\partial x} = \lim_{\Delta x \to 0}\frac{f(x+\Delta x,y) - f(x,y)}{\Delta x} = \lim_{\Delta x \to 0}\frac{A\Delta x + o(|\Delta x|)}{\Delta x} = A$$

即 $\frac{\partial z}{\partial x}$ 存在,且 $\frac{\partial z}{\partial x} = A$;同理,$\frac{\partial z}{\partial y}$ 存在,且 $\frac{\partial z}{\partial y} = B$;故

$$dz = \frac{\partial z}{\partial x}\Delta x + \frac{\partial z}{\partial y}\Delta y$$

与一元函数类似,把自变量的增量叫做自变量的微分,即 $\Delta x = dx$,$\Delta y = dy$,所以全微分又可写成

$$dz = \frac{\partial z}{\partial x}dx + \frac{\partial z}{\partial y}dy \tag{4-10}$$

式(4-10)右边的第一项是函数 $z=f(x,y)$ 对 x 的偏导数与 dx 的乘积,称为函数关于 x 的偏微分(partial differential),第二项称为函数关于 y 的偏微分.

通常我们把二元函数的全微分等于它的两个偏微分之和这件事,称为二元函数的微分符合叠加原理.

叠加原理也适用于二元以上的函数. 例如,如果三元函数 $u=f(x,y,z)$ 可微分,那么,它的全微分等于它的三个偏微分之和,即

$$du = \frac{\partial u}{\partial x}dx + \frac{\partial u}{\partial y}dy + \frac{\partial u}{\partial z}dz$$

在一元函数中,可导与可微是等价的,但对二元函数来说,偏导数存在,函数不一定可微分. 但是如果再假定函数的各个偏导数连续,则可以证明函数是可微分的,即有下面的结论:

如果函数 $z=f(x,y)$ 的偏导数 $\frac{\partial z}{\partial x}$,$\frac{\partial z}{\partial y}$ 在点 (x,y) 连续,则函数在该点可微分.

本章所涉及的二元函数,一般都是初等函数,满足偏导数连续条件,因此对二元初等函数来说它是可微分的.

如果函数 $z=f(x,y)$ 在点 (x,y) 可微分,则它在该点必连续.

这是因为,如果 $z=f(x,y)$ 可微分,于是

$$\Delta z = A\Delta x + B\Delta y + o(\rho)$$

当 $\Delta x \to 0$,$\Delta y \to 0$ 时,有 $\rho = \sqrt{(\Delta x)^2 + (\Delta y)^2} \to 0$,从而

$$\lim_{\substack{\Delta x \to 0 \\ \Delta y \to 0}}\Delta z = 0$$

所以函数 $z=f(x,y)$ 在点 (x,y) 连续.

以上关于二元函数的全微分定义及全微分存在的充分条件,完全可以推广到多元函数.

例 4-22　求函数 $z=e^{2x+y^2}$ 的全微分.

解　由于 $dz = \frac{\partial z}{\partial x}dx + \frac{\partial z}{\partial y}dy$,而 $\frac{\partial z}{\partial x} = 2e^{2x+y^2}$,$\frac{\partial z}{\partial y} = 2ye^{2x+y^2}$,所以

$$dz = 2e^{2x+y^2}dx + 2ye^{2x+y^2}dy$$

例 4-23　求函数 $z=x^y$ 在点 $(2,3)$ 处当 $\Delta x=0.1$,$\Delta y=0.2$ 的全微分及全增量.

解　$\frac{\partial z}{\partial x} = yx^{y-1}$,$\frac{\partial z}{\partial y} = x^y\ln x$,$\frac{\partial z}{\partial x}\bigg|_{\substack{x=2 \\ y=3}} = 12$,$\frac{\partial z}{\partial y}\bigg|_{\substack{x=2 \\ y=3}} = 8\ln 2$.所以在点 $(2,3)$ 处当 $\Delta x=0.1$,$\Delta y=0.2$ 时

$$dz=\frac{\partial z}{\partial x}\Delta x+\frac{\partial z}{\partial y}\Delta y=12\times0.1+8\ln2\times0.2=1.2+1.6\ln2\approx2.309$$

$$\Delta z=f(x+\Delta x,y+\Delta y)-f(x,y)=(2+0.1)^{3+0.2}-2^{3}=(2.1)^{3.2}-2^{3}\approx10.7424-8=2.7424$$

例 4-24　求函数 $u=x+\sin\dfrac{y}{2}+y^{2}z^{3}$ 的全微分.

解　因为 $\dfrac{\partial u}{\partial x}=1$，$\dfrac{\partial u}{\partial y}=\dfrac{1}{2}\cos\dfrac{y}{2}+2yz^{3}$，$\dfrac{\partial u}{\partial z}=3y^{2}z^{2}$，所以

$$du=dx+\left(\frac{1}{2}\cos\frac{y}{2}+2yz^{3}\right)dy+3y^{2}z^{2}dz$$

思考与练习

1. 函数的全增量与全微分有什么关系？

2. 二元函数 $z=f(x,y)$ 在某点可微分，那么它在该点的两个一阶偏导数是否一定存在？反之呢？

3. 二元函数 $z=f(x,y)$ 在某点的两个一阶偏导数存在，该函数在这点是否连续？反之呢？

第五节　多元复合函数和隐函数的微分法

在一元函数的求导中，介绍了一元复合函数求导的"锁链法则"和隐函数的求导法，本节将把一元复合函数和隐函数的求导法推广到多元函数的情形.

一、复合函数微分法

设函数 $z=f(u,v)$，而 $u=u(x,y)$，$v=v(x,y)$ 是变量 x、y 的函数，则

$$z=f[u(x,y),v(x,y)]$$

是变量 x、y 的二元复合函数（函数的复合关系见图 4-11），其中 u,v 叫做中间变量，x,y 叫做自变量. 关于二元复合函数偏导数有如下定理：

定理 4-2　如果函数 $u=u(x,y)$，$v=v(x,y)$ 在点 (x,y) 处有连续偏导数，而 $z=f(u,v)$ 在对应点 (u,v) 处有连续偏导数，则复合函数 $z=f[u(x,y),v(x,y)]$ 在点 (x,y) 处就有对 x 及 y 的连续偏导数，且可由下列公式求出偏导数.

$$\frac{\partial z}{\partial x}=\frac{\partial z}{\partial u}\frac{\partial u}{\partial x}+\frac{\partial z}{\partial v}\frac{\partial v}{\partial x} \tag{4-11}$$

$$\frac{\partial z}{\partial y}=\frac{\partial z}{\partial u}\frac{\partial u}{\partial y}+\frac{\partial z}{\partial v}\frac{\partial v}{\partial y} \tag{4-12}$$

从图 4-11 可见变量 z 到 x 有两条路线，因此求 z 对 x 的偏导数时，只需沿着每条路线按一元函数求导法则求导数，再相加便得到式（4-11）. 同理可得到式（4-12）. 这就是多元复合函数求导时的锁链法则. 这个法则对中间变量或自变量多于或少于两个的情形仍是适用的. 按复合函数的中间变量是几元函数进行分类. 可考虑如下三种情形：

图 4-11

1. 当中间变量都是一元函数时，其导数是全导数（total derivative）.

（1）两个中间变量都是一元函数：设函数 $z=f(u,v)$，而 $u=\varphi(x)$，$v=\psi(x)$，则 $z=f[\varphi(x),\psi(x)]$ 是 x 的一元函数，函数的复合关系见图 4-12. 其全导数

$$\frac{dz}{dx}=\frac{\partial z}{\partial u}\frac{du}{dx}+\frac{\partial z}{\partial v}\frac{dv}{dx} \tag{4-13}$$

图 4-12

（2）三个中间变量都是一元函数：设函数 $u=f(x,y,z)$，而 $x=\varphi(t)$，$y=$

$\psi(t), z=\omega(t)$, 函数的复合关系见图 4-13. 则复合函数 $u=f[\varphi(t),\psi(t),\omega(t)]$ 的全导数

$$\frac{du}{dt}=\frac{\partial u}{\partial x}\frac{dx}{dt}+\frac{\partial u}{\partial y}\frac{dy}{dt}+\frac{\partial u}{\partial z}\frac{dz}{dt} \tag{4-14}$$

图 4-13

以此类推……即每多一个中间变量,就多一个"+"项.

2. 当中间变量都是多元函数时,其导数是偏导数.

(1) 一个中间变量是二元函数:设函数 $z=f(u)$, 而 $u=u(x,y)$, 函数的复合关系见图 4-14.则有

$$\frac{\partial z}{\partial x}=\frac{dz}{du}\frac{\partial u}{\partial x},\qquad \frac{\partial z}{\partial y}=\frac{dz}{du}\frac{\partial u}{\partial y} \tag{4-15}$$

图 4-14

(2) 两个中间变量都是二元函数:见定理 4-2.

(3) 三个中间变量都是二元函数:设函数 $z=f(u,v,w)$, 而

$$u=u(x,y),\quad v=v(x,y),\quad w=w(x,y)$$

都是变量 x、y 的函数,则复合函数 $z=f[u(x,y),v(x,y),w(x,y)]$ 的偏导数

$$\frac{\partial z}{\partial x}=\frac{\partial z}{\partial u}\frac{\partial u}{\partial x}+\frac{\partial z}{\partial v}\frac{\partial v}{\partial x}+\frac{\partial z}{\partial w}\frac{\partial w}{\partial x},\qquad \frac{\partial z}{\partial y}=\frac{\partial z}{\partial u}\frac{\partial u}{\partial y}+\frac{\partial z}{\partial v}\frac{\partial v}{\partial y}+\frac{\partial z}{\partial w}\frac{\partial w}{\partial y}$$

以此类推……,即每多一个中间变量,就多一个"+"项.

3. 当中间变量既有多元函数也有一元函数时,其导数是偏导数.

计算时可把其中一元函数看成多元函数的特例,这样就归结为上面 2 的情形了. 如设函数 $z=f(u,x,y)$, 其中 $u=\phi(x,y)$, 此时可设 $v=x, w=y$ 的情形,从而有

$$\frac{\partial z}{\partial x}=\frac{\partial f}{\partial u}\cdot\frac{\partial u}{\partial x}+\frac{\partial f}{\partial x},\qquad \frac{\partial z}{\partial y}=\frac{\partial f}{\partial u}\cdot\frac{\partial u}{\partial y}+\frac{\partial f}{\partial y}$$

例 4-25 设 $z=u^2\ln v, u=\dfrac{x}{y}, v=3x-2y$, 求 $\dfrac{\partial z}{\partial x}, \dfrac{\partial z}{\partial y}$.

解 此函数复合结构如图 4-11, 由式(4-11)、式(4-12)得

$$\frac{\partial z}{\partial x}=\frac{\partial z}{\partial u}\frac{\partial u}{\partial x}+\frac{\partial z}{\partial v}\frac{\partial v}{\partial x}=2u\ln v\cdot\frac{1}{y}+\frac{u^2}{v}\cdot 3=\frac{2x}{y^2}\ln(3x-2y)+\frac{3x^2}{y^2(3x-2y)},$$

$$\frac{\partial z}{\partial y}=\frac{\partial z}{\partial u}\frac{\partial u}{\partial y}+\frac{\partial z}{\partial v}\frac{\partial v}{\partial y}=2u\ln v\cdot\left(-\frac{x}{y^2}\right)+\frac{u^2}{v}\cdot(-2)=-\frac{2x^2}{y^3}\ln(3x-2y)-\frac{2x^2}{y^2(3x-2y)}$$

例 4-26 设 $z=f\left(\dfrac{y}{x}\right)$, $f(u)$ 为可微函数,证明:$x\dfrac{\partial z}{\partial x}+y\dfrac{\partial z}{\partial y}=0$.

证明 令 $u=\dfrac{y}{x}$, 则 z 是以 u 为中间变量,x,y 为自变量的二元复合函数,其复合关系见图 4-14.由式(4-15)得

$$\frac{\partial z}{\partial x}=\frac{dz}{du}\frac{\partial u}{\partial x}=\frac{dz}{du}\cdot\left(-\frac{y}{x^2}\right)=-\frac{y}{x^2}\cdot\frac{dz}{du},\frac{\partial z}{\partial y}=\frac{dz}{du}\frac{\partial u}{\partial y}=\frac{dz}{du}\cdot\frac{1}{x}=\frac{1}{x}\cdot\frac{dz}{du},\text{于是}$$

$$x\frac{\partial z}{\partial x}+y\frac{\partial z}{\partial y}=-\frac{y}{x}\cdot\frac{dz}{du}+\frac{y}{x}\cdot\frac{dz}{du}=0$$

例 4-27 设 $z=e^{uv}$, 而 $u=\sin x, v=x^2\cos x$, 求全导数 $\dfrac{dz}{dx}$.

解 此函数复合结构如图 4-12,由公式(4-13),得

$$\frac{dz}{dx}=\frac{\partial z}{\partial u}\frac{du}{dx}+\frac{\partial z}{\partial v}\frac{dv}{dx}=ve^{uv}\cos x+ue^{uv}(2x\cos x-x^2\sin x)$$

$$=x^2\cos^2 x e^{x^2\sin x\cos x}+(2x\sin x\cos x-x^2\sin^2 x)e^{x^2\sin x\cos x}$$

$$=(x^2\cos 2x+x\sin 2x)e^{\frac{1}{2}x^2\sin 2x}$$

例 4-28 设 $z=\arctan(xy)$，而 $y=e^x$，求 $\dfrac{\mathrm{d}z}{\mathrm{d}x}$.

图 4-15

解 函数的复合关系见图 4-15.

方法一 用二元复合函数的锁链法则，得

$$\frac{\mathrm{d}z}{\mathrm{d}x}=\frac{\partial z}{\partial x}+\frac{\partial z}{\partial y}\frac{\mathrm{d}y}{\mathrm{d}x}=\frac{y}{1+x^2y^2}+\frac{x}{1+x^2y^2}\cdot e^x=\frac{e^x(1+x)}{1+x^2e^{2x}}$$

方法二 将 $y=e^x$ 直接代入 $z=\arctan(xy)$ 中，得一元复合函数 $z=\arctan(xe^x)$，用一元复合函数的求导法则，得

$$\frac{\mathrm{d}z}{\mathrm{d}x}=\left[\arctan(xe^x)\right]'=\frac{e^x(1+x)}{1+x^2e^{2x}}$$

在方法一中注意 $\dfrac{\mathrm{d}z}{\mathrm{d}x}$ 与 $\dfrac{\partial z}{\partial x}$ 的区别，前者是全导数，这时 z 是 x 的一元函数；后者是 z 对 x 的偏导数，这时 z 是 x 的二元函数.

例 4-29 设 $w=f(x+y+z,xyz)$，求 $\dfrac{\partial w}{\partial x}$.

解 记 $u=x+y+z,v=xyz$，则

$$w=f(u,v)$$

图 4-16

此函数复合结构如图 4-16，于是

$$\frac{\partial w}{\partial x}=\frac{\partial w}{\partial u}\frac{\partial u}{\partial x}+\frac{\partial w}{\partial v}\frac{\partial v}{\partial x}=\frac{\partial w}{\partial u}+yz\frac{\partial w}{\partial v}$$

二、隐函数微分法

在讨论一元函数的微分法时，曾介绍过用复合函数的求导法则求由方程 $F(x,y)=0$ 所确定的隐函数 $y=f(x)$ 的导数 $\dfrac{\mathrm{d}y}{\mathrm{d}x}$，下面通过多元函数求偏导数的方法，给出隐函数的求导公式.

设函数 $F(x,y)$ 有连续的偏导数，且 $\dfrac{\partial F}{\partial y}\neq0$，则由方程 $F(x,y)=0$ 所确定的可导函数 $y=f(x)$ 的导数为

$$\frac{\mathrm{d}y}{\mathrm{d}x}=-\frac{\dfrac{\partial F}{\partial x}}{\dfrac{\partial F}{\partial y}}=-\frac{F'_x}{F'_y} \tag{4-16}$$

事实上，把由方程 $F(x,y)=0$ 所确定的函数 $y=f(x)$ 代回原方程，得恒等式

$$F[x,f(x)]\equiv0$$

上式左端可看作是 x 的复合函数，恒等式两端同时对 x 求全导数仍为恒等式，即得

$$\frac{\partial F}{\partial x}+\frac{\partial F}{\partial y}\frac{\mathrm{d}y}{\mathrm{d}x}=0$$

于是解得

$$\frac{\mathrm{d}y}{\mathrm{d}x}=-\frac{F'_x}{F'_y}$$

对三元方程 $F(x,y,z)=0$ 所确定的隐函数 $z=f(x,y)$，也可采用同样方法得到

$$\frac{\partial z}{\partial x}=-\frac{F'_x}{F'_z},\quad \frac{\partial z}{\partial y}=-\frac{F'_y}{F'_z}\quad(F'_z\neq0) \tag{4-17}$$

例 4-30 设由方程 $y-xe^y+x=0$ 确定了隐函数 $y=f(x)$，试求 $\dfrac{\mathrm{d}y}{\mathrm{d}x}$.

解　令 $F(x,y)=y-xe^y+x$，则 $\dfrac{\partial F}{\partial x}=-e^y+1,\dfrac{\partial F}{\partial y}=1-xe^y\neq0$，由式(4-16)得

$$\frac{\mathrm{d}y}{\mathrm{d}x}=-\frac{F'_x}{F'_y}=-\frac{-e^y+1}{1-xe^y}=\frac{e^y-1}{1-xe^y}$$

例 4-31　设由方程 $e^{-xy}-2z+e^z=0$ 所确定的隐函数 $z=f(x,y)$，试求 $\dfrac{\partial z}{\partial x},\dfrac{\partial z}{\partial y}$.

解　令 $F(x,y,z)=e^{-xy}-2z+e^z$，则 $\dfrac{\partial F}{\partial x}=-ye^{-xy},\dfrac{\partial F}{\partial y}=-xe^{-xy},\dfrac{\partial F}{\partial z}=-2+e^z$.

由式(4-17)得

$$\frac{\partial z}{\partial x}=-\frac{F'_x}{F'_z}=\frac{ye^{-xy}}{e^z-2},\quad\frac{\partial z}{\partial y}=-\frac{F'_y}{F'_z}=\frac{xe^{-xy}}{e^z-2}$$

思考与练习

1. 设 $z=e^{2x-3y+6t},x=t^2,y=4t$，则 $\dfrac{\partial z}{\partial t}$ 与 $\dfrac{\mathrm{d}z}{\mathrm{d}t}$ 是否相同？

2. 对一元函数 $y=f(x)$，若微分存在，无论 x 是自变量还是中间变量，总有 $\mathrm{d}y=f'(x)\mathrm{d}x$，称为微分形式的不变性；二元函数的全微分是否也有微分形式的不变性？

第六节　多元函数的极值

许多实际问题都涉及多元函数极值，尤其是二元函数的极值和最值. 前面我们曾用导数求过一元函数的极值问题，在这里我们应用偏导数来讨论多元函数的极值问题，讨论时以二元函数的极值为主.

一、二元函数的极值

定义 4-6　设函数 $z=f(x,y)$ 在点 (x_0,y_0) 的某个邻域内有定义，对于该邻域内异于 (x_0,y_0) 的点 (x,y)，如果都有

$$f(x,y)<f(x_0,y_0)\text{ 或 }f(x,y)>f(x_0,y_0)$$

则称函数 $z=f(x,y)$ 在点 (x_0y_0) 取得极大值或极小值(统称极值) $f(x_0,y_0)$；称点 (x_0,y_0) 为极大值点或极小值点(统称极值点).

有些函数的极值可从函数的图形看出. 例如，函数 $z=x^2+y^2+1$，它的图形为开口向上的旋转抛物面(图 4-17)，显然在点 $(0,0)$ 处函数取得极小值 1；函数 $z=\sqrt{R^2-x^2-y^2}$ 的图形是球心在原点，半径为 R 的上半球面，显然在 $(0,0)$ 点取得极大值 R.

下面给出二元函数取得极值的条件.

定理 4-3(极值存在的必要条件)　如果函数 $z=f(x,y)$ 在点 (x_0,y_0) 处取得极值，且函数在该点的一阶偏导数存在，那么，$f'_x(x_0,y_0)=0,f'_y(x_0,y_0)=0$.

证　因为函数 $z=f(x,y)$ 在点 (x_0,y_0) 处取得极值，如果令 $y=y_0$，则一元函数 $z=f(x,y_0)$ 在 $x=x_0$ 处取得极值. 根据一元函数取得极值的必要条件，有

$$f'_x(x_0,y_0)=0$$

同理可证

$$f'_y(x_0,y_0)=0$$

图 4-17

使得 $f'_x(x_0,y_0)=0$ 和 $f'_y(x_0,y_0)=0$ 同时成立的点 (x_0,y_0) 称为函数 $z=f(x,y)$ 的驻点.

由定理 4-3 知道,偏导数存在的二元函数的极值点必定是驻点,但函数的驻点不一定是极值点. 例如,函数 $z=f(x,y)=xy$,它的驻点易求得是 $(0,0)$,但由于函数 $z=xy$ 在点 $(0,0)$ 的函数值为 0,而点 $(0,0)$ 邻近的函数值即可取得正值,也可取得负值,所以点 $(0,0)$ 不是极值点.

驻点只是取得极值的必要条件而非充分条件,那么,应如何判定驻点是否为函数的极值点呢? 下面的定理将给出二元函数取得极值的充分条件.

定理 4-4(极值存在的充分条件)　设函数 $z=f(x,y)$ 在点 (x_0,y_0) 的某邻域内有一阶与二阶连续偏导数,又设 $f'_x(x_0,y_0)=0$,$f'_y(x_0,y_0)=0$,记 $A=f''_{xx}(x_0,y_0)$,$B=f''_{xy}(x_0,y_0)$,$C=f''_{yy}(x_0,y_0)$,那么

(1) 如果 $B^2-AC<0$,则函数 $f(x,y)$ 在点 (x_0,y_0) 处有极值,且当 $A<0$ 时 $f(x_0,y_0)$ 是极大值;当 $A>0$ 时 $f(x_0,y_0)$ 是极小值;

(2) 如果 $B^2-AC>0$,则点 (x_0,y_0) 不是极值点;

(3) 如果 $B^2-AC=0$,则 (x_0,y_0) 是否为极值点不能断定,需另作讨论.

例 4-32　求函数 $z=f(x,y)=x^3-y^3+3x^2+3y^2-9x$ 的极值.

解　解方程组 $\begin{cases} f'_x(x,y)=3x^2+6x-9=0 \\ f'_y(x,y)=-3y^2+6y=0 \end{cases}$

得驻点:$(1,0)$、$(1,2)$、$(-3,0)$、$(-3,2)$.

又 $f''_{xx}(x,y)=6x+6$,　$f''_{xy}(x,y)=0$,　$f''_{yy}(x,y)=-6y+6$.

依据定理 4-4 列表讨论极值,见表 4-1.

表 4-1　讨论极值表

驻点	A	B	C	B^2-AC	极值
$(1,0)$	12	0	6	-72	极小值 -5
$(1,2)$	12	0	-6	72	不是极值
$(-3,0)$	-12	0	6	72	不是极值
$(-3,2)$	-12	0	-6	-72	极大值 31

如果函数 $z=f(x,y)$ 在闭区域 D 上连续,则它在 D 上必能取得最大值和最小值. 假定函数 $z=f(x,y)$ 在 D 上连续且可微,同时只有有限个驻点,类似于一元函数,将函数 $z=f(x,y)$ 在 D 内的所有驻点处的函数值及在 D 的边界上的最大值和最小值进行比较,其中最大的就是函数 $z=f(x,y)$ 在 D 上的最大值,最小的就是最小值.

例 4-33　求函数 $z=f(x,y)=\sqrt{4-x^2-y^2}$ 在圆域 $x^2+y^2\leqslant 1$ 上的最大值.

解　令 $f'_x(x,y)=-\dfrac{x}{\sqrt{4-x^2-y^2}}=0$,$f'_y(x,y)=-\dfrac{y}{\sqrt{4-x^2-y^2}}=0$

得驻点 $(0,0)$,而 $f(0,0)=2$.

函数 $z=f(x,y)=\sqrt{4-x^2-y^2}$ 在圆域边界 $x^2+y^2=1$ 上的值恒等于 $\sqrt{3}$,又 $2>\sqrt{3}$

故函数在圆域 $x^2+y^2\leqslant 1$ 上的最大值为 2.

在实际问题中,遇到求二元函数的最大值和最小值问题时,如果根据具体问题的性质,知道函数 $z=f(x,y)$ 的最大值(或最小值)只能在区域 D 内部取得,而函数在 D 内只有唯一的一个驻点,那么该驻点处的函数值必定是函数 $z=f(x,y)$ 在 D 上的最大值(或最小值).

例 4-34　要用铁皮做一个体积为 2 立方米的有盖长方体水箱,问怎样选择长、宽、高,才能使用料最省?

解　设水箱长 x 米,宽 y 米,则其高为 $\dfrac{2}{xy}$ 米,长方体表面积为

$$A = 2\left(xy + y\frac{2}{xy} + x\frac{2}{xy}\right) = 2xy + \frac{4}{x} + \frac{4}{y}, \quad (x>0, y>0)$$

求偏导,得

$$\frac{\partial A}{\partial x} = 2y - \frac{4}{x^2}, \quad \frac{\partial A}{\partial y} = 2x - \frac{4}{y^2}$$

解方程组 $\begin{cases} 2y - \dfrac{4}{x^2} = 0 \\ 2x - \dfrac{4}{y^2} = 0 \end{cases}$, 得 $\begin{cases} x = \sqrt[3]{2} \\ y = \sqrt[3]{2} \end{cases}$.

根据题意可知,水箱用料函数 A 的最小值一定存在,且 $x>0, y>0$. 又函数 A 在该范围内只有一个驻点 $(\sqrt[3]{2}, \sqrt[3]{2})$,因此,当 $x = y = \sqrt[3]{2}$ 时,A 取得最小值,此时,高 $= \dfrac{2}{xy} = \dfrac{2}{(\sqrt[3]{2})^2} = \sqrt[3]{2}$. 即当长、宽、高都等于 $\sqrt[3]{2}$ 时,水箱用料最省,最少用料为 $6\sqrt[3]{2^2}$ 平方米.

二、条件极值

前面讨论的二元函数极值问题,自变量 x 与 y 除了限制在函数的定义域内以外,并无其他条件,此时的极值称为无条件极值,简称极值. 如果自变量 x 与 y 之间还要受条件方程 $g(x, y) = 0$ 的制约,这时的极值问题称为条件极值.

求条件极值的一种方法是,可从约束条件中解出一些自变量使其由其他自变量表示出来,代入所讨论的函数表达式中去,把条件极值问题转化为无条件极值问题(见例 4-34). 另一种方法是直接求条件极值,即拉格朗日乘数法,它是解决条件极值问题的有效方法. 例如,要找函数 $z = f(x, y)$ 在条件 $g(x, y) = 0$ 下的可能极值点,其求法步骤如下:

(1) 用常数 λ(称为拉格朗日乘数)乘以 $g(x, y)$,并与 $f(x, y)$ 相加,得函数 $F(x, y)$(称为拉格朗日函数),即

$$F(x, y) = f(x, y) + \lambda g(x, y)$$

(2) 分别求 $F(x, y)$ 对 x 与对 y 的偏导数,并解下列方程组

$$\begin{cases} F_x' = f_x' + \lambda g_x' = 0 \\ F_y' = f_y' + \lambda g_y' = 0 \\ g(x, y) = 0 \end{cases}$$

得 (x_0, y_0, λ_0),其中点 (x_0, y_0) 称为条件驻点;

(3) 根据问题性质判别 (x_0, y_0) 是否为条件极值点.

例 4-35　某工厂计划生产两种型号的仪器,其产量分别为 x 和 y 台,所需成本为 z,且 z 与 x 和 y 的函数关系为:$z(x, y) = x^2 + 2y^2 - xy$(单位:万元). 现需要这两种仪器共 8 台,问应如何安排生产,才能使成本最小?

解　本题是求函数 $z(x, y) = x^2 + 2y^2 - xy$ 在约束条件 $x + y - 8 = 0$ 下的最小值.

(1) 构造拉格朗日函数　$F(x, y) = x^2 + 2y^2 - xy + \lambda(x + y - 8)$;

(2) 分别求 $F(x, y)$ 对 x、y 的偏导数,令其为零,并解下列方程组

$$\begin{cases} F_x' = 2x - y + \lambda = 0 \\ F_y' = 4y - x + \lambda = 0 \\ x + y - 8 = 0 \end{cases}$$

得 $x = 5, y = 3, \lambda = -7$;

(3) 由于实际问题的最小值存在,且 $x = 5, y = 3$,是 $F(x, y)$ 的唯一驻点,因此,$x = 5, y = 3$,是所求问题的最小值点. 当两种型号的仪器各生产 5 台和 3 台时,总成本 z 最小,最小成本为

$$z(5,3)=5^2+2\times3^2-5\times3=28(\text{万元})$$

拉格朗日乘数法也可推广到 n 元函数且有 $m(m<n)$ 个约束条件的极值问题. 设有 n 元函数 $f(x_1,x_2,\cdots,x_n)$ 满足约束条件

$$g_j(x_1,x_2\cdots x_n)=0 \quad (j=1,2,\cdots,m)$$

令

$$F=f+\lambda_1 g_1+\lambda_2 g_2+\cdots+\lambda_m g_m$$

并求 $\dfrac{\partial F}{\partial x_i}=0 (i=1,2,\cdots,n)$ 与条件 $g_j(x_1,x_2,\cdots,x_n)=0 (j=1,2,\cdots,m)$ 组成的联立方程组的解 $(x_1^0,x_2^0,\cdots,x_n^0)$,最后根据实际问题去判断点 $(x_1^0,x_2^0,\cdots,x_n^0)$ 是否为最大(小)值点.

三、最小二乘法

在工程技术和科学实验中,常常需要根据两个变量的几组实验数据,来找出这两个变量间的函数关系的近似公式. 通常把这样得到的函数的近似表达式叫做经验公式. 经验公式建立以后,就可以把生产或实验中所积累的某些经验,提高到理论上加以分析.

已知一组实验数据 $(x_k,y_k)(k=0,1,2\cdots n)$,求它们的近似函数关系 $y=f(x)$.需要解决两个问题:

(1) 确定近似函数的类型:可根据数据点的分布规律和问题的实际背景来确定.

(2) 确定近似函数的标准:因实验数据有误差,不能要求 $y_i=f(x_i)$;而偏差 $r_i=y_i-f(x_i)$ 有正有负,为使所有偏差的绝对值都较小,且便于计算,可由偏差平方和 $\sum\limits_{i=0}^{n}\left[y_i-f(x_i)\right]^2$ 最小来确定近似函数 $y=f(x)$.

最小二乘法原理:设有一列实验数据 $(x_k,y_k)(k=0,1,2,\cdots,n)$,它们大体分布在某条曲线上,通过偏差平方和最小,求该曲线的方法,称为最小二乘法,找出的函数关系称为经验公式.

特别地:当数据点分布近似一条直线时,问题为确定 a,b 使得 $y=ax+b$ 满足:

$$M(a,b)=\sum_{k=0}^{n}(y_k-ax_k-b)^2 \text{ 为最小.}$$

令 $\begin{cases}\dfrac{\partial M}{\partial a}=-2\sum\limits_{k=0}^{n}(y_k-ax_k-b)x_k=0 \\ \dfrac{\partial M}{\partial b}=-2\sum\limits_{k=0}^{n}(y_k-ax_k-b)=0\end{cases}$ 即 $\begin{cases}\sum\limits_{k=0}^{n}(y_k-ax_k-b)x_k=0 \\ \sum\limits_{k=0}^{n}(y_k-ax_k-b)=0\end{cases}$

将括号内各项进行整理合并,并把未知数 a,b 分离出来,便得方程组

$$\begin{cases}\left(\sum\limits_{k=0}^{n}x_k^2\right)a+\left(\sum\limits_{k=0}^{n}x_k\right)b=\sum\limits_{k=0}^{n}x_k y_k \\ \left(\sum\limits_{k=0}^{n}x_k\right)a+(n+1)b=\sum\limits_{k=0}^{n}y_k\end{cases} \tag{4-18}$$

方程组(4-18)称为法方程组,解此线性方程组即得 a,b.

例 4-36 为了测定刀具的磨损速度,每隔 1 小时测一次刀具的厚度,得到一组实验数据,见表 4-2.

表 4-2 实验数据表

顺序编号 i	0	1	2	3	4	5	6	7
时间 t_i/h	0	1	2	3	4	5	6	7
刀具厚度 y_i/mm	27.0	26.8	26.5	26.3	26.1	25.7	25.3	24.8

试根据上面的实验数据建立 y 和 t 之间的经验公式 $y=f(t)$. 也就是,要找出一个能使上述数据大体适合的函数关系 $y=f(t)$.

解 通过在坐标纸上描点(图 4-18)可看出它们大致在一条直线上,故可设经验公式为 $y=ax+b$,根据式(4-18)计算各变量的和,见表 4-3.

图 4-18

表 4-3 求和表

t_i	t_i^2	y_i	y_it_i
0	0	27.0	0
1	1	26.8	26.8
2	4	26.5	53.0
3	9	26.3	78.9
4	16	26.1	104.4
5	25	25.7	128.5
6	36	25.3	151.8
7	49	24.8	173.6
Σ 28	140	208.5	717.0

代入方程组(4-18),得到

$$\begin{cases} 140a+28b=717 \\ 28a+8b=208.5 \end{cases}$$

解此方程组,得到 $a=-0.3036$,$b=27.125$,这样便得到所求经验公式为

$$y=f(t)=-0.3036t+27.125 \tag{4-19}$$

由式(4-19)算出的函数值 $f(t_i)$ 与实测的 y_i 有一定的偏差,见表 4-4.

表 4-4 实测数据与计算数据的偏差表

t_i	0	1	2	3	4	5	6	7
实测的 y_i/mm	27.0	26.8	26.5	26.3	26.1	25.7	25.3	24.8
算得的 $f(t_i)$/mm	27.125	26.821	26.518	26.214	25.911	25.607	25.303	25.000
偏差	-0.125	-0.021	-0.018	0.086	0.189	0.093	-0.003	-0.200

偏差的平方和 $M=0.108165$,偏差平方和的平均值的平方根 $\sqrt{\dfrac{M}{n}}$ 称为均方误差,对本题的均方误差为 $\sqrt{\dfrac{M}{7}}=0.124$. 它的大小在一定程度上反映了用经验公式来近似表达原来函数关系的近似程度的好坏.

1. 对于一元函数,一阶导数不存在的点可能是函数极值点;对于二元函数,一阶偏导数不存在的点是否也可能是函数极值点?

2. 设(x_0,y_0)是函数$f(x,y)$的一个驻点,若不用极值存在的充分条件判定,应如何判定(x_0,y_0)是否为极值点?

第七节 二 重 积 分

通过一元函数积分学的学习,我们知道定积分是由某种确定形式和的极限定义的.这种和式的极限推广到定义在平面区域上二元函数的情形,可得到二重积分的定义.本章将介绍二重积分的概念、性质、计算法及其应用.

一、二重积分的概念与性质

1. 曲顶柱体的体积

设$z=f(x,y)$是定义在xoy平面上有界闭区域D上的非负连续函数,它在空间中表示一个曲面S.把以S为顶、D为底、侧面是以D的边界曲线为准线且母线平行于z轴的柱面,叫做曲顶柱体(图4-19).现在我们来讨论如何定义并计算上述曲顶柱体的体积V.

我们知道,平顶柱体的体积可以用公式

体积=高×底面积

来计算.对于曲顶柱体,当点(x,y)在区域D上变动时,其高$z=f(x,y)$是个变量,因此它的体积不能直接用上面的公式来计算.但我们可以仿照一元函数求曲边梯形面积时所采用的"分割、近似、求和、取极限"的方法来解决.

图 4-19

(1)分割:用一组曲线网把D任意分成n个小区域,并用$\Delta\sigma_i$表示第i个小区域面积$\Delta\sigma_1,\Delta\sigma_2,\cdots,\Delta\sigma_n$;分别以这些小区域的边界曲线为准线,作母线平行于$z$轴的柱面,这些柱面把原来的曲顶柱体分成了$n$个小的曲顶柱体$\Delta V_1,\Delta V_2,\cdots,\Delta V_n$,且用$\Delta V_i$表示第$i$个小曲顶柱体的体积.

(2)近似:当这些小区域的直径(一个区域的直径是指该区域上任意两点间距离的最大值)很小时,由于函数$z=f(x,y)$连续,对同一个小区域来说,$f(x,y)$变化很小,这时小的曲顶柱体可近似看作平顶柱体.在每个小区域$\Delta\sigma_i$中任取一点(ξ_i,η_i),以$f(\xi_i,\eta_i)$为高,底为$\Delta\sigma_i$的小的平顶柱体的体积为$f(\xi_i,\eta_i)\Delta\sigma_i$,且有

$$\Delta V_i\approx f(\xi_i,\eta_i)\Delta\sigma_i \quad (i=1,2,\cdots,n)$$

(3)求和:这n个小的平顶柱体体积$f(\xi_i,\eta_i)\Delta\sigma_i(i=1,2,\cdots,n)$之和可视为是整个曲顶柱体体积的近似值.即

$$V=\sum_{i=1}^{n}\Delta V_i\approx\sum_{i=1}^{n}f(\xi_i,\eta_i)\Delta\sigma_i$$

(4)取极限:显然,区域D分得越小的,这个近似值就越接近曲顶柱体体积V.令这n个小区域直径的最大值λ趋于零,若上述和式的极限存在,此极限值就是所求曲顶柱体的体积V,即

$$V=\lim_{\lambda\to 0}\sum_{i=1}^{n}f(\xi_i,\eta_i)\Delta\sigma_i$$

2. 二重积分的概念

在前面我们用分割、近似、求和、取极限的方法求出了曲顶柱体的体积,还有许多实际问题,如求

不均匀薄片的质量等,都可以用这种方法予以解决. 抽去具体问题的实际意义,可给出二重积分的定义:

定义 4-7 设函数 $f(x,y)$ 在有界闭区域 D 上连续,将 D 任意分成 n 个小区域

$$\Delta\sigma_1,\Delta\sigma_2,\cdots,\Delta\sigma_n$$

仍以 $\Delta\sigma_i(i=1,2,\cdots,n)$ 表示第 i 个小区域的面积,在每个小区域上任取一点 (ξ_i,η_i),作乘积 $f(\xi_i,\eta_i)$ $\Delta\sigma_i(i=1,2,\cdots,n)$,并作和式 $\sum\limits_{i=1}^{n} f(\xi_i,\eta_i)\Delta\sigma_i$. 如果当各个小区域的直径的最大值 λ 趋于零时,这个和式的极限存在,则称此极限为函数 $f(x,y)$ 在区域 D 上的二重积分,记作 $\iint\limits_{D} f(x,y)\mathrm{d}\sigma$,即

$$\iint\limits_{D} f(x,y)\mathrm{d}\sigma = \lim_{\lambda\to 0}\sum_{i=1}^{n} f(\xi_i,\eta_i)\Delta\sigma_i$$

其中 $f(x,y)$ 称为被积函数,"$\iint\limits_{D}$" 称为二重积分号,$f(x,y)\mathrm{d}\sigma$ 称为被积表达式,$\mathrm{d}\sigma$ 称为面积元素,x 和 y 称为积分变量,D 称为积分区域.

在上述定义中,由于对 D 的分割是任意的,因此,当取两边分别平行于坐标轴的矩形作为小区域 $\Delta\sigma_i$ 时,以 Δx、Δy 表示小矩形的边长,其面积为 $\Delta x\Delta y$,于是面积元素 $\mathrm{d}\sigma$ 可用 $\mathrm{d}x\mathrm{d}y$ 表示,故二重积分又可记为

$$\iint\limits_{D} f(x,y)\mathrm{d}\sigma = \iint\limits_{D} f(x,y)\mathrm{d}x\mathrm{d}y$$

其中 $\mathrm{d}x\mathrm{d}y$ 称为直角坐标系中的面积元素.

根据二重积分的定义,前面所讨论的曲顶柱体的体积是曲顶面 $z=f(x,y)$ 在底面 D 上的二重积分

$$V = \iint\limits_{D} f(x,y)\mathrm{d}\sigma$$

二重积分的几何意义是:若在积分区域 D 上 $f(x,y)\geqslant 0$,则二重积分 $\iint\limits_{D} f(x,y)\mathrm{d}\sigma$ 表示以 D 为底、以曲面 $z=f(x,y)$ 为顶的曲顶柱体的体积.

3. 二重积分的性质

二重积分具有与一元函数定积分类似的性质,现叙述如下:

性质 4-1 被积函数的常数因子可以提到二重积分号的外面,即

$$\iint\limits_{D} kf(x,y)\mathrm{d}\sigma = k\iint\limits_{D} f(x,y)\mathrm{d}\sigma \quad (k \text{ 为常数})$$

性质 4-2 两个函数的代数和的二重积分等于各个函数的二重积分的代数和

$$\iint\limits_{D} [f(x,y) \pm g(x,y)]\mathrm{d}\sigma = \iint\limits_{D} f(x,y)\mathrm{d}\sigma \pm \iint\limits_{D} g(x,y)\mathrm{d}\sigma$$

性质 4-3 如果闭区域 D 如图 4-20 所示,被分为两个闭区域 D_1 与 D_2,则在 D 上的二重积分等于各个部分闭区域上的二重积分的和. 即二重积分对于区域具有可加性

$$\iint\limits_{D} f(x,y)\mathrm{d}\sigma = \iint\limits_{D_1} f(x,y)\mathrm{d}\sigma + \iint\limits_{D_2} f(x,y)\mathrm{d}\sigma$$

性质 4-4 如果在 D 上,$f(x,y)=1$,σ 为 D 的面积,则

$$\sigma = \iint\limits_{D} 1\cdot\mathrm{d}\sigma = \iint\limits_{D}\mathrm{d}\sigma$$

它的几何意义是:高为 1 的平顶柱体的体积在数值上等于柱体的底面积.

性质 4-5 如果在 D 上总有 $f(x,y)\leqslant g(x,y)$,则

图 4-20

$$\iint\limits_{D} f(x,y)\,\mathrm{d}\sigma \leqslant \iint\limits_{D} g(x,y)\,\mathrm{d}\sigma$$

性质4-6　设 M、m 分别是 $f(x,y)$ 在闭区域 D 上的最大值和最小值,σ 是 D 的面积,则

$$m\sigma \leqslant \iint\limits_{D} f(x,y)\,\mathrm{d}\sigma \leqslant M\sigma$$

性质4-7(二重积分的中值定理)　设函数 $f(x,y)$ 在有界闭区域 D 上连续,σ 是区域 D 的面积,则在 D 上至少存在一点 (ξ,η),使得

$$\iint\limits_{D} f(x,y)\,\mathrm{d}\sigma = f(\xi,\eta)\sigma$$

该性质的几何意义为:空间中任意一个曲顶柱体的体积必等于一个以 D 为底、D 上某点 (ξ,η) 处函数值 $f(\xi,\eta)$ 为高的平顶柱体的体积. 因此,通常称

$$f(\xi,\eta) = \frac{1}{\sigma}\iint\limits_{D} f(x,y)\,\mathrm{d}x\mathrm{d}y$$

为函数 $f(x,y)$ 在 D 上的平均值.

二、二重积分的计算

按照二重积分的定义来计算二重积分,只对少数特别简单的被积函数和积分区域可行. 在大多数情况下,二重积分可化为两次单变量积分来计算. 下面分别讨论在直角坐标系和极坐标系下二重积分的计算方法.

1. 直角坐标系下二重积分的计算

设平面区域 D 由两条直线 $x=a$、$x=b$ 及两条曲线 $y=\varphi_1(x)$、$y=\varphi_2(x)$ ($\varphi_1(x)\leqslant\varphi_2(x)$, $a\leqslant x\leqslant b$) 所围成,这样的区域 D 称为 x 型区域(图4-21).

图 4-21

设平面区域 D 由两条直线 $y=c$、$y=d$ 及两条曲线 $x=\psi_1(y)$、$x=\psi_2(y)$ ($\psi_1(y)\leqslant\psi_2(y)$, $c\leqslant y\leqslant d$) 所围成,这样的区域 D 称为 y 型区域(图4-22).

图 4-22

（1）D 为 x 型区域的二重积分的计算

根据二重积分的几何意义，当 $f(x,y) \geqslant 0$ 时，二重积分 $\iint\limits_{D} f(x,y)\mathrm{d}\sigma$ 表示一个以区域 D 为底，以曲面 $z=f(x,y)$ 为顶的曲顶柱体的体积 V.

设积分区域 D 是 x 型区域，此时，D 的边界曲线与平行于 y 轴的直线至多有两个交点（见图 4-21）.

在区间 $[a,b]$ 上任取一点 x，过点 x 作垂直于 x 轴（平行于 yoz 平面）的平面，它与曲顶柱体相截得到一个以区间 $[\varphi_1(x)$，$\varphi_2(x)]$ 为底边、以曲线 $z=f(x,y)$（对任意固定的 x，该曲线是关于变量 y 的一元函数曲线并在曲面 $z=f(x,y)$ 上）为曲边的曲边梯形（图 4-23），它的面积为

图 4-23

$$A(x) = \int_{\varphi_1(x)}^{\varphi_2(x)} f(x,y)\mathrm{d}y$$

应用定积分的微元法就可以计算这个曲顶柱体的体积 V.

由上述结论可知，对于区间 $[a,b]$ 上任一点 x，都有曲顶柱体上的一个截面面积 $A(x)$ 与之对应.用平行于 yoz 面的一族平面把曲顶柱体的体积分成许多小薄片，同时也把区间 $[a,b]$ 分成许多小区间.考虑区间 $[x,x+\mathrm{d}x]$ 上的小薄片，由于 $\mathrm{d}x$ 很小该小薄片可看成厚度为 $\mathrm{d}x$、底面积为 $A(x)$ 的一个柱体，它的体积微元为 $\mathrm{d}V = A(x)\mathrm{d}x$.于是，体积微元 $\mathrm{d}V = A(x)\mathrm{d}x$ 在区间 $[a,b]$ 上的定积分 $\int_a^b A(x)\mathrm{d}x$ 就是所求曲顶柱体的体积 V.即

$$V = \int_a^b A(x)\mathrm{d}x = \int_a^b \left[\int_{\varphi_1(x)}^{\varphi_2(x)} f(x,y)\mathrm{d}y \right]\mathrm{d}x$$

这个体积也就是所求的二重积分，从而

$$\iint\limits_{D} f(x,y)\mathrm{d}x\mathrm{d}y = \int_a^b \left[\int_{\varphi_1(x)}^{\varphi_2(x)} f(x,y)\mathrm{d}y \right]\mathrm{d}x$$

上式右端是一个先对 y、再对 x 的二次积分.首先把 $f(x,y)$ 看作 y 的一元函数（x 为常数），并对 y 计算从 $\varphi_1(x)$ 到 $\varphi_2(x)$ 的定积分；然后把算得的结果（是 x 的函数）从 a 到 b 计算定积分.这个先对 y、再对 x 的二次积分也常记作

$$\iint\limits_{D} f(x,y)\mathrm{d}x\mathrm{d}y = \int_a^b \mathrm{d}x \int_{\varphi_1(x)}^{\varphi_2(x)} f(x,y)\mathrm{d}y \tag{4-20}$$

在上述讨论中，我们假定了 $f(x,y) \geqslant 0$.但实际上公式（4-20）的成立并不受此条件限制.

例 4-37 计算 $\iint\limits_{D}(x^2+y^2)\mathrm{d}x\mathrm{d}y$，其中 D 是由曲线 $y=x^2$ 以及 $x=y^2$ 所围成的区域（图 4-24）.

解 将 D 视为 x 型区域. 先积 y 后积 x，用平行于 y 轴的直线从下到上（沿 y 轴正向）穿过区域 D，首先穿过的曲线 $\varphi_1(x)=x^2$，其次穿过的曲线 $\varphi_2(x)=\sqrt{x}$；解方程组 $\begin{cases} y=x^2 \\ y=\sqrt{x} \end{cases}$ 得交点 $(0,0)$ 和 $(1,1)$，即 $0 \leqslant x \leqslant 1$，$x^2 \leqslant y \leqslant \sqrt{x}$，因此

图 4-24

$$\begin{aligned} \iint\limits_{D}(x^2+y^2)\mathrm{d}x\mathrm{d}y &= \int_0^1 \mathrm{d}x \int_{x^2}^{\sqrt{x}}(x^2+y^2)\mathrm{d}y \\ &= \int_0^1 \left(x^2 y + \frac{y^3}{3} \right)\Big|_{x^2}^{\sqrt{x}} \mathrm{d}x \\ &= \int_0^1 \left(x^2\sqrt{x} + \frac{(\sqrt{x})^3}{3} - x^4 - \frac{x^6}{3} \right)\mathrm{d}x \end{aligned}$$

$$= \left(\frac{2}{7}x^{\frac{7}{2}} + \frac{2}{15}x^{\frac{5}{2}} - \frac{1}{5}x^5 - \frac{1}{21}x^7 \right) \Big|_0^1 = \frac{6}{35}.$$

计算重积分时确定积分上下限非常重要,一般的做法是:首先画出积分区域 D 的图形,D 若是 x 型区域,即二次积分次序为先 y 后 x,用上述例题的方法作平行于 y 轴的直线从下到上(沿 y 轴正向) 穿过区域 D,直线先穿过的曲线为 $\varphi_1(x)$,后穿过的曲线为 $\varphi_2(x)$,从而确定了 y 的上下限,$\varphi_1(x) \le y \le \varphi_2(x)$;其次,解方程组 $\begin{cases} y = \varphi_1(x) \\ y = \varphi_2(x) \end{cases}$,得交点 $(a, \varphi_1(a)), (b, \varphi_1(b))$,于是,第二次积分上下限为 b 与 a,即 $a \le x \le b$. x 型区域 D 可以表示为

$$\begin{cases} \varphi_1(x) \le y \le \varphi_2(x) \\ a \le x \le b \end{cases}$$

从而二重积分为

$$\iint\limits_D f(x,y)\mathrm{d}x\mathrm{d}y = \int_a^b \mathrm{d}x \int_{\varphi_1(x)}^{\varphi_2(x)} f(x,y)\mathrm{d}y$$

(2)D 为 y 型区域的二重积分的计算

类似地,如果积分区域 D 为 y 型区域,则 D 可以表示为

$$\begin{cases} \psi_1(y) \le x \le \psi_2(y) \\ c \le y \le d \end{cases}$$

其中 $\psi_1(y)$ 和 $\psi_2(y)$ 连续,此时 D 的边界曲线与平行于 x 轴的直线至多有两个交点(见图4-22), 从而二重积分为

$$\iint\limits_D f(x,y)\mathrm{d}x\mathrm{d}y = \int_c^d \mathrm{d}y \int_{\psi_1(y)}^{\psi_2(y)} f(x,y)\mathrm{d}x \tag{4-21}$$

例 4-38 计算 $\iint\limits_D xy\mathrm{d}x\mathrm{d}y$,其中 $D(D_1 \cup D_2)$ 是由抛物线 $y^2 = x$ 及直线 $y = x - 2$ 所围成(图4-25).

解 解方程组 $\begin{cases} y^2 = x \\ y = x - 2 \end{cases}$,得交点 $(1, -1)$ 和 $(4, 2)$

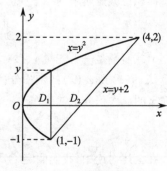

图 4-25

由图4-25可见,积分区域 D 可用不等式 $\begin{cases} y^2 \le x \le y+2 \\ -1 \le y \le 2 \end{cases}$ 表示,利用公式(4-21)得

$$\iint\limits_D xy\mathrm{d}x\mathrm{d}y = \int_{-1}^2 \mathrm{d}y \int_{y^2}^{y+2} xy\mathrm{d}x = \int_{-1}^2 \left(\frac{1}{2}x^2 y \right) \Big|_{y^2}^{y+2} \mathrm{d}y$$

$$= \frac{1}{2} \int_{-1}^2 (4y + 4y^2 + y^3 - y^5)\mathrm{d}y = \frac{45}{8}.$$

上述的二次积分次序为先 x 后 y,类似于 x 型区域二次积分确定上下限的方法,作平行于 x 轴的直线 从左到右(沿 x 轴正向)穿过区域 D,直线先穿过的曲线为 $x = \psi_1(y) = y^2$,后穿过的曲线 $x = \psi_2(y) = y+2$, 从而确定了 x 的上下限,即 $y^2 \le x \le y+2$.第二次积分 y 的上下限可由解方程组所得的交点 y 的坐标来 确定,它也是将区域 D 向 y 坐标轴投影所得到点 y 的变化范围.

由本题积分区域图形(见图4-25)可知,要利用公式(4-20)来计算,需先将 D 分成两个部分区域

$$D_1: \begin{cases} -\sqrt{x} \le y \le \sqrt{x} \\ 0 \le x \le 1 \end{cases}, \quad D_2: \begin{cases} x-2 \le y \le \sqrt{x} \\ 1 \le x \le 4 \end{cases}$$

再利用二重积分性质3来计算,读者可自行计算(比题中的解法要麻烦).

如果积分区域 D 既可用不等式 $\varphi_1(x) \le y \le \varphi_2(x), a \le x \le b$ 表示,又可用不等式 $\psi_1(y) \le x \le \psi_2(y), c \le y \le d$ 表示(积分区域 D 既是 x 型区域又是 y 型区域),则

$$\iint_D f(x,y)\,\mathrm{d}\sigma = \int_a^b \mathrm{d}x \int_{\varphi_1(x)}^{\varphi_2(x)} f(x,y)\,\mathrm{d}y = \int_c^d \mathrm{d}y \int_{\psi_1(y)}^{\psi_2(y)} f(x,y)\,\mathrm{d}x$$

例 4-37 就是这种情况.

如果平行于坐标轴的直线与积分区域边界的交点多于两点,即积分区域 D 既不是 x 型区域又不是 y 型区域(图 4-26),可将区域 D 适当地分成几个部分区域,使每个部分区域为 x 型区域或 y 型区域.再利用二重积分的性质 3,将这些部分区域上的二重积分相加,即可求出 D 上的积分值.

例 4-39 计算 $\iint_D \dfrac{x^2}{y^2}\mathrm{d}x\mathrm{d}y$,其中 $D(D_1 \cup D_2)$ 是由双曲线 $xy=1$、直线 $y=x$ 和 $y=2$ 所围成的区域(图 4-27).

图 4-26　　　　　　图 4-27

解法一 先 y 后 x 积分.积分区域 D 不是 x 型区域.

分别解方程组 $\begin{cases} y=2 \\ y=x \end{cases}$, $\begin{cases} xy=1 \\ y=x \end{cases}$, $\begin{cases} xy=1 \\ y=2 \end{cases}$ 得交点 $A(2,2)$,$B(1,1)$,$C\left(\dfrac{1}{2},2\right)$.

将图 4-27 中积分区域 D 分割成两个区域

$$D_1: \begin{cases} \dfrac{1}{x} \leqslant y \leqslant 2 \\ \dfrac{1}{2} \leqslant x \leqslant 1 \end{cases}, \qquad D_2: \begin{cases} x \leqslant y \leqslant 2 \\ 1 \leqslant x \leqslant 2 \end{cases}$$

由二重积分性质 3 得

$$\iint_D \frac{x^2}{y^2}\mathrm{d}x\mathrm{d}y = \iint_{D_1}\frac{x^2}{y^2}\mathrm{d}x\mathrm{d}y + \iint_{D_2}\frac{x^2}{y^2}\mathrm{d}x\mathrm{d}y = \int_{0.5}^1 \mathrm{d}x \int_{\frac{1}{x}}^2 \frac{x^2}{y^2}\mathrm{d}y + \int_1^2 \mathrm{d}x \int_x^2 \frac{x^2}{y^2}\mathrm{d}y$$

$$= \int_{0.5}^1 \left(-\frac{x^2}{y}\right)_{\frac{1}{x}}^2 \mathrm{d}x + \int_1^2 \left(-\frac{x^2}{y}\right)_x^2 \mathrm{d}x = \int_{0.5}^1 \left(-\frac{x^2}{2}+x^3\right)\mathrm{d}x + \int_1^2 \left(-\frac{x^2}{2}+x\right)\mathrm{d}x$$

$$= \left(-\frac{x^3}{6}+\frac{x^4}{4}\right)_{0.5}^1 + \left(-\frac{x^3}{6}+\frac{x^2}{2}\right)_1^2 = -\frac{1}{6}+\frac{1}{4}+\frac{1}{48}-\frac{1}{64}-\frac{8}{6}+2+\frac{1}{6}-\frac{1}{2} = \frac{27}{64}.$$

解法二 先 x 后 y 积分.

积分区域 D 是 y 型区域.且 D 可表示成: $\begin{cases} \dfrac{1}{y} \leqslant x \leqslant y \\ 1 \leqslant y \leqslant 2 \end{cases}$,因此

$$\iint_D \frac{x^2}{y^2}\mathrm{d}x\mathrm{d}y = \int_1^2 \mathrm{d}y \int_{\frac{1}{y}}^y \frac{x^2}{y^2}\mathrm{d}x = \int_1^2 \left(\frac{x^3}{3y^2}\right)_{\frac{1}{y}}^y \mathrm{d}y = \int_1^2 \left(\frac{y}{3}-\frac{1}{3y^5}\right)\mathrm{d}y$$

$$= \left(\frac{y^2}{6}+\frac{1}{12y^4}\right)_1^2 = \frac{2}{3}+\frac{1}{192}-\frac{1}{6}-\frac{1}{12} = \frac{27}{64}.$$

例 4-40 计算二重积分 $\iint_D e^{-y^2}\mathrm{d}x\mathrm{d}y$,其中 D 是由直线 $y=x$,$y=1$ 与 y 轴所围成的区域(图 4-28).

解 若将积分区域 D 看成 x 型区域,即按先 y 后 x 的顺序作二次积分,由图可知,区域 D 的上方曲线 $y_{\text{上}}=1$,D 的下方曲线 $y_{\text{下}}=x$.于是

$$\iint\limits_{D} e^{-y^2}\mathrm{d}x\mathrm{d}y = \int_0^1 \mathrm{d}x \int_x^1 e^{-y^2}\mathrm{d}y$$

图 4-28

由于 $\int e^{-y^2}\mathrm{d}y$ 不能用初等函数表示,因此二重积分 $\iint\limits_{D} e^{-y^2}\mathrm{d}x\mathrm{d}y$ 不能按先 y 后 x 的顺序作二次积分,应考虑按先 x 后 y 的顺序作二次积分. 将积分区域 D 向 y 坐标轴投影得到点 y 的变化范围 $0 \leqslant y \leqslant 1$,而左曲线 $x_{左}=\psi_1(y)=0$,右曲线 $x_{右}=\psi_2(y)=y$.因此

$$\iint\limits_{D} e^{-y^2}\mathrm{d}x\mathrm{d}y = \int_0^1 \mathrm{d}y \int_0^y e^{-y^2}\mathrm{d}x = \int_0^1 (e^{-y^2}x)_0^y \mathrm{d}y = \int_0^1 y e^{-y^2}\mathrm{d}y$$

$$= -\int_0^1 \frac{1}{2}e^{-y^2}\mathrm{d}(-y^2) = -\frac{1}{2}(e^{-y^2})_0^1 = \frac{1}{2} - \frac{1}{2e}$$

例 4-38、例 4-39、例 4-40 都说明选择积分次序非常重要,它不仅决定了积分的难易(例 4-38、例 4-39),而且还决定二重积分是否能求出来(例 4-40). 因此,在计算二重积分时,合理选择积分次序是非常关键的,当遇到给定次序的二次积分时,要根据计算的易难程度,考虑 x 型区域和 y 型区域之间的转换,要会改变二次积分的次序. 选择积分次序的方法是:首先确定积分区域 D 是 x 型区域还是 y 型区域,其次再看被积函数先对哪个自变量的原函数容易求出来.

例 4-41 改变二重积分 $\int_{-1}^2 \mathrm{d}x \int_{x^2}^{x+2} f(x,y)\mathrm{d}y$ 的积分次序.

解 由题中所给的先 y 后 x 的二次积分顺序可知,积分区域 D 为 x 型区域,再根据积分上下限可画出积分域 D 的图形(图 4-29).

若将积分次序改变成先 x 后 y,需将区域 D 分为 D_1 和 D_2.D_1 的左曲线为 $x=-\sqrt{y}$,右曲线为 $x=\sqrt{y}$;D_2 的左曲线为 $x=y-2$,右曲线为 $x=\sqrt{y}$,因此

$$\int_{-1}^2 \mathrm{d}x \int_{x^2}^{x+2} f(x,y)\mathrm{d}y = \iint\limits_{D_1} f(x,y)\mathrm{d}x\mathrm{d}y + \iint\limits_{D_2} f(x,y)\mathrm{d}x\mathrm{d}y$$

$$= \int_0^1 \mathrm{d}y \int_{-\sqrt{y}}^{\sqrt{y}} f(x,y)\mathrm{d}x + \int_1^4 \mathrm{d}y \int_{y-2}^{\sqrt{y}} f(x,y)\mathrm{d}x$$

2. 极坐标系下二重积分的计算

某些类型的二重积分,其积分区域的边界曲线或被积函数用极坐标表达比较简单,如积分区域为圆区域、扇形区域、圆环区域等或被积函数为 $f(x^2+y^2)$ 型时,在直角坐标系下计算二重积分往往比较复杂,而利用极坐标来计算却比较方便,下面简单介绍极坐标系下二重积分的计算.

用一族以原点为圆心的同心圆和一族以原点为始点的射线将区域 D 分成 n 个小区域. 设 $\mathrm{d}\sigma$ 是半径为 ρ 和 $\rho+\mathrm{d}\rho$ 的两个圆弧及极角等于 θ 和 $\theta+\mathrm{d}\theta$ 的两条射线所围成的小区域(图 4-30),也用 $\mathrm{d}\sigma$ 表示该小区域的面积. 这个小区域可以近似地看成边长为 $\mathrm{d}\rho$ 和 $\rho\mathrm{d}\theta$ 的小矩形,于是在极坐标系下面积元素 $\mathrm{d}\sigma = \rho\mathrm{d}\rho\mathrm{d}\theta$.

图 4-29

图 4-30

由于平面上任意一点的直角坐标(x,y)与极坐标(ρ,θ)之间有如下的变换关系:$x=\rho\cos\theta,y=\rho\sin\theta$.因而在极坐标系中二重积分

$$\iint\limits_{D} f(x,y)\mathrm{d}\sigma = \iint\limits_{D} f(\rho\cos\theta,\rho\sin\theta)\rho\mathrm{d}\rho\mathrm{d}\theta \tag{4-22}$$

其中区域D及被积函数都用极坐标表示.与直角坐标系下二重积分的计算类似,我们再把它化为关于ρ,θ的二次积分来计算,下面分三种情形讨论.

（1）极点在区域D内部

如果区域D的边界曲线方程为$\rho=\rho(\theta)$,此时区域D可表示成不等式

$$\begin{cases} 0\leqslant\rho\leqslant\rho(\theta) \\ 0\leqslant\theta\leqslant2\pi \end{cases}$$

于是

$$\iint\limits_{D} f(\rho\cos\theta,\rho\sin\theta)\rho\mathrm{d}\rho\mathrm{d}\theta = \int_0^{2\pi}\mathrm{d}\theta\int_0^{\rho(\theta)} f(\rho\cos\theta,\rho\sin\theta)\rho\mathrm{d}\rho \tag{4-23}$$

例4-42 计算二重积分$\iint\limits_{D}\sqrt{x^2+y^2}\mathrm{d}x\mathrm{d}y$,其中区域$D=\{(x,y)\mid 0\leqslant x^2+y^2\leqslant4\}$（图4-31）.

解 令$x=\rho\cos\theta,y=\rho\sin\theta$,于是$D$的边界曲线方程为$\rho=2$,即$D$可表示成不等式

$$\begin{cases} 0\leqslant\rho\leqslant2 \\ 0\leqslant\theta\leqslant2\pi \end{cases}$$

由式（4-23）,得

$$\iint\limits_{D}\sqrt{x^2+y^2}\mathrm{d}x\mathrm{d}y = \int_0^{2\pi}\mathrm{d}\theta\int_0^2\rho^2\mathrm{d}\rho = \int_0^{2\pi}\left(\frac{\rho^3}{3}\right)_0^2\mathrm{d}\theta = \frac{8}{3}\int_0^{2\pi}\mathrm{d}\theta = \frac{16\pi}{3}$$

（2）极点在D的边界曲线上

设区域D的边界曲线方程为$\rho=\rho(\theta)$,$\alpha\leqslant\theta\leqslant\beta$,则区域$D$可表示成不等式

图4-31

$$\begin{cases} 0\leqslant\rho\leqslant\rho(\theta) \\ \alpha\leqslant\theta\leqslant\beta \end{cases}$$

于是

$$\iint\limits_{D} f(\rho\cos\theta,\rho\sin\theta)\rho\mathrm{d}\rho\mathrm{d}\theta = \int_\alpha^\beta\mathrm{d}\theta\int_0^{\rho(\theta)} f(\rho\cos\theta,\rho\sin\theta)\rho\mathrm{d}\rho \tag{4-24}$$

例4-43 计算$\iint\limits_{D}\sqrt{x^2+y^2}\mathrm{d}\sigma$,其中$D$为圆$x^2+y^2=2ax$所围成的区域（图4-32）.

解 将$x=\rho\cos\theta,y=\rho\sin\theta$代入圆的方程$x^2+y^2=2ax$中,得圆的极坐标方程

$$\rho=2a\cos\theta$$

于是D可表示为

$$\begin{cases} 0\leqslant\rho\leqslant2a\cos\theta \\ -\dfrac{\pi}{2}\leqslant\theta\leqslant\dfrac{\pi}{2} \end{cases}$$

由公式（4-24）,得

图4-32

$$\iint\limits_{D}\sqrt{x^2+y^2}\mathrm{d}\sigma = \iint\limits_{D}\rho\cdot\rho\mathrm{d}\rho\mathrm{d}\theta = \int_{-\frac{\pi}{2}}^{\frac{\pi}{2}}\mathrm{d}\theta\int_0^{2a\cos\theta}\rho^2\mathrm{d}\rho$$

$$= \int_{-\frac{\pi}{2}}^{\frac{\pi}{2}}\left(\frac{1}{3}\rho^3\right)\Big|_0^{2a\cos\theta}\mathrm{d}\theta = \frac{8}{3}a^3\int_{-\frac{\pi}{2}}^{\frac{\pi}{2}}\cos^3\theta\mathrm{d}\theta$$

$$= \frac{8}{3} a^3 \int_{-\frac{\pi}{2}}^{\frac{\pi}{2}} (1 - \sin^2\theta) \, d\sin\theta = \frac{32}{9} a^3$$

（3）极点在区域 D 外部

设区域 D 在两射线 $\theta=\alpha$ 和 $\theta=\beta$ 之间；射线与区域边界把区域边界分成两部分：$\rho=\rho_1(\theta)$ 与 $\rho=\rho_2(\theta)$. 此时 D 可表示成不等式：$\begin{cases} \rho_1(\theta) \leq \rho \leq \rho_2(\theta) \\ \alpha \leq \theta \leq \beta \end{cases}$，于是

$$\iint_D f(\rho\cos\theta,\rho\sin\theta)\rho \, d\rho \, d\theta = \int_\alpha^\beta d\theta \int_{\rho_1(\theta)}^{\rho_2(\theta)} f(\rho\cos\theta,\rho\sin\theta)\rho \, d\rho \tag{4-25}$$

例 4-44　计算 $\iint_D \dfrac{1}{\sqrt{x^2+y^2}} dxdy$，其中 D 是由直线 $y=0$（的上方）及圆 $x^2+y^2=1$（的外部）和 $x^2+y^2-2x=0$（的内部）所围成的闭区域，见图 4-33.

解　将 $x=\rho\cos\theta, y=\rho\sin\theta$ 分别代入 $x^2+y^2=1$ 和 $x^2+y^2-2x=0$ 中，于是得到它们的极坐标方程为

$$\rho=1 \quad \text{和} \quad \rho=2\cos\theta$$

解方程组 $\begin{cases} \rho=1 \\ \rho=2\cos\theta \end{cases}$ 得两圆交点 $\left(1, \dfrac{\pi}{3}\right)$，又直线 $y=0$ 的极坐标方程为

$\theta=0$，于是，区域 D 可表示成不等式：$\begin{cases} 1 \leq \rho \leq 2\cos\theta \\ 0 \leq \theta \leq \dfrac{\pi}{3} \end{cases}$，由公式（4-25），得

图 4-33

$$\iint_D \frac{1}{\sqrt{x^2+y^2}} dxdy = \int_0^{\frac{\pi}{3}} d\theta \int_1^{2\cos\theta} \frac{1}{\rho} \rho \, d\rho = \int_0^{\frac{\pi}{3}} d\theta \int_1^{2\cos\theta} d\rho$$

$$= \int_0^{\frac{\pi}{3}} \rho \Big|_1^{2\cos\theta} d\theta = \int_0^{\frac{\pi}{3}} (2\cos\theta - 1) d\theta = (2\sin\theta - \theta) \Big|_0^{\frac{\pi}{3}}$$

$$= \sqrt{3} - \frac{\pi}{3}$$

可根据二重积分的几何意义求空间立体的体积.

例 4-45　求由旋转抛物面 $z=x^2+y^2$、圆柱面 $x^2+y^2=1$ 及坐标面 $z=0$ 所围成的立体在第二、三、四卦限的体积，如图 4-34.

解　圆柱面 $x^2+y^2=1$ 与坐标面 $z=0$ 的交线为圆 $x^2+y^2=1$，于是图中立体是以曲面 $z=x^2+y^2$ 为曲顶，以圆 $x^2+y^2=1$ 为底的曲顶柱体，它在 xoy 坐标面的投影区域为 $D_1 = \{(x,y) \mid 0 \leq x^2+y^2 \leq 1\} = \{(\rho,\theta) \mid 0 \leq \theta \leq 2\pi, 0 \leq \rho \leq 1\}$. 由于所求的立体体积位于第二、三、四卦限，所以积分区域 D 可表示成不等式：

$\begin{cases} 0 \leq \rho \leq 1 \\ \dfrac{\pi}{2} \leq \theta \leq 2\pi \end{cases}$，由公式（4-22）可计算出所求立体的体积为

图 4-34

$$V = \iint_D (x^2+y^2) \, dxdy = \iint_D \rho^2 \rho \, d\rho \, d\theta = \int_{\frac{\pi}{2}}^{2\pi} d\theta \int_0^1 \rho^3 \, d\rho = \int_{\frac{\pi}{2}}^{2\pi} \frac{\rho^4}{4} \Big|_0^1 d\theta$$

$$= \frac{1}{4} \int_{\frac{\pi}{2}}^{2\pi} d\theta = \frac{1}{4}\left(2\pi - \frac{\pi}{2}\right) = \frac{3}{8}\pi$$

思考与练习

1. 若在积分区域 D 上 $f(x,y) < 0$，$\iint\limits_{D} f(x,y)\mathrm{d}\sigma$ 的几何意义是什么？

2. 若积分区域 $D = D_1 \cup D_2$，其中 $D_1 = \{(x,y) \mid (x,y) \in D, f(x,y) \geq 0\}$，

$D_2 = \{(x,y) \mid (x,y) \in D, f(x,y) < 0\}$，$\iint\limits_{D} f(x,y)\mathrm{d}\sigma = \iint\limits_{D_1} f(x,y)\mathrm{d}\sigma + \iint\limits_{D_2} f(x,y)\mathrm{d}\sigma$ 的几何意义是

什么？

3. $\iint\limits_{D} f(x,y)\mathrm{d}\sigma = 4\iint\limits_{D_1} f(x,y)\mathrm{d}\sigma$ 其中 $D = \{(x,y) \mid x^2+y^2 \leq 4\}$，$D_1 = \{(x,y) \mid x^2+y^2 \leq 4; x \geq 0, y \geq 0\}$ 是

否成立？若 $f(x,y) = f(-x,y)$ 且 $f(x,y) = f(x,-y)$ 时，$\iint\limits_{D} f(x,y)\mathrm{d}\sigma = 4\iint\limits_{D_1} f(x,y)\mathrm{d}\sigma$ 是否成立？

习 题 四

1. 设 $f(u,v) = u^2 + v^2$，求 $f(\sqrt{xy}, x+y)$.

2. 求下列函数的定义域，并画图：

(1) $z = \sqrt{\ln(y^2 - 4x + 9)}$；　　　　(2) $z = \arcsin\dfrac{x^2+y^2}{9} + \sqrt{x^2+y^2-4}$；

(3) $z = xy + \sqrt{x - \sqrt{y}}$；　　　　(4) $z = \sin xy + \sqrt{\ln\dfrac{R^2}{x^2+y^2}} + \sqrt{x^2+y^2+9}$.

3. 求下列函数的极限：

(1) $\lim\limits_{\substack{x\to 0 \\ y\to 1}} \dfrac{1-xy}{x^2+y^2+2}$；　　　　(2) $\lim\limits_{\substack{x\to 0 \\ y\to 0}} \dfrac{xy}{\sqrt{xy+9}-3}$；

(3) $\lim\limits_{\substack{x\to 1 \\ y\to 1}} \dfrac{x^4-y^4}{x^2-y^2}$；　　　　(4) $\lim\limits_{\substack{x\to 5 \\ y\to 0}} \dfrac{x\sin xy}{y}$.

4. 求下列函数的间断点：

(1) $z = \cos\dfrac{1}{x+y}$；　　　　(2) $z = \dfrac{1}{x^2+y^2-1}$；

(3) $z = \ln(|x^2-y^2|)$；　　　　(4) $z = \dfrac{1}{\sin x \sin y}$.

5. 求下列函数的一阶偏导数：

(1) $z = xy + \dfrac{x}{y}$；　　　　(2) $z = \dfrac{x}{y^2}e^{2x+y}$；

(3) $u = \arcsin(y\sqrt{x})$；　　　　(4) $z = \ln\ln(x+\ln y)$；

(5) $z = \sin\dfrac{x}{y}\cos\dfrac{y}{x}$；　　　　(6) $z = (1+xy)^y$.

6. 求下列函数在指定点的一阶偏导数：

(1) $z = x+y - \sqrt{x^2+y^2}$ 在点 $(3,4)$；　　(2) $z = e^{-x}\sin(x+2y)$ 在点 $\left(0, \dfrac{\pi}{4}\right)$.

7. 求下列函数的二阶偏导数：

(1) $z = x^2y - 2xy^3 + xy + 1$；　　　　(2) $z = \cos^2(ax+by)$；

(3) $z = \ln(x+y^2)$；　　　　(4) $z = \arctan\dfrac{y}{x}$.

8. 求下列函数的全微分：

（1）$z = e^{\frac{y}{x}}$；　　　　　　　　　　　（2）$z = \arcsin \dfrac{x}{y}$；

（3）$z = yx^y$；　　　　　　　　　　　（4）$z = \dfrac{x+y}{x-y}$.

9. 设函数 $z = x^y$，求当 $x = 1, y = 2, \Delta x = 0.04, \Delta y = -0.02$ 时的全微分.

10. 求下列复合函数的偏导数或全导数：

（1）$z = \dfrac{y}{x}$，而 $x = e^t, y = 1 - e^{2t}$，求 $\dfrac{\mathrm{d}z}{\mathrm{d}t}$.

（2）$z = \dfrac{y}{1-x^2}$，而 $x = \sin t, y = \dfrac{1}{t}$，求 $\dfrac{\mathrm{d}z}{\mathrm{d}t}$.

（3）$z = \operatorname{arccot}(xy), y = e^x$，求 $\dfrac{\mathrm{d}z}{\mathrm{d}t}$.

（4）$z = x^2 \ln y$，而 $x = \dfrac{u}{v}, y = 3u - 2v$，求 $\dfrac{\partial z}{\partial u}, \dfrac{\partial z}{\partial v}$.

11. 求下列函数的一阶偏导数（其中 f 具有一阶连续偏导数）.

（1）$z = f(x^2 - y^2, e^{xy})$；　　　　　　（2）$w = f\left(\dfrac{x}{y}, \dfrac{y}{z}\right)$.

12. 设 $z = xy + xF(u)$，而 $u = \dfrac{y}{x}$，证明

$$x \frac{\partial z}{\partial x} + y \frac{\partial z}{\partial y} = z + xy.$$

13. 设 $xyz = a^3$，证明

$$x \frac{\partial z}{\partial x} + y \frac{\partial z}{\partial y} = -2z.$$

14. 求由下列方程所确定的隐函数 $z = f(x, y)$ 的一阶偏导数：

（1）$e^z = xyz$；　　　　　　　　　　（2）$x^2 + y^2 + z^2 - 6xyz = 0$；

（3）$z^2 y - xz^3 = \ln 2$；　　　　　　　（4）$\dfrac{x}{z} = \ln \dfrac{z}{y}$.

15. 求下列函数的极值：

（1）$f(x, y) = 4(x-y) - x^2 - y^2$；　　　　（2）$f(x, y) = e^{2x}(x + y^2 + 2y)$；

（3）$f(x, y) = xy(a - x - y)\,(a > 0)$.

16. 求内接于半径为 R 的球有最大体积的长方体.

17. 在平面 $3x - 2z = 0$ 上求一点，使它与点 $A(1, 1, 1)$ 和点 $B(2, 3, 4)$ 的距离平方和为最小.

18. 已知 x 单位的某种注射剂，在注射后 t 小时的效应可按下式计算

$$y = x^2(a - x)te^{-t} \quad (x > 0, t > 0)$$

其中 a 为某一常数. 试确定 x 和 t 的值，使 y 达到最大值.

19. 某研究者测量 10 名 20 岁男青年身高与前臂长，得到如下数据

编号 i	1	2	3	4	5
身高 $x_i(cm)$	170	173	160	155	173
前臂长 $y_i(cm)$	45	42	44	41	47
编号 i	6	7	8	9	10
身高 $x_i(cm)$	188	178	183	180	165
前臂长 $y_i(cm)$	50	47	46	49	43

试用最小二乘法建立20岁男青年前臂长 y 与 x 之间的经验公式 $y=ax+b$.

20. 不作计算,估计 $I = \iint\limits_{D} e^{(x^2+y^2)} \mathrm{d}\sigma$ 的值,其中 $D: \dfrac{x^2}{a^2} + \dfrac{y^2}{b^2} \leqslant 1, 0 < b < a$.

21. 将二重积分 $I = \iint\limits_{D} f(x,y) \mathrm{d}\sigma$ 化为累次积分(两种形式),其中 D 给定如下:

(1) D: 由 $y^2 = 8x$ 与 $x^2 = 8y$ 所围之区域.

(2) D: 由 $x=3, x=5, x-2y+1=0$ 及 $x-2y+7=0$ 所围之区域.

(3) D: 由 $x^2+y^2 \leqslant 1, y \geqslant x$ 及 $x>0$ 所围之区域.

(4) D: 由 $|x|+|y| \leqslant 1$ 所围之区域.

22. 改变下列积分次序:

(1) $\displaystyle\int_0^a \mathrm{d}x \int_{\frac{a^2-x^2}{2a}}^{\sqrt{a^2-x^2}} f(x,y) \mathrm{d}y$;

(2) $\displaystyle\int_0^1 \mathrm{d}x \int_0^{x^2} f(x,y) \mathrm{d}y + \int_1^3 \mathrm{d}x \int_0^{\frac{3-x}{2}} f(x,y) \mathrm{d}y$;

(3) $\displaystyle\int_{-1}^0 \mathrm{d}x \int_{-x}^{2-x^2} f(x,y) \mathrm{d}y + \int_0^1 \mathrm{d}x \int_x^{2-x^2} f(x,y) \mathrm{d}y$.

23. 计算下列二重积分:

(1) $\displaystyle\int_1^2 \mathrm{d}x \int_{\sqrt{x}}^x \sin \frac{\pi x}{2y} \mathrm{d}y + \int_2^4 \mathrm{d}x \int_{\sqrt{x}}^2 \sin \frac{\pi x}{2y} \mathrm{d}y$;

(2) $\displaystyle\int_0^1 \mathrm{d}x \int_0^{\sqrt{x}} e^{-\frac{y^2}{2}} \mathrm{d}y$;

(3) $\displaystyle\iint\limits_{D} \frac{y}{x^6} \mathrm{d}x\mathrm{d}y$, D: 由 $y=x^4-x^3$ 的上凸弧段部分与 x 轴所形成的曲边梯形;

(4) $\displaystyle\iint\limits_{D} \frac{xy}{x^2+y^2} \mathrm{d}x\mathrm{d}y$, D: $y \geqslant x$ 及 $1 \leqslant x^2+y^2 \leqslant 2$.

24. 设 m,n 均为正整数,其中至少有一个是奇数,证明:

$$\iint\limits_{x^2+y^2 \leqslant a^2} x^m y^n \mathrm{d}x\mathrm{d}y = 0$$

25. 求两个底圆半径都等于 ρ 的直交圆柱面所围成的立体的体积.

第五章 微分方程基础

在科学研究中,寻求变量间的函数关系是十分重要的. 由实验或观察所得到的结果,通常不能直接确定变量间的函数关系,而必须根据实际问题的条件,建立起这些变量和导数(或微分)间的关系式. 这样,我们就得到了含有未知函数的导数(或微分)的方程,这种方程称为微分方程. 再通过解微分方程,就可以得到我们所要寻求的变量间的函数关系式. 因此,微分方程也是描述客观事物的数量关系的一种重要的数学模型.

第一节 微分方程的基本概念

我们先通过生物、几何和物理学中的几个具体问题来引入微分方程的基本概念.

一、引例

例 5-1 在理想环境中,某细菌的增殖速率与它的即时存在量成正比. 试建立该细菌在时刻 t 的存在量所应满足的微分方程.

解 设在任意时刻 t,该细菌的即时存在量为 $N(t)$,并从观察中已测出正比例常数为 k,则可得到微分方程

$$\frac{\mathrm{d}N(t)}{\mathrm{d}t} = kN(t) \tag{5-1}$$

例 5-2 设一曲线通过点 $(1,2)$,且在该曲线上任意点处的切线率为 $2x$,求这曲线方程.

解 设所求曲线方程为 $y=f(x)$,根据导数的几何意义,可得等式

$$\frac{\mathrm{d}y}{\mathrm{d}x} = 2x \tag{5-2}$$

或

$$\mathrm{d}y = 2x\mathrm{d}x$$

对上式两边积分

$$\int \mathrm{d}y = \int 2x\mathrm{d}x$$

得

$$y = x^2 + C \tag{5-3}$$

式中 C 是任意常数. 方程(5-3)表示以常数 C 为参数的抛物线族,如图 5-1 所示.

又因曲线通过点 $(1,2)$,所以曲线方程(5-3)还应满足条件

$$x=1, \quad y=2 \tag{5-4}$$

将条件(5-4)代入(5-3),得 $2=1+C$,故 $C=1$.
于是所求的曲线方程为

$$y = x^2 + 1 \tag{5-5}$$

例 5-3 质量为 m 的物体从空中自由下落,在不考虑空气的

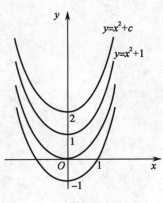

图 5-1

阻力的情况下,试求下落的距离应满足的微分方程.

解 设在时刻 t,下落距离为 $s(t)$,自由落体的加速度为常数 g,则这一自由落体运动可表达为

$$\frac{\mathrm{d}^2 s}{\mathrm{d}t^2} = g \tag{5-6}$$

以上三例所建立的式(5-1)、式(5-2)和式(5-6)都是含未知函数及其导数的关系式,统称为微分方程.

二、微分方程的基本概念

(一) 微分方程

含有自变量、未知函数和未知函数的导数(或微分)的方程称为微分方程(differential equation).

微分方程分为常微分方程与偏微分方程,含有一元函数导数与微分的方程为常微分方程;含有多元函数偏导数与偏微分的方程为偏微分方程,本章主要介绍常微分方程.

以上三例所建立的式(5-1)、式(5-2)、式(5-6)都是常微分方程.

(二) 微分方程的阶

微分方程可以根据它所含导数或微分的阶数来分类. 微分方程中所含未知函数的导数或微分的最高阶数,叫做微分方程的阶(order),例如上述式(5-1)和式(5-2)是一阶微分方程,而式(5-6)则是二阶微分方程.

(三) 微分方程的解

如果把某函数以及它的导数代入微分方程,能使方程成为恒等式,那么这个函数就叫做微分方程的解(solution).

例如,式(5-3)和式(5-5)都是微分方程(5-2)的解. 根据解的概念,要验证某函数是否是微分方程的解,只要把该函数代入微分方程中检验就可以了,容易验证

$$N(t) = Ce^{kt} \tag{5-7}$$

是方程(5-1)的解;

$$s = \frac{1}{2}gt^2 + C_1 t + C_2 \tag{5-8}$$

是方程(5-6)的解.

微分方程的解又有通解与特解之分.

1. 通解

含有独立的任意常数、且常数的个数与微分方程的阶数相同的解,叫做微分方程的通解(general solution).

式(5-7)和式(5-3)都含有一个任意常数,它们分别是一阶微分方程(5-1)和(5-2)的通解,式(5-8)含有独立的 2 个任意常数 C_1 和 C_2($C_1 t$、C_2 这两项不能合并),式(5-8)是二阶微分方程(5-6)的通解.

2. 特解

在通解中,利用已知条件(或初始条件)求出任意常数所应取的确定数值,所得的解叫做微分方程的特解(particular solution).

式(5-5)是方程(5-2)满足条件(5-4)的特解.

在例 5-1 中,如果我们于 $t = t_0$ 时测得细菌的即时存在量 $N(t_0) = N_0$,则可利用这一条件求出通解式(5-7)中任意常数 C 所应取的确定数值.因

$$N_0 = Ce^{kt_0}$$

则有

$$C = N_0 e^{-kt_0}$$

于是求得方程(5-1)满足这一初始条件的特解

$$N=N_0e^{k(t-t_0)}$$

在解微分方程时,一般是先求通解,然后利用已知条件(或初始条件)确定任意常数,求出特解.

思考与练习

1. 微分方程的解是函数还是常数?
2. 验证 $y=C_1e^{2x}+C_2e^{3x}$ 是方程 $y''-5y'+6y=0$ 的解,并考察它是通解还是特解?

第二节　一阶微分方程

含有自变量、未知函数和未知函数的一阶导数(或一阶微分)的方程称为一阶微分方程,其一般形式

$$\frac{\mathrm{d}y}{\mathrm{d}x}=F(x,y)$$

下面介绍两种常见的一阶微分方程及其解法.

一、可分离变量的微分方程

形如

$$\frac{\mathrm{d}y}{\mathrm{d}x}=f(x)g(y) \tag{5-9}$$

的一阶微分方程,称为可分离变量的微分方程(variable separable differential equation).

这类方程的解法是将方程(5-9)改写成变量分离的形式

$$\frac{\mathrm{d}y}{g(y)}=f(x)\mathrm{d}x$$

然后两边积分

$$\int\frac{\mathrm{d}y}{g(x)}=\int f(x)\mathrm{d}x$$

即得到微分方程的通解.

例 5-4　现在我们来解例 5-1 关于细菌存在量的微分方程

$$\frac{\mathrm{d}N(t)}{\mathrm{d}t}=kN(t)$$

解　将原方程改写成变量分离形式

$$\frac{\mathrm{d}N}{N}=k\mathrm{d}t$$

两边积分

$$\int\frac{\mathrm{d}N}{N}=\int k\mathrm{d}t$$

得

$$\ln N=kt+\ln C$$

即

$$N=Ce^{kt}$$

这就得到了原方程的通解. 若问题还给出了初始条件:在 $t=t_0$ 时,测得 $N(t_0)=4000$ 单位,则还可由该初始条件确定微分方程的特解. 将 $N(t_0)=4000$ 代入以上通解之中,得 $4000=Ce^{kt_0}$,即 $C=4000e^{-kt_0}$,于是得到方程的特解

$$N(t)=4000e^{k(t-t_0)}$$

例 5-5　求微分方程 $(1+y^2)\mathrm{d}x+xy\mathrm{d}y=0$ 的通解.

解　分离变量,化原方程为

$$\frac{y}{1+y^2}dy = -\frac{dx}{x}$$

两边积分

$$\int \frac{y}{1+y^2}dy = -\int \frac{1}{x}dx$$

得方程的通解为

$$\frac{1}{2}\ln(1+y^2) = -\ln x + C_1$$

有时为了把方程的解表达得更为简洁,可作一些适当的变换,如上式可化为

$$\ln(1+y^2) + 2\ln x = 2C_1$$

即

$$x^2(1+y^2) = e^{2C_1}$$

记常数 $e^{2C_1} = C$,则本例所求的通解可表达为

$$x^2(1+y^2) = C$$

二、一阶齐次微分方程

形如

$$\frac{dy}{dx} = f\left(\frac{y}{x}\right) \tag{5-10}$$

的方程为一阶齐次微分方程(homogeneous differential equation).

解法:令 $u = \frac{y}{x}$,即 $y = ux$,则有

$$\frac{dy}{dx} = u + x\frac{du}{dx}$$

代入微分方程(5-10)得

$$u + x\frac{du}{dx} = f(u)$$

这是一个可分离变量的微分方程,分离变量得

$$\frac{du}{f(u)-u} = \frac{dx}{x}$$

两边积分

$$\int \frac{du}{f(u)-u} = \int \frac{dx}{x}$$

求出积分,再根据 $u = \frac{y}{x}$,便可得到齐次微分方程的通解.

例 5-6　求齐次微分方程 $\frac{dy}{dx} = \frac{y}{x} + \frac{x}{2y}$ 的通解.

解　令 $u = \frac{y}{x}$,即 $y = ux$,则有

$$\frac{dy}{dx} = u + x\frac{du}{dx}$$

代入微分方程得

$$u + x\frac{du}{dx} = u + \frac{1}{2u}$$

化简,分离变量得

$$2u\mathrm{d}u = \frac{\mathrm{d}x}{x}$$

两边积分得

$$u^2 = \ln x + C$$

把 $u = \dfrac{y}{x}$ 代入上式得

$$\frac{y^2}{x^2} = \ln x + C \quad 即 \quad y^2 = x^2(\ln x + C)$$

于是所求齐次微分方程的通解为 $y^2 = x^2(\ln x + C)$.

三、一阶线性微分方程

让我们先来分析下面一个微分方程

$$y' + P(x)y = Q(x) \tag{5-11}$$

显然,该方程仅含有一阶导数,而且未知函数 y 以及它的导数 y' 都是一次幂,称这类方程为一阶线性微分方程(linear first-order differential equation). $p(x)$ 是未知函数 y 的系数,它可以是 x 函数,也可以是一个常数. $Q(x)$ 称为自由项,当 $Q(x) \equiv 0$ 时,此方程变为

$$y' + P(x)y = 0 \tag{5-12}$$

式(5-12)称为一阶线性齐次(homogeneous)微分方程. 当 $Q(x) \neq 0$ 时式(5-11)称为一阶线性非齐次(inhomogeneous)微分方程.

为了求解一阶线性非齐次微分方程,我们首先讨论与它对应的齐次方程.

方程(5-12)是一个可分离变量的微分方程,分离变量后,得

$$\frac{\mathrm{d}y}{y} = -P(x)\mathrm{d}x$$

两边积分

$$\int \frac{\mathrm{d}y}{y} = -\int p(x)\mathrm{d}x$$

$$\ln y = -\int P(x)\mathrm{d}x + \ln C$$

$$y = Ce^{-\int P(x)\mathrm{d}x} \tag{5-13}$$

式(5-13)就是一阶线性齐次微分方程(5-12)的通解,其中 C 是任意常数.

下面我们再来研究非齐次方程(5-11)的解法. 我们很自然会想到仿照上面的方法去解,为此,把方程写成

$$\frac{\mathrm{d}y}{y} = \frac{Q(x)}{y}\mathrm{d}x - P(x)\mathrm{d}x$$

两边积分,得

$$\ln y = \int \frac{Q(x)}{y}\mathrm{d}x - \int p(x)\mathrm{d}x$$

上式等号右边的第一个积分中含有未知函数 y,这个积分还不能计算出来,但是我们知道 y 是 x 的函数,因此 $Q(x)/y$ 也是 x 的函数,从而 $Q(x)/y$ 的积分也应是 x 的函数,暂记 $\int \dfrac{Q(x)}{y}\mathrm{d}x = u(x)$,这样上式就可写成

$$\ln y = u(x) - \int p(x)\mathrm{d}x$$

故

$$y = e^{u(x)}e^{-\int p(x)\mathrm{d}x}$$

令 $e^{u(x)} = C(x)$，于是有

$$y = C(x)e^{-\int p(x)dx} \tag{5-14}$$

这里 $C(x)$ 是待定的函数.

现在非齐次方程的解虽然还没有求出来，但已知道了解的形式，将式(5-14)与式(5-13)相比较，可以看出：在对应的齐次方程的通解(5-13)中，将任意常数 C 换成 x 的函数 $C(x)$，便是非齐次方程的解. 这种将方程通解中的任意常数变易为待定函数的方法叫做常数变易法(method of variation of constants). 这个 $C(x)$ 究竟是什么呢？现在我们来确定它.

对式(5-14)两边同时求导，得

$$y' = C'(x)e^{-\int p(x)dx} + C(x)\left[e^{-\int p(x)dx}\right]' = C'(x)e^{-\int p(x)dx} - C(x)p(x)e^{-\int p(x)dx}$$

把 y 及 y' 代入原来的非齐次方程，得

$$C'(x)e^{-\int p(x)dx} - C(x)p(x)e^{-\int p(x)dx} + p(x)C(x)e^{-\int p(x)dx} = Q(x)$$

故有

$$C'(x)e^{-\int p(x)dx} = Q(x)$$

从而有

$$C'(x) = Q(x)e^{\int p(x)dx}$$

所以

$$C(x) = \int Q(x)e^{\int p(x)dx}dx + C$$

于是得到非齐次方程的通解

$$y = \left[\int Q(x)e^{\int p(x)dx}dx + C\right]e^{-\int p(x)dx}$$

即

$$y = Ce^{-\int p(x)dx} + e^{-\int p(x)dx}\int Q(x)e^{\int p(x)dx}dx \tag{5-15}$$

由此可见，非齐次方程的通解由两项所组成，第一项 $Ce^{-\int p(x)dx}$ 是对应齐次方程的通解；第二项 $e^{-\int p(x)dx}\int Q(x)e^{\int p(x)dx}dx$ 是原来非齐次方程的一个特解(在通解中令 $C=0$ 便得到这个特解). 今后求非齐次方程的通解时，我们可以直接应用上述通解公式(5-15)，也可以用推导通解公式这样的过程逐步求解.

例5-7　求微分方程 $y' + y\cos x = e^{-\sin x}$ 的通解.

解　这里 $p(x) = \cos x, Q(x) = e^{-\sin x}$. 直接应用公式(5-15)，有

$$y = Ce^{-\int \cos x dx} + e^{-\int \cos x dx}\int e^{-\sin x}e^{\int \cos x dx}dx$$

即

$$y = Ce^{-\sin x} + xe^{-\sin x}$$

例5-8　求微分方程 $y' - \dfrac{1}{x}y = x^2$ 的通解.

解　这里 $p(x) = -\dfrac{1}{x}, Q(x) = x^2$

（1）先求出对应的齐次方程的通解

$$y = Ce^{-\int p(x)dx} = Ce^{\int \frac{1}{x}dx} = Ce^{\ln x}$$

即其对应的齐次方程的通解为

$$y = Cx$$

（2）将 C 换成 x 的函数 $C(x)$，得到非齐次方程的通解形式

$$y = C(x)x$$

（3）将 $y = C(x)x$ 及 $y' = C'(x)x + C(x)$ 代入原非齐次方程中，得

$$C'(x) = x$$

（4）积分上式，得

$$C(x) = \frac{1}{2}x^2 + C$$

从而获得原非齐次方程的通解 $y = \left(\frac{1}{2}x^2 + C\right)x$.

四、伯努利方程

形如

$$y' + P(x)y = Q(x)y^n (n \neq 0, 1) \tag{5-16}$$

方程为伯努利方程(Bernoulli equation). 解这类方程时,先将两端乘以 y^{-n},然后作代换 $u = y^{1-n}$,就将其化为未知函数为 u 的一阶线性微分方程.即

$$y^{-n}y' + P(x)y^{1-n} = Q(x)$$

令 $u = y^{1-n}$,则 $\frac{\mathrm{d}u}{\mathrm{d}x} = (1-n)y^{-n}y'$,原方程化为

$$u' + (1-n)P(x)u = (1-n)Q(x)$$

这是一阶线性微分方程,求出 u 的通解后,以 y^{1-n} 代替 u,就可得到方程(5-16)的解.

例 5-9   求微分方程 $y' - 2xy = xy^2$ 的通解.

解   这是伯努利方程,两边乘以 y^{-2},得

$$y^{-2}y' - 2xy^{-1} = x$$

令 $u = y^{-1}$,则原方程化为

$$u' + 2xu = -x$$

所以

$$u = e^{-\int 2x\mathrm{d}x}\left(\int -xe^{\int 2x\mathrm{d}x}\mathrm{d}x + C\right) = e^{-x^2}\left(\int -xe^{x^2}\mathrm{d}x + C\right) = e^{-x^2}\left(-\frac{1}{2}e^{x^2} + C\right) = -\frac{1}{2} + Ce^{-x^2}$$

代入 $u = y^{-1}$,得 $y^{-1} = -\frac{1}{2} + Ce^{-x^2}$,所以所求通解为

$$\left(2 + \frac{1}{y}\right)e^{x^2} = C$$

思考与练习

---

1. $y' = \frac{1}{x-y} + 1$ 属于 $y' = f(ax+by)$ 这一类型的微分方程,试将它化为可分离变量的微分方程求解.

2. 什么叫常数变易法? 一阶线性非齐次方程的通解是怎样构成的? 如何推导一阶线性非齐次方程的通解公式?

第三节   可降阶的二阶微分方程

二阶及二阶以上的微分方程称为高阶微分方程. 本节介绍三类容易降阶的二阶微分方程的求解方法.

一、$y'' = f(x)$ 型的微分方程

这类方程的右端仅含有自变量 x,由不定积分的知识可知,接连积分两次,便可得到方程的通解.

例 5-10   求微分方程 $y'' = e^{2x} - \cos x$ 的通解.

解   对所给方程连续积分二次,得

$$y' = \frac{1}{2}e^{2x} - \sin x + C_1$$

$$y = \frac{1}{4}e^{2x} + \cos x + C_1 x + C_2$$

这就是所求的通解.

二、$y'' = f(x, y')$ 型的微分方程

方程 $y'' = f(x, y')$ 的右端不显含未知函数 y. 如果设 $y' = p(x)$,那么 $y'' = \dfrac{\mathrm{d}p}{\mathrm{d}x} = p'$,方程 $y'' = f(x, y')$
成为

$$p' = f(x, p)$$

它是一个关于变量 x、p 的一阶微分方程. 解此一阶微分方程,便可得到原方程的通解.

例 5-11　求微分方程 $\begin{cases} (1+x^2)y'' = 2xy' \\ y\big|_{x=0} = 1 \\ y'\big|_{x=0} = 3 \end{cases}$ 的解.

解　所给方程属于 $y'' = f(x, y')$ 型.设 $y' = p(x)$,则 $y'' = p'(x)$.将 $y' = p(x)$、$y'' = p'(x)$ 代入原方程中,有

$$p' = \frac{2x}{1+x^2}p$$

即

$$\frac{\mathrm{d}p}{p} = \frac{2x}{1+x^2}\mathrm{d}x$$

两边积分,得

$$\ln p = \ln(1+x^2) + \ln C_1$$

所以　　　　　　　　　　　　$p = y' = C_1(1+x^2)$

由初始条件 $y'\big|_{x=0} = 3$,得 $C_1 = 3$,所以

$$y' = 3(1+x^2)$$

再积分,得

$$y = x^3 + 3x + C_2$$

又由条件 $y\big|_{x=0} = 1$,得 $C_2 = 1$,于是所求的特解为

$$y = x^3 + 3x + 1$$

三、$y'' = f(y, y')$ 型的微分方程

方程 $y'' = f(y, y')$ 中不显含自变量 x,为了求出它的解,令 $y' = p(y)$,则 $p(y)$ 是以 y 为中间变量的 x 的复合函数,故有:

$$y'' = \frac{\mathrm{d}p}{\mathrm{d}x} = \frac{\mathrm{d}p}{\mathrm{d}y}\frac{\mathrm{d}y}{\mathrm{d}x} = p\frac{\mathrm{d}p}{\mathrm{d}y}$$

于是,方程成为

$$p\frac{\mathrm{d}p}{\mathrm{d}y} = f(y, p)$$

这是个关于 y、p 的一阶微分方程,设它的通解为

$$y' = p = \varphi(y, C_1)$$

分离变量后并积分,便得原方程的通解为

$$\int \frac{\mathrm{d}y}{\varphi(y, C_1)} = x + C_2$$

例 5-12　求微分方程 $y'' = \dfrac{y'^2}{y}$ 的通解.

解　本方程右端不显含 x，设 $y' = p(y)$，则 $y'' = p\dfrac{\mathrm{d}p}{\mathrm{d}y}$，代入方程中，得

$$p\frac{\mathrm{d}p}{\mathrm{d}y} = \frac{p^2}{y}$$

如果 $p \neq 0$，可约去 p，即

$$\frac{\mathrm{d}p}{\mathrm{d}y} = \frac{p}{y}$$

分离变量，得

$$\frac{\mathrm{d}p}{p} = \frac{\mathrm{d}y}{y}$$

两边积分，得

$$\ln p = \ln y + \ln C_1$$

所以

$$p = C_1 y$$

也即

$$y' = C_1 y$$

对上式分离变量并积分，有

$$\ln y = C_1 x + \ln C_2$$

所以

$$y = C_2 e^{C_1 x}$$

如果 $p = 0$，那么立即可得 $y = C$，综合起来，原方程的通解为

$y = C_2 e^{C_1 x}$（令 $C_1 = 0$，得 $y = C_2$，$y = C$ 被包含在解 $y = C_2 e^{C_1 x}$ 中）

思考与练习

1. 求 $y^{(3)} = 2x^5 + 4x^4 + x + 1$ 的通解.
2. 试求 $y^{(n)} = \sin x \, (n > 4)$ 的通解.

第四节　二阶常系数线性齐次微分方程

形如

$$A(x)y'' + B(x)y' + C(x)y = f(x)$$

的方程，称为二阶线性微分方程(second order linear differential equation)，式中 $A(x) \neq 0$. 当 $f(x) = 0$ 时，这个方程称为齐次的；否则称为非齐次的. 方程左边的各项系数 $A(x)$、$B(x)$ 和 $C(x)$ 均为 x 函数. 当 $A(x)$、$B(x)$、$C(x)$ 均为常数时称为二阶常系数(constant coefficient)线性微分方程，它的形式是

$$Ay'' + By' + Cy = f(x)$$

其中 A、B、C 是已知常数，且 $A \neq 0$. 在本节里我们只讨论二阶常系数线性齐次微分方程，即

$$Ay'' + By' + Cy = 0 \tag{5-17}$$

下面首先建立这种方程解的结构理论.

定理 5-1　若 $y_1(x)$ 和 $y_2(x)$ 是方程(5-17)的两个解，则

$$y = C_1 y_1(x) + C_2 y_2(x)$$

也是微分方程(5-17)的解，其中 C_1、C_2 是任意常数.

证　只要代入验证就可以了. 对

$$y = C_1 y_1 + C_2 y_2$$

求导,得

$$y' = C_1 y_1' + C_2 y_2'$$
$$y'' = C_1 y_1'' + C_2 y_2''$$

将它们代入方程(5-17)的左边,得

$$A(C_1 y_1'' + C_2 y_2'') + B(C_1 y_1' + C_2 y_2') + C(C_1 y_1 + C_2 y_2)$$
$$= C_1(Ay_1'' + By_1' + Cy_1) + C_2(Ay_2'' + By_2' + Cy_2) = C_1 \times 0 + C_2 \times 0 = 0$$

这表明 $y = C_1 y_1 + C_2 y_2$ 是方程(5-17)的解.这个性质是线性齐次方程所特有的,称为迭加原理(principle of superposition).

根据定理5-1,从一个二阶线性齐次方程的两个特解 $y_1(x)$ 和 $y_2(x)$ 出发,可以构造出无穷多个新的解:

$$y = C_1 y_1 + C_2 y_2$$

上式中包含了两个任意常数,而方程又是二阶的,那么它是否就是通解呢? 不一定,还要看看这两个任意常数是否互相独立,也就是看它们能否合并成一个任意常数,这一点是由 $y_1(x)$ 和 $y_2(x)$ 的关系决定的.

定理5-2　设 $y_1(x)$、$y_2(x)$ 是二阶线性齐次方程(5-17)的两个线性无关的特解,则方程(5-17)的通解是

$$y(x) = C_1 y_1(x) + C_2 y_2(x)$$

其中 C_1、C_2 是两个任意常数.

所谓线性无关,是指不存在不全为零的常数 k_1 和 k_2,使 $k_1 y_1(x) + k_2 y_2(x) = 0$,即 $\dfrac{y_1(x)}{y_2(x)} \neq$ 常数,否则,称为线性相关.

如果 $y_1(x)$ 和 $y_2(x)$ 是线性相关的,则 $\dfrac{y_1(x)}{y_2(x)} = k$(常数),于是有

$$y_1(x) = k y_2(x)$$

$$y = C_1 y_1(x) + C_2 y_2(x) = C_1 k y_2(x) + C_2 y_2(x) = (C_1 k + C_2) y_2(x) = \tilde{C} y_2(x)$$

其中 $\tilde{C} = C_1 k + C_2$,这说明它实际上只含有一个任意常数,因而它不是二阶微分方程(5-17)的通解.

按照定理5-2,求出方程(5-17)的通解的关键是先要求出它的两个线性无关的特解.由于方程(5-17)具有线性常系数的特点,而指数函数的导数仍为指数函数,故可以假设方程(5-17)有形如 $y = e^{\lambda x}$ 形式的解.考虑选择适当的 λ 值,使 $y = e^{\lambda x}$ 满足方程(5-17).为此,先求出

$$y' = \lambda e^{\lambda x}, \quad y'' = \lambda^2 e^{\lambda x}$$

将它们代入方程(5-17)中,得

$$A\lambda^2 e^{\lambda x} + B\lambda e^{\lambda x} + Ce^{\lambda x} = 0$$

即

$$e^{\lambda x}(A\lambda^2 + B\lambda + C) = 0$$

由于 $e^{\lambda x} \neq 0$,所以有

$$A\lambda^2 + B\lambda + C = 0 \tag{5-18}$$

由此可见,若 λ 是二次代数方程(5-18)的一个根,则 $y = e^{\lambda x}$ 必是微分方程(5-17)的一个特解.因此,我们称二次代数方程(5-18)为方程(5-17)的特征方程(characteristic equation),式(5-18)的根称为式(5-18)的特征根(characteristic root).

由初等代数得知,方程(5-18)的两个特征根是

$$\lambda_1 = \frac{-B + \sqrt{B^2 - 4AC}}{2A}$$

$$\lambda_2 = \frac{-B - \sqrt{B^2 - 4AC}}{2A}$$

根据判别式 B^2-4AC 的符号不同,可分下面三种情况讨论:

(1) 当 $B^2-4AC>0$ 时,特征方程(5-18)有两个相异的实数根 λ_1 和 λ_2,$y_1=e^{\lambda_1 x}$ 和 $y_2=e^{\lambda_2 x}$ 则是方程(5-17)的两个特解. 这时,因为

$$\frac{y_1}{y_2}=e^{(\lambda_1-\lambda_2)x} \neq 常数$$

即 y_1 和 y_2 线性无关,于是方程(5-17)的通解为

$$y=C_1 e^{\lambda_1 x}+C_2 e^{\lambda_2 x}$$

例 5-13 求方程 $y''-4y'-5y=0$ 的通解.

解 所给方程的特征方程为

$$\lambda^2-4\lambda-5=0$$

于是,它有两个不相等的实数根 $\lambda_1=-1,\lambda_2=5$,所以所求方程的通解为

$$y=C_1 e^{-x}+C_2 e^{5x}$$

(2) 当 $B^2-4AC=0$ 时,方程(5-18)有两个相等的实根

$$\lambda_1=\lambda_2=-\frac{B}{2A}$$

这时,根据特征方程只能得到方程(5-17)的一个特解

$$y_1=e^{-\frac{B}{2A}x}$$

为了求得(5-17)的通解,还必须找到一个与 $y_1=e^{-\frac{B}{2A}x}$ 线性无关的特解 y_2. 设 $\frac{y_2}{y_1}=u(x) \neq 常数$,这时 $u(x)$ 是一个特定的函数,

$$y_2=u(x)y_1=u(x)e^{\lambda_1 x}$$
$$y_2'=u'(x)e^{\lambda_1 x}+\lambda_1 u(x)e^{\lambda_1 x}$$
$$y_2''=u''(x)e^{\lambda_1 x}+2\lambda_1 u'(x)e^{\lambda_1 x}+\lambda_1^2 u(x)e^{\lambda_1 x}$$

$y_2(x)$ 若是原方程的解,应有 $Ay_2''+By_2'+Cy_2=0$,即

$$A(u''+2\lambda_1 u'+\lambda_1^2 u)e^{\lambda_1 x}+B(u'+\lambda_1 u)e^{\lambda_1 x}+Cue^{\lambda_1 x}=0$$

因 $e^{\lambda_1 x} \neq 0$,故

$$Au''+(2A\lambda_1+B)u'+(A\lambda_1^2+B\lambda_1+C)u=0$$

又因 λ_1 是特征方程的根,所以

$$A\lambda_1^2+B\lambda_1+C=0$$

同时,$B^2-4AC=0$,λ_1 是重根,$\lambda_1=-\frac{B}{2A}$ 或 $2A\lambda_1+B=0$,于是得

$$Au''=0$$

但 $A \neq 0$,因此

$$u''(x)=0$$

将此方程积分两次,得

$$u(x)=\tilde{C}_1 x+\tilde{C}_2$$

这里,$\tilde{C}_1$ 和 $\tilde{C}_2$ 为两个任意常数. 由于只需取一个不等于常数的解,不妨取

$$u(x)=x$$

这就得到原方程的另一个特解

$$y_2=xe^{\lambda_1 x}$$

且 y_1 与 y_2 线性无关,从而得到原方程的通解为

$$y=C_1 e^{\lambda_1 x}+C_2 xe^{\lambda_1 x}$$

例 5-14　求方程 $y''-6y'+9y=0$ 满足初始条件 $y(0)=0$、$y'(0)=1$ 的特解.

解　所给方程的特征方程为

$$\lambda^2-6\lambda+9=0$$

故

$$\lambda_1=\lambda_2=3$$

所以所求方程的通解为

$$y=C_1e^{3x}+C_2xe^{3x}$$

对上式求导，得

$$y'=3C_1e^{3x}+3C_2xe^{3x}+C_2e^{3x}$$

由初始条件，得 $\begin{cases}0=C_1\\1=3C_1+C_2\end{cases}$，解得 $C_1=0$，$C_2=1$. 于是所求的特解为

$$y=xe^{3x}$$

（3）当 $B^2-4AC<0$ 时，特征方程（5-18）有一对共轭复数根

$$\lambda_1=\frac{-B+i\sqrt{4AC-B^2}}{2A}=\alpha+i\beta$$

$$\lambda_2=\frac{-B-i\sqrt{4AC-B^2}}{2A}=\alpha-i\beta$$

因此得方程（5-17）的两个特解

$$y_1=e^{(\alpha+i\beta)x}、\quad y_2=e^{(\alpha-i\beta)x}$$

因 $\dfrac{y_1}{y_2}=e^{2i\beta x}\neq$ 常数，所以 y_1、y_2 是线性无关的，于是方程（5-17）的通解为

$$y=C_1e^{(\alpha+i\beta)x}+C_2e^{(\alpha-i\beta)x}$$

利用欧拉公式 $e^{i\theta}=\cos\theta+i\sin\theta$，可将 y_1、y_2 改写成以下形式

$$y_1=e^{(\alpha+i\beta)x}=e^{\alpha x}\cdot e^{i\beta x}=e^{\alpha x}(\cos\beta x+i\sin\beta x)=e^{\alpha x}\cos\beta x+ie^{\alpha x}\sin\beta x$$

$$y_2=e^{(\alpha-i\beta)x}=e^{\alpha x}\cdot e^{-i\beta x}=e^{\alpha x}(\cos\beta x-i\sin\beta x)=e^{\alpha x}\cos\beta x-ie^{\alpha x}\sin\beta x$$

根据二阶线性齐次方程解的结构理论定理 5-1，可知（5-17）的两个解分别乘以任意常数再相加所得的和仍是方程（5-17）的解，所以

$$\tilde{y}_1=\frac{1}{2}(y_1+y_2)=e^{\alpha x}\cos\beta x$$

$$\tilde{y}_2=\frac{1}{2i}(y_1-y_2)=e^{\alpha x}\sin\beta x$$

也是方程（5-17）的解，且不难看出 $\tilde{y}_1$ 和 $\tilde{y}_2$ 是线性无关的. 由 $\tilde{y}_1$ 和 $\tilde{y}_2$，我们可得到方程（5-17）的实数形式的通解

$$y=e^{\alpha x}(C_1\cos\beta x+C_2\sin\beta x)$$

例 5-15　求微分方程 $y''-4y'+5y=0$ 的通解.

解　所给方程的特征方程为

$$\lambda^2-4\lambda+5=0$$

它的两个根 $\lambda_1=2+i$、$\lambda_2=2-i$ 是一对共轭复根，于是方程的通解为

$$y=e^{2x}(C_1\cos x+C_2\sin x)$$

到此，我们已经完全解决了求二阶常系数线性齐次微分方程的问题，找到了解的形式并弄清了通解的结构. 现将求解二阶常系数线性齐次微分方程（5-17）的过程简要归纳如下：

第一步，写出微分方程（5-17）的特征方程（5-18）；

第二步，求出特征方程（5-18）的两个根 λ_1 和 λ_2；

第三步,根据特征方程(5-18)的两个根不同情况,按照表 5-1 写出微分方程(5-17)的通解;

第四步,若问题是要求出满足初始条件的特解,再把初始条件代入通解之中,即可确定 C_1 和 C_2,从而获得满足初始条件的特解.

表 5-1　特征方程的根及其对应的通解

特征方程 $A\lambda^2+B\lambda+C=0$ 的根	微分方程 $Ay''+By'+Cy=0$ 的通解
不等实根 $\lambda_1 \neq \lambda_2$	$y=C_1 e^{\lambda_1 x}+C_2 e^{\lambda_2 x}$
相等实根 $\lambda_1=\lambda_2$	$y=C_1 e^{\lambda_1 x}+C_2 x e^{\lambda_1 x}$
共轭复根 $\lambda_1=\alpha+i\beta$、$\lambda_2=\alpha-i\beta$	$y=e^{\alpha x}(C_1\cos\beta x+C_2\sin\beta x)$

思考与练习

1. 微分方程 $y''-2y'+y=0$ 的一个特解为 e^x,另一个特解是什么?

2. 设函数 $y_1=3e^x\sin 2x$ 和 $y_2=-e^x\sin x\cos x$ 都是某二阶常系数线性齐次方程的解,这两个解线性无关吗? 能否找到另一个解 y_3,使 y_1 和 y_3 线性无关?

第五节　微分方程在医药学中的应用

随着整个科学技术的数学化,现代医药学也加快了向数学化发展的速度. 普遍地、有效地应用数学方法来解决医药学科研中的问题,揭示其中的数量规律性,已成为现代医药学发展的潮流. 这种提示医药学问题中各变量之间关系的解析式,称为数学模型,而微分方程是建立数学模型时应用得最为广泛的工具之一. 这里,我们仅列举几个简单的例子,初步说明现代医药学定量分析研究的一些方法和途径.

一、肿瘤增长模型

例 5-16(肿瘤增长模型)　肿瘤的生长过程可以认为是,肿瘤的体积增长率与当时的肿瘤体积 $V(t)$ 成正比. 假设速率常数为 λ,则肿瘤的生长遵循下面的微分方程和初始条件

$$\begin{cases} \dfrac{\mathrm{d}V(t)}{\mathrm{d}t}=\lambda V(t) \\ V(0)=V_0 \end{cases}$$

解　这是可分离变量的微分方程,分离变量得

$$\frac{\mathrm{d}V(t)}{V(t)}=\lambda\,\mathrm{d}t$$

两边积分,得

$$V(t)=Ce^{\lambda t}$$

把 $V(0)=V_0$ 代入上式,得 $C=V_0$,所以肿瘤的生长函数为

$$V(t)=V_0 e^{\lambda t}$$

λ 是常数的指数模型在描写时间比较长的肿瘤体积的增长时有比较大的偏差,为此,人们提出 λ 是随时间指数衰减的模型,也就是说肿瘤体积的增长速率常数随时间而减少. 此时的微分方程和初始条件为

$$\begin{cases} \dfrac{\mathrm{d}V(t)}{\mathrm{d}t}=\lambda V(t) \\ \dfrac{\mathrm{d}\lambda}{\mathrm{d}t}=-\alpha\lambda \\ V(0)=V_0 \end{cases}$$

解　由 $\dfrac{\mathrm{d}\lambda}{\mathrm{d}t}=-\alpha\lambda$，得 $\lambda=\lambda_0e^{-\alpha t}$（当 $t=0$ 时 $\lambda=0$），将 $\lambda=\lambda_0e^{-\alpha t}$ 代入方程 $\dfrac{\mathrm{d}V(t)}{\mathrm{d}t}=\lambda V(t)$，得

$$\frac{\mathrm{d}V(t)}{V(t)}=\lambda_0e^{-at}\mathrm{d}t$$

两端积分,得通解

$$V(t)=Ce-\frac{\lambda_0}{a}e^{-\alpha t}$$

图 5-2

由初始条件 $V(0)=V_0$，得 $C=V_0e^{\frac{\lambda_0}{\alpha}}$，得特解为

$$V(t)=V_0e^{\frac{\lambda_0}{a}(1-e^{-\alpha t})}$$

此函数称为高姆帕茨函数（Gompertz function），其图形为高姆帕茨曲线（图 5-2）.

二、细菌的繁殖

在例 5-1 中曾提到过"理想环境"中的细菌增殖模型. 所谓"理想环境"是指所论及的系统满足以下的三个条件:①除系统本身的繁殖以外,没有由系统外向系统内迁入和由系统内向系统外迁出等情况;②系统本身的繁殖不受空间和营养供应的限制;③温度、湿度等各项环境因素均对系统适宜. 因此,"理想环境"至多只是实验室内人为制造的环境. 自然环境中的空间和资源总是有限度的,实际上生物的出生率和死亡率都受着它们所处的环境的影响:当资源丰富、生存条件较好时,出生率增加,死亡率减少;当该生物总数过多,资源供不应求时,出生率减少而死亡率增加. 现假定出生率 p 和死亡率 q 都是生物总数 x 的线性函数,即

$$p=a-bx,\quad q=\alpha+\beta x$$

式中 a、b、α、β 都是正数,则有

$$\frac{\mathrm{d}x}{\mathrm{d}t}=(p-q)x \tag{5-19}$$

注意式（5-19）中的 $(p-q)$ 不同于式（5-1）中的正比例常数,$(p-q)$ 也是 x 线性函数:

$$p-q=(a-bx)-(\alpha+\beta x)=(a-\alpha)-(b+\beta)x=r-kx$$

其中,$r=(a-\alpha)$,$k=(b+\beta)$,代入式（5-19）,有

$$\frac{\mathrm{d}x}{\mathrm{d}t}=(r-kx)x$$

或

$$\frac{1}{x}\frac{\mathrm{d}x}{\mathrm{d}t}=r-kx \tag{5-20}$$

式（5-20）中的 $\dfrac{1}{x}\dfrac{\mathrm{d}x}{\mathrm{d}t}$ 称之为相对增殖率,它表述的是单位时间内单位数量的生物所出现的增长.

例 5-17　检验人员对某蓄水池定期抽取单位容积水样观察,测得该水池中大肠埃希菌的相对增殖率为

$$\frac{1}{x}\frac{\mathrm{d}x}{\mathrm{d}t}=r-kx$$

式中 r、k 均为正数,试分析该水池中大肠埃希菌的繁殖规律.

解　将检验人员测得的关于相对增殖率的关系式进行变量分离,得

$$\frac{1}{x}\frac{\mathrm{d}x}{(r-kx)}=\mathrm{d}t$$

即

$$\left(\frac{1}{x}+\frac{k}{r-kx}\right)\mathrm{d}x=r\mathrm{d}t$$

两边积分,得

$$\ln x-\ln(r-kx)=rt+\ln C$$

$$\frac{x}{r-kx}=Ce^{rt} \qquad (5\text{-}21)$$

设初次取样时 $t=0$,测得 $x(0)=x_0$ 将此初始值代入式(5-21),则有 $C=\dfrac{x_0}{r-kx_0}$.于是式(5-21)化为

$$\frac{x}{r-kx}=\left(\frac{x_0}{r-kx_0}\right)e^{rt}$$

解 x 可得

$$x=\frac{r}{k+\dfrac{r-kx_0}{x_0}e^{-rt}} \qquad (5\text{-}22)$$

由式(5-22)可知:若 $r>kx_0$,则 $x(t)$ 是 t 的单调增函数;当 $t\to\infty$ 时,$x\to\dfrac{r}{k}$.$\dfrac{r}{k}$ 是该蓄水池中大肠埃希菌密度的极限值. 式(5-22)称为自然生长方程,即 logistic 方程,它对表达自然环境中生物种群的生长繁殖有着重要意义. 式(5-22)的图形为 S 形曲线(图5-3),称为 logistic 曲线.

图 5-3

三、药动学模型

药动学是一门研究药物、毒物及其代谢物在机体内吸收、分布、代谢和排泄过程定量规律的科学. 这里仅以最简单的一室模型为例,说明微分方程在这一方面的应用.

例 5-18 假定药物以恒定的速率 k_0 进行静脉滴注,试求体内药量随时间的变化规律.

解 把机体设想为一个同质单元,并假定药物在体内按一级速率过程消除,消除的速率常数为 k. 这样的一室模型如图 5-4 所示.

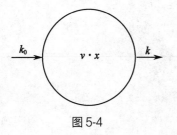

图 5-4

设静脉滴注 t 时刻体内的药量为 $x(t)$,则有以下数学模型

$$\frac{\mathrm{d}x}{\mathrm{d}t}=k_0-kx$$

这是一个可分离变量的一阶微分方程,在初始条件下 $t=0,x=0$,不难求得其解为

$$x=\frac{k_0}{k}(1-e^{-kt}) \qquad (5\text{-}23)$$

考察式(5-23),可知体内的药量在静脉滴注后随时间上升,经过相当长的时间后,体内的药量趋于一个稳定水平

$$\lim_{x\to\infty}x(t)=\frac{k_0}{k} \qquad (5\text{-}24)$$

式(5-24)显示,静脉滴注的速率愈大,最后体内药量的稳定水平就愈高.

四、流行病数学模型

这里只列举最简单的一类流行病模型——无移除的流行病模型. 这类模型假定:①感染通过一个团体内成员之间的接触而传播,感染者不因死亡、痊愈或隔离而被移除;②团体是封闭性的,总人数为 N,开始时不妨只有一个感染者;③团体中各成员之间接触机会均等,因此易感者转为感染者的变化

率与当时的易感人数和感染人数的乘积成正比.

记时刻 t 的易感人数为 S,感染人数为 I,根据以上假设即可建立以下微分方程

$$\frac{\mathrm{d}S}{\mathrm{d}t}=-\beta SI \tag{5-25}$$

其中

$$S+I=N \tag{5-26}$$

$$I(0)=0 \tag{5-27}$$

将式(5-26)代入式(5-25),得

$$\frac{\mathrm{d}S}{\mathrm{d}t}=-\beta S(N-S) \tag{5-28}$$

分离变量并积分,得

$$\int\frac{\mathrm{d}S}{S(N-S)}=-\int\beta\mathrm{d}t$$

即得

$$\frac{1}{N}\ln\frac{S}{N-S}=-\beta t+C \tag{5-29}$$

根据初始条件(5-27),可得 $C=\dfrac{1}{N}\ln(N-1)$,代入(5-29),即有

$$\frac{1}{N}\ln\frac{S}{N-S}=-\beta t+\frac{1}{N}\ln(N-1)$$

整理后得

$$S=\frac{N(N-1)}{(N-1)+e^{\beta Nt}} \tag{5-30}$$

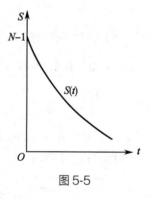

图 5-5

式(5-30)描述了易感人数随时间变化的动态关系,其图形如图 5-5 所示.

从式(5-30)或图 5-5 中可以看出:当 $t\to\infty$ 时,$S(t)\to0$,从而有 $I(t)\to N$. 这一结果预示:对于无移除的流行病最终将导致团体全部成员被感染.

思考与练习

放射性 I^{131} 广泛用来研究甲状腺的功能,I^{131} 的瞬时放射速率与它当时所存在的量成正比. 已知 I^{131} 的初始质量为 M_0,I^{131} 的半衰期为 8 天$\left(\text{即 } t=8 \text{ 时,}M=\dfrac{1}{2}M_0\right)$,问 20 天后 I^{131} 还剩多少?

习 题 五

1. 从以下的等式中找出微分方程,再从微分方程中找出线性微分方程、常系数线性微分方程,并标明各微分方程的阶数.

(1) $y''-3y'+2y=x$；　　　　　　　(2) $y^2-3y+2=x$；

(3) $y^2-3y'+2=0$；　　　　　　　(4) $(y')^2=2x+5$；

(5) $\mathrm{d}y=(2x+5)\mathrm{d}x$；　　　　　　(6) $y''=\sin x$；

(7) $\mathrm{d}y=(2x+3y-5)\mathrm{d}x$；　　　(8) $y''=\cos^2 y\sin x$；

(9) $y''-(y')^2+2y=x$；　　　　　(10) $3y''-2y'+4y=0$；

(11) $xy'''+2y''+x(y')^4+y=0$；　(12) $2y''=3y'$.

2. 判断下列函数是否是已给微分方程的解,如果是,指出是通解还是特解:

　　　　函数　　　　　　　　　　　微分方程

(1) $y=Ce^{-2x^2}$ $\qquad\qquad\qquad y'+4xy=0$

(2) $y=-5e^{-2x^2}$ $\qquad\qquad\quad\; y'+4xy=0$

(3) $y=\dfrac{(C-x^2)}{2x}$ $\qquad\qquad\quad (x+y)\mathrm{d}x+x\mathrm{d}y=0$

(4) $y=C_1\cos\omega x+C_2\sin\omega x$ $\qquad \dfrac{\mathrm{d}^2y}{\mathrm{d}x^2}+\omega^2 y=0$

(5) $y=C_1e^{-x}+C_2e^{\frac{x}{2}}$ $\qquad\qquad 2y''+y'=y$

(6) $y=e^x$ $\qquad\qquad\qquad\quad\; \dfrac{\mathrm{d}^4y}{\mathrm{d}x^4}+2\dfrac{\mathrm{d}^3y}{\mathrm{d}x^3}-5\dfrac{\mathrm{d}^2y}{\mathrm{d}x^2}+2\dfrac{\mathrm{d}y}{\mathrm{d}x}=0$

3. 求下列微分方程的通解或特解:

(1) $xy'-y\ln y=0$; $\qquad\qquad$ (2) $(1+e^x)yy'=e^x$;

(3) $y'-xy'=a(y^2+y)$; $\qquad$ (4) $y'=10^{x+y}$;

(5) $y'=y\ln y\cos x, y(\dfrac{\pi}{2})=e$;

(6) $\sin y\cos x\mathrm{d}y=\cos y\sin x\mathrm{d}x, y(0)=\dfrac{\pi}{4}$;

(7) $\dfrac{x}{1+y}\mathrm{d}x-\dfrac{y}{1+x}\mathrm{d}y=0, y(0)=1$;

(8) $xy'+1=4e^{-y}, y(-2)=0$;

(9) $e^x\mathrm{d}x=\mathrm{d}x+\sin 2y\mathrm{d}y, y|_{x=1}=\dfrac{\pi}{6}$;

(10) $\dfrac{\mathrm{d}y}{\mathrm{d}x}=\dfrac{y}{x}+\cot\dfrac{y}{x}$.

4. 求下列微分方程的通解或特解:

(1) $xy'+y=x^2+3x+2$; $\qquad$ (2) $y'+y=x$;

(3) $\cos x\dfrac{\mathrm{d}y}{\mathrm{d}x}+y\sin x=1, y|_{x=0}=0$; $\qquad$ (4) $(t+2)\dfrac{\mathrm{d}x}{\mathrm{d}t}=3x+1, x(0)=0$;

(5) $xy'+y-e^x=0, y(1)=3e$; $\qquad$ (6) $\dfrac{\mathrm{d}y}{\mathrm{d}x}+\dfrac{y}{x}=\dfrac{\sin x}{x}, y(\pi)=1$;

(7) $y'+\dfrac{1}{x}y=y^2\ln x$

5. 求下列二阶微分方程的通解或特解:

(1) $y''=x+\sin x$; $\qquad\qquad$ (2) $y''=\dfrac{1}{1+x^2}$;

(3) $y''=1+(y')^2$; $\qquad\qquad$ (4) $y''=-\dfrac{y'}{x}$;

(5) $\begin{cases} y''+(y')^2=1 \\ y|_{x=0}=0 \\ y'|_{x=0}=1 \end{cases}$.

6. 求下列二阶常系数线性齐次微分方程的通解或特解:

(1) $4y''-20y'+25y=0$;

(2) $2y''+2y'+3y=0$;

(3) $y''-y'-2y=0$;

(4) $y''+4y'+4y=0, y(0)=1, y'(0)=1$;

（5）$y''-5y'+6y=0, y(0)=\dfrac{1}{2}, y'(0)=1$；

（6）$y''+4y'=0, y(1)=1, y'(1)=-4$；

（7）$3y''-2y'-8y=0, y(0)=1, y'(0)=2$；

（8）$\dfrac{\mathrm{d}^2 x}{\mathrm{d}t^2}+2\dfrac{\mathrm{d}x}{\mathrm{d}t}+5x=0, x\big|_{t=0}=0, x'\big|_{t=0}=1$.

7. 设一曲线通过（1,2）点，且在该曲线上任意一点处的切线斜率为该点纵坐标与横坐标之比，求此曲线方程.

8. 细菌的增长率与细菌当时的总数成正比，如果培养的细菌在 12 小时内由 100 个增加到 200 个，问 24 小时后细菌的总数是多少？

9. 已知一质点做直线运动，其加速度为 $\dfrac{\mathrm{d}^2 s}{\mathrm{d}t^2}=-4$，当 $t=0$ 时，$s=0$；$\dfrac{\mathrm{d}s}{\mathrm{d}t}=2$，求该质点的运动方程.

10. 在药物分解过程中，药物量随时间的减少率遵循一级速率过程. 即药物量随时间的减少率与当时的药量成正比，比例系数为分解速率常数 $k(k>0)$，当 $t=0$ 时，初始药量为 Q_0. 求药量 Q 随时间的变化规律.

11. 在呼吸过程中，CO_2 从静脉进入肺泡后被排出，在肺泡中 CO_2 的压力 $P(t)$ 符合微分方程 $\dfrac{\mathrm{d}P}{\mathrm{d}t}+kP=kP_1$，其中 P_1、k 为常数，当 $t=0$ 时，$P=P_0$. 求此微分方程的解.

12. 牛顿冷却定律指出：物体的冷却速度与物体同外界的温度差成正比. 若室温为 20℃时，瓶内注入 100℃的开水，20 小时后瓶内的温度为 60℃. 求水温 T 随时间的变化规律，并计算水温为 30℃时所需要的时间.

第六章　概率论基础

概率论是研究随机现象数量规律的一门学科,在自然科学、社会科学和技术科学的所有领域里都有广泛的应用. 概率论的基本理论和方法是医学统计学、卫生统计学、临床流行病学等课程的基础,是医学基础研究和临床实践不可缺少的重要工具. 本章内容包括随机事件的概率和随机变量的分布等基本概念和方法.

第一节　随机事件及其概率

在我们生活的世界上,到处充满了不确定性. 从掷骰子和玩扑克等简单的游戏,到复杂的社会现象,我们无时无刻不面临着不确定性和随机性,我们把这种现象称为随机现象. 为了研究随机现象,就要对客观事物进行观察,我们把观察的过程称为试验. 从表面上看,随机现象的每一次观察结果都是随机的,但多次观察某个随机现象,便可以发现,在大量的偶然之中存在着必然的规律。我们把在大量重复试验或观察中随机现象所呈现出的固有规律性,称为随机现象的统计规律性. 概率论就是研究随机现象统计规律性的一门数学学科. 在中学里,我们学习过随机事件及其概率的相关概念. 本节将通过随机事件与集合的关系,复习随机事件的运算及其概率的相关概念.

一、随机事件与样本空间

1. 随机试验

客观世界中普遍存在一类自然现象,可以在相同条件下对其进行重复观察或试验,试验产生多种不同的结果,并且试验可能产生的全部结果在试验前是可知的,但每次试验会产生哪种结果在试验前是不可知的,具有很强的偶然性,这类现象就称为随机现象(random phenomenon). 对随机现象进行观察或试验统称为随机试验(random test),简称试验. 例如,观察人群中血型的分布,这就是一个随机试验. 在观察之前,某人可能的血型只有四种即 A、B、O 和 AB,这是在未做随机试验前就知道的所有可能结果,但就一次试验而言,某人的血型在未做观察之前是不知道的,但可以肯定他是四种结果中的一个,且只能是一个. 客观世界中这种现象普遍存在,如:掷一枚均匀硬币观察正面和反面出现的情况;某病人就诊后所产生的结果等都是随机试验.

2. 随机事件

随机试验的任何结果都称为随机事件(random event),简称事件,常用 A、B、C 等符号表示. 试验中,如果出现了某种事件 A,就称事件 A 发生了. 反之,称事件 A 不发生. 例如,以 A 表示"一个人的血型测定为 O 型"这一随机事件,如果某个志愿献血者被测定是 O 型,则事件 A 发生了.

有些随机事件可以看成是由某些事件组合而成的,而有些事件则不能分解为其他事件,根据这种特征,随机事件又分为基本事件和复合事件.

(1) 基本事件:在一次随机试验中某事件 $A_i(i=1,2,\cdots,n)$ 要么发生,要么不发生,且所有 $A_i(i=1,2,\cdots,n)$ 的和是随机试验的所有可能结果,则称 $A_i(i=1,2,\cdots,n)$ 为基本事件(elementary event)或简单事件.

基本事件是一种不可分解的简单事件. 例如掷一颗骰子的试验中,观察出现的点数,"1 点""2点"……"6 点"都是基本事件. 而"偶数点"是随机事件,但不是基本事件,它是由"2 点""4 点"和"6

点"这三个基本事件组合而成的事件.

（2）复合事件：由两个或两个以上基本事件组合而成的事件称为复合事件（compound event），也就是说复合事件是简单事件通过事件表达式复合定义而成. 如"偶数点"和"点数小于5"都是复合事件.

3. 必然事件和不可能事件

在试验中肯定出现的事件称为必然事件（certain event），记为 Ω；在试验中肯定不出现的事件，称为不可能事件（impossible event），记为 Φ. 例如，掷一颗骰子观察其点数的试验中，"点数小于7"是必然事件."点数不小于7"是不可能事件. 必然事件和不可能事件本质上是确定的，可以看成是随机现象的特殊情况，就如常量是特殊变量一样. 因此，为了今后讨论问题的方便，可将必然事件和不可能事件看作特殊的随机事件，放在随机事件中加以讨论.

4. 样本空间

在研究事件的关系和事件的运算时，应用集合论的观点比较容易理解，样本空间就是把随机试验及其全部结果与集合建立对应关系，从而用集合的知识来研究随机事件.

一个随机试验，可能产生的全部结果在试验前是可知的，但每一次试验会产生哪种结果在试验前是不可知的，我们把随机试验的每一种可能结果称为一个样本点（sample point），把可能产生的全部结果（所有样本点）所构成的集合称为样本空间（sample space）. 例如，掷一颗骰子观察其点数，就是一个随机试验，设 $\omega_i(i=1,2,\cdots,6)$ 表示出现"i 点"，即 $\omega_i=\{i\text{ 点}\}$，$(i=1,2,\cdots,6)$，则该随机试验的样本空间可记为 $\Omega=\{\omega_1,\omega_2,\cdots,\omega_6\}$. 也可简记为 $\Omega=\{1,2,3,4,5,6\}$，其中的 6 个数字（元素）表示随机试验的 6 个样本点. 事件 A"出现奇数点"，可以用样本空间中的 3 个样本点构成，可表示为 $A=\{1,3,5\}$，它是 Ω 的一个子集.

5. 事件与集合的对应关系

由样本空间的定义可知，一个事件是对应的样本空间中具有相应特征的样本点所构成的集合，任何事件都对应于样本空间的某个子集. 对于试验中的每一个基本事件，可用仅含一个样本点的单点集合表示；复合事件可用包含两个或两个以上样本点的集合表示；由于任何一次试验的结果必然出现全部基本事件之一，这样把样本空间看作为一个事件是必然事件，仍用 Ω 表示；不可能事件就是不含任何样本点的空集，仍用 Φ 表示. 随机事件与集合的对应关系见表 6-1.

表 6-1　事件与集合的对应关系

事件	集合
一个随机试验的全部结果	样本空间（全集）Ω
基本事件	仅含一个样本点的单点集合 $\{\omega\}$
复合事件	包含两个或两个以上样本点的集合 A、$B\cdots$
必然事件	样本空间 Ω
不可能事件	不含任何样本点的空集 Φ

二、事件的关系与运算

随机试验的不同结果之间存在有一定的联系，因此需要讨论事件之间的关系和运算. 由随机事件与集合的对应关系可知，集合论中某些集合的关系和运算法则，对于事件的关系和运算也适用.

1. 事件的包含与相等（implication and equivalence of events）

若事件 A 发生必然导致事件 B 发生，则称事件 B 包含事件 A 或称事件 A 包含于事件 B，记为 $B\supset A$，或 $A\subset B$. 若事件 A 包含事件 B，同时事件 B 也包含事件 A，即 $A\supset B$ 且 $B\supset A$，则称事件 A 与事件 B 相等，记为 $A=B$.

2. 事件的和与差（sum and difference of events）

事件 A 与事件 B 至少有一个发生,则这一事件称为事件 A 与事件 B 的和,记为 $A+B$. 通常 n 个事件的和记为 $\sum_{i=1}^{n} A_i$,表示 $A_1, A_2, \cdots, A_n$ 这 n 个事件至少有一个发生.

事件 A 发生而事件 B 不发生,这一事件称为事件 A 与事件 B 的差,记为 $A-B$. 对于任意的 A, B,总有 $A+B=(B-A)+A=(A-B)+B$.

3. 事件的积（product of events）

若事件 A 与事件 B 同时发生,则这一事件称为事件 A 与事件 B 的积,记为 AB. n 个事件的积记为 $\prod_{i=1}^{n} A_i$,表示 $A_1, A_2, \cdots, A_n$ 这 n 个事件同时发生.

4. 互不相容事件（mutually exclusive events）

若事件 A 与事件 B 不可能同时发生,即 $AB=\Phi$,则称事件 A 与事件 B 互不相容或互斥. 如果 $A_1, A_2, \cdots, A_n$ 中任意两个事件都是互不相容的,则称 $A_1, A_2, \cdots, A_n$ 两两互不相容.

5. 互逆事件（complementary events）

若事件 A 与事件 B 有且仅有一个发生,即同时满足 $A+B=\Omega$ 和 $AB=\Phi$,则称事件 A 与 B 为互逆事件或对立事件,通常把 A 的逆事件记为 $\bar{A}$,表示"A 不发生"这一事件.

6. 事件的运算律（operation law）

可以验证事件的运算满足如下关系:

（1）交换律　$A+B=B+A, AB=BA$

（2）结合律　$A+(B+C)=(A+B)+C, A(BC)=(AB)C$

（3）分配律　$A(B+C)=AB+AC, (A+B)C=AC+BC$

（4）对偶律　$\overline{A+B}=\bar{A}\bar{B}, \overline{AB}=\bar{A}+\bar{B}$（可以推广到任意多个事件的情形）

随机事件的关系和运算与集合的关系和运算是完全相似的,因此,可参照表 6-2 将事件的运算关系与集合的运算关系进行对比理解.

表 6-2　事件运算与集合运算的对应关系

运算符号	事件运算	集合运算
$A \subset B$	事件 A 发生必导致事件 B 发生(事件的包含)	集合 A 是 B 的子集
$A=B$	事件 A 与 B 相等(事件的相等)	集合 A 与 B 相等
$A+B$	事件 A 与 B 至少有一个发生(事件的和)	集合 A 与 B 的并集
AB	事件 A 与 B 同时发生(事件的积)	集合 A 与 B 的交集
$A-B$	事件 A 发生而 B 不发生(事件的差)	集合 A 与 B 的差集
$AB=\Phi$	事件 A 与 B 不可能同时发生(互不相容)	集合 A 与 B 无公共元素
$\bar{A}$	事件 A 不发生(A 的逆事件)	集合 A 的补集

三、概率的定义

在随机试验中,人们不仅关心试验中会出现哪些事件,更重要的是想知道事件发生的可能性大小,也就是事件发生的概率. 我们把随机试验中事件 A 发生的可能性的大小定义为事件 A 的概率（probability）,记为 $P(A)$. 任何事件 A,$P(A)$ 都是 0 至 1 间的实数. 对于必然事件和不可能事件,规定:$P(\Omega)=1$ 和 $P(\Phi)=0$.

这里的定义只规定了概率的性质,没有给出确定 $P(A)$ 的方法. 在长期的实践中,人们摸索出几种不同的确定概率的方式,其中一种方式是在重复试验中通过观察来统计出事件 A 的概率;还有一种方式是,就事件 A 发生所需要的条件,通过理论分析来计算出事件 A 的概率. 不同的方式适用于不同的场合.

1. 概率的统计定义

从表面上看,随机事件在一次试验中发生或不发生似乎看不出什么规律. 但是,在同样的条件下,经过长期的观察或试验可以发现它们具有某种规律性. 为了说明这种规律性,下面先给出频率的概念.

定义 6-1　设在相同条件下进行的 n 次试验中,随机事件 A 发生了 m 次,则称比值 $\dfrac{m}{n}$ 为事件 A 的频率(frequency),记为

$$f_n(A) = \frac{m}{n}$$

对任何试验,都有 $0 \leqslant f_n(A) \leqslant 1, f_n(\Omega) = 1, f_n(\Phi) = 0$,而且,若 $A \subset B$,必有 $f_n(A) \leqslant f_n(B)$.

定义中 $f_n(A)$ 带有下标 n 是用来表示频率 $f_n(A)$ 的取值与试验次数 n 有关. 例如,掷一个均匀的硬币,设事件 $A=$ 得到正面,则当 $n=1$ 时,$f_1(A)$ 只能等于 0 和 1,而当 $n=2$ 时,$f_2(A)$ 可以等于 $0, 1/2, 1$,余下类推. 但在一次具体的实验里 $f_n(A)$ 等于多少只能试验完成后才能确定. 可见,对任何随机事件 A,在 n 次重复试验中 A 发生的次数 m 和频率 $f_n(A)$ 都是随机的. 不过人们经过长期的实践发现,虽然 n 很小时,$f_n(A)$ 的取值非常任性,而且起伏很大,但是当 n 充分大以后,事件 A 的频率就开始趋于稳定,总是围绕着某一个定值而波动,并且波动的幅度越来越小,即呈现出"稳定性". 随机现象的这种统计规律性表明,随机事件的概率与频率有密切的联系. 因此,可以对它进行度量,并可以用频率来描述概率,由此引出了概率的统计定义.

定义 6-2　设在同一条件下重复进行 n 次试验,事件 A 出现 m 次,若试验次数 n 足够大,频率 $\dfrac{m}{n}$ 稳定地在某一确定值 p 的附近摆动,则称 p 为事件 A 的概率,记为

$$P(A) = p$$

此定义为概率的统计定义(the statistical definition of probability),它提供了求概率的近似方法,即当试验次数足够大时,事件 A 的概率近似地等于事件 A 的频率. 医学统计学中,所谓患病率、死亡率、治愈率等就是指相应的频率,统计例数相当多时,也可理解为相应的概率,并用频率值来估计相应的概率值.

例 6-1　某医院用一种新药治疗老年性气管炎,疗效见表 6-3,求临床治愈率.

表 6-3　某种新药治疗老年性气管炎的疗效

治疗结果	临床治愈(A)	明显好转(B)	症状缓解(C)	无效(D)	合计
例数(m)	83	180	117	23	403
频率(m/n)	0.206	0.477	0.260	0.057	1.00

解　这里的病例数 403 可认为足够大,故可以用临床治愈频率来近似表示本题所求的概率,即 $p(A) = \dfrac{m}{n} = 0.206$,当然,例数越多,这个近似值就越值得信赖.

概率的统计定义仍然具有下列性质:

(1) 对任何事件 A,恒有 $0 \leqslant P(A) \leqslant 1$;

(2) 必然事件的概率为 1,即 $P(\Omega) = 1$;不可能事件的概率为零,即 $P(\Phi) = 0$.

(3) 若 $A \subset B$ 则 $P(A) \leqslant P(B)$,故总有 $P(\Phi) \leqslant P(A) \leqslant P(\Omega)$.

2. 概率的古典定义

在各种随机试验中,有一类最简单的随机试验,这类随机试验在概率论发展初期是主要的研究对

象. 它具有以下特点：

（1）试验的所有可能结果为有限个，记为 $E_1, E_2, \cdots, E_n$，且 $\sum_{i=1}^{n} E_i = \Omega$；

（2）事件 $E_1, E_2, \cdots, E_n$ 两两互不相容，即当 $i \neq j$ 时，$E_i E_j = \Phi$；

（3）事件 $E_1, E_2, \cdots, E_n$ 发生的可能性相等，即 $P(E_k) = \dfrac{1}{n}$，$k = 1, 2, \cdots, n$.

具有以上三种特征的基本事件 $E_1, E_2, \cdots, E_n$ 称为等概基本事件组（equal probability the basic event group），具有以上三种特点的随机试验模型称为古典概率模型（classical probability model），即古典概型. 对于古典概型，求其概率的问题实际上就转化为计数问题，可按下面的定义直接计算事件的概率.

定义 6-3　设 $E_1, E_2, \cdots, E_n$ 是试验的等概基本事件组，其中事件 A 所包含的基本事件数为 m，则事件 A 的概率为

$$P(A) = \frac{\text{事件 } A \text{ 包含的基本事件数}}{\text{基本事件的总数}} = \frac{m}{n}$$

这个定义称为概率的古典定义（classical definition of probability），亦称古典概型. 利用概率的古典定义计算随机事件 A 的概率，首先要验证随机试验满足古典概型的特点，然后确定随机试验所包含的基本事件总数 n 和事件 A 中包含的基本事件数 m，进而可求出事件 A 的概率. 在这些运算中，常常要用到一些排列组合公式.

例 6-2　带活动门的小盒子里有采自同一巢的 20 只工蜂和 10 只雄蜂，现随机地放出 5 只做实验，求其中有 3 只工蜂的概率.

解　设 A = "任取 5 只蜜蜂有 3 只是工蜂"，依题意可知，基本事件总数 $n = C_{30}^5 = 142\,506$，事件 A 所包含的基本事件数 $m = C_{20}^3 C_{10}^2 = 51\,300$，所以

$$P(A) = \frac{C_{20}^3 C_{10}^2}{C_{30}^5} = \frac{51\,300}{142\,506} = 0.36$$

把这个例子抽象为一般化的问题是：从 a 只工蜂和 b 只雄蜂中不放回地取出 n 只，其中有 k 只工蜂（$n \leqslant \min[a, b]$，$0 \leqslant k \leqslant n$）的概率为

$$P_n(k) = \frac{C_a^k C_b^{n-k}}{C_{a+b}^n}, \quad (k = 0, 1, \cdots, n)$$

称为超几何分布（hypergeometric distribution）.

像掷币和投骰一样，抽牌和摸球，也是数学家们热衷的游戏之一. 其中摸球模型是概率论里最常用的攻关利器，在生命科学里，常用来拟合基因漂移、人口结构、传染病扩散、正常细胞和癌细胞的竞争等问题.

已知人体免疫系统的 T 细胞粗分为 CD4 和 CD8 两种，正常人的 CD4 和 CD8 之比约为 6∶4. 近来发现，虽然早期 AIDS 病人的 T 细胞总量和正常人大致一样，但是 CD4 和 CD8 两种 T 细胞的比例却在不断下降. 新近的模型假设，人体免疫系统的补偿机制不区分受损 T 细胞类型，固定地按照 6∶4 的比例生成 CD4 和 CD8，以保持 CD4 和 CD8 的比例不变. 但是，如果 HIV 病毒专门攻击 CD4 细胞，CD4 细胞就会越来越少，导致免疫系统的崩溃. 从感染 HIV 病毒到免疫系统失效，平均要多少时间？这个问题与上面的摸球模型非常类似. 解决这样的问题，需要后面几节的理论和方法.

思考与练习

1. 射击 3 次，记 A = 恰好命中一次，B = 首发就命中，判断下列关系中哪些是正确的：

（1）$A \subset B$；（2）$A = B$；（3）$A \supset B$；（4）$AB = \Phi$；（5）$A + B = \Omega$；（6）$B = \bar{A}$.

2. 若 A 和 B 互不相容且 $\bar{A}$ 和 $\bar{B}$ 亦互不相容，则 A 和 B 是相互对立的吗？

3. 若 A 和 B 是相互对立的,是否也有 AC 和 BC 相互对立?

4. 概率的统计意义是用频率 $f_n(A)$ 来描述的,是否 $\lim\limits_{n\to\infty} f_n(A) = P(A)$ 成立?

第二节 概率的性质及基本公式

通过以上的讨论可知,应用频率方法或古典方法确定事件的概率具有很大的局限性或不确定性,以下将在中学学习的基础上,重点复习概率的性质及其基本公式,利用这些性质和公式可以使概率的计算化难为易.

一、概率的基本性质

由概率的定义可知,随机事件的概率具有以下三个基本性质(称为概率的三条公理):

(1) 对于任何事件 A,有 $0 \leqslant P(A) \leqslant 1$;

(2) 对于必然事件 Ω,不可能事件 Φ,有 $P(\Omega)=1, P(\Phi)=0$;

(3) 对于两两互不相容事件 $A_1, A_2, \cdots, A_n, \cdots$,有

$$P(A_1 + A_2 + \cdots + A_n + \cdots) = P(A_1) + P(A_2) + \cdots + P(A_n) + \cdots = \sum_{i=1}^{\infty} P(A_i)$$

由概率的三条公理,可以推导出概率的其他性质.

二、概率的加法公式

定理 6-1 设 A、B 为任意两个事件,则
$$P(A+B) = P(A) + P(B) - P(AB)$$

用古典概型来加以说明:设等概基本事件有 n 个,A 包含 m_1 个基本事件,B 包含 m_2 个基本事件,A 与 B 包含的相同的基本事件个数为 k,即 AB 包含的基本事件个数为 k,因此 $A+B$ 包含的基本事件个数应为 m_1+m_2-k 个,故有

$$P(A+B) = \frac{m_1+m_2-k}{n} = \frac{m_1}{n} + \frac{m_2}{n} - \frac{k}{n} = P(A) + P(B) - P(AB)$$

如果 A、B 互不相容,由 $AB=\Phi$,而 $P(\Phi)=0$,立即可得:

推论 1 若 A、B 为互不相容的两个事件,则
$$P(A+B) = P(A) + P(B)$$

一般地,若 $A_1, A_2, \cdots, A_n$ 两两互不相容,则

$$P\left(\sum_{i=1}^{n} A_i\right) = P(A_1 + A_2 + \cdots + A_n) = P(A_1) + P(A_2) + \cdots P(A_n) = \sum_{i=1}^{n} P(A_i) \qquad (6\text{-}1)$$

推论 2 对任一事件 A,有

$$P(A) = 1 - P(\bar{A})$$

因为 $A + \bar{A} = \Omega, A\bar{A} = \Phi$,所以,$P(A + \bar{A}) = P(\Omega) = 1$,由推论 1,得 $P(A + \bar{A}) = P(A) + P(\bar{A})$,故有 $P(A) = 1 - P(\bar{A})$.

推论 3 若事件 $A \supset B$,则

$$P(A-B) = P(A) - P(B)$$

因为 $A \supset B$,有 $A = (A-B) + B$,由于 $(A-B)$ 与 B 互不相容,根据推论 1,有

$$P(A) = P(A-B) + P(B)$$

所以

$$P(A-B) = P(A) - P(B)$$

例 6-3 某地区居民中,血型为 O、A、B、AB 型的各占 46%、31%、15% 和 8%,现有一名 B 型血的病人需要输血,试问当地居民可给他输血的概率是多少?

解　根据医学常识,只有 O 型或 B 型的人方可给 B 型的病人输血,设 E_1 = 被检者是 O 型,E_2 = 被检者是 B 型,以频率代替概率,有 $P(E_1) = 0.46, P(E_2) = 0.15$,且 E_1 与 E_2 互不相容,而"可给 B 型病人输血"这一事件是 E_1 与 E_2 的事件之和,由推论 1,所求概率为

$$P(E_1 + E_2) = P(E_1) + P(E_2) = 0.46 + 0.15 = 0.61$$

例 6-4　一批小白鼠中,有 30% 注射过药物 A,25% 注射过药物 B,两种药物都注射过的占 20%.如果从中任意取出 1 只,没有注射过任何一种药物的概率是多少?

解　从这批小白鼠中任意取出 1 只,记 A = 注射过药物 A,B = 注射过药物 B,则已知条件是 $P(A) = 0.3, P(B) = 0.25, P(AB) = 0.2$,而所求概率为 $P(\bar{A}\bar{B})$.因为

$$P(A + B) = P(A) + P(B) - P(AB) = 0.3 + 0.25 - 0.2 = 0.35$$

所以

$$P(\bar{A}\bar{B}) = 1 - P(A + B) = 1 - 0.35 = 0.65$$

若 $A_1, A_2, \cdots, A_n$ 不是两两互不相容,公式(6-1)就会比较复杂,例如

$$P(A + B + C) = P(A) + P(B) + P(C) - P(AB) - P(AC) - P(BC) + P(ABC)$$

三、概率的乘法公式

在实际中,有时会遇到这样的情况:已知某一事件 A 已经发生,求在 A 发生条件下的另一事件 B 的概率,即所谓的条件概率.概率的乘法是在条件概率的基础上给出的,为此,下面先介绍条件概率.

1. 条件概率

定义 6-4　对事件 A 和 B,若 $P(A) \neq 0$,则称

$$P(B \mid A) = \frac{P(AB)}{P(A)}$$

为在事件 A 发生的条件下事件 B 发生的条件概率(the conditional probability of B given A).

例 6-5　假定男、女的出生率相同,现考察有两个孩子的家庭,依大小顺序两个孩子为(男,男)、(男,女)、(女,男)、(女,女)是等概基本事件组,记 A = 至少有一个女孩,B = 大孩子是女孩,根据古典概型,容易求出它们的概率:$P(A) = \dfrac{3}{4}, P(B) = \dfrac{2}{4} = \dfrac{1}{2}$.

若已知事件 A 发生,问事件 B 发生的概率.因有这一附加条件,现在所有可能的基本事件为 A 所包含的(男,女),(女,男),(女,女)这 3 个,其中有两个也包含在 B 中,则 B 的概率就为 2/3,这个概率记为

$$P(B \mid A) = \frac{2}{3}$$

显见,$P(B) \neq P(B \mid A)$,但是可以验证

$$P(B \mid A) = \frac{2}{3} = \frac{\dfrac{2}{4}}{\dfrac{3}{4}} = \frac{P(AB)}{P(A)}$$

例 6-6(续例 6-4)　若取到 1 只没有注射过药物 B 的小白鼠,它也没有注射过药物 A 的可能性有多大?

解　$P(\bar{A} \mid \bar{B}) = \dfrac{P(\bar{A}\bar{B})}{P(\bar{B})} = \dfrac{0.65}{1 - 0.25} = 0.867.$

2. 概率的乘法公式

由条件概率定义的表达式,很容易推导出

$$P(AB) = P(A)P(B \mid A) = P(B)P(A \mid B)$$

这就是概率的乘法公式. 其中前一式需 $P(A) \neq 0$, 而后一式需 $P(B) \neq 0$.

概率的乘法公式还可能推广到有限多个事件的情况, 即

$$P(A_1 A_2 \cdots A_n) = P(A_1) P(A_2 \mid A_1) P(A_3 \mid A_1 A_2) \cdots P(A_n \mid A_1 A_2 \cdots A_{n-1})$$

例6-7 产妇分娩胎儿的存活率为 $P(L) = 0.98$. 又知活产胎儿中剖宫产所占的比例为 $P(C) = 0.15$, 而剖宫产的活产率为 $P(L \mid C) = 0.96$, 如果一个产妇是自然产, 胎儿的存活率有多大?

解 注意到 $P(L \overline{C}) = P(L) - P(LC) = P(L) - P(C) P(L \mid C)$, 所求概率为

$$P(L \mid \overline{C}) = \frac{P(L \overline{C})}{P(\overline{C})} = \frac{P(L) - P(C) P(L \mid C)}{1 - P(C)} = \frac{0.98 - 0.15 \times 0.96}{1 - 0.15} = 0.9835$$

例6-8 某种疾病能导致心肌受损害, 若第一次患该病, 则心肌受损害的概率为 0.3, 第一次患病心肌未受损害而第二次再患该病时, 心肌受损害的概率为 0.6, 试求某人患病两次心肌未受损害的概率.

解 设 $A_1 =$ 第一次患该病心肌受损害, $A_2 =$ 第二次患该病心肌受损害, 由题设可知 $P(A_1) = 0.3$, $P(\overline{A_1}) = 1 - P(A_1) = 0.7$, $P(A_2 \mid \overline{A_1}) = 0.6$, $P(\overline{A_2} \mid \overline{A_1}) = 1 - P(A_2 \mid \overline{A_1}) = 0.4$. 两次患该病心肌未受损害的概率为

$$P(\overline{A_1} \, \overline{A_2}) = P(\overline{A_1}) P(\overline{A_2} \mid \overline{A_1}) = 0.7 \times 0.4 = 0.28$$

3. 事件的独立性

例6-9 观察三次生产其中有几个男孩, 可以用掷币三次其中有几个正面来模拟. 记 $A =$ 至少有两个正面, $B =$ 有正面有反面, $C =$ 有奇数个正面. 如果硬币是均匀的, 按古典概型有 $P(A) = 1/2$, $P(B) = 3/4$, $P(C) = 1/2$.

假定, 掷币的结果是事件 A 出现了, 有多大的可能事件 B 也出现? 有多大的可能事件 C 也出现? 不难计算出 $P(B \mid A) = 3/4 = P(B)$ 和 $P(C \mid A) = 1/4 \neq 1/2 = P(C)$.

一般情形, 一个事件的发生与否, 是否会改变另一事件的概率, 取决于这两个事件间是否存在有某种相互关联性. 为此, 引入一个新的概念——事件的独立性.

定义6-5 设 A、B 是随机事件, 且 $P(A) \neq 0$ 若

$$P(B) = P(B \mid A)$$

则称事件 B 独立于事件 A (B is independent of A).

事件 B 独立于事件 A 时, 若 $P(B) \neq 0$, 则事件 A 亦独立于事件 B, 即独立性是相互的. 事实上, 若 B 独立于 A, 由乘法公式及 B 对于 A 的独立性知

$$P(AB) = P(A) P(B \mid A) = P(B) P(A \mid B)$$

两边同除以 $P(B) \neq 0$ 得

$$\frac{P(AB)}{P(B)} = \frac{P(A) P(B \mid A)}{P(B)} = \frac{P(A) P(B)}{P(B)} = \frac{P(B) P(A \mid B)}{P(B)}$$

右边一个等式给出

$$P(A) = P(A \mid B)$$

证明事件 A 也是独立于事件 B 的, 因而 A, B 相互独立. 同时还得到

$$P(AB) = P(A) P(B)$$

反之, 由这一等式及乘法公式立即可推知 A、B 相互独立, 于是有下面定理.

定理6-2 事件 A 与 B 相互独立的充分必要条件是

$$P(AB) = P(A) P(B)$$

容易看出, 必然事件 Ω 和不可能事件 Φ 与任何一个事件 A 都相互独立. 因为总成立 $P(\Omega A) = P(A) = P(\Omega) P(A)$ 和 $P(\Phi A) = P(\Phi) = P(\Phi) P(A)$. 自然, 必然事件 Ω 和不可能事件 Φ 也是相互独立的.

能够证明,如果 A 与 B 相互独立,则 A 与 $\bar{B}$,$\bar{A}$ 与 B 以及 $\bar{A}$ 与 $\bar{B}$ 也都是相互独立的.

例6-10 如果幼儿在学语前就失聪,则很难学会说话,故有"十聋九哑"一说,表明失聪与失语的关系. 那么,辨音能力是否也影响辨色能力呢? 临床积累的资料见表6-4.

表6-4 辨音能力与辨色能力的关系

	耳聋(A)	非聋($\bar{A}$)	合计
色盲(B)	0.0004	0.0796	0.0800
非色盲($\bar{B}$)	0.0046	0.9154	0.9200
合计	0.0050	0.9950	1.0000

解 两者是否相互联系可由事件 A 和 B 是否相互独立来判断.

已知 $P(A)=0.005,P(B)=0.08,P(AB)=0.004.$ 由于

$$P(AB)=0.004=P(A)P(B)$$

故 A 与 B 相互独立,从而推断两种状态无联系.

例6-11 有厂家申请抗病毒性感冒的新药生产许可证. 据申报材料称,临床试验阶段有 400 名志愿者参与实验. 其中 160 个服药者中 130 人痊愈,故痊愈率高达 0.813. 从申报材料还可看到,对照组(未服药者)的 240 人中也有 190 人痊愈. 那么,是否应该签发生产许可?

解 从临床试验志愿者中任意选出一人,记 $A=$服药,$B=$痊愈.

根据申报材料,有总痊愈率 $=P(B)=320/400=0.8.$ 服药者的痊愈率 $=P(B|A)=130/160\approx0.813.$ 两者很接近,可以认为 A 与 B 相互独立,即该药并无疗效. 实际上,对照组的痊愈率也有 0.792. 所以,应该拒签生产许可证.

对于多个事件相互独立的理解,可从它们相互间是否存在影响来判断.

定义6-6 设有 n 个事件 $A_1,A_2,\cdots,A_n$,假如对所有可能的 $1\leqslant i<j<k<\cdots\leqslant n$,以下等式

$$P(A_iA_j)=P(A_i)P(A_j)$$

$$P(A_iA_jA_k)=P(A_i)P(A_j)P(A_k)$$

$$\cdots\cdots$$

$$P(A_1A_2\cdots A_n)=P(A_1)P(A_2)\cdots P(A_n)$$

均成立,则称这 n 个事件是相互独立的. 从定义6-6可以看出,n 个事件独立性要求两两独立,三三独立等. 因此,若 n 个事件 $A_1,A_2,\cdots,A_n$ 是相互独立的,则诸 A_k 必两两相互独立

$$P(A_iA_j)=P(A_i)P(A_j) \quad (i\neq j)$$

并且必成立

$$P(A_1A_2\cdots A_n)=P(A_1)P(A_2)\cdots P(A_n) \tag{6-2}$$

但反之未必. 仅有诸 A_k 两两相互独立或等式(6-2)成立,都不能保证 $A_1,A_2,\cdots,A_n$ 是相互独立的. 因此,证明 n 个事件 $A_1,A_2,\cdots,A_n$ 是相互独立的是比较困难的. 在实践中往往根据实际问题的背景判断其相互独立性,然后在概率计算中引用公式(6-2).

例6-12 假设每个人血清中含有肝炎病毒的概率为 0.004,现混合 100 个人的血清,求此混合血清中含有肝炎病毒的概率.

解 记 $A_i=$第 i 个人的血清中含有肝炎病毒 $(i=1,2,\cdots,100)$,可以认为它们是相互独立的. 因此,$\bar{A}_i(i=1,2,\cdots,100)$ 也是相互独立的,且 $P(\bar{A}_i)=1-P(A_i)=1-0.004=0.996$,则

$$P(A_1+A_2+\cdots A_{100})=1-P\overline{(A_1+A_2+\cdots A_{100})}=1-P(\overline{A_1}\,\overline{A_2}\cdots\overline{A_{100}})$$

$$=1-A(\overline{A_1})P(\overline{A_2})\cdots P(\overline{A_{100}})=1-0.996^{100}\approx0.33$$

可见,尽管每份血清含有肝炎病毒的可能性很小,但混合血清的概率却很大,这表明,小概率事件

在大量重复试验中至少发生一次的概率,随试验次数的增加而变大.在医学随机试验中,这种放大性效应是很普遍的现象,也是实际工作中常加考虑的因素.

本例顺便说明,如果 n 个事件 $A_1, A_2, \cdots, A_n$ 是相互独立的,则有

$$P(A_1+A_2+\cdots A_n) = 1-P(\bar{A}_1)P(\bar{A}_2)\cdots P(\bar{A}_n)$$

四、全概率公式和贝叶斯公式

由于事物普遍存在联系,复杂的事件往往可以分解成若干个简单事件.为此,在概率论研究中,常常把一个复杂事件分解为若干互不相容的简单事件之和,再分别计算这些简单事件的概率,最后利用概率的可加性得到所求的结果.解决这种类型的问题全概率公式起到重要的作用.

1. 全概率公式

定理6-3　设事件 $A_1, A_2, \cdots, A_n$ 两两互不相容,且 $P(A_i)>0(i=1,2,\cdots,n)$,若 $\sum\limits_{i=1}^{n} A_i = \Omega$,则对任一事件 B,都有

$$P(B) = \sum_{i=1}^{n} P(A_i)P(B|A_i) \tag{6-3}$$

式(6-3)称为全概率公式(total probability formula).

证　因为

$$B = B\Omega = B(A_1+A_2+\cdots+A_n) = A_1B+A_2B+\cdots+A_nB$$

且上式右边 n 个事件是互不相容的(图6-1),于是有

$$\begin{aligned}
P(B) &= P(A_1B) + P(A_2B) + \cdots + P(A_nB) \\
&= P(A_1)P(B|A_1) + P(A_2)P(B|A_2) + \cdots + P(A_n)P(B|A_n) \\
&= \sum_{i=1}^{n} P(A_i)P(B|A_i)
\end{aligned}$$

以上的事件组 $A_1, A_2, \cdots, A_n$ 称为完备事件组(complete event group),利用全概率公式的关键是要找出这样一个完备事件组,使复杂事件 B 的发生是由完备事件组 $A_1, A_2, \cdots, A_n$ 中各事件的发生所致,然后将 B 分解给各 $A_i(i=1,2,\cdots,n)$,即 $BA_i(i=1,2,\cdots,n)$,这样复杂事件 B 的概率就转化为求 n 个互不相容的简单事件 $BA_i(i=1,2,\cdots,n)$ 的概率之和.

图6-1

例6-13　某药厂用从甲、乙、丙三地收购而来的药材加工生产出一种中成药,三地的供货量分别占40%,35%和25%,且用这三地的药材能生产出优等品的概率分别为0.65,0.70和0.85,求从该厂产品中任意取出一件成品是优等品的概率.

解　以 $A_i(i=1,2,3)$ 分别表示抽到的产品的原材来自甲、乙、丙三地,B=抽到优等品,则有 $P(A_1)=0.4, P(A_2)=0.35, P(A_3)=0.25, P(B|A_1)=0.65, P(B|A_2)=0.7, P(B|A_3)=0.85$,由全概率公式(6-3)得

$$\begin{aligned}
P(B) &= P(B|A_1)P(A_1)+P(B|A_2)P(A_2)+P(B|A_3)P(A_3) \\
&= 0.65\times0.4+0.7\times0.35+0.85\times0.25 = 0.7175
\end{aligned}$$

这里,产地 A_i 构成完备事件组,由于 B 发生时必以 A_i 之一为先决条件,因而总是可以把 B 分解到 A_i 上的,剩下的事情只是把所有 $2n=6$ 个已知数字转换成各种概率式.

如果一件产品是优质品,它的材料来自甲地的概率有多大呢?这实际上是要计算 $P(A_1|B)$,假设 $P(B)$ 已知且不为零,按条件概率公式和乘法公式就应有

$$P(A_1|B) = \frac{P(A_1B)}{P(B)} = \frac{P(A_1)P(B|A_1)}{P(B)} = \frac{0.26}{0.7175} = 0.3624$$

由上面例题可以看出,利用全概率公式,可以求出复杂事件 B 的概率.但实际中有时还要解决相反的问题:求在 B 发生的条件下 $A_i(i=1,2,\cdots,n)$ 发生的概率,即求 $P(A_i|B)$.这个问题也称为逆概率问题,贝叶斯公式就是解决这一问题的有效工具.

2. 贝叶斯公式

定理6-4 设 $A_1,A_2,\cdots,A_n$ 是一完备事件组,且 $P(A_i)>0(i=1,2,\cdots,n)$,B 为任一事件,且 $P(B)\neq0$,则在已知事件 B 发生的条件下,事件 $A_i(i=1,2,\cdots,n)$ 发生的条件概率为

$$P(A_i|B)=\frac{P(A_i)P(B|A_i)}{\sum\limits_{j=1}^{n}P(A_j)P(B|A_j)} \quad (i=1,2,\cdots,n) \tag{6-4}$$

式(6-4)就是贝叶斯(Bayes)公式,又称为逆概率公式.

证 由于

$$P(A_iB)=P(B)P(A_i|B)=P(A_i)P(B|A_i)$$

因此

$$P(A_i|B)=\frac{P(A_i)P(B|A_i)}{P(B)}$$

利用全概率公式,得

$$P(A_i|B)=\frac{P(A_i)P(B|A_i)}{\sum\limits_{j=1}^{n}P(A_j)P(B|A_j)}$$

例6-14 在某种诊断肝癌的试验中,记"试验反应是阳性"为事件 B,记"被诊断者患肝癌"为事件 A.经大量的临床应用可知,这种诊断肝癌的试验有以下效果:真阳性率为 $P(B|A)=0.94$,真阴性率为 $P(\overline{B}|\overline{A})=0.96$.现对一群人进行肝癌普查,假设被试验的人中患肝癌的概率估计为 0.003,今有一人经试验反应为阳性,求此人患肝癌的概率.

解 根据题意,$P(A)=0.003$,$P(\overline{A})=0.997$ 构成一个完备事件组,$P(B|A)=0.94$,$P(B|\overline{A})=1-P(\overline{B}|\overline{A})=0.04$,则由贝叶斯公式得

$$P(A|B)=\frac{P(A)P(B|A)}{P(A)P(B|A)+P(\overline{A})P(B|\overline{A})}$$

$$=\frac{0.003\times0.940}{0.003\times0.940+0.997\times0.040}=0.066$$

故此人患肝癌的概率为 0.066.

例6-15 在某一季节,一般人群中,疾病 D_1 的发病率为 2%,病人中 40% 表现出症状 S;疾病 D_2 的发病率为 5%,其中 18% 表现出症状 S;疾病 D_3 的发病率为 0.5%,症状 S 在病人中占 60%;没有疾病 D_4 的概率为 92.5% 无症状 S.问任意一位病人有症状 S 的概率有多大? 病人有症状 S 时患疾病 D_1 的概率有多大?

解 这里的完备事件组为 D_1,D_2,D_3,D_4,由已给数据知 $P(D_1)=0.02$,$P(D_2)=0.05$,$P(D_3)=0.005$,$P(D_4)=0.925$,$P(S|D_1)=0.4$,$P(S|D_2)=0.18$,$P(S|D_3)=0.6$,$P(S|D_4)=0$,由全概率公式得

$$P(S)=\sum_{i=1}^{4}P(D_i)P(S|D_i)=0.02\times0.4+0.05\times0.18+0.005\times0.6+0=0.02$$

由逆概率公式得

$$P(D_1|S)=\frac{P(D_1)P(S|D_1)}{P(S)}=\frac{0.02\times0.4}{0.02}=0.4; \quad P(D_2|S)=\frac{0.05\times0.18}{0.02}=0.45;$$

$$P(D_3|S)=\frac{0.005\times0.6}{0.02}=0.15; \quad\quad\quad\quad P(D_4|S)=0$$

在临床诊断中,贝叶斯方法是计算机自动诊断或辅助诊断的基本工具. 设有 n 种疾病 $A_1,A_2,\cdots,$

A_n, 称为疾病群, 患这些疾病可能有的 m 种征候为 $B_1, B_2, \cdots, B_m$, 称为症候群. 如果在逻辑上可以认为 A_i 与 B_j 构成因果关系, A 是因 B 是果, 那么, 贝叶斯公式中的 $P(A_i)$ 是 A_i 作为起因无条件发生的概率, 称为先验概率(prior probability), 而 $P(B|A_i)$ 是在原因 A_i 出现的情况下 B(通常是若干个 B_j 的乘积) 作为结果的条件概率, 于是 $P(A_i|B)$ 就是确实出现了该症状 B 的情况下推断存在病因 A_i 的概率, 称为后验概率(posterior probability). 公式中 $P(A_i)$ 可由以往的数据统计而得, $P(B|A_i)$ 可由所掌握的医学知识以及积累的临床资料来确定, 由此求得 $P(A_i|B)(i=1,2,\cdots,n)$. 显然, $P(A_i|B)$ 中较大者所对应的病因 A_i, 就是诊断中须重点考虑的对象. 在这里, A_i 构成完备事件组. 例6-15 的分析过程如表6-5 所示.

表6-5 临床诊断的贝叶斯方法流程表

疾病群 D_i	D_1	D_2	D_3	D_4	概率之和
先验概率 $P(D_i)$	0.02	0.05	0.005	0.925	一般等于1.00
条件概率 $P(S|D_i)$	0.4	0.18	0.6	0	一般不为1.00
联合概率 $P(D_i)P(S|D_i)$	0.008	0.009	0.003	0	$P(S)=0.02$
后验概率 $P(D_i|S)$	0.4	0.45	0.15	0	一定等于1.00

在例题中, 完备事件组的先验概率之和都为1, 这对分清各组数字的概率意义很有用.

例6-16 某执业医师认为: 如果有80%的把握断定病人患有某种癌症, 就要建议病人做手术; 否则就应该建议病人另外做一项特别的检查(这项检查费用昂贵且有痛苦)后再做决定. 对于这种癌症病人, 其检验结果总是阳性; 而对非癌症病人, 其检验结果总是阴性. 一次应诊中, 该执业医师只有60%的把握断定病人 J 患有这种癌症, 于是医师让病人 J 做了特别检查并且结果是阳性. 当医师建议病人 J 做手术时. 可是病人 J 马上告诉医师: J 是糖尿病病人. 这样一来事情就复杂了, 因为一个糖尿病病人, 即使没有患这种癌症, 这项检查也有30%的时候给出阳性的结果. 医师该怎么办, 是建议做更多检查还是立即手术?

解 该执业医师面对的问题可以用 Bayes 分析来解决. 设 $A=$"病人 J 确有癌症"; $B=$"病人 J 的检验结果是阳性". 显然, 对执业医师来说, A 和 $\overline{A}$ 是病因, B 和 $\overline{B}$ 是症状, 观察到的是 B 而不是 $\overline{B}$. 该问题的分析过程如表6-6 所示.

表6-6 执业医师面对问题的贝叶斯分析过程表

	$A=$病人 J 确有癌症	$\overline{A}=$病人 J 没有癌症	概率之和
先验概率	$P(A)=0.6$	$P(\overline{A})=0.4$	1.00
条件概率	$P(B|A)=1.0$	$P(B|\overline{A})=0.3$	
联合概率	$P(AB)=0.6\times1.0=0.6$	$P(\overline{A}B)=0.4\times0.3=0.12$	$P(B)=0.72$
后验概率	$P(A|B)=0.6/0.72=5/6$	$P(\overline{A}|B)=0.12/0.72=1/6$	1.00

因为 $P(A|B)=5/6=0.833>0.8$, 按执业医师的经验, 建议病人 J 立即手术.

例6-17 Tom 的家谱(pedigree)如图6-2.B 超结果显示, Mary 怀上了一个男孩. 由于她的舅舅因肌萎缩综合征(DMD)而夭折, 若不考虑基因突变, 则知 Mary 的外婆 Barbara 必是一个 DMD 的携带者(carrier). 这样, Mary 是携带者的可能性为 1/4, 从而, 她的宝宝患 DMD 的风险就有 1/8.

Mary 的姐姐 Elle 有儿子 Tom. 如果 Tom 是 DMD 病人, 则可推断, Alice 必是携带者, 从而, Mary 的宝宝患 DMD 的风险仍为 1/8. 已知, Tom 是正常的. 此信息可能改变 Mary 是携带者的可能性, Tom 能向他的姨妈 Mary 说明她的未来宝宝的风险改变为多少吗?

解 此为遗传咨询常见问题. 设 $A=$ Alice 是 DMD 的携带者, $E=$ Elle 是 DMD 的携带者, $M=$ Mary

是 DMD 的携带者,以及 $T=$ Tom 是正常者.若不计基因突变,则 $P(A)=P(\bar{A})=1/2$,并且

$$P(E)=P(A)P(E\mid A)+P(\bar{A})P(E\mid \bar{A})=\frac{1}{2}\cdot\frac{1}{2}+\frac{1}{2}\cdot 0=\frac{1}{4}$$

$$P(\bar{E})=P(A)P(\bar{E}\mid A)+P(\bar{A})P(\bar{E}\mid \bar{A})=\frac{1}{2}\cdot\frac{1}{2}+\frac{1}{2}\cdot 1=\frac{3}{4}=1-P(E)$$

因此

$$P(T)=P(E)P(T\mid E)+P(\bar{E})P(T\mid \bar{E})=\frac{1}{4}\cdot\frac{1}{2}+\frac{3}{4}\cdot 1$$

$$=P(A)P(T\mid A)+P(\bar{A})P(T\mid \bar{A})=\frac{1}{2}\cdot\left(\frac{1}{4}+\frac{1}{2}\right)+\frac{1}{2}\cdot 1=\frac{7}{8}$$

图 6-2

于是

$$P(A\mid T)=\frac{P(AT)}{P(T)}=\frac{P(A)P(T\mid A)}{P(T)}=\frac{3/8}{7/8}=\frac{3}{7}$$

根据这一额外信息,Mary 是 DMD 的携带者的概率调整为

$$P(M\mid T)=P(M\mid AT)P(A\mid T)=\frac{1}{2}\cdot\frac{3}{7}=\frac{3}{14}$$

那么,Mary 未来宝宝的风险也就调整为 $3/28\approx 0.107143\approx 1/10$. 接近临床上的可接受概率.

在 1975 年,两名美国学者,Murphy 和 Chase,把上面遗传咨询的分析过程归结为例 6-15 的计算表形式,并且推广到更复杂的家谱图,使遗传咨询的家谱分析程序化.

五、独立重复试验和伯努利概型

随机试验中,在相同条件下重复试验,由于保持了试验条件不变,各次试验的结果是相互独立的,也就是每次试验中,同一事件的概率保持不变,则这样的一系列重复试验就称为独立重复试验(independent repeated tests). 例如,测量 100 名正常新生儿的身长与体重,如果他们之间没有遗传意义上的亲缘关系,就是 100 次独立重复试验. 100 名学生参加期末考试,如果他们之间没有任何形式的信息交流,也是 100 次独立重复试验.

对于独立重复试验,如果每次试验的结果只有 A 与 $\bar{A}$ 两个,则在各次试验中 $P(A)=p$ 和 $P(\bar{A})=1-p=q$ 都保持不变.第 i 次试验中 A 出现就记为 A_i,若 $\bar{A}$ 出现就记为 $\bar{A}_i$,那么依上所述,对任何 i 都有

$$P(A_i)=p \text{ 和 } P(\bar{A}_i)=1-p=q, \quad i=1,2,3,\cdots;$$

于是在许多场合中有意义的问题是,在 n 次这样的试验中 A 发生了多少次,称这种情形为 n 重伯努利试验(Bernoulli trial),所对应的数学模型称为伯努利概型. 那么"n 重伯努利试验中,事件 A 正好出现 k 次"这一事件,即是

$$A_1 A_2\cdots A_k \bar{A}_{k+1}\cdots\bar{A}_n+\bar{A}_1 A_2\cdots A_{k+1}\bar{A}_{k+2}\cdots\bar{A}_n+\cdots+\bar{A}_1\ \bar{A}_2\cdots\bar{A}_{n-k+1}\cdots A_n$$

其中每一项表示:在某 k 次试验中出现事件 A,而在另外 $n-k$ 次试验中则出现 $\bar{A}$.这种项共有 C_n^k 个,而且两两互不相容.对第一项的概率,由于试验的独立性,有

$$P(A_1 A_2\cdots A_k \bar{A}_{k+1}\cdots\bar{A}_n)=P(A_1)P(A_2)\cdots P(A_k)P(\bar{A}_{k+1})\cdots P(\bar{A}_n)=p^k q^{n-k}$$

同理可得其他各项所对应的事件的概率均为 $p^k q^{n-k}$,由概率的加法公式知"n 重伯努利试验中,事件 A 正好出现 k 次"这一事件的概率为

$$P_n(k)=C_n^k p^k q^{n-k}, \quad k=0,1,2,\cdots,n$$

又由二项式的展开式知

$$\sum_{k=0}^{n}P_n(k)=\sum_{k=0}^{n}C_n^k p^k q^{n-k}=(p+q)^n=1$$

于是有如下定理:

定理6-5 n 重伯努利试验中,事件 A 出现 k 次的概率为

$$P_n(k) = C_n^k p^k q^{n-k}, \quad k = 0, 1, 2, \cdots, n$$

并且

$$\sum_{k=0}^{n} P_n(k) = 1$$

例6-18 人们知道,性别与出生顺序无关,遗传病也与出生顺序无关.因此连续的生育就是伯努利试验.父母都是某种隐性遗传病的杂合型时,子女罹患该遗传病的概率为 1/4,一对这样的夫妇生三个孩子有两个以上患病的概率有多大?

解 记 A 表示这一事件,$P_3(k)$ 表示生 3 个孩子有 k 个患病的概率,$k = 1, 2, 3$,则

$$P(A) = P_3(2) + P_3(3) = 3(1/4)^2(3/4) + (1/4)^3 = 0.15625$$

实际上"连续的生育"不是非指同胞兄妹不可,也指一般情形,例如若干对这样的夫妇共有 10 个孩子,则其中患病的子女有 2 个或 3 个的概率为

$$p = P_{10}(2) + P_{10}(3) = C_{10}^2 (0.25)^2 (0.75)^8 + C_{10}^3 (0.25)^3 (0.75)^7 = 0.5318$$

例6-19 有一大批药片,已知其潮解率为 20%,求抽检 10 片中有 2 片潮解的概率.

解 设 A 表示"抽检的药片潮解",由于是一大批药片,"抽检 10 片有 2 片潮解"便可以看成是 10 次独立试验

$$P_{10}(2) = C_{10}^2 p^2 q^8$$

其中 $p = P(A) = 0.2, q = 1 - p = 0.8$,故所求的概率为

$$P_{10}(2) = C_{10}^2 (0.2)^2 \times (0.8)^8 = 0.302$$

须注意,若是从数量不大(例如 30 片)的药片中不放回地抽检 10 片,就不能看成是 10 次独立试验,因为每次抽样时的基本条件都在发生较大变化,故不适用伯努利概型,而要用古典概型来求解.至于有放回地抽样,由于各次抽样都是独立的,因而总是适用伯努利概型.

思考与练习

1. 设 $P(A)P(B) > 0$,下列论断中哪些是正确的?

(1) 若 A 和 B 互不相容,则 A 和 B 相互独立;

(2) 若 A 和 B 相互对立,则 A 和 B 相互独立;

(3) 若 A 和 B 相互独立,则 A 和 B 互不相容;

(4) 若 A 和 B 相互独立,则 A 和 B 相互对立.

2. 设 $P(B) > 0$,事件 A 和 B 满足什么关系时,下列等式成立?

(1) $P(A \mid B) = 0$;　　(2) $P(A \mid B) = \dfrac{P(A)}{P(B)}$;　　(3) $P(A \mid B) = 1$.

3. 某公司三名求职者竞聘同一个职位,他们中有一人已被随机选中,而另外两人将不得不离开公司.公榜前,求职者 A 问公司人事经理:B 和 C 中谁会落选?人事经理拒绝道:"我如果告诉你,那么你被公司聘任的机会就从 1/3 升到 1/2".人事经理的话有道理吗?

4. 证明或举反例:

(1) $P(B \mid A) \le P(B) \Rightarrow P(A \mid B) \le P(A)$;$P(B \mid A) \le P(B) \Rightarrow P(B \mid \overline{A}) \ge P(B)$;

(2) 若 $P(B \mid A) \le P(B)$ 且 $P(C \mid B) \le P(C) \Rightarrow P(C \mid A) \le P(C)$.

第三节　随机变量及其分布

由前几节的内容可知,有些随机试验的样本空间本身是一个数集,例如抛一颗骰子,观察出现的

点数 X,可能为 $1,2,\cdots,6$;某地区流行病高峰期被感染患病的人数 Y,可能为 $0,1,2,\cdots$. 即使随机试验的样本空间不是数集,我们可以通过建立对应关系的方法把试验结果转换成数值形式. 例如抛一枚硬币的结果 $Z=\{$正面向上,反面向上$\}$,约定反面向上用 $Z=0$ 表示,正面向上用 $Z=1$ 表示. 于是随机试验的样本空间均可以用变量的不同取值来表示,而且由于试验结果本身的随机性,使得变量的取值也带有随机性,这样就能够把随机试验的所有可能的结果(样本点)与常数之间建立对应关系. 由于事件发生与否在试验之前是未知的,因此随机事件发生的可能结果就可以用一个变量来表示,而且变量取不同的可能结果所得到的概率也不同,于是我们可以用变量与函数的关系来研究随机现象,使随机现象的研究建立起更高、更完善的知识体系.

一、随机变量及其分布函数

(一) 随机变量

如果把事件看作是变量的话,每次试验它可以取不同的值,因此可以用变量来描述事件发生的可能结果.

设某随机试验的样本空间是 Ω,如果对于每一个样本点 $\omega\in\Omega$,都有唯一的实数 X 与它相对应,即变量 X 的取值取决于随机试验的基本结果 ω,则称该变量 X 为随机变量(random variable),常用字母 X,Y,Z 等来表示. 反之,随机变量的特定值或处于某特定范围内的取值,也都可以表示某个随机事件.

从数学的角度看,这种对应关系犹如一个"函数",我们把它记作 $X(\omega)$,即对于样本空间 Ω 的任意一个元素 ω,对应的"函数"为 $X(\omega)$. 上述抛硬币的结果可以理解为

$$X(\omega)=\begin{cases}0, & \omega=\text{反面向上} \\ 1, & \omega=\text{正面向上}\end{cases}$$

随机变量从本质上把样本空间转化为一个数集,因此可以借助于微积分等数学工具全面地、深刻地揭示随机现象的统计规律性.

随机变量的取值情况很不相同. 有的只取有限或可列无限个数值,这类随机变量称为离散型随机变量;另一类随机变量则可取某一区间上的任意实数,称之为非离散型随机变量.在非离散型随机变量中,主要讨论连续型的随机变量.为了从整体上给出随机变量统一的数学形式,引进分布函数的定义.

(二) 随机变量的分布函数

定义 6-7 设随机变量 X,对任意的 $x\in(-\infty,+\infty)$,令

$$F(x)=P(X\leqslant x)$$

称 $F(x)$ 为随机变量 X 的分布函数(distribution function).

分布函数 $F(x)$ 具有以下性质:

(1) $F(x)$ 是非负的单调不减函数,即若 $x_1<x_2$,则 $F(x_1)\leqslant F(x_2)$;

(2) $0\leqslant F(x)\leqslant 1$;且 $F(-\infty)=\lim\limits_{x\to-\infty}F(x)=0,F(+\infty)=\lim\limits_{x\to+\infty}F(x)=1$;

(3) $F(x)$ 是右连续的,即 $\lim\limits_{x\to x_0^+}F(x)=F(x_0)$.

依据分布函数的定义,能方便地求解随机变量 X 取不同值的概率,例如

$$P(a<X\leqslant b)=P(X\leqslant b)-P(X\leqslant a)=F(b)-F(a)$$

$$P(X>b)=1-P(X\leqslant b)=1-F(b)$$

$$P(X<b)=F(b-0)$$

$$P(X=b)=F(b)-F(b-0)$$

这几种形式的概率计算都只用到分布函数的一个或两个不同值,可见,如果随机变量的分布函数是已知的,则概率的计算得以简化,并归结为函数的运算或是查表运算.

二、离散型随机变量及其概率分布

（一）离散型随机变量的概率分布

定义 6-8 设离散型随机变量 X 的所有可能取值为 $x_i(i=1,2,\cdots)$，事件 $\{X=x_i\}$ 的概率为 $p_i(i=1,2,\cdots)$，则称

$$P(X=x_i)=p_i,\quad(i=1,2,\cdots)$$

为离散型随机变量 X 的概率分布或分布律，X 的概率分布也常用表 6-7 的方式来表达.

表 6-7 随机变量 X 的概率分布

X	x_1	x_2	$\cdots$	x_n	$\cdots$
P	p_1	p_2	$\cdots$	p_n	$\cdots$

由概率的性质知道，概率分布具有下列两个性质

（1）$p_i \geqslant 0, i=1,2,\cdots$；

（2）$\displaystyle\sum_{i=1}^{\infty} p_i = 1$.

反之，凡满足上述两个性质的数列 $\{p_i\}$，必为某一随机变量的概率分布.

对于离散型随机变量，其分布函数为

$$F(x)=P(X\leqslant x)=\sum_{x_k\leqslant x}P(X\leqslant x_k)=\sum_{x_k\leqslant x}p_k \tag{6-5}$$

其中求和是对所有满足不等式 $x_k\leqslant x$ 的指标 k 进行的，这时 $F(x)$ 是一个阶梯函数，它在每个 x_k 处有一跳跃度 p_k，由 $F(x)$ 也可唯一决定 x_k 和 p_k，因此用分布律或分布函数都能描述离散型随机变量.

例 6-20 有不严重的腹泻时，可服用盐酸小檗碱来止泻，首剂有效率为 0.6，若无效就再用一剂，有效率为 0.8，如果还无效，可再用第三剂，有效率为 0.9. 如果还无效，医生会另择它药或采取其他措施. 记 X 表示"服用该药的次数"，试写出 X 的分布律和分布函数.

解 以 A_i 表示第 i 次给药收效，$i=1,2$. 已知

$$P(A_1)=0.6, P(\overline{A}_1)=0.4, P(A_2|\overline{A}_1)=0.8, P(\overline{A}_2|\overline{A}_1)=0.2$$

则

$$P(X=1)=P(A_1)=0.6$$

$$P(X=2)=P(\overline{A}_1 A_2)=P(\overline{A}_1)P(A_2|\overline{A}_1)=0.4\times0.8=0.32$$

$$P(X=3)=P(\overline{A}_1 \overline{A}_2)=P(\overline{A}_1)P(\overline{A}_2|\overline{A}_1)=0.4\times0.2=0.08$$

于是 X 的分布律为

X	1	2	3
P	0.6	0.32	0.08

根据公式（6-5）逐段求 X 的分布函数

当 $x<1$ 时，$F(x)=0$；

当 $1\leqslant x<2$ 时，$F(x)=P(X=1)=0.6$；

当 $2\leqslant x<3$ 时，$F(x)=P(X=1)+P(X=2)=0.92$；

当 $x\geqslant3$ 时，$F(x)=P(X=1)+P(X=2)+P(X=3)=1$.

分布函数如下

$$F(x) = \begin{cases} 0, & x < 1 \\ 0.6, & 1 \leqslant x < 2 \\ 0.92, & 2 \leqslant x < 3 \\ 1, & 3 \leqslant x \end{cases}$$

图 6-3

分布函数的几何表示参见图 6-3.

（二）常用的离散型随机变量分布

1. 两点分布

定义 6-9   如果随机变量 X 的概率分布为

X	0	1
P	$1-p$	p

其中 $0 < p < 1$，则称 X 服从两点分布（two points distribution），或称 0-1 分布.

任何一个只有两种可能结果的随机现象都可以用两点分布来描述. 比如对即将出生的婴儿的性别判断"男性"（$X=1$）与"女性"（$X=0$）；在临床研究中，给病人做某种血样化验，其结果可能为阳性（$X=1$），也可能为阴性（$X=0$）；产品的合格与不合格等.

2. 二项分布

一般地，在同一条件下，单次试验只有两种可能结果 A 与 $\bar{A}$；它们的概率 $P(A)=p$，$0 < p < 1$，$P(\bar{A}) = 1 - p = q$. 将试验独立地重复进行 n 次，称这种重复独立的试验系列为 n 重伯努利试验.

定义 6-10   在 n 重伯努利试验中，如果以随机变量 X 表示 n 次试验中事件 A 发生的次数，则 X 可能取值为 $0, 1, 2, \cdots, n$，可得到 X 的分布为

$$P(X=k) = C_n^k p^k (1-p)^{n-k}, \quad (k = 0, 1, 2, \cdots, n)$$

称 X 服从参数为 n, p 的二项分布（binomial distribution），记做 $X \sim B(n, p)$，其中 $0 < p < 1$，$p = P(A)$. 当 $n = 1$ 时，$X \sim B(1, p)$，即服从两点分布，二项分布又可以看做 n 个独立的两点分布之和.

例 6-21   注射一种疫苗可能有 0.1% 的人会出现不适反应，有 10 个人接种. 试求：

（1）有 1 人，2 个人出现不适反应的概率；

（2）求至少一人产生反应的概率.

解   每个人是否会出现反应是相互独立的，因此观察 10 人的反应就是 10 重伯努利试验. 记 X 表示"接种的 10 人中产生反应的人数"，则 X 服从二项分布 $B(10, 0.001)$. 所求概率分别为

（1）$P(X=1) = C_{10}^1 p^1 q^9 = 10 \times 0.001 \times 0.999^9 = 0.00990$

$P(X=2) = C_{10}^2 p^2 q^8 = 45 \times 0.001^2 \times 0.999^8 = 0.00004$

（2）$P(X \geqslant 1) = 1 - P(X=0) = 1 - q^{10} = 1 - 0.999^{10} = 1 - 0.99004 = 0.00996 < 0.01$

由于 $P(X \geqslant 1)$ 还不到 0.01，这样的结果在实际是不容易出现的，因此，如果这 10 人中确实有人出现了反应，就有理由怀疑该疫苗的不适反应率 p 远大于 0.001.

3. 泊松分布

定义 6-11   若随机变量的概率函数为

$$P(X=k) = \frac{\lambda^k}{k!} e^{-\lambda}, \quad \lambda > 0, \quad (k = 0, 1, 2, \cdots)$$

则称 X 服从参数为 λ 的泊松分布（Poisson distribution），记为 $X \sim \pi(\lambda)$.

定理 6-6（泊松定理）   设随机变量 X_n 服从二项分布，即

$$P(X_n = k) = C_n^k p_n^k (1-p_n)^{n-k}, \quad (k = 0, 1, 2, \cdots, n)$$

这里 p_n 与 n 有关. 若 $\lim\limits_{n \to \infty} np_n = \lambda \geqslant 0$，则

笔记

$$\lim_{n\to\infty}P(X_n=k)=\lim_{n\to\infty}C_n^k p_n^k (1-p_n)^{n-k}=\frac{\lambda^k}{k!}e^{-\lambda}, \quad (k=0,1,2,\cdots n)$$

根据这个定理,当 n 足够大而 p 相对较小时,二项分布 $B(n,p)$ 可用泊松分布 $\pi(\lambda)$ 来作近似计算,此时泊松分布的计算比二项分布简便得多,即

$$P_n(k)=C_n^k p^k (1-p)^{n-k}\approx\frac{\lambda^k}{k!}e^{-\lambda} \tag{6-6}$$

这里 λ 用 np 代替.在实际应用中,当 $n\geq10,p\leq0.1$ 时就可利用公式(6-6)计算二项分布的概率.

例6-22 根据历史统计资料,某地新生儿染色体异常率为1%,问100名新生儿中有染色体异常的不少于2名的概率是多少?

解 设 $X=100$ 名新生儿中染色体异常的人数,$p=0.01$,利用二项分布公式,有

$$P(X<2)=P(X=0)+P(X=1)$$
$$=C_{100}^0(0.01)^0(0.99)^{100}+C_{100}^1(0.01)^1(0.99)^{99}$$
$$=0.3660+0.3697=0.7357;$$
$$P(X\geq2)=1-P(X<2)=1-0.7357=0.2643$$

由于 $n=100$ 很大,$p=0.01$ 很小,可以利用泊松分布作为二项分布的近似,其中 $\lambda=np=1$,故有

$$P(X=0)\approx\frac{1^0}{0!}e^{-1}=0.3679; \quad P(X=1)\approx\frac{1^1}{1!}e^{-1}=0.3679;$$
$$P(X\geq2)=1-P(X=0)-P(X=1)=1-0.3679\times2=0.2642$$

这里用泊松分布近似地代替二项分布,误差不算很大.

许多稀疏现象,如生多胞胎的例数、某种少见病(如食管癌、胃癌)的发病例数、X 线照射下,细胞发生某种变化或细菌死亡的数目等,都服从或近似服从泊松分布,所以泊松分布又称为稀疏现象律.

三、连续型随机变量及其概率密度函数

如果某类随机变量的可能取值充满一个区间或若干个区间的并,那么我们便称这类随机变量为连续型随机变量(continuous random variable).例如某小学四年级某班 50 名女生的身高、100 名健康成年男子血清总胆固醇的测定结果、一批灯泡的使用寿命等.由于它们可能的取值不能一一列出,因而不能用离散型随机变量的概率函数来描述它们的统计规律,于是我们引入概率密度函数来描述连续型随机变量的概率分布.

(一) 连续型随机变量的概率密度和分布函数

定义6-12 对于随机变量 X,如果存在一个非负的可积函数 $f(x),(-\infty<x<+\infty)$,使对任意 $a,b(a<b)$,都有

$$P(a<X\leq b)=\int_a^b f(x)\mathrm{d}x$$

则称 $f(x)$ 为连续型随机变量 X 的概率密度函数(probability density function),简称概率密度或密度函数.

概率密度函数具有以下性质

(1) 非负性:$f(x)\geq0(-\infty<x<+\infty)$;

(2) 归一性:$\int_{-\infty}^{+\infty}f(x)\mathrm{d}x=1$;

这两个性质刻画了密度函数的特征,这就是说,如果某个实值函数具有这两条性质,那么它必定是某个连续型随机变量的密度函数.

(3) 设 X 为连续型随机变量,则对任一指定实数 x_0,有

$$P(X=x_0)=0, \quad x_0\in\mathrm{R}$$

即连续型随机变量在 x_0 处的概率为零;

（4）设连续型随机变量 X，对任意 $a,b(a<b)$，则

$$P(a<X\leq b)=P(a\leq X<b)=P(a\leq X\leq b)=P(a<X<b)=\int_a^b f(x)\mathrm{d}x$$

（5）几何意义：随机变量 X 落在区间 $(a,b]$ 内的概率等于由密度函数 $y=f(x)$，$x=a$，$x=b$ 及 x 轴所围成的曲边梯形的面积，如图 6-4.

由分布函数的定义及连续型随机变量的特点，连续型随机变量 X 的分布函数为

$$F(x)=P(X\leq x)=\int_{-\infty}^x f(t)\mathrm{d}t \qquad (6\text{-}7)$$

图 6-4

从几何上看，$F(x)$ 表示密度函数 $y=f(x)$ 与 x 轴在 $-\infty$ 和点 x 之间的图像面积. 连续型随机变量的分布函数，$F(x)$ 除了满足分布函数的一般性质外，由于微分与积分的逆运算关系，有

$$f(x)=F'(x)$$

例 6-23 设随机变量 X 的概率密度为 $f(x)=\begin{cases}3x^2, & 0\leq x\leq 1 \\ 0, & \text{其他}\end{cases}$，试求 X 的分布函数 $F(x)$.

解 由式（6-7）有

当 $x<0$ 时，$F(x)=\int_{-\infty}^x 0\mathrm{d}t=0$；

当 $0\leq x<1$ 时，$F(x)=\int_{-\infty}^x 0\mathrm{d}t+\int_0^x 3t^2\mathrm{d}t=x^3$；

当 $x\geq 1$ 时，$F(x)=\int_{-\infty}^x 0\mathrm{d}t+\int_0^1 3t^2\mathrm{d}t+\int_1^x 0\mathrm{d}t=1$；

所以随机变量 X 的分布函数为

$$F(x)=\begin{cases}0, & x<0 \\ x^3, & 0\leq x<1 \\ 1, & x\geq 1\end{cases}$$

例 6-24 设随机变量 X 的分布函数 $F(x)=\begin{cases}0, & x\leq 0 \\ x^2, & 0<x\leq 1 \\ 1, & x>1\end{cases}$，试求：

（1）$P(0.2<X<0.6)$；（2）X 的密度函数.

解 由分布函数的性质有

（1）$P(0.2<X<0.6)=F(0.6)-F(0.2)=0.6^2-0.2^2=0.32$；

（2）由于 $f(x)=F'(x)$，所以 X 的密度函数为

$$f(x)=\begin{cases}2x, & 0<x\leq 1 \\ 0, & \text{其他}\end{cases}$$

（二）常用的连续型随机变量分布

1. 均匀分布

定义 6-13 若随机变量 X 的概率密度函数为

$$f(x)=\begin{cases}\dfrac{1}{b-a}, & a\leq x\leq b \\ 0, & \text{其他}\end{cases}$$

则称 X 在区间 $[a,b]$ 上服从均匀分布（uniform distribution），记作 $X\sim U[a,b]$，分布函数为

$$F(x) \begin{cases} 0, & x < a \\ \dfrac{x-a}{b-a}, & a \leqslant x < b \\ 1, & x \geqslant b \end{cases}$$

密度函数和分布函数示意图见图 6-5.

图 6-5

显然有

（1）$f(x) \geqslant 0$；

（2）$\displaystyle\int_{-\infty}^{+\infty} f(x)\,\mathrm{d}x = \int_a^b \frac{1}{b-a}\mathrm{d}x = 1$.

考虑 X 落在区间 $(c, c+l)$ 内的概率，其中 $a \leqslant c < c+l \leqslant b$

$$P(c < X < c+l) = \int_c^{c+l} f(x)\,\mathrm{d}x = \int_c^{c+l} \frac{1}{b-a}\mathrm{d}x = \frac{l}{b-a}$$

这表明 X 落在 $[a, b]$ 内任意长度为 l 的子区间内的概率是相等的，为一个常数 $\dfrac{l}{b-a}$，或者说，X 落在 $[a, b]$ 内长度相等的子区间内的可能性是相等的，它只与子区间的长度有关，而与子区间在 $[a, b]$ 内的位置无关，所谓均匀指的正是这种等可能性.

例 6-25 公共汽车站每隔十分钟有一辆汽车通过，乘客在任一时刻到达公共汽车站都是等可能的. 求乘客候车不超过 3 分钟的概率.

解 前一辆汽车通过为起点 0，根据题意，$X \sim U[0, 10]$，密度函数为

$$f(x) = \begin{cases} 1/10, & 0 \leqslant x \leqslant 10 \\ 0, & \text{其他} \end{cases}$$

为使乘客候车时间不超过 3 分钟，故所求概率为

$$P(7 \leqslant X \leqslant 10) = \int_7^{10} \frac{1}{10}\mathrm{d}x = 0.3$$

即乘客候车时间不超过 3 分钟的概率为 0.3.

2. 指数分布

定义 6-14 如果随机变量 X 的概率密度函数为

$$f(x) = \begin{cases} \lambda e^{-\lambda x}, & x \geqslant 0 \\ 0, & x < 0 \end{cases} \qquad (\lambda > 0)$$

则称 X 服从参数为 λ 的指数分布（exponent distribution），记为 $X \sim E(\lambda)$，分布函数为

$$f(x) = \begin{cases} 1 - e^{-\lambda x}, & x \geqslant 0 \\ 0, & x < 0 \end{cases} \qquad (\lambda > 0)$$

概率密度函数和分布函数曲线如图 6-6 所示.

例 6-26 某些生化制品中的有效成分如活性酶，其含量会随时间而衰减. 当有效成分含量降至实验室要求的有效剂量以下时，该制品便被视为失效. 制品能维持其有效剂量的时间称为有效期，记为随机变量 X，多数情况下 X 可视为服从参数为 λ 的指数分布.

（1）若从一批产品中抽出样品，测得有 50% 的样品有效期大于 34 个月，求参数 λ 的值；

（2）若一件产品出厂 12 个月后还有效，再过 12 个月后它还有效的概率有多大？

（3）若说明书上标定的有效期 t 内有 70% 的产品未失效，此有效期 t 为多长时间？

图 6-6

解 已知指数分布的分布函数为 $F(t) = P(X<t) = 1-e^{-\lambda t}$，$\lambda>0$，则有

（1）由 $P(X>34) = 1-F(34) = e^{-34\lambda} = 0.5$，解出 $\lambda = \ln2/34 \approx 0.02$；

（2）$P(X>24 \mid X>12) = \dfrac{P(X>24)}{P(X>12)} = \dfrac{e^{-0.02\times24}}{e^{-0.02\times12}} = e^{-0.02\times12} = 0.787$；

（3）所求 t 满足 $P(X>t) = e^{-0.02t} \geq 0.7$，解出 $t<17.83$（月），约一年半.

指数分布常见于寿命问题中，如产品的无故障运行期，癌症病人术后存活期，短期记忆的持续期，克隆体的生理年龄演变等，是生存分析的重要研究对象.

3. 正态分布

定义 6-15 若随机变量 X 的概率密度函数为

$$f(x) = \frac{1}{\sqrt{2\pi}\sigma} e^{-\frac{(x-\mu)^2}{2\sigma^2}}, \quad (-\infty<x<+\infty)$$

其中 μ、$\sigma>0$ 均为常数，则称 X 服从参数为 μ、σ^2 的正态分布（normal distribution），记作 $X \sim N(\mu, \sigma^2)$. $f(x)$ 显然满足 $f(x) \geq 0$，且 $\int_{-\infty}^{+\infty} f(x)\mathrm{d}x = 1$. 正态分布的分布函数为

$$F(x) = \frac{1}{\sqrt{2\pi}\sigma} \int_{-\infty}^{x} e^{-\frac{(t-\mu)^2}{2\sigma^2}}\mathrm{d}t, \quad (-\infty<x<+\infty)$$

正态分布的概率密度函数 $f(x)$ 与分布函数 $F(x)$ 的图像见图 6-7、图 6-8.

图 6-7

图 6-8

观察正态分布的概率密度图像，我们可以发现正态分布具有如下性质：

（1）密度函数以 $x=\mu$ 为对称轴，当 $x=\mu$ 时，取得最大值 $f(\mu) = \dfrac{1}{\sqrt{2\pi}\sigma}$；

（2）图像在 $x=\mu+\sigma$ 处有拐点，且以 x 轴为渐近线；

（3）μ 确定了图像的中心位置. 当 σ 固定，改变 μ 的值，图像沿 x 轴平行移动而不改变形状，故 μ 又被称为位置参数；

（4）σ 确定了图像中峰的陡峭程度. 当 μ 固定，改变 σ 的值，σ 越大，图像越平坦；σ 越小，图像越陡峭，故 σ 又被称为形状参数；

（5）正态图像下的总面积等于 1，即

$$\int_{-\infty}^{+\infty} \frac{1}{\sqrt{2\pi}\sigma} e^{-\frac{(x-\mu)^2}{2\sigma^2}}\mathrm{d}x = 1$$

对于正态分布 $N(\mu,\sigma^2)$,参数 $\mu=0$、$\sigma=1$ 时的正态分布称为标准正态分布(standard normal distribution),记作 $X \sim N(0,1)$. 其概率密度函数用 $\varphi(x)$ 表示为

$$\varphi(x) = \frac{1}{\sqrt{2\pi}} e^{-\frac{x^2}{2}}, \quad (-\infty < x < +\infty)$$

其概率分布函数用 $\Phi(x)$ 表示为

$$\Phi(x) = \frac{1}{\sqrt{2\pi}} \int_{-\infty}^{x} e^{-\frac{t}{2}} dt, \quad (-\infty < x < +\infty)$$

图像见图 6-9、图 6-10.

图 6-9　　　　　　　　　　图 6-10

从图 6-9 可见,$y=\varphi(x)$ 的图形关于 y 轴对称. 由于标准正态分布的广泛应用,为了便于使用,人们编制了标准正态分布 $\Phi(x)$ 的数值表,见附表 2. 对于非负的实数 x,可以由它直接查出相应的数值;而对于负实数 x,根据标准正态分布的对称性,不难导出下列几个常用的公式

(1) $\Phi(-x) = 1 - \Phi(x)$;

(2) $P(a < X \leqslant b) = \Phi(b) - \Phi(a)$;

(3) $P(|x| \leqslant a) = 2\Phi(a) - 1$;

(4) $P(X > a) = 1 - \Phi(a)$.

一般地,若 $X \sim N(\mu,\sigma^2)$,则 $Y = \dfrac{X-\mu}{\sigma} \sim N(0,1)$,即有如下结论:

$$F(x) = \Phi\left(\frac{x-\mu}{\sigma}\right)$$

$$P(a < X \leqslant b) = F(b) - F(a) = \Phi\left(\frac{b-\mu}{\sigma}\right) - \Phi\left(\frac{a-\mu}{\sigma}\right) \tag{6-8}$$

此过程称为正态分布的标准化. 对于一般的正态分布,总是先将其标准化,然后借助公式(6-8)查附表 2 进行概率计算.

例 6-27　设 $X \sim N(1,4)$,查表求

(1) $P(1.2 < X \leqslant 3)$;　　　　　　　(2) $P(-3 \leqslant X \leqslant 2)$;

(3) $P(X \geqslant 4)$;　　　　　　　　　(4) $P(|x-1| \geqslant 1)$.

解　由于 $\mu=1,\sigma^2=4,\sigma=2$,查附表 2,可得

(1) $P(1.2 < X \leqslant 3) = \Phi\left(\dfrac{3-1}{2}\right) - \Phi\left(\dfrac{1.2-1}{2}\right) = \Phi(1) - \Phi(0.1)$

$$= 0.8413 - 0.5398 = 0.3015$$

(2) $P(-3 \leqslant X \leqslant 2) = \Phi\left(\dfrac{2-1}{2}\right) - \Phi\left(\dfrac{-3-1}{2}\right) = \Phi(0.5) - \Phi(-2)$

$$= \Phi(0.5) + \Phi(2) - 1 = 0.6915 + 0.9772 - 1 = 0.6687$$

(3) $P(X \geqslant 4) = 1 - P(X < 4) = 1 - \Phi\left(\dfrac{4-1}{2}\right) = 1 - \Phi(1.5)$

$$= 1 - 0.9332 = 0.0668$$

（4）$P(|X-1| \geqslant 1) = 1 - P(|X-1| < 1) = 1 - P\left(\left|\frac{X-1}{2}\right| < \frac{1}{2}\right)$

$$= 1 - [2\Phi(0.5) - 1] = 2[1 - \Phi(0.5)]$$

$$= 2(1 - 0.6915) = 0.6170$$

利用 Matlab 软件的 normcdf(X, mu, sigma) 函数,可以很方便地进行上述计算,参见第八章例 8-58.

一般地,设 $X \sim N(\mu, \sigma^2)$,标准化、查表可计算下列概率值:

$$P(|X-\mu| \leqslant \sigma) = 2\Phi(1) - 1 = 0.6826$$

$$P(|X-\mu| \leqslant 2\sigma) = 2\Phi(2) - 1 = 0.9545$$

$$P(|X-\mu| \leqslant 3\sigma) = 2\Phi(3) - 1 = 0.9973$$

如图 6-11 所示.

这表明在一次试验中,X 落在 $(\mu-3\sigma, \mu+3\sigma)$ 内的概率相当大,或者说,在一般情形下,X 在一次试验中落在 $(\mu-3\sigma, \mu+3\sigma)$ 以外的概率可以忽略不计,正态分布在统计上的这一性质称为"3σ 原则",该原则在实际问题的统计推断中有着重要的应用.

图 6-11

例 6-28　根据美国盖洛普(Gallup poll)的调查统计,美军飞行员(USA Air Force pilots)的智商 IQ,记为 X,大致服从分布为 $N(122, \sigma^2)$.

假设从调查数据中可知,至少有 95% 的飞行员其智商值在 108.28 到 135.72 之间.

（1）试以上述信息,推断参数 σ 的值;

（2）求任意一名飞行员,其智商在 115 到 129 间的概率.

解　（1）设 $X \sim N(122, \sigma^2)$,由 $P(108.28 < X < 135.72) \geqslant 0.95$,有

$$P(108.28 < X < 135.72) = P\left(\frac{108.28-122}{\sigma} < \frac{X-122}{\sigma} < \frac{135.72-122}{\sigma}\right)$$

$$= \Phi\left(\frac{13.72}{\sigma}\right) - \Phi\left(-\frac{13.72}{\sigma}\right) = 2\Phi\left(\frac{13.72}{\sigma}\right) - 1 \geqslant 0.95$$

即

$$\Phi\left(\frac{13.72}{\sigma}\right) \geqslant 0.975$$

查附表 2,可知 $\Phi(1.96) = 0.9750$,所以 $\frac{13.72}{\sigma} = 1.96$,$\sigma = 7$.

（2）依题意,有

$$P(115 < X < 129) = P\left(\frac{115-122}{7} < \frac{X-122}{7} < \frac{129-122}{7}\right)$$

$$= \Phi(1) - \Phi(-1) = 2\Phi(1) - 1 = 0.6826$$

四、随机变量函数的概率分布

（一）一维离散型随机变量函数的概率分布

定义 6-16　离散型随机变量 X 的概率函数为 $P(X = x_i) = p_i$,$i = 1, 2, \cdots$,则随机变量 $Y = g(X)$ 的概率函数为

Y	$g(x_1)$	$g(x_2)$	$\cdots$
P	p_1	p_2	$\cdots$

例6-29　设随机变量 X 的概率函数为

X	$-\pi/2$	0	$\pi/2$
P	0.2	0.3	0.5

试求随机变量 $Y=\sin X$ 的概率函数.

解　由于 X 的取值为 $\left\{-\dfrac{\pi}{2},0,\dfrac{\pi}{2}\right\}$，故 Y 的取值为 $\{-1,0,1\}$，于是

$$P(Y=-1)=P(\sin X=-1)=P\left(X=-\frac{\pi}{2}\right)=0.2$$

$$P(Y=0)=P(\sin X=0)=P(X=0)=0.3$$

$$P(Y=1)=P(\sin X=1)=P\left(X=\frac{\pi}{2}\right)=0.5$$

即 Y 概率函数为

Y	-1	0	1
P	0.2	0.3	0.5

（二）一维连续型随机变量函数的概率密度

已知 X 的密度函数为 $f(x)$，如何求得随机变量 $Y=g(X)$ 的密度函数？我们将通过解决一个具体的例子给出处理这类问题的一般方法.

例6-30　设电流（单位：安培）X 通过一个电阻值为 3 欧姆的电阻器，且 $X\sim U(5,6)$，试求在该电阻器上消耗的功率 $Y=3X^2$ 的分布函数 $F_Y(y)$ 与密度函数 $f_Y(y)$.

解　由于连续型随机变量 $X\in(5,6)$，因此 $Y\in(75,108)$，X 的密度函数为

$$f(x)=\begin{cases}1, & 5<x<6\\0, & \text{其他}\end{cases}$$

当 $75<y<108$ 时，Y 的分布函数

$$F_Y(y)=P(Y\leqslant y)=P(3X^2\leqslant y)=P\left(-\sqrt{\frac{y}{3}}\leqslant X\leqslant\sqrt{\frac{y}{3}}\right)$$

$$=\int_{-\sqrt{\frac{y}{3}}}^{\sqrt{\frac{y}{3}}}f(x)\,\mathrm{d}x=\int_{5}^{\sqrt{\frac{y}{3}}}1\,\mathrm{d}x=\sqrt{\frac{y}{3}}-5$$

因此

$$F_Y(y)=\begin{cases}0, & y<75\\[2mm]\sqrt{\dfrac{y}{3}}-5, & 75\leqslant y<108\\[2mm]1, & y\geqslant108\end{cases}$$

从而，对 $F_Y(y)$ 求导得到 Y 的密度函数为

$$f_Y(y)=\begin{cases}\dfrac{1}{2\sqrt{3}\,y}, & 75<y<108\\[2mm]0, & \text{其他}\end{cases}$$

一般地,可按下列步骤求出 $Y=g(X)$ 的分布函数与密度函数.

步骤 1　由 X 的取值范围 Ω_X 确定 Y 的取值范围 Ω_Y.

步骤 2　对任意一个 $y \in \Omega_Y$,求出

$$F_Y(y) = P(Y \leqslant y) = P(g(X) \leqslant y) = P(X \in S_Y) = \int_{S_Y} f(x)\,\mathrm{d}x$$

其中 $S_Y = \{x : g(x) \leqslant y\}$,往往是一个或若干个与 y 有关的区间的并.

步骤 3　按分布函数的性质写出 $F_Y(y)$,$-\infty < y < +\infty$.

步骤 4　通过求导得到 $f_Y(y)$,$-\infty < y < +\infty$.

下面用上述方法讨论正态随机变量的线性函数的分布.

例 6-31　当 $X \sim N(\mu, \sigma^2)$ 时,证明:$Y = kX + c \sim N(k\mu + c, k^2\sigma^2)$,其中 k, c 是常数,且 $k \neq 0$,特殊地,$\dfrac{X-\mu}{\sigma} \sim N(0,1)$.

证明　易见,后一结论是前一结论的特例,其中 $k = \dfrac{1}{\sigma}$,$c = -\dfrac{\mu}{\sigma}$,下面就 $k>0$ 给出证明,$k<0$ 的情形留给读者做练习.

由于 $\Omega_X = (-\infty, +\infty)$,因此对于任意一个 $y \in (-\infty, +\infty)$

$$F_Y(y) = P(Y \leqslant y) = P(kX + c \leqslant y)$$

$$= P\left(X \leqslant \frac{y-c}{k}\right) = \int_{-\infty}^{\frac{y-c}{k}} \frac{1}{\sqrt{2\pi}\,\sigma} e^{-\frac{(x-\mu)^2}{2\sigma^2}}\,\mathrm{d}x$$

对于 $-\infty < y < +\infty$,通过求导得到

$$f_Y(y) = \frac{1}{\sqrt{2\pi}\,\sigma} \exp\left\{-\frac{1}{2\sigma^2}\left(\frac{y-c}{k} - \mu\right)^2\right\} \cdot \frac{1}{k}$$

$$= \frac{1}{\sqrt{2\pi}\,\sigma} \exp\left\{\frac{[y - (k\mu + c)]^2}{2(k\sigma)^2}\right\}$$

这表明 $Y \sim N(k\mu + c, k^2\sigma^2)$.我们看到 $\dfrac{X-\mu}{\sigma}$ 实际上是 X 的标准化,该例题表明正态随机变量的线性函数依然服从正态分布.

思考与练习

1. 同一样本空间上定义的随机变量是否是唯一的? 请举例说明.

2. 两个随机变量的分布函数完全相同,它们必是相等的随机变量吗?

3. 连续型随机变量的概率密度函数一定是连续函数吗?

4. 若 $f(x)$,$g(x)$ 均为同一区间 (a,b) 上的概率密度函数,对于任意的数 $\beta(0<\beta<1)$,则 $\beta f(x) + (1-\beta)g(x)$ 是否也是这个区间上的概率密度函数?

第四节　随机变量的数字特征

随机变量的分布函数固然全面描述了这个随机变量的统计规律性,但在实际问题中,我们常常关心的只是随机变量的取值在某些方面的特征,而不是它的全貌,这类特征往往通过一个或几个实数来反映,在概率论中称它们为随机变量的数字特征. 其中最基本的就是数学期望和方差,前者刻画了随机变量取值的相对集中位置或平均水平,后者刻画了随机变量取值围绕平均水平的离散程度.

一、数学期望

（一）离散型随机变量的数学期望

例 6-32　计算以下 $N=25$ 人的平均身高 $\overline{X}(\text{cm})$

身高(x_i)	160	165	170	175	180
人数(n_i)	1	3	8	12	1

解　平均身高

$$\overline{X} = \frac{160 \times 1 + 165 \times 3 + 170 \times 8 + 175 \times 12 + 180 \times 1}{1 + 3 + 8 + 12 + 1}$$

$$= 160 \times \frac{1}{25} + 165 \times \frac{3}{25} + 170 \times \frac{8}{25} + 175 \times \frac{12}{25} + 180 \times \frac{1}{25}$$

$$= \sum_{i=1}^{5} x_i \frac{n_i}{N} = \sum_{i=1}^{5} x_i f_i$$

其中 $N = n_1 + n_2 + n_3 + n_4 + n_5, f_i = \dfrac{n_i}{N}$，为 x_i 值出现的频率. 可见平均身高可以用每个数值 x_i 与其频率 f_i 的加权平均来表示, 当观测值较大时, 频率逐渐稳定在各自的概率附近, 于是用概率代替频率, 得到数学期望的定义.

定义 6-17　设离散型随机变量 X 的概率

$$P(X = x_i) = p_i, \quad i = 1, 2, \cdots,$$

如果 $\displaystyle\sum_{i=1}^{\infty} |x_i| p_i$ 存在, 称 $\displaystyle\sum_{i=1}^{\infty} x_i p_i$ 的值为随机变量 X 的数学期望(mathematical expectation)或均值(mean value), 记作 $E(X)$, 即

$$E(X) = \sum_{i=1}^{\infty} x_i p_i$$

例 6-33　为了评估一种大肠埃希菌的毒效大小, 动物实验中把大肠埃希菌注入家兔腹腔以造成感染性休克, 评分标准及概率如表 6-8 所示, 试通过实验结果评价这种杆菌的毒效大小.

表 6-8　造成兔感染性休克的效果评价表

感染效果	正常	轻度血压下降脉搏加快	血压下降静脉萎缩	休克
毒效评分 X	0	50	80	100
概率 P	0.05	0.15	0.20	0.60

解　设毒效评分为 X, 其分布列如表 6-8 所示, 则 X 的平均值为

$$E(X) = 0 \times 0.05 + 50 \times 0.15 + 80 \times 0.20 + 100 \times 0.60 = 83.5$$

由此可见这种杆菌的致毒能力是很高的.

根据期望的定义容易证明数学期望有如下性质

性质 1　若 C 是常数, 则 $E(C) = C$;

性质 2　若 C 是常数, 则 $E(CX) = CE(X)$;

性质 3　$E(X \pm Y) = E(X) \pm E(Y)$;

性质 4　若 X, Y 相互独立, 则 $E(XY) = E(X)E(Y)$.

例 6-34　求两点分布、二项分布 $B(n, p)$ 和泊松分布 $\pi(\lambda)$ 的数学期望.

解　（1）设 X 服从参数为 p 的两点分布，则

$$E(X)=1\cdot p+0\cdot(1-p)=p$$

（2）若 $Y\sim B(n,p)$，则 Y 是 n 个同分布的两点分布 X_i 之和，即 $Y=\sum_{i=1}^{n}X_i$，又 $E(X_i)=p$. 由性质（3），得 $E(Y)=\sum_{i=1}^{n}E(X_i)=np$，即二项分布 $B(n,p)$ 的数学期望为 np.

（3）设 $Z\sim\pi(\lambda)$，由定理 6-6，泊松分布是二项分布的极限分布，且 $\lim_{n\to\infty}np_n=\lambda>0$，则泊松分布的数学期望为二项分布的数学期望的极限，即 $E(Z)=\lim_{n\to\infty}E(Y_n)=\lim_{n\to\infty}np_n=\lambda$.

例 6-35　实验大楼共 11 层（底楼和第 $1,2,\cdots,10$ 楼），在底楼有 15 个同学一起挤进了电梯.假设每个人去 1 至 10 楼的可能性都一样，每个人去哪一楼是相互独立的.电梯从底楼启动后到所有人都出梯，一个升程中平均要停几次？

解　设随机变量 $X_k,k=1,2,\cdots10$，如下定义

$$X_k=\begin{cases}1,&\text{电梯在第 }k\text{ 层停}\\0,&\text{电梯在第 }k\text{ 层不停}\end{cases}$$

由于只要有同学去第 k 层楼，电梯需在第 k 层楼停 1 次，只有 15 个同学都不去第 k 楼，电梯在第 k 楼不需停止，所以有

$$P(X_k=0)=\left(\frac{9}{10}\right)^{15}=0.2059;P(X_k=1)=1-P(X_k=0)=0.7941;$$

$$E(X_k)=0\times0.2059+1\times0.7941=0.7941$$

若 $\sum_{k=1}^{10}X_k$ 表示电梯在一个升程中经停的总次数，由于

$$E\left(\sum_{k=1}^{10}X_k\right)=\sum_{k=1}^{10}E(X_k)=0.7941\times10=7.941\approx8$$

故一个升程中平均经停次数为 8.

（二）连续型随机变量的数学期望

定义 6-18　设连续型随机变量 X 的密度函数为 $f(x)$，若积分 $\int_{-\infty}^{+\infty}|x|f(x)\mathrm{d}x$ 收敛，则称积分 $\int_{-\infty}^{+\infty}xf(x)\mathrm{d}x$ 为随机变量 X 的数学期望，记作 $E(X)$，即

$$E(X)=\int_{-\infty}^{+\infty}xf(x)\mathrm{d}x \tag{6-9}$$

例 6-36　设随机变量 $X\sim U[a,b]$，试求 $E(X)$.

解　已知 $f(x)=\begin{cases}\dfrac{1}{b-a},&a\leqslant x\leqslant b\\0,&\text{其他}\end{cases}$，根据数学期望定义，有

$$E(X)=\int_{-\infty}^{+\infty}x\cdot f(x)\mathrm{d}x=\int_{a}^{b}x\cdot\frac{1}{b-a}\mathrm{d}x=\frac{a+b}{2}$$

可见，某一区间上均匀分布的随机变量期望恰为该区间的中点.

例 6-37　若随机变量 X 服从正态分布 $N(\mu,\sigma^2)$，求 $E(X)$.

解　正态分布的概率密度函数是

$$f(x)=\frac{1}{\sqrt{2\pi}\sigma}\mathrm{e}^{-\frac{(x-\mu)^2}{2\sigma^2}}\quad(-\infty<x<+\infty)$$

按公式（6-9），数学期望为

$$E(X)=\frac{1}{\sqrt{2\pi}\sigma}\int_{-\infty}^{+\infty}x\cdot\mathrm{e}^{-\frac{(x-\mu)^2}{2\sigma^2}}\mathrm{d}x$$

令 $t = \dfrac{x-\mu}{\sigma}$,则 $\mathrm{d}x = \sigma\mathrm{d}t$,故有

$$E(X) = \frac{1}{\sqrt{2\pi}}\int_{-\infty}^{+\infty}(\sigma t + \mu)\cdot \mathrm{e}^{-\frac{t^2}{2}}\mathrm{d}t = \frac{\sigma}{\sqrt{2\pi}}\int_{-\infty}^{+\infty}t\cdot \mathrm{e}^{-\frac{t^2}{2}}\mathrm{d}t + \frac{\mu}{\sqrt{2\pi}}\int_{-\infty}^{+\infty}\mathrm{e}^{-\frac{t^2}{2}}\mathrm{d}t$$

上式第一项中被积函数是奇函数,积分为零,又由标准正态分布密度函数性质

$$\frac{1}{\sqrt{2\pi}}\int_{-\infty}^{+\infty}\mathrm{e}^{-\frac{t^2}{2}}\mathrm{d}t = 1$$

所以 $E(X) = \sigma\times 0 + \mu\times 1 = \mu$. 可见,正态分布 $N(\mu,\sigma^2)$ 中的参数 μ 就是该分布的数学期望值.

二、方差

定义6-19 设 X 是一个随机变量,若 $E[X-E(X)]^2$ 存在,称其为 X 的方差(variance),记作 $D(X)$,即

$$D(X) = E[X-E(X)]^2 \tag{6-10}$$

称 $\sqrt{D(X)}$ 为 X 的标准差(standard deviation),记作 $\sigma(X) = \sqrt{D(X)}$. 因为标准差与随机变量本身有相同的量纲,在医学统计、药物代谢动力学等领域被广泛地使用,但在理论推导中,使用方差较方便.

方差本质上是随机变量函数 $g(X) = [X-E(X)]^2$ 的期望,反应随机变量取值对其均值的偏离程度. 若随机变量的取值集中于它的数学期望,则方差值较小;相反,若随机变量的取值相对于数学期望比较分散,则方差值较大. 特别,当 X 为离散型随机变量,概率分布为 $P(X=x_i)=p_i,(i=1,2,\cdots)$ 时,则公式(6-10)转化为

$$D(X) = \sum_{i=1}^{+\infty}[x_i - E(X)]^2 p_i$$

当 X 为连续型随机变量,概率密度为 $f(x)$ 时,则

$$D(X) = \int_{-\infty}^{+\infty}[x - E(X)]^2 f(x)\mathrm{d}x$$

但实际计算时用得更多的是下列公式

$$D(X) = E(X^2) - [E(X)]^2$$

可以证明,方差具有以下性质:

性质1 若 C 是常数,则 $D(C) = 0$;

性质2 若 C 是常数,则 $D(CX) = C^2 D(X)$;

性质3 若 $X_1,X_2,\cdots X_n$ 相互独立,则

$$D(X_1\pm X_2\pm\cdots\pm X_n) = \sum_{i=1}^{n}D(X_i)$$

例6-38 设随机变量 $\xi\sim\pi(\lambda)$,求泊松分布的方差.

解 已知泊松分布的数学期望为 λ,得

$$E\xi^2 = \sum_{k=0}^{\infty}k^2\frac{\lambda^k e^{-\lambda}}{k!} = \sum_{k=1}^{\infty}k\frac{\lambda^k e^{-\lambda}}{(k-1)!}\xlongequal{m=k-1}\lambda\sum_{m=0}^{\infty}(m+1)\frac{\lambda^m e^{-\lambda}}{m!} = \lambda^2 + \lambda$$

故泊松分布的方差等于

$$D\xi = E\xi^2 - (E\xi)^2 = (\lambda^2+\lambda) - (\lambda)^2 = \lambda$$

即泊松分布的方差和数学期望相等,都等于参数 λ.

因此,如果观察到一个取非负整值的离散型随机变量 ξ,它的方差和数学期望相等,就有可能服从泊松分布. 医学统计学里的配对问题,当 n 充分大时,都近似服从 $\lambda=1$ 的泊松分布.

例6-39 求两点分布和二项分布的方差.

解 设 X 服从两点分布,$P(X=1)=p,P(X=0)=q$,其中 $p+q=1$. 则

$$E(X^2) = 1^2\times p + 0^2\times q = p,\quad D(X) = E(X^2) - (E(X))^2 = p - p^2 = pq$$

若 $Y \sim B(n,p)$，二项分布是 n 个独立的两点分布之和，由方差性质 3，则 $D(Y)=npq$.

例 6-40　设随机变量 $X \sim N(\mu,\sigma^2)$，求 $D(X)$.

解　已知 $E(X)=\mu$，因此

$$D(X) = \frac{1}{\sqrt{2\pi}\,\sigma} \int_{-\infty}^{+\infty} (x-\mu)^2 \cdot \mathrm{e}^{-\frac{(x-\mu)^2}{2\sigma^2}} \mathrm{d}x$$

令 $u=\dfrac{x-\mu}{\sigma}$，且由分部积分公式和正态密度函数性质得到

$$D(X) = \frac{\sigma^2}{\sqrt{2\pi}} \int_{-\infty}^{+\infty} u^2 \cdot \mathrm{e}^{-\frac{u^2}{2}} \mathrm{d}u = \frac{\sigma^2}{\sqrt{2\pi}}(0+\sqrt{2\pi}) = \sigma^2$$

可见，正态分布中的参数 σ^2 就是其方差，而 σ 为其标准差.

利用 Matlab 软件可以很方便地进行随机变量数学期望和方差的计算，参见第八章例 8-59.

事实上，随机变量的数字特征通常与其分布中的参数相联系，常见分布的数学期望和方差如表 6-9 所示.

表 6-9　常见分布的数学期望和方差表

名称	离散型			连续型		
	两点分布	二项分布	泊松分布	均匀分布	指数分布	正态分布
参数	p	n,p	λ	a,b	λ	μ,σ
数学期望	p	np	λ	$\dfrac{a+b}{2}$	$\dfrac{1}{\lambda}$	μ
方差	$p(1-p)$	$np(1-p)$	λ	$\dfrac{1}{12}(b-a)^2$	$\dfrac{1}{\lambda^2}$	σ^2

三、大数定律和中心极限定理

随机事件在某次试验中是否出现是有偶然性的，但在大量独立重复试验中却呈现出明显的规律性.本节不加证明地给出大数定律和中心极限定理，为阐明随机现象的内在规律提供理论依据.

（一）大数定律

1. 切比雪夫不等式

定理 6-7　若随机变量 X 的数学期望 $E(X)=\mu$，方差 $D(X)=\sigma^2$ 存在，则对于任意 $\varepsilon>0$，有

$$P(|X-\mu| \geqslant \varepsilon) \leqslant \frac{\sigma^2}{\varepsilon^2} \tag{6-11}$$

显然公式（6-11）的等价形式为

$$P(|X-\mu|<\varepsilon) \geqslant 1-\frac{\sigma^2}{\varepsilon^2}$$

切比雪夫不等式可用来估计随机变量的大致分布情况，方差越小，随机变量在区间 $(\mu-\varepsilon,\mu+\varepsilon)$ 以外取值的概率越小，即随机变量的分布越集中在 μ 附近.

例 6-41　若随机变量 X 的分布未知，但 $D(X)=2.5$，均值为 μ，试估计概率 $P(|X-\mu|\geqslant 7.5)$ 的值.

解　由切比雪夫不等式有 $P(|X-\mu|\geqslant 7.5) \leqslant \dfrac{2.5}{7.5^2}=0.044$.

2. 伯努利大数定律

定理 6-8　设 $f_n(A)$ 是 n 重伯努利试验中事件 A 出现的频率，p 是每次试验中 A 发生的概率，则对任意的 $\varepsilon>0$，有

$$\lim_{n\to\infty}P(\,|f_n(A)-p|<\varepsilon)=1$$

或

$$\lim_{n\to\infty}P(\,|f_n(A)-p|\geqslant\varepsilon)=0$$

定理告诉我们,当试验次数 n 充分大以后,频率必然要接近于概率,从理论上证明了频率的稳定性,这是概率的统计定义的依据.

3. 辛钦大数定律

定理 6-9 设 $X_1,X_2,\cdots$ 是独立同分布的随机变量序列,且 $E(X_i)=\mu,i=1,2,\cdots$ 则对任意 $\varepsilon>0$,有

$$\lim_{n\to\infty}P\left(\left|\frac{1}{n}\sum_{i=1}^{n}X_i-\mu\right|<\varepsilon\right)=1$$

伯努利大数定律是辛钦大数定律的特例,因为当随机变量 X 是两点分布时,p 就是 X 的数学期望,而算术平均就是频率.

辛钦大数定律表明,当试验次数 n 充分大以后,算术平均数依概率 1 收敛于总体均值.即当 n 充分大时,算数平均数必然接近于总体均值.由此可见,大量随机试验的结果与个别试验的结果有本质区别.随着试验次数的增多,必然性便体现出来.

(二)中心极限定理

1. 独立同分布的中心极限定理

定理 6-10 设 $X_1,X_2,\cdots$ 是一个独立同分布的随机变量序列,且 $E(X_i)=\mu,D(X_i)=\sigma^2>0,i=1,2,\cdots$,则对任意一个 $x,-\infty<x<+\infty$,有

$$\lim_{n\to\infty}P\left(\frac{\sum_{i=1}^{n}X_i-n\mu}{\sqrt{n}\,\sigma}\leqslant x\right)=\Phi(x)$$

在定理 6-10 的条件下,不管一系列的随机变量是服从什么分布的,当 n 很大时,它们的和就近似于正态分布.因此,如果一个量(例如身高)是由很多因素决定的(每个因素对这个量的贡献都是一个随机变量),这个量作为诸多随机变量之和就可以认为是服从或近似服从正态分布的. 这是一个在生命科学领域里普遍应用的重要原理.

2. 棣莫弗-拉普拉斯中心极限定理

定理 6-11 设随机变量 $X\sim B(n,p)$,其中 $0<p<1$,则对任意 x 恒有

$$\lim_{n\to\infty}P\left(\frac{X-np}{\sqrt{npq}}\leqslant x\right)=\Phi(x)$$

定理表明,当 n 充分大时,二项分布可用正态分布来近似,即

$$P\left(\frac{X-np}{\sqrt{npq}}\leqslant x\right)\approx\Phi(x)$$

在用连续型随机变量的正态分布计算离散型随机变量的二项分布时,有时需要进行连续性校正,但对于 $n>50$ 的大样本,因计算结果相差不大,一般不再使用连续性校正,也不再区分开、闭区间,此时简化公式为

$$P(X\leqslant k)\approx\Phi\left(\frac{k-np}{\sqrt{npq}}\right)$$

$$P(X>k)\approx1-\Phi\left(\frac{k-np}{\sqrt{npq}}\right)$$

$$P(k_1<X\leqslant k_2)\approx\Phi\left(\frac{k_2-np}{\sqrt{npq}}\right)-\Phi\left(\frac{k_1-np}{\sqrt{npq}}\right) \tag{6-12}$$

例 6-42 某种疾病的患病率为 $p=0.005$,现对 10 000 人进行检查,试求检查出的病人数在 45 人至 55 人之间的概率.

解 设患病人数为 X,则 $X \sim B(10\,000, 0.005)$,且 $n = 10\,000$ 很大,因此可利用正态分布求其近似值,二项分布 $E(X) = np = 50$,$D(X) = npq = 49.75$,代入公式(6-12),得

$$P(45 < X \leqslant 55) \approx \Phi\left(\frac{55-50}{\sqrt{49.75}}\right) - \Phi\left(\frac{45-50}{\sqrt{49.75}}\right)$$

$$= \Phi(0.71) - \Phi(-0.71) = 2\Phi(0.71) - 1 = 0.5222$$

例 6-43 一本 20 万字的长篇小说进行排版.假定每个字是否被错排是相互独立的,而且每个字被错排的概率为 10^{-5},试求这本小说出版后发现有 6 个以上错字的概率.

解 设错字总数为 X,则 $X \sim B(200\,000, 10^{-5})$,由 $np = 2$,$\sqrt{np(1-p)} = 1.414$,所求概率为

$$P(X \geqslant 6) = 1 - P(X \leqslant 5) \approx 1 - \Phi\left(\frac{5-2}{1.414}\right) = 1 - \Phi(2.12) = 0.017$$

思考与练习

1. 已知正态分布的线性函数仍服从正态分布,若 $X \sim N(\mu, \sigma^2)$,$Y = aX + b$,$(a \neq 0)$,请写出 Y 所服从分布的参数.

2. 设随机变量 $X \sim N(0,1)$,$Y \sim U[0,1]$,且 X, Y 相互独立,则 $E(2X+3Y)$,$D(3X-Y)$ 的值各为多少?

3. 随机变量 X 服从柯西分布(Cauchy distribution),其概率密度函数为

$$f(x) = \frac{1}{\pi(1+x^2)}$$

考察 X 是否有数学期望和方差?

4. 设随机变量 X 的方差为 2,根据切比雪夫不等式估计 $P\{|X - E(X)| \geqslant 2\}$.

习题六

1. 医院的信息管理系统把入院枪伤病人按伤势(轻,中,重)和是否有意外保险(有,无)分类编码.观察一位新入院病人,应该归于何类:

(1) 写出该试验的基本事件组;

(2) 设 A = 病人是重伤,B = 病人没有保险.写出 A, B 所包括的基本事件;

(3) 事件 $A + \overline{B}$ 包含哪些基本事件?

2. 依次检查三人的肝脏功能,记 A = "第一人正常",B = "第二人正常",C = "第三人正常",试写出这一试验的全部基本事件以及下列事件:(1)只有第一人正常;(2)只有一人正常;(3)三人都不正常;(4)至少有一人正常;(5)只有第三人不正常.

3. 设 A、B、C 是三个事件且满足 $A + B + C = \Omega$,试用 A、B、C 表示下列事件:(1)A 不发生;只有 A 发生;只有 A 不发生;(2)A、B 同时出现;A、B 同时不出现;A、B 不同时出现;(3)不是"只有 A 发生";不是"只有 A 不发生";(4)A 发生且不是"只有 A 发生";(5)A 不发生且不是只有 A 不发生;(6)只有 A 出现或只有 A 不出现;(7)(不是"只有 A 发生")且(不是"只有 A 不发生").

4. 化简下列事件

(1) $(A+B)(A+\overline{B})$; (2) $(A+B)(\overline{A}+B)(A+\overline{B})$;

(3) $(A+B)(B+C)$.

5. 电话号码由 8 个数字组成,每个数字可以是 $0, 1, \cdots, 9$ 中的任一个,求下列事件的概率:

(1) 首位不为 0 的号码;   (2) 没有重复数字的号码;

(3) 全由奇数组成的号码; (4) 号码数字严格增加的号码.

6. 有 6 匹赛马,编号为 1,2,3,4,5 和 6. 比赛时,它们越过终点的顺序(共 6! 种)是等可能的.记

$A=1$ 号马跑在前三位，$B=2$ 号马跑在第二位．求 $P(A)$，$P(B)$ 和 $P(AB)$．

7. 为了减少比赛场次，设想把 20 个球队分成两组（每组 10 队）进行比赛，求最强的两队分在不同组内的概率．

8. 在一副扑克牌（52 张）中任取 4 张，求这 4 张牌花色全不相同的概率．

9. 一个盒子里装有 5 个白球、4 个红球和 3 个黑球，另一个盒里装有 5 个白球、6 个红球和 7 个黑球，从每个盒子中各取出一个，它们颜色相同的概率是多少？

10. 期末复习时，数学课的张教授布置了 10 道综合练习题供学生考前热身，并且告诉大家，期末考试将随机地包含其中 5 道题．临考时，一个学生已经会做其中的 7 道题．求下列概率：（1）她做对了 5 道题；（2）她至少做对了 4 道题．

11. 有一种游戏用的转盘，盘面三等分，每一等分分别标一个号码．随机转动转盘，得到每个号码的机会是相等的．Tom 和 Jerry 用三个转盘来玩游戏，转盘 a 上面是号码 1，5，9，转盘 b 上面是号码 3，4，8，而转盘 c 上面是号码 2，6，7．游戏规则是，Tom 和 Jerry 各选一个转盘并转动它，谁得到的号码大，谁就赢．两人同意，Tom 先选一个转盘，然后，在剩下的两个中，Jerry 可以选一个．Tom 和 Jerry 谁的胜率更大？

12. 有一份杂志在其订阅者中调查了 1000 人，以了解社会对于 AIDS 病人的态度．被问询者按其职业，婚否，受教育程度统计，有：312 人有工作，470 人已婚，525 人大学毕业；大学毕业且有工作者 42 人，大学毕业且已婚者 147 人，已婚且有工作者 86 人；大学毕业且有工作且已婚者 25 人．验证以上数据是否有误．

13. 设 $A \subset B$，化简下列概率式

（1）$P(A \mid B)$；　　　　　　　　　　　　（2）$P(A \mid \overline{B})$；

（3）$P(B \mid A)$；　　　　　　　　　　　　（4）$P(\overline{B} \mid \overline{A})$．

14. 证明：（1）$P(A \mid B)=1 \Rightarrow P(\overline{B} \mid \overline{A})=1$；　　（2）$P(A \mid A+B) \geqslant P(A \mid B)$．

15. 下面的陈述中，哪些是正确的，哪些是不正确的？试证明或举反例说明之：

（1）若 $P(A)>0$ 则 $P(AB \mid A) \geqslant P(AB \mid A+B)$；

（2）若 $P(A \mid C)>P(B \mid C)$ 且 $P(A \mid \overline{C})>P(B \mid \overline{C})$ 则 $P(A)>P(B)$；

（3）若 $P(A \mid C)>P(A \mid \overline{C})$ 且 $P(B \mid C)>P(B \mid \overline{C})$ 则 $P(AB \mid C)>P(AB \mid \overline{C})$．

16. 下面的陈述中，哪些是正确的，哪些是不正确的？试证明或举反例说明之：

（1）A，B 相互独立 $\Leftrightarrow P(B \mid A)=P(B \mid \overline{A})$；

（2）A，B 相互独立 $\Leftrightarrow \overline{A}$，$\overline{B}$ 相互独立．

17. 一护士负责控制三台理疗机，假定在 1 小时内这 3 台理疗机不需要护士照管的概率分别为 0.9，0.8 和 0.7，求在 1 小时内最多有 1 台需要护士照管的概率．

18. 某医疗仪器上有 A、B 两个易耗元件．每次使用后，需要更换 A 元件的概率为 $p_A=0.3$，需要更换 B 元件的概率为 $p_B=0.5$，试求：

（1）第 1 次使用后就要更换元件的概率；

（2）若第 1 次使用后就要更换元件，A、B 两个都得更换的概率；

（3）第 3 次使用后才需要更换元件的概率．

19. 某高校对于男性新生体检，除要求达到一般健康标准外，还要求没有色盲或色弱，没有近视，身高在 1.68 米以上，设某省参加高考的学生中色盲或色弱占 3%，近视占 21%，身高在 1.68 米以上占 18%，问考生符合该校体检标准的概率是多少？

20. 某医院用 CT 机和超声仪对肝癌做检测，若单独使用这两种设备，知 CT 机的检出率为 0.8，超声仪的检出率为 0.7，现同时使用 CT 机和超声仪，问肝癌被检出的概率为多少？

21. 某地区的成年人中,曾经有 3% 的人有过自杀企图. 该地区的成年人中 20% 的人生活在贫困线之下. 假定,贫困人口有自杀企图的比例是非贫困人口的 3 倍. 有自杀企图的人中,多大比例是贫困人口?

22. Jerry 参加一门限时 60 分钟的考试. 假若他在 x 小时内完成考试的概率是 $x/2$,$(0 \leqslant x \leqslant 1)$. 已知到 45 分钟时,他尚未完成全部试题,他将用完全部时间的可能性有多大?

23. 某种动物由出生活到 20 岁的概率为 0.8,活到 25 岁的概率为 0.4,问现年 20 岁的这种动物活到 25 岁的概率为多少?

24. 在 1,2,3 号盒中都各有 10 个球,1 号是 2 黑 8 白,2 号是 6 黑 4 白,3 号是 7 黑 3 白. 另有一盒,里面有 10 张卡片,5 红 3 黄 2 蓝. 先任取一张卡片,视颜色在某盒中取出一球,红色取 1 号盒,黄色取 2 号盒,蓝色取 3 号盒:

(1) 已知取出了黑球,最有可能是抽出了哪种颜色的卡片?

(2) 若取出了白球,又是什么结果?

25. 游艺活动中,一项比赛很受欢迎. 参加者向一个小盒子扔 3 个白乒乓球,几个没投进去,工作人员就往一个空袋子里放几个白乒乓球,同时还放进一个黄乒乓球,然后请刚才的参加者从中任意摸出一个,如果摸出黄乒乓球就可以去领一份奖品. 显然,若三个白乒乓球都投中了,则袋中只有一个黄球,那肯定获奖. 即使一个不中,也还有 1/4 的获奖机会. 假若你每个球投中的概率都是 0.2,你获奖的可能有多少?

26. X 线室还有 10 盒同种类的 X 线感光片,其中 5 盒为甲厂生产,3 盒为乙厂生产,2 盒为丙厂生产,因存放了一段时间,故甲、乙、丙三厂的产品失效率依次为 1/10、1/15、1/20,从这 10 盒中任取一盒,再从取得的这盒中任取一张 X 线片,求取得有效品的概率.

27. 某医院采用 Ⅰ、Ⅱ、Ⅲ、Ⅳ 几种方法医治某种癌症,在该癌症病人中采用这 4 种方案的百分比分别为 0.1,0.2,0.25,0.45,其有效率分别为 0.85,0.80,0.70,0.6. 问:

(1) 到该院接受治疗的病人,治疗有效的概率为多少?

(2) 如果一病人经治疗而收效,最有可能接受了哪种方案的治疗?

28. 一束中子流照射两层的目标,中子被第一层吸收的概率是 0.08,在穿过第一层后被第二层吸收的概率是 0.15,问中子穿过了两层的概率有多大?

29. 某种眼病可致盲,若第一次患病,致盲率为 0.2,第一次未致盲第二次患病致盲的概率为 0.5,前两次未致盲第三次再患病,致盲率为 0.8,试求:

(1) 某人两次患病致盲的概率;(2) 三次患病致盲的概率.

30. 设某地区消化性溃疡患病率是 0.03,用钡餐透视进行检验,溃疡病人被诊断为有溃疡的占 82%,不是溃疡病人而被诊断为有溃疡的占 2%,某人经钡餐透视后被判断为有溃疡,求他确实是溃疡病人的概率是多少?

31. Tom 和 Jerry 都是医学院学生. Jerry 有一盆月季花,因病快要枯萎了. Jerry 委托 Tom 假期里给花浇水. 若 Tom 记得浇水,这盆月季花仍有 0.15 的可能要枯萎;若 Tom 不记得浇水,这盆月季花有 0.8 的可能要枯萎. Jerry 有 90% 的把握相信 Tom 会记得浇水,试求下列概率:(1)Jerry 返校时月季花还活着;(2)若 Jerry 返校时月季花死了,是因为 Tom 忘记了浇水.

32. 设母鼠一胎生 4,5,6,7 只小鼠的概率分别为 1/4,1/3,1/4,1/6,每只小鼠能安然活过哺乳期的概率为 3/4,求有 5 只小鼠渡过哺乳期的概率.

33. 在某些发展中国家里,由于传统和经济方面的因素,大多数家庭都想要男孩. 卫生和医疗条件的不足,使 20% 的新生儿在成年前夭折. 假设出生率无性别差异,生了 5 个孩子而至少得一名成年男子的概率有多大?

34. 某类灯泡使用寿命在 1000 小时以上的概率为 0.2,求 3 个灯泡在使用 1000 小时以后最多只有一个仍未损坏的概率.

35. 如果下面表中列出的是某个随机变量的分布列，未知常数 k 等于多少？

(1)

X	-1	0	1
P	$0.5-k$	k	$0.2+k$

(2)

X	1	2	3	4
P	$4k$	$3k$	$2k$	k

36. 设某种药物对痔疮的治愈率为 80%，现独立地对 4 名痔疮病人用药，求治愈病人数 X 的分布列，并指出能治愈几人的概率最大？

37. 周末，Tom 和 Jerry 打乒乓，每球 Tom 得分的概率皆为 $p=0.6$. 求下列概率：(1)在前 5 球中，Tom 仅得 2 分；(2)到第 4 球 Tom 才得第 1 分.

38. 某种溶液中含微生物的浓度为 0.3 只/毫升，现从 500 毫升溶液中随机地抽出 1 毫升，问其中含有 2 只微生物的概率是多少？

39. 为了研究一种专灭某一种昆虫的杀虫剂的效能，在较大面积上喷洒了杀虫剂后，把这一片面积分成若干等面积的小块，然后从中随意选出若干块并计数里面还活着的这种虫子. 据过去的经验，每块面积上平均可以发现 0.5 个活虫子. 如果活虫子的数量服从泊松分布，求随意一块上发现至少一个虫子的概率有多大？

40. 据统计，全球每月的民航空难数约为 3.5 次. 求下列概率：

(1) 一个月中，至少有两次坠机事故；

(2) 一个月中，至多有一次坠机事故；

(3) 一个月中有坠机事故时，至少有两次坠机事故.

41. 某实验常用较大型动物，第一次做实验成功率为 0.4；第一次失败的可用第二只再做，其成功率为 0.6；若失败可用第三只再做，成功率为 0.8；第三次失败的还可以用第四只再做. 这次无论成功与否，均应结束实验.

(1) 求一个实验结束所用动物数的分布列；

(2) 若有 5 人进行实验，平均需要多少只动物？

42. 设随机变量 ξ 的概率分布如下，确定 A 的值，并写出 ξ 的分布函数.

$$P(\xi=x)=\frac{A}{3^{x}}, \quad x=1、2、3、4$$

43. 设连续型随机变量 ξ 的概率密度为

$$f(x)=\begin{cases} Ax, & 0\leqslant x\leqslant 1 \\ 0, & 其他 \end{cases}$$

(1) 确定 A 的值；

(2) 求 ξ 的分布函数；

(3) 求 ξ 落在区间 $(0.3,0.7)$ 内的概率.

44. 随机变量 ξ 的概率密度函数为

$$f(x)=\begin{cases} x & 0\leqslant x\leqslant 1 \\ 2-x & 1<x\leqslant 2 \\ 0 & 其他 \end{cases}$$

求：(1) ξ 的分布函数 $F(x)$；

(2) $P(\xi<0.5)$，$P(\xi>1.3)$，$P(0.2<\xi<1.2)$.

45. 设随机变量 X 的分布函数为 $F(x)=A+B\arctan x$，求常数 A、B 及 X 的概率密度函数.

46. A、B 两个警察分局皆有警车在各自的责任区内巡逻. 某街口正好在两个责任区的结合部，因此，每隔 10 分钟有一辆 A 局的警车通过，每隔 15 分钟有一辆 B 局的警车通过，两车通过此处的时间相互独立. 一个小姑娘拾得巨款，她不露神色地来到街口等待警车通过，哪个车先到就乘坐那一辆车去警察分局上交拾款.

(1) 求小姑娘候车时间不超过 3 分钟的概率；

(2) 如果小姑娘候车时间不超过 3 分钟，她去了 B 局的概率.

47. 军演时，参演部队沿 A、B 之间长 100 公里的山区公路展开. 指挥部决定沿线设 3 个急救站，A、B 点及其中间点各设一个，任有人员发生伤病，皆送往最近的急救站. 假定，在这 100 公里的区间内任何一点出现伤病员的可能性是相等的. 一位参谋建议，把急救站设在距 A 点 25、50 和 75 公里处. 指挥部采纳了他的建议，为什么？

48. 假设人们打一个电话，通话时间服从参数为 $\lambda=1/10$ 的指数分布. 当 Jerry 来到电话亭时，Tom 抢先挤了进去. 求下列概率：

(1) Jerry 至少等待了 10 分钟；

(2) Jerry 至少等待了 20 分钟；

(3) Jerry 等待了 10 分钟，他还得再等 10 分钟以上.

49. 设 $X\sim N(3,2^2)$，试求：

(1) $P(2<X\leqslant5)$；   (2) $P(-3\leqslant X\leqslant8)$；   (3) $P(X>3)$.

50. 从服用放射性标记药物的动物尿样中测到的放射量服从 $N(284,20^2)$ 的正态分布（按单位/分钟计算），求：

(1) 放射量大于 300 单位/分钟的概率；

(2) 放射量在 $[250,300]$ 单位/分钟的概率.

51. 指纹鉴别中的一个重要指标是 10 个手指中共有多少个脊纹，假定其数量近似服从 $N(140,50^2)$，试求下列概率：(1) 一个人的脊纹数等于或大于 200 个；(2) 少于或等于 100 个；(3) 在 100 个到 200 个之间；(4) 如果某一人群共有 10 000 人，预期其中有多少人至少有 200 个脊纹？

52. 有些遗传性疾病的初发年龄近似服从正态分布，假定对杜兴肌萎缩综合征来说，这个年龄服从 $N(9.5,9)$，那么一个男孩因此病第一次被送到医院来时，他的年龄在：(1) 8.5 至 11.5 岁间的概率；(2) 大于 10 岁的概率；(3) 小于 12.5 岁的概率.

53. 某大学新生中有 5000 名男同学，其身高 (cm) 服从分布 $N(168,5^2)$. 若要求战斗机飞行员的身高在 168~175cm 之间，大约多少名男同学，身高合乎要求？如果男同学中仅 0.5% 的视力达到飞行员的标准，综合考虑身高和视力，又有多少名男同学合乎要求？

54. 某省若干年里高考总分的分布服从 $N(440,10^2)$，预计当年录取率为 10%，那么录取线会划到多少分以上？

55. 设随机变量 X 的分布律如下，求 $Y=X^2$ 的分布律.

X	-2	-1	0	1	3
P	1/5	1/6	1/5	1/15	11/30

56. 设 $P\{X=k\}=\left(\dfrac{1}{2}\right)^k$，$k=1,2,\cdots$，令

$$Y=\begin{cases}1 & \text{当 } X \text{ 取偶数时} \\ -1 & \text{当 } X \text{ 取奇数时}\end{cases}$$

求随机变量 X 的函数 Y 的分布律.

57. 设 $X \sim N(0,1)$，求

（1）$Y = e^X$ 的概率密度;

（2）$Y = 2X^2 + 1$ 的概率密度;

（3）$Y = |X|$ 的概率密度.

58. 设随机变量 $X \sim U(0,1)$，试求:

（1）$Y = e^X$ 的分布函数及密度函数;

（2）$Z = -2\ln X$ 的分布函数及密度函数.

59. 拔河比赛，双方各出 3 男 2 女，成单列对阵，从中心往两边的位置依次记为 1，2，3，4，5 号，以 ξ 表两边相同位置上两选手同性别的对数，则 ξ 的分布列如下，求 ξ 的数学期望、方差和标准差.

ξ	1	3	5
P	0.3	0.6	0.1

60. 设随机变量 ξ 满足 $P(\xi = a) = 0.5, P(\xi = 1) = b, P(\xi = 6) = 0.2$ 且 $E\xi = 1$. 求 a, b 和 $D\xi$.

61. 随机变量 ξ 分别以概率 0.4、a、b 和 c 取值 1、2、3、4，并且 $E\xi = 2, D\xi = 1$. 求 a、b 和 c.

62. 设随机变量 ξ 具有密度函数如下，试求:（1）A 的值;（2）$E\xi, D\xi$.

$$f(x) = \begin{cases} A\cos^2 x, & |X| \leqslant \dfrac{\pi}{2} \\ 0, & |X| > \dfrac{\pi}{2} \end{cases}$$

63. 设在 1 小时内 1 名男子分泌的胆固醇量 T 在 $[0, M]$ 之间，其密度函数为:

$$f(t) = \frac{t}{1+t^2} \quad (0 \leqslant t \leqslant M)$$

（1）M 的含义是什么? 等于多少? （2）1 小时内分泌的胆固醇量 T 少于 $M/2$ 的概率有多大? （3）T 在 $[0,2]$ 之内的概率有多大? （4）试求出 $E(T)$ 和 $D(T)$;（5）任选三男子，求至少一人 $T > 2$ 的概率;（6）求 $t_{1/2}$，使 $t_{1/2}$ 满足 $P(T < t_{1/2}) = P(T > t_{1/2}) = 0.5$.

64. 某医院每周一次从血液中心补充其血液储备. 假若每周消耗 ξ 单位，ξ 的密度函数是 $f(x) = 5(1-x)^4, 0 < x < 1$. 医院的储备规模应该有多大，才能保证一周内血液被用完的可能性小于 0.01?

65. 用 B 超测量胎儿顶径时，会有一定误差，假设误差服从 $N(0, 1.25^2)$. 为确定分娩方案，医生要求测量误差不超过一个单位. 问测量三次至少一次达到要求的概率有多大?

66. 美国某个州的居民月自杀率为 $p = 1/100\,000$（每 100 000 人中有一人），这个州的州府有人口约 40 万人，求下列概率:

（1）一个月中有至少 8 人自杀;

（2）一年里至少有两个月，每月自杀人数大于等于 8 人.

67. 10 只野鸭从 10 名猎人头上飞过，这 10 名猎人独立地瞄准任意一只鸭子，并且一起开火. 他们击中目标的概率都是 0.6. 求:（1）平均有几只野鸭成为目标? （2）10 只野鸭都被击中的概率;（3）平均有几只野鸭被击中?

68. Tom 初次下井去了解矿工们的健康条件时，就赶上了事故. 事发时他正独处矿道的 Y 形结合部. 不熟悉环境的他，黑暗中只好摸索着随机地从一条矿道走开. 如果他选中矿道 A，3 个小时后能平安到达地面;若选中矿道 B，5 个小时后他将回到原处;要是他从矿道 C 离开，则会在 7 个小时后转回原处. 问:

（1）平均要多少小时，他能平安到达地面?

（2）假定他不停地在黑暗中走着,如果他最多只能坚持 24.5 小时,求他最终自己走出地面的概率.

69. 某厂知道自己产品的不合格率 p 较高,因此打算在每盒(100 只)中多装几只产品. 假定 $p=0.2$,试问每盒至少应多装几只产品才能保证顾客不吃亏的概率至少有99%.

第七章 　线性代数初步

线性代数(linear algebra)是一门研究矩阵和向量间的线性关系的学科,它是代数学的重要分支,它在理、工、农、医、经济管理等学科领域中都有着重要的应用,特别是随着计算机使用的日益普及,更加促进了线性代数的广泛运用. 在医药专业的学习中,线性代数成为以后学习生物医学统计学、生物数学等学科的重要基础知识.

本章主要介绍行列式、矩阵理论、线性方程组以及矩阵的特征值和特征向量.

第一节　行　列　式

行列式是求解线性方程组的有效工具,利用行列式可以求解一类 n 元线性方程组. 本节将在二、三阶行列式的基础上,介绍 n 阶行列式的概念、性质和计算.

一、行列式的概念

在中学,我们通过解二元和三元线性方程组引出了二、三阶行列式的定义和计算,为了介绍 n 阶行列式的概念,在此,先对二阶行列式和三阶行列式进行简单的复习.

1. 二元方程组和二阶行列式

用消元法解二元方程组 $\begin{cases} a_{11}x_1 + a_{12}x_2 = b_1 \\ a_{21}x_1 + a_{22}x_2 = b_2 \end{cases}$,可得

$$x_1 = \frac{a_{22}b_1 - a_{12}b_2}{a_{11}a_{22} - a_{12}a_{21}}, \quad x_2 = \frac{a_{11}b_2 - a_{21}b_1}{a_{11}a_{22} - a_{12}a_{21}} \tag{7-1}$$

可以看出,方程组解的分母是由未知数的系数构成,我们将四个系数排成

$$\begin{matrix} a_{11} & a_{12} \\ a_{21} & a_{22} \end{matrix}$$

形式的数表,表达式 $a_{11}a_{22} - a_{12}a_{21}$ 称为由以上数表所确定的二阶行列式,并记作

$$\begin{vmatrix} a_{11} & a_{12} \\ a_{21} & a_{22} \end{vmatrix}$$

即

$$\begin{vmatrix} a_{11} & a_{12} \\ a_{21} & a_{22} \end{vmatrix} = a_{11}a_{22} - a_{12}a_{21} \tag{7-2}$$

并称 $\begin{vmatrix} a_{11} & a_{12} \\ a_{21} & a_{22} \end{vmatrix}$ 为二元线性方程组的系数行列式.

于是二阶行列式便是主对角线元素之积减去副对角线元素之积.

若记

$$D = \begin{vmatrix} a_{11} & a_{12} \\ a_{21} & a_{22} \end{vmatrix}, \quad D_1 = \begin{vmatrix} b_1 & a_{12} \\ b_2 & a_{22} \end{vmatrix}, \quad D_2 = \begin{vmatrix} a_{11} & b_1 \\ a_{21} & b_2 \end{vmatrix}$$

图 7-1

则式(7-1)用行列式表示就可写成

$$x_1 = \frac{D_1}{D}, \quad x_2 = \frac{D_2}{D}$$

2. 三阶行列式

记

$$\begin{vmatrix} a_{11} & a_{12} & a_{13} \\ a_{21} & a_{22} & a_{23} \\ a_{31} & a_{32} & a_{33} \end{vmatrix} = a_{11}a_{22}a_{33} + a_{12}a_{23}a_{31} + a_{13}a_{21}a_{32} - a_{11}a_{23}a_{32} - a_{12}a_{21}a_{33} - a_{13}a_{22}a_{31}$$ （7-3）

称其为三阶行列式. 该三阶行列式由 6 项代数和构成,3 正 3 负,每一项均为不同行不同列的三个元素之积. 通过图 7-2 的分析可知,三阶行列式的运算规律遵循下列对角线法则:实线上的 3 个元素的乘积构成的 3 项取正号,虚线上的 3 个元素的乘积构成的 3 项取负号.

图 7-2

对于三元方程组

$$\begin{cases} a_{11}x_1 + a_{12}x_2 + a_{13}x_3 = b_1 \\ a_{21}x_1 + a_{22}x_2 + a_{23}x_3 = b_2 \\ a_{31}x_1 + a_{32}x_2 + a_{33}x_3 = b_3 \end{cases}$$

如果它的系数行列式

$$D = \begin{vmatrix} a_{11} & a_{12} & a_{13} \\ a_{21} & a_{22} & a_{23} \\ a_{31} & a_{32} & a_{33} \end{vmatrix} \neq 0$$

利用消元法和三阶行列式的定义,可求得其解为 $\begin{cases} x_1 = \dfrac{D_1}{D} \\ x_2 = \dfrac{D_2}{D} \\ x_3 = \dfrac{D_3}{D} \end{cases}$,其中

$$D = \begin{vmatrix} a_{11} & a_{12} & a_{13} \\ a_{21} & a_{22} & a_{23} \\ a_{31} & a_{32} & a_{33} \end{vmatrix} \neq 0, \quad D_1 = \begin{vmatrix} b_1 & a_{12} & a_{13} \\ b_2 & a_{22} & a_{23} \\ b_3 & a_{32} & a_{33} \end{vmatrix}, \quad D_2 = \begin{vmatrix} a_{11} & b_1 & a_{13} \\ a_{21} & b_2 & a_{23} \\ a_{31} & b_3 & a_{33} \end{vmatrix}, \quad D_3 = \begin{vmatrix} a_{11} & a_{12} & b_1 \\ a_{21} & a_{22} & b_2 \\ a_{31} & a_{32} & b_3 \end{vmatrix}$$

进一步分析可知,二阶行列式(7-2)是由 2 项代数和构成,其中每一项的行标(a 的第一个下标)按自然数顺序排列后,列标(a 的第二个下标)分别是 1 和 2 的两种不同的排列 12 和 21. 三阶行列式(7-3)由 6 项代数和构成,其中每一项的行标号按自然数顺序排列后,列标号分别是 123 的六种不同的排列 123、231、312、132、213 和 321. 依次类推,可考虑通过列标的不同排列,来定义四阶以上的行列式. 为此,下面先给出排列与逆序的概念.

3. 排列与逆序

由 n 个自然数 1、2、$\cdots$、n 组成的不重复的有确定次序的排列,称为一个 n 级排列(简称排列). 例如,123 和 213 都是 3 级排列,13542 是一个 5 级排列.

在一个 n 级排列 $j_1 j_2 \cdots j_t \cdots j_s \cdots j_n$ 中,若数 $j_t > j_s$(大数 j_t 排在小数 j_s 的前面),则称 j_t 与 j_s 构成一个逆序. 如式(7-3)中的项 $a_{11}a_{23}a_{32}$,其各元素的列标号构成的排列为 132,其中 3>2,而 3 排在 2 前,称 3 与 2 构成了一个逆序. 而 $a_{13}a_{22}a_{31}$ 的各元素第二下标排列为 321,其中 3 与 2,3 与 1,2 与 1 就构成了 3 个逆序. 我们把排列 $j_1 j_2 \cdots j_n$ 中的逆序的总数称为这个排列的逆序数,记为 $\tau(j_1 j_2 \cdots j_n)$. 逆序数为偶数的

排列称为偶排列,逆序数为奇数的排列称为奇排列. 例如,排列 32514 的逆序数为 5,即 $\tau(32514)=5$,所以排列 32514 为奇排列.

4. n 阶行列式的定义

通过对三阶行列式(7-3)的分析可知:

(1) 每项元素列标号构成的三级排列中,所有不同的三级排列共有 $3!=6$ 个,对应三阶行列式共有 6 项;

(2) 每项的符号是:当该项元素的行标号按自然数顺序排列后,若对应的列标号构成的排列是偶排列则取正号,是奇排列则取负号. 因此,三阶行列式可定义为:

$$\begin{vmatrix} a_{11} & a_{12} & a_{13} \\ a_{21} & a_{22} & a_{23} \\ a_{31} & a_{32} & a_{33} \end{vmatrix} = \sum_{(j_1 j_2 j_3)} (-1)^{\tau(j_1 j_2 j_3)} a_{1j_1} a_{2j_2} a_{3j_3}$$

其中 $\sum\limits_{(j_1 j_2 j_3)}$ 是对所有不同的三级排列 $j_1 j_2 j_3$ 求和.

类似地,我们有下面 n 阶行列式的定义.

定义 7-1　由 n^2 个数 $a_{ij}(i,j=1,2,\cdots,n)$ 构成的记号

$$\begin{vmatrix} a_{11} & a_{12} & \cdots & a_{1n} \\ a_{21} & a_{22} & \cdots & a_{2n} \\ \vdots & \vdots & & \vdots \\ a_{n1} & a_{n2} & \cdots & a_{nn} \end{vmatrix} = \sum_{(j_1 j_2 \cdots j_n)} (-1)^{\tau(j_1 j_2 \cdots j_n)} a_{1j_1} a_{2j_2} \cdots a_{nj_n} \tag{7-4}$$

称为 n 阶行列式(n-order determinant). 其中 a_{ij} 称为行列式的元素,i 表示元素所在的行,j 表示元素所在的列. $\sum\limits_{j_1 j_2 \cdots j_n}$ 表示对 $j_1 j_2 \cdots j_n$ 所有不同的 n 级排列求和,共有 $n!$ 项. 每一项都是取自行列式中的既不同行又不同列的 n 个元素的乘积再乘以 $(-1)^{\tau(j_1 j_2 \cdots j_n)}$,$(-1)^{\tau(j_1 j_2 \cdots j_n)} a_{1j_1} a_{2j_2} \cdots a_{nj_n}$ 称为行列式的一般项.

有时把 n 阶行列式 $D = \begin{vmatrix} a_{11} & a_{12} & \cdots & a_{1n} \\ a_{21} & a_{22} & \cdots & a_{2n} \\ \vdots & \vdots & & \vdots \\ a_{n1} & a_{n2} & \cdots & a_{nn} \end{vmatrix}$ 简记为 $D = \det(a_{ij})$.

例 7-1　证明行列式 $D = \begin{vmatrix} a_{11} & 0 & \cdots & 0 \\ a_{21} & a_{22} & \cdots & 0 \\ \vdots & \vdots & & \vdots \\ a_{n1} & a_{n2} & \cdots & a_{nn} \end{vmatrix} = a_{11} a_{22} \cdots a_{nn}$.

证明　由于当 $j>i$ 时,$a_{ij}=0$,故 D 中可能不为 0 的元素 a_{ip_i},其下标应有 $p_i \leqslant i$,即 $p_1 \leqslant 1, p_2 \leqslant 2$,$\cdots, p_n \leqslant n$. 在所有排列 $p_1 p_2 \cdots p_n$ 中,能满足上述关系的排列只有一个自然排列 $12 \cdots n$,所以 D 中可能不为 0 的只有一项

$$(-1)^{\tau} a_{11} a_{22} \cdots a_{nn}$$

此项的符号 $(-1)^{\tau} = (-1)^0 = 1$,所以 $D = a_{11} a_{22} \cdots a_{nn}$.

由行列式的定义可知,一阶行列式 $|a_{11}| = a_{11}$(注:$|a_{11}|$ 是一个数,不是 a_{11} 的绝对值);二、三阶的行列式用定义计算也较为方便,但当行列式的阶数比较大时,用定义计算行列式的运算量很大. 为了解决这一问题,需要先研究行列式的性质,运用这些性质,不仅可以简化行列式的计算,而且对行列式的理论研究也很重要.

二、行列式的性质及计算

1. 行列式的性质

记
$$D = \begin{vmatrix} a_{11} & a_{12} & \cdots & a_{1n} \\ a_{21} & a_{22} & \cdots & a_{2n} \\ \vdots & \vdots & & \vdots \\ a_{n1} & a_{n2} & \cdots & a_{nn} \end{vmatrix} = \det(a_{ij}), \quad D^T = \begin{vmatrix} a_{11} & a_{21} & \cdots & a_{n1} \\ a_{12} & a_{22} & \cdots & a_{n2} \\ \vdots & \vdots & & \vdots \\ a_{1n} & a_{2n} & \cdots & a_{nn} \end{vmatrix}$$

行列式 D^T 称为行列式 D 的转置行列式.

性质1   行列式与它的转置行列式相等.

此性质说明在行列式中行列式的行和列的地位是对等的. 因此,行列式中凡是对行成立的性质对列也同样成立.

性质2   互换行列式的两行(列),行列式变号(互换 i,j 两行,记作 $r_i \leftrightarrow r_j$;互换 i,j 两列,记作 $c_i \leftrightarrow c_j$).

推论   如果行列式有两行(列)完全相同,则此行列式等于零.

事实上,把这两行互换,行列式没有改变,但由性质2知道 $D = -D$,故 $D = 0$.

性质3   行列式的某一行(列)中所有的元素都乘以同一数 $k(k \neq 0)$,等于 k 乘以此行列式(第 i 行乘以 k,记作 kr_i;第 i 列乘以 k,记作 kc_i).

$$\begin{vmatrix} a_{11} & a_{12} & \cdots & a_{1n} \\ \vdots & \vdots & & \vdots \\ ka_{i1} & ka_{i2} & \cdots & ka_{in} \\ \vdots & \vdots & & \vdots \\ a_{n1} & a_{n2} & \cdots & a_{nn} \end{vmatrix} = k \begin{vmatrix} a_{11} & a_{12} & \cdots & a_{1n} \\ \vdots & \vdots & & \vdots \\ a_{i1} & a_{i2} & \cdots & a_{in} \\ \vdots & \vdots & & \vdots \\ a_{n1} & a_{n2} & \cdots & a_{nn} \end{vmatrix}$$

推论   行列式中如果有两行(列)元素成比例,则此行列式等于零.

性质4   如果行列式的某一行(列)的元素都是两数之和,则此行列式等于两个行列式之和,即

$$\begin{vmatrix} a_{11} & a_{12} & \cdots & a_{1n} \\ \vdots & \vdots & & \vdots \\ a_{i1}+b_{i1} & a_{i2}+b_{i2} & \cdots & a_{in}+b_{in} \\ \vdots & \vdots & & \vdots \\ a_{n1} & a_{n2} & \cdots & a_{nn} \end{vmatrix} = \begin{vmatrix} a_{11} & a_{12} & \cdots & a_{1n} \\ \vdots & \vdots & & \vdots \\ a_{i1} & a_{i2} & \cdots & a_{in} \\ \vdots & \vdots & & \vdots \\ a_{n1} & a_{n2} & \cdots & a_{nn} \end{vmatrix} + \begin{vmatrix} a_{11} & a_{12} & \cdots & a_{1n} \\ \vdots & \vdots & & \vdots \\ b_{i1} & b_{i2} & \cdots & b_{in} \\ \vdots & \vdots & & \vdots \\ a_{n1} & a_{n2} & \cdots & a_{nn} \end{vmatrix}$$

性质5   把行列式的某一行(列)的各元素乘以同一数然后加到另一行(列)对应的元素上去,行列式不变(第 j 行的 k 倍加到第 i 行上,记作 $r_i + kr_j$;第 j 列的 k 倍加到第 i 列上,记作 $c_i + kc_j$).

$$\begin{vmatrix} a_{11} & a_{12} & \cdots & a_{1n} \\ \vdots & \vdots & & \vdots \\ a_{i1}+ka_{j1} & a_{i2}+ka_{j2} & \cdots & a_{in}+ka_{jn} \\ \vdots & \vdots & & \vdots \\ a_{j1} & a_{j2} & \cdots & a_{jn} \\ \vdots & \vdots & & \vdots \\ a_{n1} & a_{n2} & \cdots & a_{nn} \end{vmatrix} = \begin{vmatrix} a_{11} & a_{12} & \cdots & a_{1n} \\ \vdots & \vdots & & \vdots \\ a_{i1} & a_{i2} & \cdots & a_{in} \\ \vdots & \vdots & & \vdots \\ a_{j1} & a_{j2} & \cdots & a_{jn} \\ \vdots & \vdots & & \vdots \\ a_{n1} & a_{n2} & \cdots & a_{nn} \end{vmatrix} + k \begin{vmatrix} a_{11} & a_{12} & \cdots & a_{1n} \\ \vdots & \vdots & & \vdots \\ a_{j1} & a_{j2} & \cdots & a_{jn} \\ \vdots & \vdots & & \vdots \\ a_{j1} & a_{j2} & \cdots & a_{jn} \\ \vdots & \vdots & & \vdots \\ a_{n1} & a_{n2} & \cdots & a_{nn} \end{vmatrix}$$

$$= \begin{vmatrix} a_{11} & a_{12} & \cdots & a_{1n} \\ \vdots & \vdots & & \vdots \\ a_{i1} & a_{i2} & \cdots & a_{in} \\ \vdots & \vdots & & \vdots \\ a_{j1} & a_{j2} & \cdots & a_{jn} \\ \vdots & \vdots & & \vdots \\ a_{n1} & a_{n2} & \cdots & a_{nn} \end{vmatrix}$$

性质6 如果行列式中有一行(列)元素全是零,则此行列式等于零.

2. 行列式的计算

(1)利用行列式的性质计算行列式

n 阶行列式 $\begin{vmatrix} a_{11} & a_{12} & \cdots & a_{1n} \\ 0 & a_{22} & \cdots & a_{2n} \\ \vdots & \vdots & & \vdots \\ 0 & 0 & \cdots & a_{nn} \end{vmatrix}$ 和 $\begin{vmatrix} a_{11} & 0 & \cdots & 0 \\ a_{21} & a_{22} & \cdots & 0 \\ \vdots & \vdots & & \vdots \\ a_{n1} & a_{n2} & \cdots & a_{nn} \end{vmatrix}$ 分别称为上三角形行列式和下三角形行列

式,上三角形行列式和下三角形行列式统称为三角形行列式. 由例7-1 的证明过程可知,n 阶三角形行列式的值等于它的主对角线上的元素的乘积. 即 $D = a_{11}a_{22}\cdots a_{nn}$.

在行列式的计算中,常用的一种方法就是利用行列式的性质把行列式化为上(下)三角形行列式,然后计算主对角线上元素的积,便得到行列式的值.

例 7-2 计算行列式 $\begin{vmatrix} 2 & -2 & 3 & 4 \\ 3 & 2 & 1 & 3 \\ -1 & 3 & 2 & 1 \\ 3 & 4 & -3 & 5 \end{vmatrix}$.

分析 从理论上来说,只要第一行、第一列的元素不为零,就可以把第一列其余元素全化为零. 如本例,只要第一行乘 $-\dfrac{3}{2}$ 加到第二行;第一行乘 $\dfrac{1}{2}$ 加到第三行;第一行乘 $-\dfrac{3}{2}$ 加到第四行,其结果就是

$$\begin{vmatrix} 2 & -2 & 3 & 4 \\ 0 & * & * & * \\ 0 & * & * & * \\ 0 & * & * & * \end{vmatrix}$$

照此进行下去,总可以把行列式化成上三角形行列式. 但这样做的话,就无法避免分数运算,从而增加计算量. 分数运算是行列式计算中尽可能避免的事情. 为此,计算之前,观察行列式中是否有1,如果有,借助行列式的性质,把它置换到第一行、第一列的位置. 如本例中第二行第三列的元素是1,我们通过行列式的性质将这个元素置换到第一行第一列的位置,然后再继续计算.

解
$$\begin{vmatrix} 2 & -2 & 3 & 4 \\ 3 & 2 & 1 & 3 \\ -1 & 3 & 2 & 1 \\ 3 & 4 & -3 & 5 \end{vmatrix} \xrightarrow{r_1 \leftrightarrow r_2} - \begin{vmatrix} 3 & 2 & 1 & 3 \\ 2 & -2 & 3 & 4 \\ -1 & 3 & 2 & 1 \\ 3 & 4 & -3 & 5 \end{vmatrix} \xrightarrow{c_1 \leftrightarrow c_3} \begin{vmatrix} 1 & 2 & 3 & 3 \\ 3 & -2 & 2 & 4 \\ 2 & 3 & -1 & 1 \\ -3 & 4 & 3 & 5 \end{vmatrix}$$

$$\xrightarrow[\substack{r_2+(-3)\times r_1 \\ r_3+(-2)\times r_1 \\ r_4+3\times r_1}]{} \begin{vmatrix} 1 & 2 & 3 & 3 \\ 0 & -8 & -7 & -5 \\ 0 & -1 & -7 & -5 \\ 0 & 10 & 12 & 14 \end{vmatrix} \xrightarrow[\substack{(-1)\times r_3 \\ r_2 \leftrightarrow r_3}]{} \begin{vmatrix} 1 & 2 & 3 & 3 \\ 0 & 1 & 7 & 5 \\ 0 & -8 & -7 & -5 \\ 0 & 10 & 12 & 14 \end{vmatrix}$$

$$\xrightarrow[\substack{r_3+8\times r_2 \\ r_4+(-10)\times r_2}]{} \begin{vmatrix} 1 & 2 & 3 & 3 \\ 0 & 1 & 7 & 5 \\ 0 & 0 & 49 & 35 \\ 0 & 0 & -58 & -36 \end{vmatrix} \xrightarrow[\substack{(\frac{1}{7})\times r_3 \\ (\frac{1}{2})\times r_4}]{7\times 2} \begin{vmatrix} 1 & 2 & 3 & 3 \\ 0 & 1 & 7 & 5 \\ 0 & 0 & 7 & 5 \\ 0 & 0 & -29 & -18 \end{vmatrix}$$

$$\xrightarrow[r_4+4\times r_3]{14} \begin{vmatrix} 1 & 2 & 3 & 3 \\ 0 & 1 & 7 & 5 \\ 0 & 0 & 7 & 5 \\ 0 & 0 & -1 & 2 \end{vmatrix} \xrightarrow[\substack{(-1)\times r_4 \\ r_3 \leftrightarrow r_4}]{14} \begin{vmatrix} 1 & 2 & 3 & 3 \\ 0 & 1 & 7 & 5 \\ 0 & 0 & 1 & -2 \\ 0 & 0 & 7 & 5 \end{vmatrix}$$

$$\xrightarrow[r_4+(-7)\times r_3]{14} \begin{vmatrix} 1 & 2 & 3 & 3 \\ 0 & 1 & 7 & 5 \\ 0 & 0 & 1 & -2 \\ 0 & 0 & 0 & 19 \end{vmatrix} = 14\times 1\times 1\times 1\times 19 = 266$$

例 7-3　计算行列式 $D = \begin{vmatrix} 3 & 1 & 1 & 1 \\ 1 & 3 & 1 & 1 \\ 1 & 1 & 3 & 1 \\ 1 & 1 & 1 & 3 \end{vmatrix}$.

解　这个行列式的特点是各行(列)4 个数之和都是 6. 现把第 2、3、4 行同时加到第一行,提出公因子 6,然后各行减去第一行,得:

$$D = \begin{vmatrix} 6 & 6 & 6 & 6 \\ 1 & 3 & 1 & 1 \\ 1 & 1 & 3 & 1 \\ 1 & 1 & 1 & 3 \end{vmatrix} = 6\begin{vmatrix} 1 & 1 & 1 & 1 \\ 1 & 3 & 1 & 1 \\ 1 & 1 & 3 & 1 \\ 1 & 1 & 1 & 3 \end{vmatrix} = 6\begin{vmatrix} 1 & 1 & 1 & 1 \\ 0 & 2 & 0 & 0 \\ 0 & 0 & 2 & 0 \\ 0 & 0 & 0 & 2 \end{vmatrix} = 48$$

（2）按行或列展开行列式

一般来说,低阶行列式的计算要比高阶行列式的计算简便,于是,我们自然地考虑用低阶行列式来表示高阶行列式的问题,这就是把行列式按行或列展开. 为此,先引进余子式和代数余子式的概念.

定义 7-2　在 n 阶行列式中,把元素 a_{ij} 所在的第 i 行和第 j 列划去后,剩余的元素按它们在原行列式中的相对位置组成的 $n-1$ 阶行列式叫做元素 a_{ij} 的余子式（cofactor）,记作 M_{ij};记 $A_{ij}=(-1)^{i+j}M_{ij}$, A_{ij} 叫做元素 a_{ij} 的代数余子式（algebraic cofactor）.

例如 4 阶行列式

$$D = \begin{vmatrix} a_{11} & a_{12} & a_{13} & a_{14} \\ a_{21} & a_{22} & a_{23} & a_{24} \\ a_{31} & a_{32} & a_{33} & a_{34} \\ a_{41} & a_{42} & a_{43} & a_{44} \end{vmatrix}$$　中元素 a_{32} 的余子式和代数余子式分别为

$$M_{32} = \begin{vmatrix} a_{11} & a_{13} & a_{14} \\ a_{21} & a_{23} & a_{24} \\ a_{41} & a_{43} & a_{44} \end{vmatrix}$$　和 $A_{32}=(-1)^{2+3}M_{32}=-M_{32}$

利用代数余子式可以将高阶行列式进行降阶,从而简化计算. 为此,有以下行列式展开定理.

定理 7-1（行列式展开定理）　n 阶行列式等于它的任一行（列）的各元素与其对应的代数余子式乘积之和,即

$$D = a_{i1}A_{i1}+a_{i2}A_{i2}+\cdots+a_{in}A_{in}\quad (i=1,2,\cdots,n)$$

或

$$D = a_{1j}A_{1j} + a_{2j}A_{2j} + \cdots + a_{nj}A_{nj} \quad (j = 1, 2, \cdots, n)$$

运用定理 7-1 计算行列式的值时,为了减少运算量,往往选择含有 0 元素最多的那一行或列来展开计算.

例 7-4 计算 $D = \begin{vmatrix} 5 & 1 & -1 & 1 \\ -11 & 1 & 3 & -1 \\ 0 & 0 & 1 & 0 \\ -5 & -5 & 3 & 0 \end{vmatrix}$ 的值.

解 利用定理 7-1 将行列式 D 按第 3 行展开,因为除了 $a_{33} = 1$ 外,其余的 a_{31}, a_{32}, a_{34} 都为 0,因而 D 展开后得

$$D = 0 + 0 + 1 \times (-1)^{3+3} \begin{vmatrix} 5 & 1 & 1 \\ -11 & 1 & -1 \\ -5 & -5 & 0 \end{vmatrix} + 0 = \begin{vmatrix} 5 & 1 & 1 \\ -11 & 1 & -1 \\ -5 & -5 & 0 \end{vmatrix}$$

此时得到一个 3 阶行列式,可以按第 3 行继续降阶,得

$$D = (-5)(-1)^{3+1} \begin{vmatrix} 1 & 1 \\ 1 & -1 \end{vmatrix} + (-5)(-1)^{3+2} \begin{vmatrix} 5 & 1 \\ -11 & -1 \end{vmatrix} + 0$$

$$= (-5) \times 1 \times (-2) + (-5) \times (-1) \times 6 = 40$$

计算行列式时,可以先用行列式的性质将行列式中某一行(列)化为仅含有一个非零元素,再按此行(列)展开,变为低一阶的行列式,如此继续下去,直到化为三阶或二阶行列式.

如例 7-4 中的行列式

$$D = \begin{vmatrix} 5 & 1 & -1 & 1 \\ -11 & 1 & 3 & -1 \\ 0 & 0 & 1 & 0 \\ -5 & -5 & 3 & 0 \end{vmatrix} = 1 \times (-1)^{3+3} \begin{vmatrix} 5 & 1 & 1 \\ -11 & 1 & -1 \\ -5 & -5 & 0 \end{vmatrix} \xlongequal{\alpha_2 + \alpha_1} \begin{vmatrix} 5 & 1 & 1 \\ -6 & 2 & 0 \\ -5 & -5 & 0 \end{vmatrix}$$

$$= 1 \times (-1)^{1+3} \begin{vmatrix} -6 & 2 \\ -5 & -5 \end{vmatrix} = 30 - (-10) = 40$$

推论 行列式某一行(或列)的元素与另一行(或列)的对应元素的代数余子式乘积之和等于零.即

$$a_{i1}A_{j1} + a_{i2}A_{j2} + \cdots + a_{in}A_{jn} = 0, \quad i \neq j$$

或

$$a_{1i}A_{1j} + a_{2i}A_{2j} + \cdots + a_{ni}A_{nj} = 0, \quad i \neq j$$

证明 把行列式 $D = \det(a_{ij})$ 按第 j 行展开,有

$$a_{j1}A_{j1} + a_{j2}A_{j2} + \cdots + a_{jn}A_{jn} = \begin{vmatrix} a_{11} & \cdots & a_{1n} \\ \vdots & & \vdots \\ a_{i1} & \cdots & a_{in} \\ \vdots & & \vdots \\ a_{j1} & \cdots & a_{jn} \\ \vdots & & \vdots \\ a_{n1} & \cdots & a_{nn} \end{vmatrix}$$

在上式中把 a_{jk} 换成 $a_{ik}(k = 1, \cdots, n)$,可得

$$a_{i1}A_{j1}+a_{i2}A_{j2}+\cdots+a_{in}A_{jn}=\begin{vmatrix} a_{11} & \cdots & a_{1n} \\ \vdots & & \vdots \\ a_{i1} & \cdots & a_{in} \\ \vdots & & \vdots \\ a_{i1} & \cdots & a_{in} \\ \vdots & & \vdots \\ a_{n1} & \cdots & a_{nn} \end{vmatrix} \begin{matrix} \\ \\ \cdots\cdots\cdots\cdots第\,i\,行 \\ \\ \cdots\cdots\cdots\cdots第\,j\,行 \\ \\ \end{matrix}$$

当 $i\neq j$ 时,上式右端行列式中有两行对应元素相同,故行列式等于零,即得

$$a_{j1}A_{j1}+a_{j2}A_{j2}+\cdots+a_{jn}A_{jn}=0, \quad i\neq j$$

在上面的证明中,如果把行换为列,即可得

$$a_{1i}A_{1j}+a_{2i}A_{2j}+\cdots+a_{ni}A_{nj}=0, \quad i\neq j$$

思考与练习

1. 计算下列行列式

$(1)\ \begin{vmatrix} \cos x & -\sin x \\ \sin x & \cos x \end{vmatrix};$ $(2)\ D=\begin{vmatrix} 7 & 1 & -1 & 1 \\ -13 & 1 & 3 & -1 \\ 0 & 0 & 1 & 0 \\ -5 & -5 & 3 & 0 \end{vmatrix};$ $(3)\ D=\begin{vmatrix} 1 & 0 & 1 & 3 \\ 1 & -1 & 4 & 2 \\ -1 & -1 & 2 & 3 \\ 3 & 3 & 1 & 1 \end{vmatrix}.$

2. 计算 n 阶行列式

$(1)\ \begin{vmatrix} 0 & \cdots & 0 & a_{1n} \\ 0 & \ddots & a_{2,n-1} & a_{2n} \\ \vdots & \ddots & \vdots & \vdots \\ a_{n1} & a_{n2} & \cdots & a_{nn} \end{vmatrix};$ $(2)\ \begin{vmatrix} a_{11} & a_{12} & \cdots & a_{1n} \\ a_{21} & a_{22} & \ddots & 0 \\ \vdots & \ddots & \ddots & \vdots \\ a_{n1} & 0 & \cdots & 0 \end{vmatrix};$ $(3)\ \begin{vmatrix} x & a & a \\ a & x & a \\ a & a & x \end{vmatrix}.$

第二节 矩 阵

矩阵是数学中的一个重要内容,是线性代数的主要研究对象之一. 在矩阵的理论中,矩阵的运算起着重要的作用,本节首先给出矩阵的概念,然后着重讨论矩阵的运算.

一、矩阵的概念

我们经常在研究一些变量与另一些变量之间的相互关系时可利用一种矩形数表. 如,对某中学学生身高体重的测量,得到统计数据如表 7-1 所示.

表 7-1 某中学学生身高体重数据

人数　　体重kg 身高m	40	50	60	70	80
1.4	20	16	4	2	0
1.5	80	100	80	20	10
1.6	30	120	150	120	30
1.7	15	30	120	150	120
1.8	0	1	2	8	10

反映身高与体重这种关系时也可将上面表格写成一个简化了的 5 行 5 列的矩形数表：

$$\begin{pmatrix} 20 & 16 & 4 & 2 & 0 \\ 80 & 100 & 80 & 20 & 10 \\ 30 & 120 & 150 & 120 & 30 \\ 15 & 30 & 120 & 150 & 120 \\ 0 & 1 & 2 & 8 & 10 \end{pmatrix}$$

如果只反映 1.5 米与体重的关系,则可表示为 1 行 5 列的数表

$$(80 \quad 100 \quad 80 \quad 20 \quad 10)$$

如果只反映 60kg 与身高的关系,可表示 5 行 1 列的数表

$$\begin{pmatrix} 4 \\ 80 \\ 150 \\ 120 \\ 2 \end{pmatrix}$$

我们把这种数表称为矩阵(matrix).为了将矩阵应用于各种理论问题和实际问题,我们定义矩阵.

定义 7-3 由 $m \times n$ 个数 $a_{ij}(i=1,2,\cdots m;j=1,2,\cdots,n)$ 排成的 m 行 n 列的数表

$$\begin{matrix} a_{11} & a_{12} & \cdots & a_{1n} \\ a_{21} & a_{22} & \cdots & a_{2n} \\ \vdots & \vdots & & \vdots \\ a_{m1} & a_{m2} & \cdots & a_{mn} \end{matrix}$$

称为 m 行 n 列矩阵,简称 $m \times n$ 矩阵.为表示它是一个整体,总是加一个括弧,并用大写字母表示它,记作

$$A = \begin{pmatrix} a_{11} & a_{12} & \cdots & a_{1n} \\ a_{21} & a_{22} & \cdots & a_{2n} \\ \vdots & \vdots & & \vdots \\ a_{m1} & a_{m2} & \cdots & a_{mn} \end{pmatrix}$$

括弧中的 $m \times n$ 个数称为矩阵 A 的元素,数 a_{ij} 称为矩阵 A 的第 i 行第 j 列元素,矩阵 A 可简记作 $A = (a_{ij})$、$A_{m \times n}$ 或 $A = (a_{ij})_{m \times n}$.

注意:

(1)矩阵与行列式本质上不同,矩阵可理解为"数表",它不是一个数值,而行列式表示一个数值.

(2)矩阵一般用大写字母 $A,B,\cdots$ 表示.

(3)矩阵的元素是实数的矩阵称为实矩阵,元素是复数的矩阵称为复矩阵,本书中的矩阵若无特别说明,都指实矩阵.

下面介绍几种特殊的矩阵:

(1)只有一行的矩阵 $A = (a_1 a_2 \cdots a_n)$ 称为行矩阵(row matrix),又称行向量.为避免元素间的混淆,行矩阵也记作 $A = (a_1, a_2, \cdots, a_n)$.

(2)只有一列的矩阵 $B = \begin{pmatrix} b_1 \\ b_2 \\ \vdots \\ b_n \end{pmatrix}$ 称为列矩阵(column matrix),又称列向量.

(3)所有元素均为零的矩阵称为零矩阵(zero matrix),记作 $O_{m \times n}$.注意不同型的零矩阵记法是不

同的.

如 3 阶零方阵和 4 阶零方阵分别记为:

$$O_3 = \begin{pmatrix} 0 & 0 & 0 \\ 0 & 0 & 0 \\ 0 & 0 & 0 \end{pmatrix}, \quad O_4 = \begin{pmatrix} 0 & 0 & 0 & 0 \\ 0 & 0 & 0 & 0 \\ 0 & 0 & 0 & 0 \\ 0 & 0 & 0 & 0 \end{pmatrix}$$

（4）两个矩阵的行数相等同时列数也相等,则称它们是同型矩阵（homotypic matrix）. 如 $A = (a_{ij})_{m \times n}$ 与 $B = (b_{ij})_{m \times n}$ 是同型矩阵;若它们对应的元素都相等,即

$$a_{ij} = b_{ij}(i = 1, 2, \cdots, m; j = 1, 2, \cdots, n)$$

则称矩阵 A 与矩阵 B 相等,记作 $A = B$.

（5）行数与列数都等于 n 的矩阵称为 n 阶矩阵（n-matrix）或 n 阶方阵. n 阶矩阵 A 也记作 A_n 或 $(a_{ij})_n$. 在 n 阶方阵中由左上角向右下角所引的对角线称为主对角线,$a_{ii}(i = 1, 2, \cdots n)$ 称为方阵 $(a_{ij})_n$ 的对角线元素.

$$A_n = \begin{pmatrix} a_{11} & a_{12} & \cdots & a_{1n} \\ a_{21} & a_{22} & \cdots & a_{2n} \\ \vdots & \vdots & & \vdots \\ a_{n1} & a_{n2} & \cdots & a_{nn} \end{pmatrix}$$

（6）上（下）三角阵——主对角线以下（上）的元素全为零的方阵称为上（下）三角阵（triangulation matrix）.如

$$\begin{pmatrix} a_{11} & a_{12} & \cdots & a_{1n} \\ 0 & a_{22} & \cdots & a_{2n} \\ \vdots & \vdots & & \vdots \\ 0 & 0 & \cdots & a_{nn} \end{pmatrix}, \quad \begin{pmatrix} a_{11} & 0 & \cdots & 0 \\ a_{21} & a_{22} & \cdots & 0 \\ \vdots & \vdots & & \vdots \\ a_{n1} & a_{n2} & \cdots & a_{nn} \end{pmatrix}$$

分别称为 n 阶上三角形矩阵和下三角形矩阵.

（7）对角阵——除对角线元素外,其余元素都是零的方阵称为对角矩阵（diagonal matrix）. 如

$$\Lambda = \begin{pmatrix} \lambda_1 & 0 & \cdots & 0 \\ 0 & \lambda_2 & \cdots & 0 \\ \vdots & \vdots & & \vdots \\ 0 & 0 & \cdots & \lambda_n \end{pmatrix}$$

为 n 阶对角矩阵,也记作 $\Lambda = diag(\lambda_1, \lambda_2, \cdots, \lambda_n)$.

（8）把对角线元素都是 1 的 n 阶对角矩阵称为 n 阶单位阵（identity matrix）,记为 I_n. 如 3 阶和 4 阶单位阵记为:

$$I_3 = \begin{pmatrix} 1 & 0 & 0 \\ 0 & 1 & 0 \\ 0 & 0 & 1 \end{pmatrix}, \quad I_4 = \begin{pmatrix} 1 & 0 & 0 & 0 \\ 0 & 1 & 0 & 0 \\ 0 & 0 & 1 & 0 \\ 0 & 0 & 0 & 1 \end{pmatrix}$$

矩阵的应用非常广泛,下面仅举几例说明.

例 7-5 某药厂向三家医院发送四种药品的数量可列成矩阵

$$A = \begin{pmatrix} a_{11} & a_{12} & a_{13} & a_{14} \\ a_{21} & a_{22} & a_{23} & a_{24} \\ a_{31} & a_{32} & a_{33} & a_{34} \end{pmatrix}$$

笔记

其中 a_{ij} 为药厂向第 i 家医院发送第 j 种药品的数量.

这四种药品的单价及数量也可列成矩阵

$$B = \begin{pmatrix} b_{11} & b_{12} \\ b_{21} & b_{22} \\ b_{31} & b_{32} \\ b_{41} & b_{42} \end{pmatrix}$$

其中 b_{i1} 为第 i 种药品的单价, b_{i2} 为第 i 种药品的数量.

例 7-6 四个城市间的航线如图 7-3 所示. 若令

$$a_{ij} = \begin{cases} 1, & \text{从 } i \text{ 市到 } j \text{ 市有 1 条航线,} \\ 0, & \text{从 } i \text{ 市到 } j \text{ 市没有航线,} \end{cases}$$

则图 7-3 可用矩阵表示为

$$A = (a_{ij}) = \begin{pmatrix} 0 & 1 & 1 & 1 \\ 1 & 0 & 0 & 1 \\ 1 & 0 & 0 & 0 \\ 0 & 0 & 1 & 0 \end{pmatrix}$$

图 7-3

一般地, 若干个点之间的通道都可用这样的矩阵表示.

二、矩阵的运算

1. 矩阵的加法

定义 7-4 设有两个 $m \times n$ 矩阵 $A = (a_{ij})$ 和 $B = (b_{ij})$, 那么矩阵 A 与 B 的和记作 $A+B$, 规定为

$$A+B = \begin{pmatrix} a_{11}+b_{11} & a_{12}+b_{12} & \cdots & a_{1n}+b_{1n} \\ a_{21}+b_{21} & a_{22}+b_{22} & \cdots & a_{2n}+b_{2n} \\ \vdots & \vdots & & \vdots \\ a_{m1}+b_{m1} & a_{m2}+b_{m2} & \cdots & a_{mn}+b_{mn} \end{pmatrix}$$

应该注意, 只有当两个矩阵是同型矩阵时, 这两个矩阵才能进行加法运算.

矩阵加法满足下列运算规律 (设 A,B,C 都是同型矩阵):

(1) $A+B=B+A$

(2) $(A+B)+C=A+(B+C)$

设矩阵 $A=(a_{ij})$, 记 $-A=(-a_{ij})$. $-A$ 称为矩阵 A 的负矩阵.

显然有 $\qquad\qquad\qquad A+(-A)=O$

由此规定矩阵减法为 $\qquad\qquad A-B=A+(-B)$

2. 数与矩阵相乘

定义 7-5 数 λ 与矩阵 A 的乘积记作 λA 或 $A\lambda$, 规定为

$$\lambda A = A\lambda = \begin{pmatrix} \lambda a_{11} & \lambda a_{12} & \cdots & \lambda a_{1n} \\ \lambda a_{21} & \lambda a_{22} & \cdots & \lambda a_{2n} \\ \vdots & \vdots & & \vdots \\ \lambda a_{m1} & \lambda a_{m2} & \cdots & \lambda a_{mn} \end{pmatrix}$$

数乘矩阵满足下列运算规律 (设 A,B 为同型矩阵, λ,μ 为常数):

(1) $(\lambda\mu)A=\lambda(\mu A)$

(2) $(\lambda+\mu)A=\lambda A+\mu A$

(3) $\lambda(A+B)=\lambda A+\lambda B$

矩阵相加与数乘矩阵运算统称为矩阵的线性运算.

3. 矩阵的乘法

例 7-7 已知从 y_1, y_2, y_3 到 x_1, x_2 的线性变换和从 z_1, z_2 到 y_1, y_2, y_3 的线性变换分别为

$$\begin{cases} x_1 = a_{11}y_1 + a_{12}y_2 + a_{13}y_3 \\ x_2 = a_{21}y_1 + a_{22}y_2 + a_{23}y_3 \end{cases} \quad \text{和} \quad \begin{cases} y_1 = b_{11}z_1 + b_{12}z_2 \\ y_2 = b_{21}z_1 + b_{22}z_2 \\ y_3 = b_{31}z_1 + b_{32}z_2 \end{cases}$$

求从 z_1, z_2 到 x_1, x_2 的线性变换.

解 由题有从 y_1, y_2, y_3 到 x_1, x_2 的线性变换

$$\begin{cases} x_1 = a_{11}y_1 + a_{12}y_2 + a_{13}y_3 \\ x_2 = a_{21}y_1 + a_{22}y_2 + a_{23}y_3 \end{cases} \tag{7-5}$$

对应矩阵为

$$A = \begin{pmatrix} a_{11} & a_{12} & a_{13} \\ a_{21} & a_{22} & a_{23} \end{pmatrix}$$

又有从 z_1, z_2 到 y_1, y_2, y_3 的线性变换

$$\begin{cases} y_1 = b_{11}z_1 + b_{12}z_2 \\ y_2 = b_{21}z_1 + b_{22}z_2 \\ y_3 = b_{31}z_1 + b_{32}z_2 \end{cases} \tag{7-6}$$

对应矩阵为

$$B = \begin{pmatrix} b_{11} & b_{12} \\ b_{21} & b_{22} \\ b_{31} & b_{32} \end{pmatrix}$$

若想求从 z_1, z_2 到 x_1, x_2 的线性变换, 只需将式 (7-6) 代入式 (7-5), 即得

$$\begin{cases} x_1 = (a_{11}b_{11} + a_{12}b_{21} + a_{13}b_{31})z_1 + (a_{11}b_{12} + a_{12}b_{22} + a_{13}b_{32})z_2 \\ x_2 = (a_{21}b_{11} + a_{22}b_{21} + a_{23}b_{31})z_1 + (a_{21}b_{12} + a_{22}b_{22} + a_{23}b_{32})z_2 \end{cases}$$

对应矩阵为

$$C = \begin{pmatrix} a_{11}b_{11} + a_{12}b_{21} + a_{13}b_{31} & a_{11}b_{12} + a_{12}b_{22} + a_{13}b_{32} \\ a_{21}b_{11} + a_{22}b_{21} + a_{23}b_{31} & a_{21}b_{12} + a_{22}b_{22} + a_{23}b_{32} \end{pmatrix}$$

像例 7-7 这样, 我们把第一个矩阵的第 i 行和第二个矩阵的第 j 列的元素对应相乘的代数和规定为新矩阵的一个元素, 即

$$\begin{pmatrix} a_{11} & a_{12} & a_{13} \\ a_{21} & a_{22} & a_{23} \end{pmatrix} \begin{pmatrix} b_{11} & b_{12} \\ b_{21} & b_{22} \\ b_{31} & b_{32} \end{pmatrix}$$

$$= \begin{pmatrix} a_{11}b_{11} + a_{12}b_{21} + a_{13}b_{31} & a_{11}b_{12} + a_{12}b_{22} + a_{13}b_{32} \\ a_{21}b_{11} + a_{22}b_{21} + a_{23}b_{31} & a_{21}b_{12} + a_{22}b_{22} + a_{23}b_{32} \end{pmatrix}$$

$$= \begin{pmatrix} c_{11} & c_{12} \\ c_{21} & c_{22} \end{pmatrix}$$

其中新元素 $c_{ij} = a_{i1}b_{1j} + a_{i2}b_{2j} + a_{i3}b_{3j} (i = 1, 2; j = 1, 2)$

一般地, 我们有

定义 7-6 设 $A = (a_{ij})$ 是一个 $m \times s$ 矩阵, $B = (b_{ij})$ 是一个 $s \times n$ 矩阵, 那么规定矩阵 A 与矩阵 B 的乘积是一个 $m \times n$ 矩阵 $C = (c_{ij})$, 其中

$$c_{ij} = a_{i1}b_{1j} + a_{i2}b_{2j} + \cdots + a_{is}b_{sj} = \sum_{k=1}^{s} a_{ik}b_{kj} \quad (i = 1, 2, \cdots, m; j = 1, 2, \cdots, n)$$

笔记

并把此乘积记作 $C_{m\times n}=A_{m\times s}B_{s\times n}$ 或 $C=AB$. 此时称 A 为左矩阵, B 为右矩阵. AB 常读作 A 左乘 B 或 B 右乘 A.

注意:在矩阵的乘法中,只有当左矩阵的列数等于右矩阵的行数时,两个矩阵才能相乘.

例 7-8 求矩阵 $A=\begin{pmatrix}-2 & 4 \\ 1 & -2\end{pmatrix}$ 与 $B=\begin{pmatrix}2 & 4 \\ -3 & -6\end{pmatrix}$ 的乘积 AB 及 BA.

解

$$AB=\begin{pmatrix}-2\times2+4\times(-3) & -2\times4+4\times(-6) \\ 1\times2+(-2)\times(-3) & 1\times4+(-2)\times(-6)\end{pmatrix}=\begin{pmatrix}-16 & -32 \\ 8 & 16\end{pmatrix}$$

$$BA=\begin{pmatrix}2\times(-2)+4\times1 & 2\times4+4\times(-2) \\ (-3)\times(-2)+(-6)\times1 & (-3)\times4+(-6)\times(-2)\end{pmatrix}=\begin{pmatrix}0 & 0 \\ 0 & 0\end{pmatrix}$$

在矩阵乘法中必须注意矩阵相乘的条件和顺序. 若 A 是 $m\times n$ 矩阵, B 是 $n\times m$ 矩阵,则 AB 和 BA 都有意义,但 AB 是 m 阶方阵, BA 是 n 阶方阵,当 $m\neq n$ 时, $AB\neq BA$. 即使 $m=n$, 即 A,B 是同型方阵, AB 和 BA 也可以不相等,如例 7-8. 总之,矩阵的乘法不满足交换律,即在一般情形下, $AB\neq BA$.

对于两个 n 阶方阵 A,B, 若 $AB=BA$, 则称方阵 A 与 B 是可交换的.

例 7-8 还表明,矩阵 $A\neq O, B\neq O$, 但却有 $BA=O$. 这就说明:若有两个矩阵 A,B 满足 $AB=O$, 不能得出 $A=O$ 或 $B=O$ 的结论;若 $A\neq O$ 而 $A(X-Y)=O$, 也不能得出 $X=Y$ 的结论. 即矩阵乘法不满足消去律.

矩阵的乘法虽不满足交换律,但仍满足下列结合律和分配律

(1) $(A_{m\times n}B_{n\times s})C_{s\times t}=A_{m\times n}(B_{n\times s}C_{s\times t})$

(2) $\lambda(AB)=(\lambda A)B=A(\lambda B)$ (其中 λ 为常数)

(3) $A(B+C)=AB+AC$

(4) $(B+C)A=BA+CA$

以上结合律和分配律可以根据矩阵乘法、加法、数乘定义直接得到,请读者自证.

4. 矩阵的转置

定义 7-7 把矩阵 A 的行换成同序数的列得到的一个新矩阵,叫做矩阵 A 的转置矩阵(transfer matrix),记作 A^T. 即

$$A=\begin{pmatrix}a_{11} & a_{12} & \cdots & a_{1n} \\ a_{21} & a_{22} & \cdots & a_{2n} \\ \vdots & \vdots & & \vdots \\ a_{m1} & a_{m2} & \cdots & a_{mn}\end{pmatrix}_{m\times n}, \quad 则 \quad A^T=\begin{pmatrix}a_{11} & a_{211} & \cdots & a_{m1} \\ a_{12} & a_{22} & \cdots & a_{m2} \\ \vdots & \vdots & & \vdots \\ a_{1n} & a_{2n} & \cdots & a_{mn}\end{pmatrix}_{n\times m}$$

例如矩阵 $A=\begin{pmatrix}1 & 2 & 0 \\ 3 & -1 & 1\end{pmatrix}$ 的转置矩阵为 $A^T=\begin{pmatrix}1 & 3 \\ 2 & -1 \\ 0 & 1\end{pmatrix}$.

矩阵的转置也是一种运算,满足下列运算规律

(1) $(A^T)^T=A$

(2) $(A+B)^T=A^T+B^T$

(3) $(\lambda A)^T=\lambda A^T$

(4) $(AB)^T=B^TA^T$

其中 λ 为实数,运算规律中前三式显然成立,对(4)式的推证仅用例子加以说明.

例 7-9 已知 $A=\begin{pmatrix}2 & 4 \\ 1 & -1 \\ 3 & 0\end{pmatrix}, B=\begin{pmatrix}2 & 3 & 1 \\ 2 & 1 & 0\end{pmatrix}$, 验证 $(AB)^T=B^TA^T$.

证明 因为

$$AB = \begin{pmatrix} 2 & 4 \\ 1 & -1 \\ 3 & 0 \end{pmatrix} \begin{pmatrix} 2 & 3 & 1 \\ 2 & 1 & 0 \end{pmatrix} = \begin{pmatrix} 12 & 10 & 2 \\ 0 & 2 & 1 \\ 8 & 10 & 3 \end{pmatrix}, \quad (AB)^T = \begin{pmatrix} 12 & 0 & 8 \\ 10 & 2 & 10 \\ 2 & 1 & 3 \end{pmatrix}$$

又因 $A^T = \begin{pmatrix} 2 & 1 & 3 \\ 4 & -1 & 1 \end{pmatrix}, B^T = \begin{pmatrix} 2 & 2 \\ 3 & 1 \\ 1 & 0 \end{pmatrix},$

所以， $\qquad B^T A^T = \begin{pmatrix} 2 & 2 \\ 3 & 1 \\ 1 & 0 \end{pmatrix} \begin{pmatrix} 2 & 1 & 3 \\ 4 & -1 & 1 \end{pmatrix} = \begin{pmatrix} 12 & 0 & 8 \\ 10 & 2 & 10 \\ 2 & 1 & 3 \end{pmatrix}$

故验证了 $(AB)^T = B^T A^T$.

设 A 是 n 阶方阵，如果满足 $A^T = A$，即 $a_{ij} = a_{ji}(i,j = 1,2,\cdots,n)$，那么 A 称为对称矩阵(symmetric matrix)，简称对称阵. 例如

$$A = \begin{pmatrix} 1 & 3 & 2 \\ 3 & 0 & -2 \\ 2 & -2 & 4 \end{pmatrix}, \quad 则 A^T = \begin{pmatrix} 1 & 3 & 2 \\ 3 & 0 & -2 \\ 2 & -2 & 4 \end{pmatrix}$$

即 $A^T = A$，故 A 是对称矩阵.

对称阵的特点是：它的元素以对角线为对称轴对应相同.

如果满足 $A^T = -A$，那么称 A 为反对称矩阵.

设 A 是 n 阶实数方阵，如果有 $A^T A = AA^T = I$，那么 A 称为正交矩阵(orthogonal matrix)，简称正交阵. 例如

$$\begin{pmatrix} 1 & 0 \\ 0 & -1 \end{pmatrix}, \quad \begin{pmatrix} \cos\theta & -\sin\theta \\ \sin\theta & \cos\theta \end{pmatrix}, \quad \begin{pmatrix} 0 & -1 \\ -1 & 0 \end{pmatrix}, \quad \begin{pmatrix} 1 & 0 & 0 \\ 0 & 1 & 0 \\ 0 & 0 & 1 \end{pmatrix}$$

由定义可以验证这些都是正交矩阵. 由正交矩阵的定义可得正交矩阵的另一个重要性质：正交矩阵 $A_{n\times n}$ 中每一行(或列)的 n 个元素的平方和等于 1；不同行(或列)对应元素的乘积和等于 0. 读者可用以上矩阵自行验证正交矩阵性质.

5. 方阵的行列式

定义 7-8 由 n 阶方阵 A 的元素构成的行列式(各元素的位置不变)，称为方阵 A 的行列式，记作 $|A|$ 或 $\det A$.

注意：方阵与行列式是两个不同的概念，n 阶方阵是 n^2 个数按一定方式排成的数表，而 n 阶行列式则是这些数按一定的运算法则所确定的一个数值.

由 A 确定的 $|A|$ 满足下述运算规律(设 A,B 为 n 阶方阵，λ 为常数)：

(1) $|A^T| = |A|$

(2) $|\lambda A| = \lambda^n |A|$

(3) $|AB| = |A||B|$

A,B 为 n 阶方阵，一般来说，$AB \neq BA$，但是，由(3)式可知有：

$|AB| = |A||B| = |B||A| = |BA|$，即有 $|AB| = |BA|$ 成立.

例 7-10 设 $A = \begin{pmatrix} 2 & 1 \\ 3 & 2 \end{pmatrix}, B = \begin{pmatrix} 3 & 2 \\ 4 & 1 \end{pmatrix}$，求 AB、BA 及 $|AB|$ 的值.

解 $\qquad AB = \begin{pmatrix} 2 & 1 \\ 3 & 2 \end{pmatrix} \begin{pmatrix} 3 & 2 \\ 4 & 1 \end{pmatrix} = \begin{pmatrix} 10 & 5 \\ 17 & 8 \end{pmatrix}, \quad BA = \begin{pmatrix} 3 & 2 \\ 4 & 1 \end{pmatrix} \begin{pmatrix} 2 & 1 \\ 3 & 2 \end{pmatrix} = \begin{pmatrix} 12 & 7 \\ 11 & 6 \end{pmatrix} \neq AB$

但 $|AB| = \begin{vmatrix} 10 & 5 \\ 17 & 8 \end{vmatrix} = \begin{vmatrix} 12 & 7 \\ 11 & 6 \end{vmatrix} = |BA| = -5$

或另解 $\qquad |AB|=|A||B|=\begin{vmatrix}2&1\\3&2\end{vmatrix}\begin{vmatrix}3&2\\4&1\end{vmatrix}=1\times(-5)=-5$

三、矩阵的逆

在数学中,对给定的一个不为零的数 a,总存在唯一一个数 $\dfrac{1}{a}$,且有

$$a\cdot\frac{1}{a}=a\cdot a^{-1}=a^{-1}\cdot a=1$$

仿照上述关系式,在矩阵中引入逆矩阵的概念.

定义 7-9　对于 n 阶方阵 A,如果有一个 n 阶方阵 B,使 $AB=BA=I$,则说矩阵 A 是可逆的,并把矩阵 B 称为 A 的逆矩阵(inverse matrix),简称逆阵.记为 $B=A^{-1}$.

注意:A^{-1} 是矩阵 A 的逆矩阵记号,不能理解为矩阵 A 的倒数.

容易验证,如果矩阵 A 是可逆的,那么 A 的逆矩阵是唯一的.

一个 n 阶矩阵 A 在什么条件下有逆矩阵呢?如果 A 有逆矩阵,那么如何求出它的逆矩阵呢?为此,我们有以下定义和定理.

定义 7-10　设 A 是 n 阶方阵,若 $|A|\neq0$,则称方阵 A 为非奇异矩阵(nonsingular matrix);若 $|A|=0$,则称方阵 A 为奇异矩阵(singular matrix).

定理 7-2　方阵 A 的逆矩阵存在的充分必要条件是 A 为非奇异矩阵,且

$$A^{-1}=\frac{1}{|A|}A^*$$

其中 A^* 称为方阵 A 的伴随矩阵(adjoint matrix),它是 $|A|$ 的各元素的代数余子式所构成的方阵

$$A^*=\begin{pmatrix}A_{11}&A_{21}&\cdots&A_{n1}\\A_{12}&A_{22}&\cdots&A_{n2}\\\vdots&\vdots&&\vdots\\A_{1n}&A_{2n}&\cdots&A_{nn}\end{pmatrix}$$

证明略.

例 7-11　求矩阵

$$A=\begin{pmatrix}1&2&3\\2&2&1\\3&4&3\end{pmatrix}$$

的逆矩阵.

解　$|A|=\begin{vmatrix}1&2&3\\2&2&1\\3&4&3\end{vmatrix}=2\neq0$,由定理 7-2 知逆矩阵 A^{-1} 存在.且 $|A|$ 的各元素的代数余子式为

$$A_{11}=(-1)^{1+1}\begin{vmatrix}2&1\\4&3\end{vmatrix}=2,\quad A_{12}=(-1)^{1+2}\begin{vmatrix}2&1\\3&3\end{vmatrix}=-3,\quad A_{13}=2$$

$$A_{21}=6,\quad A_{22}=-6,\quad A_{23}=2,\quad A_{31}=-4,\quad A_{32}=5,\quad A_{33}=-2$$

所以

$$A^*=\begin{pmatrix}A_{11}&A_{21}&A_{31}\\A_{12}&A_{22}&A_{32}\\A_{13}&A_{23}&A_{33}\end{pmatrix}=\begin{pmatrix}2&6&-4\\-3&-6&5\\2&2&-2\end{pmatrix}$$

故

$$A^{-1} = \frac{1}{|A|}A^* = \frac{1}{2}\begin{pmatrix} 2 & 6 & -4 \\ -3 & -6 & 5 \\ 2 & 2 & -2 \end{pmatrix} = \begin{pmatrix} 1 & 3 & -2 \\ -\dfrac{3}{2} & -3 & \dfrac{5}{2} \\ 1 & 1 & -1 \end{pmatrix}.$$

定理 7-3　若 $AB = I$(或 $BA = I$),则 $B = A^{-1}$.

证　$|A| \cdot |B| = |I| = 1$,故 $|A| \neq 0$,因而 A^{-1} 存在,于是

$$B = IB = (A^{-1}A)B = A^{-1}(AB) = A^{-1}I = A^{-1}$$

关于逆矩阵有如下运算性质:

(1) 若 A 可逆,则 A^{-1} 亦可逆,且 $(A^{-1})^{-1} = A$;

(2) 若 A 可逆,数 $\lambda \neq 0$,则 λA 可逆,且 $(\lambda A)^{-1} = \dfrac{1}{\lambda}A^{-1}$;

(3) 若 A,B 为同阶矩阵且均可逆,则 AB 亦可逆,且 $(AB)^{-1} = B^{-1}A^{-1}$;

(4) 若 A 可逆,则 A^T 亦可逆,且 $(A^T)^{-1} = (A^{-1})^T$.

性质(1)、(2)的证明简单,留给读者自证. 现证明性质(3)、(4)如下:

性质(3)证明:$(AB)(B^{-1}A^{-1}) = A(BB^{-1})A^{-1} = AIA^{-1} = AA^{-1} = I$,即

$$(AB)^{-1} = B^{-1}A^{-1}$$

性质(3)可推广到任意有限个同阶可逆矩阵的情形,即若 $A_1,A_2,\cdots,A_n$ 是 n 个同阶可逆矩阵,则 $A_1A_2\cdots A_n$ 亦可逆,且 $(A_1A_2\cdots A_n)^{-1} = A_n^{-1}\cdots A_2^{-1}A_1^{-1}$.

性质(4)证明:$A^T(A^{-1})^T = (A^{-1}A)^T = I^T = I$,所以 $(A^T)^{-1} = (A^{-1})^T$.

四、矩阵的初等变换

矩阵的初等变换是矩阵的重要运算,是线性代数的重要计算手段,在线性方程组和矩阵理论中都有重要应用.

1. 矩阵的初等变换

定义 7-11　下面三种变换称为矩阵的初等行变换:

(1) 对调两行(对调 i,j 两行,记作 $r_i \leftrightarrow r_j$).

(2) 以数 $k \neq 0$ 乘某一行的所有元素(第 i 行乘以 k,记作 kr_i).

(3) 以数 k 乘某一行所有元素加到另一行的对应元素上去(第 j 行的 k 倍加到第 i 行上,记作 $r_i + kr_j$).

定义中的"行"换成"列",同时记号"r"换成"c",可得矩阵的初等列变换的定义. 矩阵的初等行变换和初等列变换统称矩阵的初等变换(elementary transformation).

2. 矩阵的等价变形

定义 7-12　如果矩阵 A 经有限次初等变换变成矩阵 B,就称矩阵 A 与矩阵 B 等价,记作 $A \sim B$.

注意:矩阵的初等变换包括 3 种行变换和 3 种列变换.

矩阵的等价关系有以下性质:

(1) 反身性:$A \sim A$;

(2) 对称性:若 $A \sim B$,则 $B \sim A$;

(3) 传递性:若 $A \sim B, B \sim C$,则 $A \sim C$.

例如,矩阵

$$B = \begin{pmatrix} 2 & -1 & -1 & 1 & 2 \\ 1 & 1 & -2 & 1 & 4 \\ 4 & -6 & 2 & -2 & 4 \\ 3 & 6 & -9 & 7 & 9 \end{pmatrix}$$

可经过初等行变换得到

$$B' = \begin{pmatrix} 1 & 1 & -2 & 1 & 4 \\ 0 & 1 & -1 & 1 & 0 \\ 0 & 0 & 0 & 2 & -6 \\ 0 & 0 & 0 & 0 & 0 \end{pmatrix}$$

观察矩阵 B' 中零元素和非零元素排列的位置,如果从第一行开始,在每行第一个非零元素下方连续画折线,其形状呈阶梯形. 因此称 B' 为行阶梯形矩阵.

行阶梯形矩阵的特点:

(1) 可画出一条阶梯线,线的下方全为 0,每个阶梯只有一行,台阶数即是非零行的行数;

(2) 阶梯线的竖线(每段竖线的长度为一行)后面的第一个元素为非零元,也就是非零行的第一个非零元.

经过初等行变换,行阶梯形矩阵可以进一步化为行最简形矩阵,其特点:

(1) 非零行的第一个非零元为 1;

(2) 这些非零元所在的列的其他元素都为 0.

例如,矩阵 $\boldsymbol{B}$ 经过有限次初等变换,有

$$\begin{pmatrix} 1 & 1 & -2 & 1 & 4 \\ 0 & 1 & -1 & 1 & 0 \\ 0 & 0 & 0 & 2 & -6 \\ 0 & 0 & 0 & 0 & 0 \end{pmatrix} (\text{行阶梯形}) \xrightarrow[\substack{r_1-r_2 \\ r_2-r_3 \\ r_1-r_3}]{r_3 \times \frac{1}{2}} \begin{pmatrix} 1 & 0 & -1 & 0 & 4 \\ 0 & 1 & -1 & 0 & 3 \\ 0 & 0 & 0 & 1 & -3 \\ 0 & 0 & 0 & 0 & 0 \end{pmatrix} (\text{行最简形})$$

矩阵 $\boldsymbol{B}$ 由初等行变换化成行最简形后,可继续由初等列变换化成标准形.

$$\begin{pmatrix} 1 & 0 & -1 & 0 & 4 \\ 0 & 1 & -1 & 0 & 3 \\ 0 & 0 & 0 & 1 & -3 \\ 0 & 0 & 0 & 0 & 0 \end{pmatrix} \xrightarrow[\substack{c_3+c_1 \\ c_4+c_2\times(-3) \\ c_3+c_2 \\ c_4+c_3\times 3 \\ c_4 \leftrightarrow c_3}]{c_4+c_1\times(-4)} \begin{pmatrix} 1 & 0 & 0 & 0 & 0 \\ 0 & 1 & 0 & 0 & 0 \\ 0 & 0 & 1 & 0 & 0 \\ 0 & 0 & 0 & 0 & 0 \end{pmatrix} = \boldsymbol{F} \quad (\text{标准形})$$

矩阵 $\boldsymbol{F}$ 称为矩阵 $\boldsymbol{B}$ 的标准形,其特点是: $\boldsymbol{F}$ 的左上角是一个单位矩阵,其余元素全为 0.

注意:对于 $m \times n$ 矩阵 $\boldsymbol{A}$,总可以经过有限次初等变换把它化为标准形

$$\boldsymbol{F} = \begin{pmatrix} \boldsymbol{E}_r & 0 \\ 0 & 0 \end{pmatrix}_{m \times n}$$

其中 r 由 $\boldsymbol{A}$ 唯一决定.

五、利用初等变化求逆矩阵

在定理 7-2 中,不仅给出了矩阵 $\boldsymbol{A}$ 可逆的充分必要条件,而且还给出了利用伴随矩阵求逆矩阵 $\boldsymbol{A}^{-1}$ 的一种方法,但对于较高阶的矩阵,用伴随矩阵求逆矩阵计算量较大,引入了矩阵的初等变换后,理论上已经证明:n 阶可逆矩阵 $\boldsymbol{A}$ 施以若干次初等变换可化为单位矩阵 $\boldsymbol{I}$;对单位矩阵 $\boldsymbol{I}$ 施以若干次同样的初等变换可以化为 $\boldsymbol{A}^{-1}$. 我们可以利用矩阵的初等变换求解逆矩阵,使计算量大大减少.

因此,求 n 阶可逆矩阵 $\boldsymbol{A}$ 的逆矩阵时,可构造 $n \times 2n$ 矩阵 $(\boldsymbol{A}|\boldsymbol{I})_{n \times 2n}$,对这个矩阵施以若干次初等行变换,将它的左半部分 $\boldsymbol{A}$ 化成单位矩阵后,同时右半部分 $\boldsymbol{I}$ 就化成我们要求的 $\boldsymbol{A}^{-1}$,即

$$(\boldsymbol{A}|\boldsymbol{I})_{n \times 2n} \xrightarrow{\text{初等行变换}} (\boldsymbol{I}|\boldsymbol{A}^{-1})_{n \times 2n}$$

若用初等列变换求解逆矩阵,则构成的新矩阵形 $\left(\dfrac{\boldsymbol{A}}{\boldsymbol{I}}\right)_{2n \times n}$,通过对该矩阵施以若干次初等列变换,

将它的上半部分 $\boldsymbol{A}$ 化成单位矩阵后,下半部分就是我们要求的 $\boldsymbol{A}^{-1}$,即 $\left(\dfrac{\boldsymbol{A}}{\boldsymbol{I}}\right)_{2n \times n} \xrightarrow{\text{初等列变换}} \left(\dfrac{\boldsymbol{I}}{\boldsymbol{A}^{-1}}\right)_{2n \times n}$.

注意,在运用初等变换求逆矩阵的运算中或者全部实施初等行变换,或者全部实施初等列变换,

不可以既有行变换又有列变换.

例 7-12　试用初等行变换求矩阵 A 的逆矩阵 A^{-1}

$$A = \begin{pmatrix} 1 & 1 & 0 & 0 \\ 1 & 2 & 0 & 0 \\ 3 & 7 & 2 & 3 \\ 2 & 5 & 1 & 2 \end{pmatrix}$$

解

$$\begin{pmatrix} 1 & 1 & 0 & 0 & \vdots & 1 & 0 & 0 & 0 \\ 1 & 2 & 0 & 0 & \vdots & 0 & 1 & 0 & 0 \\ 3 & 7 & 2 & 3 & \vdots & 0 & 0 & 1 & 0 \\ 2 & 5 & 1 & 2 & \vdots & 0 & 0 & 0 & 1 \end{pmatrix} \xrightarrow[r_4-2r_1]{r_2-r_1,r_3-3r_1} \begin{pmatrix} 1 & 1 & 0 & 0 & \vdots & 1 & 0 & 0 & 0 \\ 0 & 1 & 0 & 0 & \vdots & -1 & 1 & 0 & 0 \\ 0 & 4 & 2 & 3 & \vdots & -3 & 0 & 1 & 0 \\ 0 & 3 & 1 & 2 & \vdots & -2 & 0 & 0 & 1 \end{pmatrix}$$

$$\xrightarrow[r_4-3r_2]{r_1-r_2,r_3-4r_2} \begin{pmatrix} 1 & 1 & 0 & 0 & \vdots & 1 & -1 & 0 & 0 \\ 0 & 1 & 0 & 0 & \vdots & -1 & 1 & 0 & 0 \\ 0 & 0 & 2 & 3 & \vdots & 1 & -4 & 1 & 0 \\ 0 & 0 & 1 & 2 & \vdots & 1 & -3 & 0 & 1 \end{pmatrix} \xrightarrow{r_3 \leftrightarrow r_4} \begin{pmatrix} 1 & 1 & 0 & 0 & \vdots & 2 & -1 & 0 & 0 \\ 0 & 1 & 0 & 0 & \vdots & -1 & 1 & 0 & 0 \\ 0 & 0 & 1 & 2 & \vdots & 1 & -3 & 0 & 1 \\ 0 & 0 & 2 & 3 & \vdots & 1 & -4 & 1 & 0 \end{pmatrix}$$

$$\xrightarrow{r_4-2r_3} \begin{pmatrix} 1 & 1 & 0 & 0 & \vdots & 2 & -1 & 0 & 0 \\ 0 & 1 & 0 & 0 & \vdots & -1 & 1 & 0 & 0 \\ 0 & 0 & 1 & 2 & \vdots & 1 & -3 & 0 & 1 \\ 0 & 0 & 0 & -1 & \vdots & -1 & 2 & 1 & -2 \end{pmatrix} \xrightarrow{(-1)r_4} \begin{pmatrix} 1 & 1 & 0 & 0 & \vdots & 2 & -1 & 0 & 0 \\ 0 & 1 & 0 & 0 & \vdots & -1 & 1 & 0 & 0 \\ 0 & 0 & 1 & 2 & \vdots & -1 & -3 & 0 & 1 \\ 0 & 0 & 0 & 1 & \vdots & 1 & -2 & -1 & 2 \end{pmatrix}$$

$$\xrightarrow{r_1-r_2} \begin{pmatrix} 1 & 0 & 0 & 0 & \vdots & 3 & -2 & 0 & 0 \\ 0 & 1 & 0 & 0 & \vdots & -1 & 1 & 0 & 0 \\ 0 & 0 & 1 & 0 & \vdots & -1 & 1 & 2 & -3 \\ 0 & 0 & 0 & 1 & \vdots & 1 & -2 & -1 & 2 \end{pmatrix},$$

所以

$$A^{-1} = \begin{pmatrix} 3 & -2 & 0 & 0 \\ -1 & 1 & 0 & 0 \\ -1 & 1 & 2 & -3 \\ 1 & -2 & -1 & 2 \end{pmatrix}$$

六、矩阵的秩

为了解决一般线性方程组的求解问题,本节引入矩阵的秩的概念及其求法,为下一节系统地讲解线性方程组求解理论做准备.

定义 7-13　在 $m \times n$ 矩阵 A 中,任取 k 行与 k 列 $(k \leqslant m, k \leqslant n)$,位于这些行列交叉处的 k^2 个元素,不改变它们在 A 中所处的位置次序而得的 k 阶行列式,称为矩阵 A 的 k 阶子式.

例如 $A = \begin{pmatrix} 3 & 2 & 5 & 6 \\ 11 & 4 & 8 & -2 \\ 4 & 9 & -5 & 3 \end{pmatrix}$,则 $\begin{vmatrix} 3 & 2 & 6 \\ 11 & 4 & -2 \\ 4 & 9 & 3 \end{vmatrix}$ 是 A 的一个 3 阶子式,$\begin{vmatrix} 2 & 5 \\ 4 & 8 \end{vmatrix}$ 是 A 的一个 2 阶子式,

$|-5|$ 是 A 的一个 1 阶子式.

$m \times n$ 矩阵 A 的 k 阶子式共有 $C_m^k \cdot C_n^k$ 个.

定义 7-14　设在矩阵 A 中有一个不等于 0 的 r 阶子式 D,且所有大于 r 阶的子式(如果存在的话)全等于 0,那么 D 称为矩阵 A 的最高阶非零子式,数 r 称为矩阵 A 的秩(rank),记作 $R(A)$.并规定零矩阵的秩等于 0.

例 7-13　求矩阵 A 和矩阵 B 的秩,其中

$$A = \begin{pmatrix} 2 & -3 & 8 & 2 \\ 2 & 12 & -2 & 12 \\ 1 & 3 & 1 & 4 \end{pmatrix}, \quad B = \begin{pmatrix} 2 & -1 & 0 & 3 & -2 \\ 0 & 3 & 1 & -2 & 5 \\ 0 & 0 & 0 & 4 & -3 \\ 0 & 0 & 0 & 0 & 0 \end{pmatrix}$$

解　因为 A 的所有三阶行列式都等于零,即 4 个三阶子式均为零. 但是二阶子式

$$\begin{vmatrix} 2 & -3 \\ 2 & 12 \end{vmatrix} = 30 \neq 0$$

所以,$R(A) = 2$.

B 的所有 4 阶子式全为零. 而以三个非零行的第一个非零元为对角元素的 3 阶行列式

$$\begin{vmatrix} 2 & -1 & 3 \\ 0 & 3 & -2 \\ 0 & 0 & 4 \end{vmatrix}$$

是一个上三角行列式,它显然不等于 0,因此 $R(B) = 3$.

一般来说,用定义计算矩阵 $A_{m \times n}$ 的秩需要计算它的 $C_m^k \cdot C_n^k$ 个 k 阶子式,这个计算量比较大,为了简化计算,我们可以利用矩阵的初等变换来求矩阵的秩.

任何矩阵经有限次初等变换后,矩阵的秩有如下关系:

定理 7-4　若 $A \sim B$,则 $R(A) = R(B)$.

证明略.

例 7-14　求矩阵 $A = \begin{pmatrix} 1 & 6 & -4 & -1 & 4 \\ 3 & -2 & 3 & 6 & -1 \\ 2 & 0 & 1 & 5 & -3 \\ 3 & 2 & 0 & 5 & 0 \end{pmatrix}$ 的秩.

解

$$A = \begin{pmatrix} 1 & 6 & -4 & -1 & 4 \\ 3 & -2 & 3 & 6 & -1 \\ 2 & 0 & 1 & 5 & -3 \\ 3 & 2 & 0 & 5 & 0 \end{pmatrix} \xrightarrow[r_3 - 2r_1]{r_2 - r_4} \begin{pmatrix} 1 & 6 & -4 & -1 & 4 \\ 0 & -4 & 3 & 1 & -1 \\ 0 & -12 & 9 & 7 & -11 \\ 3 & 2 & 0 & 5 & 0 \end{pmatrix} \xrightarrow{r_4 - 3r_1} \begin{pmatrix} 1 & 6 & -4 & -1 & 4 \\ 0 & -4 & 3 & 1 & -1 \\ 0 & -12 & 9 & 7 & -11 \\ 0 & -16 & 12 & 8 & -12 \end{pmatrix}$$

$$\xrightarrow[r_4 - 4r_2]{r_3 - 3r_2} \begin{pmatrix} 1 & 6 & -4 & -1 & 4 \\ 0 & -4 & 3 & 1 & -1 \\ 0 & 0 & 0 & 4 & -8 \\ 0 & 0 & 0 & 4 & -8 \end{pmatrix} \xrightarrow{r_4 - r_3} \begin{pmatrix} 1 & 6 & -4 & -1 & 4 \\ 0 & -4 & 3 & 1 & -1 \\ 0 & 0 & 0 & 4 & -8 \\ 0 & 0 & 0 & 0 & 0 \end{pmatrix} \xrightarrow{c_3 \leftrightarrow c_4} \begin{pmatrix} 1 & 6 & -1 & -4 & 4 \\ 0 & -4 & 1 & 3 & -1 \\ 0 & 0 & 4 & 0 & -8 \\ 0 & 0 & 0 & 0 & 0 \end{pmatrix} = B$$

容易看出矩阵 B 的 4 阶子式都为零,而 3 阶子式 $\begin{vmatrix} 1 & 6 & -1 \\ 0 & -4 & 1 \\ 0 & 0 & 4 \end{vmatrix} = -16 \neq 0$

所以 $R(A) = R(B) = 3$. 即矩阵 A 的秩为 3.

一般情况下,一个矩阵 $A_{m \times n}$ 经有限次初等变换后,可化为阶梯形矩阵 $B_{m \times n}$

$$B_{m \times n} = \begin{pmatrix} b_{11} & b_{12} & \cdots & b_{1r} & \cdots & b_{1n} \\ 0 & b_{22} & \cdots & b_{2r} & \cdots & b_{2n} \\ \vdots & \vdots & & \vdots & & \vdots \\ 0 & 0 & & b_{rr} & \cdots & b_{rn} \\ 0 & 0 & \cdots & 0 & \cdots & 0 \\ \vdots & \vdots & \cdots & \vdots & & \vdots \\ 0 & 0 & \cdots & 0 & \cdots & 0 \end{pmatrix}$$

其中 $b_{k \times k} \neq 0 (k = 1, 2, \cdots, r)$. 此时易得出 $B_{m \times n}$ 的秩等于 r, 于是 $A_{m \times n}$ 的秩也等于 r. 这是求解矩阵秩的常用方法.

注意:若方阵 A 经过有限次初等变换把它化为单位阵,这说明矩阵 A 是可逆的,其秩等于其阶数. 秩等于阶数的方阵称为满秩矩阵(full rank matrix).

思考与练习

1. 计算矩阵 $A = 3 \begin{pmatrix} -2 & 2 \\ 1 & 1 \end{pmatrix} - 2 \begin{pmatrix} 1 & -1 \\ 0 & 1 \end{pmatrix}$.

2. 求矩阵 $A = \begin{pmatrix} 1 & 0 & 3 & -1 \\ 2 & 1 & 0 & 2 \end{pmatrix}$ 与 $B = \begin{pmatrix} 4 & 1 & 0 \\ -1 & 1 & 3 \\ 2 & 0 & 1 \\ 1 & 3 & 4 \end{pmatrix}$ 的乘积 AB.

3. 设有两个线性变换

$$\begin{cases} y_1 = x_1 + 3x_2 \\ y_2 = 2x_1 + x_3 \end{cases}, \quad \begin{cases} x_1 = 4z_1 + z_2 \\ x_2 = -z_1 + z_2 \\ x_3 = 2z_1 \end{cases}$$

将 y_1, y_2 分别用 z_1, z_2 线性表示.

4. 求矩阵 $A = \begin{pmatrix} 1 & -2 & 3 & -1 \\ 3 & -1 & 5 & -3 \\ 2 & 1 & 2 & -2 \end{pmatrix}$ 的秩.

5. 试用初等行变换求矩阵 A 的逆矩阵 A^{-1}.

$$A = \begin{pmatrix} 1 & 1 & 0 & 0 \\ 1 & 2 & 0 & 0 \\ 3 & 7 & 2 & 3 \\ 2 & 5 & 1 & 2 \end{pmatrix}$$

第三节　线性方程组

线性方程组是一种常见的数学形式,也是线性代数的核心,自然科学和社会科学中许多问题都可以归结为求解一个线性方程组的问题.

一、线性方程组的概念

在中学代数中最常见的是解方程,尤其是求解一元一次方程,二元一次方程组,三元一次方程组等. 在这里,我们讲述的线性方程组就是多元一次方程组.

定义 7-15   对于线性方程组

$$\begin{cases} a_{11}x_1 + a_{12}x_2 + \cdots a_{1n}x_n = b_1 \\ a_{21}x_1 + a_{22}x_2 + \cdots a_{2n}x_n = b_2 \\ \cdots\cdots\cdots\cdots\cdots\cdots\cdots\cdots \\ a_{m1}x_1 + a_{m2}x_2 + \cdots a_{mn}x_n = b_m \end{cases} \tag{7-7}$$

当等号右边的常数项 $b_1, b_2, \cdots, b_n$ 都为零时,方程组(7-7)称为齐次线性方程组(system of linear homogeneous equation);当 $b_1, b_2, \cdots, b_n$ 不都为零时,方程组(7-7)称为非齐次线性方程组(system of linear nonhomogeneous equation).

方程组(7-7)的系数矩阵为

$$A = \begin{pmatrix} a_{11} & a_{12} & \cdots & a_{1n} \\ a_{21} & a_{22} & \cdots & a_{2n} \\ \vdots & \vdots & & \vdots \\ a_{m1} & a_{m2} & \cdots & a_{mn} \end{pmatrix}$$

$$\boldsymbol{x} = \begin{pmatrix} x_1 \\ x_2 \\ \vdots \\ x_n \end{pmatrix}$$ 称为未知数矩阵; $$\boldsymbol{b} = \begin{pmatrix} b_1 \\ b_2 \\ \vdots \\ b_m \end{pmatrix}$$ 称为常数项矩阵;

将方程组的常数项添加在系数矩阵的右边构成一个 $m\times(n+1)$ 阶矩阵

$$B = \begin{pmatrix} a_{11} & a_{12} & \cdots & a_{1n} & b_1 \\ a_{21} & a_{22} & \cdots & a_{2n} & b_2 \\ \vdots & \vdots & & \vdots & \vdots \\ a_{m1} & a_{m2} & \cdots & a_{mn} & b_m \end{pmatrix}$$

把矩阵 B 称为方程组(7-7)的增广矩阵.

二、线性方程组的解

定义 7-16 对于一般的线性方程组(7-7),所谓方程组(7-7)的一个解,就是指由 n 个数 k_1, $k_2,\cdots,k_n$ 组成的有序数组 $(k_1,k_2,\cdots,k_n)$,当 $x_1,x_2,\cdots,x_n$ 分别取 $k_1,k_2,\cdots,k_n$ 后,方程组(7-7)的每个等式变成恒等式. 方程组(7-7)的解的全体称为它的解集合. 解方程组实际上就是找出它的解集合. 如果两个方程组有相同的解集合,它们就是同解的.

显然,如果知道一个线性方程组的全部系数和常数项,那么这个线性方程组基本上就确定了. 方程组(7-7)的增广矩阵为

$$\boldsymbol{B} = \begin{pmatrix} a_{11} & a_{12} & \cdots & a_{1n} & b_1 \\ a_{21} & a_{22} & \cdots & a_{2n} & b_2 \\ \vdots & \vdots & & \vdots & \vdots \\ a_{m1} & a_{m2} & \cdots & a_{mn} & b_m \end{pmatrix}$$

实际上,有了增广矩阵后,除去代表未知量的文字外,线性方程组(7-7)就确定了,而采用什么文字来表示未知量不是实质性的.

定理 7-5 对于 n 元线性方程组(7-7)有解的充分必要条件是 $R(A)=R(B)$,当 $R(A)=R(B)=n$ 时方程组(7-7)有唯一解,当 $R(A)=R(B)<n$ 时方程组(7-7)有无穷多解,当 $R(A)<R(B)$ 时方程组(7-7)无解.

证明略.

定理 7-6 对于 n 元齐次线性方程组来说,它的系数矩阵和增广矩阵的秩总是相等的,即 $R(A)=R(B)$,所以齐次方程组一定有解. 且有

当 $R(A)=R(B)=n$ 时,方程组有唯一解 $x_1=x_2=\cdots=x_n=0$.

当 $R(A)=R(B)<n$ 时,方程组有无穷多解. 由此可知,齐次线性方程组有非零解的充要条件是 $R(A)<n$.

证明略.

三、克莱姆(Cramer)法则

利用克莱姆法则求解 n 个未知量 n 个方程且方程组的系数行列式不等于零的线性方程组.

在第一节的引例中我们看出,用行列式可以求解二元线性方程组

$$\begin{cases} a_{11}x_1+a_{12}x_2=b_1 \\ a_{21}x_1+a_{22}x_2=b_2 \end{cases}$$

若记

$$D=\begin{vmatrix} a_{11} & a_{12} \\ a_{21} & a_{22} \end{vmatrix}, \quad D_1=\begin{vmatrix} b_1 & a_{12} \\ b_2 & a_{22} \end{vmatrix}, \quad D_2=\begin{vmatrix} a_{11} & b_1 \\ a_{21} & b_2 \end{vmatrix}$$

则在系数行列式 $D \neq 0$ 的条件下,二元线性方程组有唯一的解

$$x_1=\frac{D_1}{D}, \quad x_2=\frac{D_2}{D}$$

同理,对于三元线性方程组

$$\begin{cases} a_{11}x_1+a_{12}x_2+a_{13}x_3=b_1 \\ a_{21}x_1+a_{22}x_2+a_{23}x_3=b_2 \\ a_{31}x_1+a_{32}x_2+a_{33}x_3=b_3 \end{cases}$$

其系数行列式

$$D=\begin{vmatrix} a_{11} & a_{12} & a_{13} \\ a_{21} & a_{22} & a_{23} \\ a_{31} & a_{32} & a_{33} \end{vmatrix}$$

当 $D \neq 0$ 时,有唯一解

$$x_1=\frac{D_1}{D}, \quad x_2=\frac{D_2}{D}, \quad x_3=\frac{D_3}{D}$$

其中

$$D_1=\begin{vmatrix} b_1 & a_{12} & a_{13} \\ b_2 & a_{22} & a_{23} \\ b_3 & a_{32} & a_{33} \end{vmatrix}, \quad D_2=\begin{vmatrix} a_{11} & b_1 & a_{13} \\ a_{21} & b_2 & a_{23} \\ a_{31} & b_3 & a_{33} \end{vmatrix}, \quad D_3=\begin{vmatrix} a_{11} & a_{12} & b_1 \\ a_{21} & a_{22} & b_2 \\ a_{31} & a_{32} & b_3 \end{vmatrix}$$

类似地,利用 n 阶行列式我们可以求解含有 n 个未知数 $x_1,x_2,\cdots,x_n$ 的 n 个方程的 n 元线性方程组(7-7).

定理 7-7(克莱姆法则）　如果方程组(7-7)的系数行列式不等于零,即

$$D=\begin{vmatrix} a_{11} & \cdots & a_{1n} \\ \vdots & & \vdots \\ a_{n1} & \cdots & a_{nn} \end{vmatrix} \neq 0$$

那么,方程组(7-7)有唯一解

$$x_1=\frac{D_1}{D}, \quad x_2=\frac{D_2}{D}, \quad \cdots, \quad x_n=\frac{D_n}{D}.$$

其中 $D_j(j=1,2,\cdots,n)$ 是把系数行列式 D 中第 j 列的元素用方程组右端的常数项代替后所得到的 n 阶行列式,即

$$D_j=\begin{vmatrix} a_{11} & \cdots & a_{1,j-1} & b_1 & a_{1,j+1} & \cdots & a_{1n} \\ \vdots & & \vdots & \vdots & \vdots & & \vdots \\ a_{n1} & \cdots & a_{n,j-1} & b_n & a_{n,j+1} & \cdots & a_{nn} \end{vmatrix}$$

证明略.

例 7-15　某疗养院为患者配制一份营养套餐由蔬菜、鱼和肉松组成,这份套餐需要含 1200cal 热量,30g 蛋白质和 300mg 维生素 C,已知三种食物每 100g 中营养含量分布如表 7-2 所列,试求所配菜肴

中每种食物的数量.

表 7-2　套餐菜品营养含量分布

	蔬菜	鱼	肉松		蔬菜	鱼	肉松
热量/cal	60	300	600	维生素 C/mg	90	60	30
蛋白质/g	3	9	6				

解　设每份菜肴中蔬菜、鱼和肉松的数量分别为 x_1, x_2 和 x_3（单位：100g），那么由已知条件可得线性方程组

$$\begin{cases} 60x_1+300x_2+600x_3=1200 \\ 3x_1+9x_2+6x_3=30 \\ 90x_1+60x_2+30x_3=300 \end{cases}$$

化简得

$$\begin{cases} x_1+5x_2+10x_3=20 \\ x_1+3x_2+2x_3=10 \\ 3x_1+2x_2+x_3=10 \end{cases}$$

由于系数行列式 $D=\begin{vmatrix} 1 & 5 & 10 \\ 1 & 3 & 2 \\ 1 & 2 & 1 \end{vmatrix}=-46\neq0$

故方程组有唯一解，又容易算得

$$D_1=\begin{vmatrix} 20 & 5 & 10 \\ 10 & 3 & 2 \\ 10 & 2 & 1 \end{vmatrix}=-70, \quad D_2=\begin{vmatrix} 1 & 20 & 10 \\ 1 & 10 & 2 \\ 3 & 10 & 1 \end{vmatrix}=-110, \quad D_3=\begin{vmatrix} 1 & 5 & 20 \\ 1 & 3 & 10 \\ 3 & 2 & 10 \end{vmatrix}=-30$$

所以方程组的解为 $x_1=\dfrac{-70}{-46}\approx1.52, x_2=\dfrac{-110}{-46}\approx2.39, x_3=\dfrac{-30}{-46}\approx0.65,$

即每份菜肴中应有蔬菜 152g，鱼 239g，和肉松 65g.

四、一般线性方程组的求解

本节将介绍利用矩阵的初等变换和矩阵秩求解一般线性方程组. 下面我们先通过一个例子，回顾一下用消元法解一般线性方程组.

例 7-16　求解线性方程组

$$\begin{cases} 2x_1-x_2-x_3+x_4=2 & ① \\ x_1+x_2-2x_3+x_4=4 & ② \\ 4x_1-6x_2+2x_3-2x_4=4 & ③ \\ 3x_1+6x_2-9x_3+7x_4=9 & ④ \end{cases} \qquad (7\text{-}8)$$

解　用消元法

$$(7\text{-}8) \xrightarrow[③\times\frac{1}{2}]{①↔②} \begin{cases} x_1+x_2-2x_3+x_4=4 & ① \\ 2x_1-x_2-x_3+x_4=2 & ② \\ 2x_1-3x_2+x_3-x_4=2 & ③ \\ 3x_1+6x_2-9x_3+7x_4=9 & ④ \end{cases} \qquad (B_1)$$

$$\xrightarrow[\substack{②-③\\③-2①\\④-3①}]{}\begin{cases}x_1+x_2-2x_3+x_4=4 & ①\\2x_2-2x_3+2x_4=0 & ②\\-5x_2+5x_3-3x_4=-6 & ③\\3x_2-3x_3+4x_4=-3 & ④\end{cases} \quad (B_2)$$

$$\xrightarrow[\substack{②\times\frac{1}{2}\\③+5②\\④-3②}]{}\begin{cases}x_1+x_2-2x_3+x_4=4 & ①\\x_2-x_3+x_4=0 & ②\\2x_4=-6 & ③\\x_4=-3 & ④\end{cases} \quad (B_3)$$

$$\xrightarrow[\substack{④-\frac{1}{2}③}]{}\begin{cases}x_1+x_2-2x_3+x_4=4 & ①\\x_2-x_3+x_4=0 & ②\\2x_4=-6 & ③\\0=0 & ④\end{cases} \quad (B_4)$$

令 $x_3=c$ 代入方程组, 解得

$$\begin{cases}x_1=c+4\\x_2=c+3\\x_3=c\\x_4=-3\end{cases}, \quad 即 \quad \begin{pmatrix}x_1\\x_2\\x_3\\x_4\end{pmatrix}=\begin{pmatrix}1\\1\\1\\0\end{pmatrix}c+\begin{pmatrix}4\\3\\0\\-3\end{pmatrix}.$$

分析一下消元法解方程组的过程, 不难看出, 它实际上是反复对方程组进行变换, 而所作的变换也只是以下三种基本的变换:

（1）互换两个方程的位置;

（2）用一个非零数乘以某个方程;

（3）把一个方程的倍数加到另一个方程.

这三种变换不改变方程组的解, 称为线性方程组的初等变换.

对方程组的增广矩阵实施初等行变换解线性方程组, 实质上是对方程组进行了方程与方程之间的消元法运算, 每进行一次初等行变换相当于得到一个同解方程组. 要特别注意:不能进行初等列变换!因为系数矩阵中每一列数据代表不同自变量的系数, 如果对系数矩阵实施初等列变换, 相当于对不同类的自变量进行了合并, 显然是行不通的. 所以用初等变换的方法求解方程组(例 7-16), 即直接对它的增广矩阵 B 作初等行变换.

$$B=\begin{pmatrix}2 & -1 & -1 & 1 & 2\\1 & 1 & -2 & 1 & 4\\4 & -6 & 2 & -2 & 4\\3 & 6 & -9 & 7 & 9\end{pmatrix}$$

$$\xrightarrow[\substack{r_3\times\frac{1}{2}\\r_2\leftrightarrow r_1}]{}\begin{pmatrix}1 & 1 & -2 & 1 & 4\\2 & -1 & -1 & 1 & 2\\2 & -3 & 1 & -1 & 2\\3 & 6 & -9 & 7 & 9\end{pmatrix} \quad (B_1)$$

$$\xrightarrow[\substack{r_2-r_3\\r_3-2r_1\\r_4-3r_1}]{}\begin{pmatrix}1 & 1 & -2 & 1 & 4\\0 & 2 & -2 & 2 & 0\\0 & -5 & 5 & -3 & -6\\0 & 3 & -3 & 4 & -3\end{pmatrix} \quad (B_2)$$

笔记

$$\xrightarrow[\substack{r_4-3r_2 \\ r_3+5r_2}]{r_2\times\frac{1}{2}} \begin{pmatrix} 1 & 1 & -2 & 1 & 4 \\ 0 & 1 & -1 & 1 & 0 \\ 0 & 0 & 0 & 2 & -6 \\ 0 & 0 & 0 & 1 & -3 \end{pmatrix} \qquad (B_3)$$

$$\xrightarrow{r_4-\frac{1}{2}r_3} \begin{pmatrix} 1 & 1 & -2 & 1 & 4 \\ 0 & 1 & -1 & 1 & 0 \\ 0 & 0 & 0 & 2 & -6 \\ 0 & 0 & 0 & 0 & 0 \end{pmatrix} \qquad (B_4)$$

由上式可得 $R(B)=R(A)=3<4$，故方程组有无穷多解. 原方程组的同解方程组为

$$\begin{cases} x_1+x_2-2x_3+x_4=4 \\ x_2-x_3+x_4=0 \\ 2x_4=-6 \\ 0=0 \end{cases}$$

在上式的 x_1,x_2,x_3 三个变量中，可由其中任何一个变量决定其他两个变量，不妨选 x_2,x_3 为任意变量，并称之为自由变量. 且令 $x_3=c$（其中 c 为任意实数），则得到原线性方程组的无穷多解为

$$\begin{cases} x_1=c+4, \\ x_2=c+3, \\ x_3=c, \\ x_4=-3. \end{cases}$$

特别地，当 $c=0$ 时，得到方程组的一个特解：$x_1=4,x_2=3,x_3=0,x_4=-3$.

例 7-17　求解线性方程组

$$\begin{cases} x_1-x_2+2x_3=1 \\ x_1-2x_2-x_3=2 \\ 3x_1-x_2+5x_3=3 \\ -2x_1+2x_2+3x_3=-4 \end{cases}$$

解　对增广矩阵实施初等行变换，得

$$B=\begin{pmatrix} 1 & -1 & 2 & 1 \\ 1 & -2 & -1 & 2 \\ 3 & -1 & 5 & 3 \\ -2 & 2 & 3 & -4 \end{pmatrix} \xrightarrow[\substack{r_3-3r_1 \\ r_4+2r_1}]{r_2-r_1} \begin{pmatrix} 1 & -1 & 2 & 1 \\ 0 & -1 & -3 & 1 \\ 0 & 2 & -1 & 0 \\ 0 & 0 & 7 & 2 \end{pmatrix} \xrightarrow{r_3+2r_2}$$

$$\begin{pmatrix} 1 & -1 & 2 & 1 \\ 0 & -1 & -3 & 1 \\ 0 & 0 & -7 & 2 \\ 0 & 0 & 7 & -2 \end{pmatrix} \xrightarrow{r_4+r_3} \begin{pmatrix} 1 & -1 & 2 & 1 \\ 0 & -1 & -3 & 1 \\ 0 & 0 & -7 & 2 \\ 0 & 0 & 0 & 0 \end{pmatrix}$$

$$(7-9)$$

由定理 7-4 可知：$R(B)=R(A)=3$，故方程组有唯一解. 且由式 (7-9) 知原方程组的同解方程组为

$$\begin{cases} x_1-x_2+2x_3=1 \\ -x_2-3x_3=1 \\ -7x_3=2 \end{cases}$$

由此得原方程组的唯一解为

$$x_3=-\frac{2}{7}, \quad x_2=-\frac{1}{7}, \quad x_1=\frac{10}{7}$$

例 7-18　求解线性方程组

$$\begin{cases} x_1+x_2-3x_3-x_4=1 \\ 3x_1-x_2-3x_3+4x_4=4 \\ x_1+5x_2-9x_3-8x_4=0 \end{cases}$$

解 对增广矩阵作初等行变换

$$B=\begin{pmatrix} 1 & 1 & -3 & -1 & 1 \\ 3 & -1 & -3 & 4 & 4 \\ 1 & 5 & -9 & -8 & 0 \end{pmatrix} \xrightarrow[r_3-r_1]{r_2-3r_1} \begin{pmatrix} 1 & 1 & -3 & -1 & 1 \\ 0 & -4 & 6 & 7 & 1 \\ 0 & 4 & -6 & -7 & -1 \end{pmatrix} \xrightarrow[\left(\frac{1}{4}\right)\times r_3]{r_2+r_3}$$

$$\begin{pmatrix} 1 & 1 & -3 & -1 & 1 \\ 0 & 0 & 0 & 0 & 0 \\ 0 & 1 & -\frac{6}{4} & -\frac{7}{4} & -\frac{1}{4} \end{pmatrix} \xrightarrow{r_1-r_3} \begin{pmatrix} 1 & 0 & -\frac{6}{4} & \frac{3}{4} & \frac{5}{4} \\ 0 & 0 & 0 & 0 & 0 \\ 0 & 1 & -\frac{6}{4} & -\frac{7}{4} & -\frac{1}{4} \end{pmatrix}$$

显然 $R(A)=R(B)$ 即增广矩阵和系数矩阵的最大阶为 2 的行列式不为零,即方程有解;又因 $R(A)=2<4=n$,所以方程组有无穷多组解,与原方程组的同解方程组是

$$\begin{cases} x_1-\frac{6}{4}x_3+\frac{3}{4}x_4=\frac{5}{4} \\ x_2-\frac{6}{4}x_3-\frac{7}{4}x_4=-\frac{1}{4} \end{cases}$$

通常自由变量的个数为 $n-R(A)$ 个. 可在 x_1,x_2,x_3,x_4 中任选两个变量为自由变量,不妨选 x_3,x_4 为自由变量,并令 $x_3=c_1,x_4=c_2$,故解得一般解

$$\begin{cases} x_1=\frac{5}{4}+\frac{6}{4}c_1-\frac{3}{4}c_2 \\ x_2=-\frac{1}{4}+\frac{6}{4}c_1+\frac{7}{4}c_2 \\ x_3=c_1 \\ x_4=c_2 \end{cases}$$

当 $c_1=0,c_2=0$ 时,例 7-18 有一个特解:$x_1=\frac{5}{4},x_2=-\frac{1}{4},x_3=0,x_4=0$.

例 7-19 求解齐次线性方程组

$$\begin{cases} x_1+2x_2-x_3+3x_5=0 \\ 2x_1-x_2+x_4-x_5=0 \\ 3x_1+x_2-x_3+x_4+2x_5=0 \\ -5x_2+2x_3+x_4-7x_5=0 \end{cases}$$

解 对增广矩阵作初等行变换(这里仅对系数矩阵进行初等变换即可)

$$A=\begin{pmatrix} 1 & 2 & -1 & 0 & 3 \\ 2 & -1 & 0 & 1 & -1 \\ 3 & 1 & -1 & 1 & 2 \\ 0 & -5 & 2 & 1 & -7 \end{pmatrix} \xrightarrow[r_3+(-3)r_1]{r_2+(-2)r_1} \begin{pmatrix} 1 & 2 & -1 & 0 & 3 \\ 0 & -5 & 2 & 1 & -7 \\ 0 & -5 & 2 & 1 & -7 \\ 0 & -5 & 2 & 1 & -7 \end{pmatrix} \xrightarrow[r_4+(-1)r_2]{r_3+(-1)r_2}$$

$$\begin{pmatrix} 1 & 2 & -1 & 0 & 3 \\ 0 & -5 & 2 & 1 & -7 \\ 0 & 0 & 0 & 0 & 0 \\ 0 & 0 & 0 & 0 & 0 \end{pmatrix} \xrightarrow[r_1+(-2)r_2]{\left(-\frac{1}{5}\right)r_2} \begin{pmatrix} 1 & 0 & -\frac{1}{5} & \frac{2}{5} & \frac{1}{5} \\ 0 & 1 & -\frac{2}{5} & -\frac{1}{5} & \frac{7}{5} \\ 0 & 0 & 0 & 0 & 0 \\ 0 & 0 & 0 & 0 & 0 \end{pmatrix}$$

由于 $R(A)=2<5=n$，故有非零解，其原方程组同解方程组为

$$\begin{cases} x_1 - \dfrac{1}{5}x_3 + \dfrac{2}{5}x_4 + \dfrac{1}{5}x_5 = 0 \\ x_2 - \dfrac{2}{5}x_3 - \dfrac{1}{5}x_4 + \dfrac{7}{5}x_5 = 0 \end{cases}$$

令 $x_3 = c_1,x_4 = c_2,x_5 = c_3$，故得非零解

$$\begin{cases} x_1 = \dfrac{1}{5}c_1 - \dfrac{2}{5}c_2 - \dfrac{1}{5}c_3 \\ x_2 = \dfrac{2}{5}c_1 + \dfrac{1}{5}c_2 - \dfrac{7}{5}c_3 \\ x_3 = c_1 \\ x_4 = c_2 \\ x_5 = c_3 \end{cases}$$

思考与练习

1. 求解齐次线性方程组

（1）$\begin{cases} x_1 - 2x_2 + 3x_3 - x_4 = 1 \\ 3x_1 - x_2 + 5x_3 - 3x_4 = 2 \\ 2x_1 + x_2 + 2x_3 - 2x_4 = 3 \end{cases}$ ；（2）$\begin{cases} x_1 + 2x_2 + 2x_3 + x_4 = 0 \\ 2x_1 + x_2 - 2x_3 - 2x_4 = 0. \\ x_1 - x_2 - 4x_3 - 3x_4 = 0 \end{cases}$

2. 求满足方程的矩阵 X，$3\begin{pmatrix} 1 & -2 & 3 \\ 2 & 0 & 1 \\ 4 & -5 & 2 \end{pmatrix} + X = \begin{pmatrix} 0 & 1 & 2 \\ -1 & 0 & 3 \\ 4 & 5 & -6 \end{pmatrix}$．

第四节　矩阵的特征值与特征向量

矩阵的特征值和特征向量不仅在数学理论研究上十分重要，而且在医学、工程技术等许多学科中都有非常重要的作用．本节仅讨论矩阵的特征值和特征向量的概念及其求解方法．

定义 7-17　设 A 是 n 阶方阵，如果数 λ 和 n 维非零列向量 X 使关系式

$$AX = \lambda X \tag{7-10}$$

成立，那么，这样的数 λ 称为方阵 A 的特征值（eigenvalue），非零向量 X 称为矩阵 A 的对应于特征值 λ 的特征向量（eigenvector）．

式（7-10）也可写成：

$$(\lambda I - A)X = 0 \tag{7-11}$$

其中

$$\lambda I - A = \begin{pmatrix} \lambda - a_{11} & -a_{12} & \cdots & -a_{1n} \\ -a_{21} & \lambda - a_{22} & & -a_{2n} \\ \vdots & \vdots & \cdots & \vdots \\ -a_{n1} & -a_{n2} & \cdots & \lambda - a_{nn} \end{pmatrix}$$

叫做矩阵 A 的特征矩阵（eigenmatrix）．

将式（7-11）展开成 n 元齐次线性方程组，即

$$\begin{cases} (\lambda - a_{11})x_1 & -a_{12}x_2 - \cdots - a_{1n}x_n = 0 \\ -a_{21}x_1 + (\lambda - a_{22})x_2 - \cdots - a_{2n}x_n = 0 \\ \cdots\cdots\cdots\cdots\cdots\cdots\cdots\cdots\cdots\cdots\cdots\cdots \\ -a_{n1}x_1 - a_{n2}x_2 - \cdots + (\lambda - a_{nn}x_n) = 0 \end{cases}$$

式(7-11)有非零解的充分必要条件是系数行列式 $|\lambda I-A|=0$,而 $|\lambda I-A|$ 是关于 λ 的 n 次多项式,称 $|\lambda I-A|$ 是矩阵 A 的特征多项式, $|\lambda I-A|=0$ 称为矩阵 A 的特征方程. A 的特征值就是特征方程的解.特征方程在复数范围内恒有解,其个数为方程的次数(重根按重数计算),因此, n 阶矩阵 A 在复数范围内有 n 个特征值.

设 $\lambda=\lambda_i$ 为方阵 A 的一个特征值,则由方程 $(\lambda_i I-A)X=0$ 可求得非零解 $X=P_i$,那么 P_i 便是 A 的对应于特征值 λ_i 的特征向量(若 λ_i 为实数,则 P_i 可取实向量;若 λ_i 为复数,则 P_i 可取复向量).本书只讨论实数特征值.

下面给出求解矩阵特征值和特征向量的求解步骤:

(1)写出矩阵 A 的特征多项式 $|\lambda I-A|$;

(2)解特征方程 $|\lambda I-A|=0$,求出所有特征值 λ;

(3)把每一个特征值 $\lambda=\lambda_i$ 代入 $(\lambda_i I-A)X=0$,求出该方程的非零解 $X=P_i$,那么 P_i 便是 A 的对应于特征值 λ_i 的特征向量.

例 7-20   求矩阵 $A=\begin{pmatrix} 3 & -1 \\ -1 & 3 \end{pmatrix}$ 的特征值和特征向量.

解 A 的特征多项式为 $|\lambda I-A|=\begin{vmatrix} \lambda-3 & 1 \\ 1 & \lambda-3 \end{vmatrix}=(\lambda-3)^2-1=(\lambda-4)(\lambda-2)$ 所以 A 的特征值为 $\lambda_1=2,\lambda_2=4$.

当 $\lambda_1=2$ 时,对应的特征向量应满足 $\begin{pmatrix} 2-3 & 1 \\ 1 & 2-3 \end{pmatrix}\begin{pmatrix} x_1 \\ x_2 \end{pmatrix}=\begin{pmatrix} 0 \\ 0 \end{pmatrix}$ 即

$$\begin{cases} -x_1+x_2=0 \\ x_1-x_2=0 \end{cases}$$

解得: $x_1=x_2$.这里选 x_2 为自由变量,将非零向量表示为自由变量 x_2 对应的列矩阵形式

$$\begin{cases} x_1=x_2 \\ x_2=x_2 \end{cases} \quad 即 \begin{pmatrix} x_1 \\ x_2 \end{pmatrix}=x_2\begin{pmatrix} 1 \\ 1 \end{pmatrix} \tag{7-12}$$

这里 x_2 取任何非零实数.例如当 $x_2=1$ 时,即得对应 $\lambda_1=2$ 的一个特征向量为 $\begin{pmatrix} 1 \\ 1 \end{pmatrix}$.

在式(7-12)中,若令 $x_2=k$ (k 为任意非零实数),则得到对应于 $\lambda_1=2$ 的全部特征向量 $P_1=k\begin{pmatrix} 1 \\ 1 \end{pmatrix}$.

当 $\lambda_2=4$ 时,由 $\begin{pmatrix} 4-3 & 1 \\ 1 & 4-3 \end{pmatrix}\begin{pmatrix} x_1 \\ x_2 \end{pmatrix}=\begin{pmatrix} 0 \\ 0 \end{pmatrix}$,得 $x_1=-x_2$,这里选 x_2 为自由变量,将非零向量表示为自由变量 x_2 对应的列矩阵形式

$$\begin{cases} x_1=-x_2 \\ x_2=x_2 \end{cases} \quad 即 \begin{pmatrix} x_1 \\ x_2 \end{pmatrix}=x_2\begin{pmatrix} -1 \\ 1 \end{pmatrix}$$

令 $x_2=k$ (k 为任意非零实数),则得到对应于 $\lambda_2=4$ 的全部特征向量 $P_2=k\begin{pmatrix} -1 \\ 1 \end{pmatrix}$.

通过上面的讨论可知,矩阵的特征向量总是相对于矩阵的特征值而言的,一个特征值具有的特征向量并不是唯一的;不同的特征值对应的特征向量也不会相等,也就是说,一个特征向量只能属于一个特征值.

例 7-21   求矩阵 $A=\begin{pmatrix} 2 & 2 & -2 \\ 2 & 5 & -4 \\ -2 & -4 & 5 \end{pmatrix}$ 的特征值和特征向量.

解   先解特征方程

$$|\lambda I-A|=\begin{vmatrix} \lambda-2 & -2 & 2 \\ -2 & \lambda-5 & 4 \\ 2 & 4 & \lambda-5 \end{vmatrix}=(\lambda-1)^2(\lambda-10)$$

所以 A 的特征值为 $\lambda_1=\lambda_2=1,\lambda_3=10$.

当 $\lambda=1$ 时,解方程 $(I-A)X=0$

对特征矩阵 $(I-A)$ 作初等行变换

$$(I-A)=\begin{pmatrix} -1 & -2 & 2 \\ -2 & -4 & 4 \\ 2 & 4 & -4 \end{pmatrix} \rightarrow \begin{pmatrix} 1 & 2 & -2 \\ 0 & 0 & 0 \\ 0 & 0 & 0 \end{pmatrix}$$

得同解方程 $\qquad\qquad\qquad x_1=-2x_2+2x_3$

这里选 x_2、x_3 为自由变量,将非零向量表示为自由变量 x_2、x_3 对应的列矩阵形式

$$\begin{cases} x_1=-2x_2+2x_3 \\ x_2=\quad x_2 \\ x_3=\qquad x_3 \end{cases} \quad 即 \begin{pmatrix} x_1 \\ x_2 \\ x_3 \end{pmatrix}=x_2\begin{pmatrix} -2 \\ 1 \\ 0 \end{pmatrix}+x_3\begin{pmatrix} 2 \\ 0 \\ 1 \end{pmatrix}$$

令 $x_2=k_1,x_3=k_2$(k_1,k_2 为任意不同时等于零的实数),则得到对应于 $\lambda=1$ 的全部特征向量为 $k_1p_1+k_2p_2$,其中

$$p_1=\begin{pmatrix} -2 \\ 1 \\ 0 \end{pmatrix}, \quad p_2=\begin{pmatrix} 2 \\ 0 \\ 1 \end{pmatrix}$$

当 $\lambda=10$ 时,解方程组 $(10I-A)X=0$.

对特征矩阵 $(10I-A)$ 作初等行变换

$$(10I-A)=\begin{pmatrix} 8 & -2 & 2 \\ -2 & 5 & 4 \\ 2 & 4 & 5 \end{pmatrix} \rightarrow \begin{pmatrix} 4 & -1 & 1 \\ -18 & 9 & 0 \\ -18 & 9 & 0 \end{pmatrix} \rightarrow \begin{pmatrix} -2 & 1 & 0 \\ 2 & 0 & 1 \\ 0 & 0 & 0 \end{pmatrix},得同解方程 \begin{cases} x_2=2x_1 \\ x_3=-2x_1 \end{cases}$$

这里选 x_1 为自由变量,将非零向量表示为自由变量 x_1 对应的列矩阵形式

$$\begin{cases} x_1=\quad x_1 \\ x_2=\quad 2x_1 \\ x_3=-2x_1 \end{cases} \quad 即 \begin{pmatrix} x_1 \\ x_2 \\ x_3 \end{pmatrix}=x_1\begin{pmatrix} 1 \\ 2 \\ -2 \end{pmatrix}$$

令 $x_1=k_3$(k_3 为任意非零实数),则得到对应于 $\lambda=10$ 的全部特征向量为 k_3p_3,其中

$$p_3=\begin{pmatrix} 1 \\ 2 \\ -2 \end{pmatrix}$$

应该指出的是,对应于同一特征值的特征向量的线性组合,还是 A 的特征向量;但不是同一特征值的特征向量的线性组合,不再是矩阵 A 的特征向量. 比如本例中当 k_1,k_2,k_3 都不等于零时,线性组合

$$P=k_1\begin{pmatrix} -2 \\ 1 \\ 0 \end{pmatrix}+k_2\begin{pmatrix} 2 \\ 0 \\ 1 \end{pmatrix}+k_3\begin{pmatrix} 1 \\ 2 \\ -2 \end{pmatrix}$$

不再是矩阵 A 的特征向量.

思考与练习

1. 求矩阵 $A=\begin{pmatrix} 1 & 2 & 2 \\ 2 & 1 & 2 \\ 2 & 2 & 1 \end{pmatrix}$ 的特征值和特征向量.

2. 设 λ 是方阵 A 的特征值,证明

（1）λ^2 是 A^2 的特征值；　（2）当 A 可逆时，$\dfrac{1}{\lambda}$ 是 A^{-1} 的特征值.

第五节　线性代数在医学上的应用

线性代数在医学上的应用较为广泛，本节通过四个实例来说明线性代数在医学中的广泛应用.

例 7-22　在图 7-4 中，设血液往血管分支点流动的流率为 z，经两条血管离开分支点的流动的流率分别为 x 和 y，则 $z = x + y$，又假设各条血管距支点一定距离处的压强分别为 P_x, P_y 及 P_z，血管端点的压强 P_x, P_y, P_z 是可以测得的，在支点的压强为 P；试用线性方程组求出 x, y, z 及 P.

图 7-4

解　假设压降（对分支点的压强差）与流率成正比，则得

$$\begin{cases} x + y - z = 0 \\ R_z z = P_z - P \\ R_x x = P - P_x \\ R_y y = P - P_y \end{cases}$$

其中 R_x, R_y, R_z 分别为三条血管相应的比例系数，变成式（7-7）的非齐次线性方程组

$$\begin{cases} x + y - z = 0 \\ R_z z + P = P_z \\ -R_x x + P = P_x \\ -R_y y + P = P_y \end{cases}$$

系数矩阵的行列式

$$|A| = \begin{vmatrix} 1 & 1 & -1 & 0 \\ 0 & 0 & R_z & 1 \\ -R_x & 0 & 0 & 1 \\ 0 & -R_y & 0 & 1 \end{vmatrix} = -(R_x R_y + R_y R_z + R_z R_x) \neq 0$$

即增广矩秩与系数矩阵秩相等，且秩数也等于变量个数 4，非齐次线性方程组有唯一解：

$$x = \frac{R_y(P_z - P_x) - R_z(P_x - P_y)}{R_x R_y + R_y R_z + R_z R_x}, \quad y = \frac{R_z(P_x - P_y) - R_x(P_y - P_z)}{R_x R_y + R_y R_z + R_z R_x},$$

$$z = \frac{R_y(P_z - P_x) - R_x(P_y - P_z)}{R_x R_y + R_y R_z + R_z R_x}, \quad p = \frac{R_x R_y P_z + R_y R_z P_x + R_z R_x P_y}{R_x R_y + R_y R_z + R_z R_x}$$

例 7-23　假设两基因型 A 和 B，它们在自受精的条件下，单位时间内能产生 A 和 B 两型个体所具有的概率（用频率近似）如表 7-3，经过某实验室研究得出基因型 A 的表现型为 A；基因型 B 的表现型可能为 A，也可能为 B，且其概率均为 $\dfrac{1}{2}$. 我们来探究两基因型 A 和 B 世代自交的繁衍情况.

表 7-3　A 和 B 两型个体自交遗传概率分布

		基因型	
		A	B
表现型	A	1	$\dfrac{1}{2}$
	B	0	$\dfrac{1}{2}$

解 我们把表中的概率可以表达为矩阵的元素,则有概率矩阵(每一列的元素和等于 1)为 $P_0 =$
$\begin{pmatrix} 1 & \dfrac{1}{2} \\ 0 & \dfrac{1}{2} \end{pmatrix}$,经过一代自交后,所有基因 A 将保留,基因 B 中的一半保留,一半变成 A,也即第一世代的概

率矩阵为 $P_1 = \begin{pmatrix} 1 & \dfrac{3}{4} \\ 0 & \dfrac{1}{4} \end{pmatrix}$,显然有:$P_1 = P_0 \times P_0 = P_0^2$. 同理可以得到第二世代的概率 $P_2 = P_1 \times P_0 = P_0^3 =$

$\begin{pmatrix} 1 & \dfrac{7}{8} \\ 0 & \dfrac{1}{8} \end{pmatrix}$. 类似地,可以得到第 n 世代的概率 $P_n = P_{n-1} \times P_0 = P_0^{n+1} = \begin{pmatrix} 1 & 1-\left(\dfrac{1}{2}\right)^{n+1} \\ 0 & \left(\dfrac{1}{2}\right)^{n+1} \end{pmatrix}$.

当 $n \to \infty$ 时,即繁衍世代数很大时,矩阵 P_n 无限逼近 $\begin{pmatrix} 1 & 1 \\ 0 & 0 \end{pmatrix}$.

也就是说,两基因型 A 和 B 无限地世代自交后,A 型基因保留,B 型基因最终将灭绝,这与生物学家达尔文的物竞天择,适者生存的生物学理论相适应.

例 7-24(一个婚姻状况计算的简单模型) 某个城镇中,每年有 40% 的已婚女性离婚,25% 的单身女性结婚,城镇中有 12 000 位已婚女性和 4000 位单身女性. 假设所有女性的总数为一常数,1 年后,有多少已婚女性和单身女性? 2 年后呢?

解 可用如下方式构造矩阵 A. 矩阵 A 第一行元素分别为 1 年后处于婚姻状态的已婚女性和已婚的单身女性的百分比. A 第二行元素分别为 1 年后离婚的已婚女性和未婚的单身女性的百分比. 因此

$$A = \begin{pmatrix} 0.6 & 0.25 \\ 0.4 & 0.75 \end{pmatrix}$$

若令 $x = \begin{pmatrix} 12\ 000 \\ 4000 \end{pmatrix}$,则一年后已婚女性和单身女性的人数可以用 A 乘以 x 计算.

$$Ax = \begin{pmatrix} 0.6 & 0.25 \\ 0.4 & 0.75 \end{pmatrix} \begin{pmatrix} 12\ 000 \\ 4000 \end{pmatrix} = \begin{pmatrix} 8200 \\ 7800 \end{pmatrix}$$

1 年后有 8200 位已婚女性,7800 位单身女性. 要求 2 年后已婚女性和单身女性的数量,计算

$$A^2 x = A(Ax) = \begin{pmatrix} 0.6 & 0.25 \\ 0.4 & 0.75 \end{pmatrix} \begin{pmatrix} 8200 \\ 7800 \end{pmatrix} = \begin{pmatrix} 6870 \\ 9130 \end{pmatrix}$$

2 年后有 6870 位已婚女性,9130 位单身女性. 一般的,n 年后已婚女性和单身女性的数量可由 $A^n x$ 求得.

例 7-25 某医院用多相脂质体 139 注射液治疗肺癌,疗效数据(%)见表 7-4,经过相关专家综合分析得出,参评因素(咳嗽,咯血,气急,胸痛,食欲,体重变化,生活状况)上的权重分别为 0.138,0.165,0.154,0.094,0.144,0.180 和 0.126,试评判其疗效.

解 记参评因素集为 X,评判集为 Y,则有
$X = \{$咳嗽,咯血,气急,胸痛,食欲,体重变化,生活状态$\}$,
$Y = \{$好转,不变,恶化$\}$,根据疗效数据,可以确定 X 到 Y 的模糊关系

表 7-4　多相脂质体 139 治疗肺癌疗效

症状体征	好转	不变	恶化	合计
咳嗽	59.8	29.9	10.3	100
咯血	58.2	38.0	3.8	100
气急	67.1	22.9	10.0	100
胸痛	61.0	29.3	9.7	100
食欲	70.5	20.0	9.5	100
体重变化	58.9	16.4	24.7	100
生活状况	37.9	46.6	15.5	100

$$R = \begin{pmatrix} 0.598 & 0.299 & 0.103 \\ 0.582 & 0.380 & 0.038 \\ 0.671 & 0.229 & 0.100 \\ 0.610 & 0.293 & 0.097 \\ 0.705 & 0.200 & 0.095 \\ 0.589 & 0.164 & 0.247 \\ 0.379 & 0.466 & 0.155 \end{pmatrix}$$

参评因素上的权重可记为 $W = (0.138, 0.165, 0.154, 0.094, 0.144, 0.180, 0.126)$，则有 $P = W \times R = (0.60, 0.28, 0.12)$，根据最大隶属原则，多相脂质体 139 注射液治疗肺癌，疗效为好转，好转程度为 60%.

思考与练习

1. Searle 通过实验得到矩阵 $A = \begin{pmatrix} 1 & \dfrac{1}{4} & \dfrac{1}{18} \\ 0 & \dfrac{1}{2} & \dfrac{4}{9} \\ 0 & \dfrac{1}{4} & \dfrac{1}{2} \end{pmatrix}$ 为某生物基因概率矩阵，求其特征值和所属特征向量（详细解答见第八章数学实验相应内容）.

2. 例 7-24 和例 7-25 请结合第八章数学实验的方法编程解决该问题（详细解答见第八章数学实验相应内容）.

习 题 七

1. 计算下列行列式

$(1) \begin{vmatrix} 4 & 3 & 2 & 1 \\ 3 & 2 & 1 & 4 \\ 2 & 1 & 4 & 3 \\ 1 & 4 & 3 & 2 \end{vmatrix}$;　　$(2) \begin{vmatrix} 1 & 0 & -2 & 4 \\ -3 & 7 & 2 & 1 \\ 2 & 1 & -5 & -3 \\ 0 & -4 & 11 & 12 \end{vmatrix}$;　　$(3) \begin{vmatrix} a^2 & ab & b^2 \\ 2a & a+b & 2b \\ 1 & 1 & 1 \end{vmatrix}$.

2. 计算下列 n 阶行列式

$(1) \begin{vmatrix} a & b & 0 & \cdots & 0 & 0 \\ 0 & a & b & \cdots & 0 & 0 \\ \cdots & \cdots & \cdots & \cdots & \cdots & \cdots \\ 0 & 0 & 0 & \cdots & a & b \\ b & 0 & 0 & \cdots & 0 & a \end{vmatrix}$;　$(2) D = \begin{vmatrix} a_1 & 1 & \cdots & 1 \\ 1 & a_2 & & 0 \\ \vdots & & \ddots & \\ 1 & 0 & & a_n \end{vmatrix}$, 其中, $a_1 a_2 \cdots a_n \neq 0$.

3. 计算 n 阶范德蒙行列式行列式

$$D_n = \begin{vmatrix} 1 & 1 & 1 & \cdots & 1 & 1 \\ a_1 & a_2 & a_3 & \cdots & a_{n-1} & a_n \\ \cdots & \cdots & \cdots & \cdots & \cdots & \cdots \\ a_1^{n-2} & a_2^{n-2} & a_3^{n-2} & \cdots & a_{n-1}^{n-2} & a_n^{n-2} \\ a_1^{n-1} & a_2^{n-1} & a_3^{n-1} & \cdots & a_{n-1}^{n-1} & a_n^{n-1} \end{vmatrix}.$$

4. 试确定矩阵中的未知数 a,b,c.

（1）$\begin{pmatrix} 2 & 3 \\ 1 & c \end{pmatrix} + \begin{pmatrix} a & -1 \\ 0 & b \end{pmatrix} = \begin{pmatrix} 3 & b \\ 1 & 0 \end{pmatrix}$

（2）$\begin{pmatrix} a^2 & 1 & b^2 \\ 0 & -2 & 3 \end{pmatrix} - 2\begin{pmatrix} a & 2 & 1 \\ -1 & c & 4 \end{pmatrix} = \begin{pmatrix} 15 & -3 & 7 \\ 2 & -8 & -5 \end{pmatrix}$

5. 设矩阵

$$A = \begin{pmatrix} 1 & 2 & 1 & 2 \\ 2 & 1 & 2 & 1 \\ 1 & 2 & 3 & 4 \end{pmatrix}, \quad B = \begin{pmatrix} 4 & 3 & 2 & 1 \\ -2 & 1 & -2 & 1 \\ 0 & -1 & 0 & -1 \end{pmatrix}$$

（1）求 $3A-B$；

（2）解矩阵方程 $A+X=B$，求 X.

6. 计算下列矩阵的乘积.

（1）$\begin{pmatrix} 1 & 0 & -1 & 2 \\ -1 & 1 & 3 & 0 \\ 0 & 5 & -1 & 4 \end{pmatrix} \begin{pmatrix} 0 & 3 & 4 \\ 1 & 2 & 1 \\ 3 & 1 & -1 \\ -1 & 2 & 1 \end{pmatrix}$；

（2）已知 $A = \begin{pmatrix} 1 & 0 & 3 \\ 2 & 1 & 0 \end{pmatrix}, B = \begin{pmatrix} 4 & 1 \\ -1 & 1 \\ 2 & 0 \end{pmatrix}$，求矩阵 AB 和 BA.

（3）已知 $A = \begin{pmatrix} 1 & 2 & 1 & 1 \\ 0 & 2 & 2 & 4 \\ 4 & 6 & 8 & 0 \end{pmatrix}, B = \begin{pmatrix} 25 \\ 10 \\ 30 \\ 0 \end{pmatrix}, C = \begin{pmatrix} 40 \\ 0 \\ 30 \\ 5 \end{pmatrix}$，求矩阵 AB 和 AC.

（4）设 $A = \begin{pmatrix} 1 & 3 \\ 2 & -2 \end{pmatrix}, B = \begin{pmatrix} 2 & 5 \\ 3 & 4 \end{pmatrix}$，求 $|AB|$ 的值.

7. 设矩阵 $A = (1 \quad -1 \quad 2), B = \begin{pmatrix} 2 & -1 & 0 \\ 1 & 1 & 3 \\ 4 & 2 & 1 \end{pmatrix}$，求 $(AB)^T$.

8. 用伴随矩阵的方法求矩阵的逆.

（1）$\begin{pmatrix} \cos\alpha & -\sin\alpha \\ \sin\alpha & \cos\alpha \end{pmatrix}$；　　（2）$\begin{pmatrix} 1 & 1 & 1 \\ 0 & 1 & 1 \\ 0 & 0 & 0 \end{pmatrix}$；　　（3）$\begin{pmatrix} 1 & 0 & 0 & 0 \\ 0 & 2 & 0 & 0 \\ 0 & 0 & 3 & 0 \\ 0 & 0 & 0 & 4 \end{pmatrix}$；　　（4）$\begin{pmatrix} 1 & 2 & 3 \\ 2 & 2 & 1 \\ 3 & 4 & 3 \end{pmatrix}$.

9. 已知 $A^2+2A+I=0$，求证 $A^{-1}=-A-2I$.

10. 已知矩阵 $A = \begin{pmatrix} 0 & 1 & 3 \\ 2 & 3 & 5 \\ 3 & 5 & 7 \end{pmatrix}$，试用初等行变换求 A^{-1}.

11. 求下列矩阵的秩.

$$A = \begin{pmatrix} 1 & 2 & 1 & 5 \\ 2 & -1 & 3 & 7 \\ 3 & 1 & 1 & 6 \end{pmatrix}; \quad B = \begin{pmatrix} 1 & 2 & 3 \\ 1 & 1 & 0 \\ 2 & 3 & 3 \\ 3 & 4 & 3 \end{pmatrix}.$$

12. 问 λ 取何值时,下列齐次线性方程组有非零解?

$$\begin{cases} (1-\lambda)x_1 - 2x_2 + 4x_3 = 0 \\ 2x_1 + (3-\lambda)x_2 + x_3 = 0 \\ x_1 + x_2 + (1-\lambda)x_3 = 0 \end{cases}$$

13. 解线性方程组

$$\begin{cases} (\lambda+3)x_1 + x_2 + 2x_3 = \lambda \\ \lambda x_1 + (\lambda-1)x_2 + x_3 = \lambda \\ 3(\lambda+1)x_1 + \lambda x_2 + (\lambda+3)x_3 = 3 \end{cases}$$

λ 为何值时,(i)有唯一解;(ii)有无穷多解;(iii)无解.

14. 求下列矩阵的特征值与对应的特征向量.

$$(1) \begin{pmatrix} 3 & -1 & 1 \\ 2 & 0 & 1 \\ 1 & -1 & 2 \end{pmatrix}; \quad (2) \begin{pmatrix} 3 & 3 & 2 \\ 1 & 1 & -2 \\ -3 & -1 & 0 \end{pmatrix}.$$

第八章　MATLAB 软件及其应用初步

数学运算通常需要运算者在掌握基本数学公理或定理的基础上,按照运算法则进行计算.这一过程往往不仅复杂枯燥,并且有时容易出现各种错误.随着计算技术和计算机技术飞速发展,各种数学问题的计算已经可以借助于专业数学工具软件得到解决.这里的数学问题的计算既包含数值计算,也包括符号计算和逻辑推理运算.对数学工具的应用者而言,数学工具软件将其从烦琐的运算细节中解放出来,不仅使数学运算的难度降低,而且能够获得更为精确的结果.

目前常用的数学应用软件包括 Mathematica、Maple、Matlab 等. Mathematica 是由 Wolfram Research 公司开发并维护的一款软件,这款软件整合了大量常用的数学、物理、工程等领域的计算方法,并能够提供强大的可视化支持. Maple 软件是由加拿大 Waterloo 大学最早开发的一款数学计算和模型设计软件,目前由 Maplesoft 公司继续研发和维护,其在符号计算和绘图方面的能力也非常优秀. MATLAB 是由 The Math Works 公司开发的一款强大的科学计算软件,是一种用于算法开发、数据可视化、数据分析以及数值计算的高级计算语言和交互式环境,也是当前在科技计算领域应用最广泛的软件计算环境之一. MATLAB 集数值计算、符号计算、计算可视化于一体,广泛应用在包括信号和图像处理、通讯、控制系统设计、测试和测量、财务建模和分析以及计算生物学等众多应用领域.

本章将以 MATLAB 为例介绍数学工具软件的功能,特别是其在高等数学计算和可视化展示方面的作用,使读者能够通过数学工具软件的强大功能,辅助对高等数学相关问题的理解与计算.

第一节　MATLAB 基本操作

MATLAB 的强大功能可以通过视窗环境呈现,利用这些窗口,使用者可以方便地获取当前工作环境下的各项信息.本节将对 MATLAB 的使用环境和基本操作进行初步介绍,使读者能够轻松地使用 MATLAB 软件的基本功能.

一、MATLAB 软件工作窗口

MATLAB 软件通过工作窗口实现人机对话.如图 8-1 所示为 MATLAB 的默认工作窗口,MATLAB 使用界面主要包括菜单、工具条以及四个主要的工作窗口. MATLAB 软件的工具条同其他视窗系统软件类似,由不同功能选项卡和快捷按钮组成,其功能将在具体应用时介绍.本节将介绍其主要的工作窗口.

1. 命令窗口

命令窗口(command window)是 MATLAB 软件最重要的工作窗口,是进行 MATLAB 人机交互和数据输入输出的基本窗口.在这个窗口下,我们可以输入 MATLAB 基本命令,直接进行数学运算.例如,在命令窗口按图 8-2 第一行系统返回了 $a = \sin\left(\dfrac{\pi}{6}\right)$,$b = \cos\left(\dfrac{\pi}{6}\right)$,$c = \tan\left(\dfrac{\pi}{6}\right)$,$d = \cot\left(\dfrac{\pi}{6}\right)$ 的计算结果.再如在命令窗口先输入"syms x y"(用于定义符号变量,后面有介绍),再输入第二行可以计算 $\sin(x)/\mathrm{abs}(x)$ 的左极限,即 $\lim\limits_{x \to 0^-} \dfrac{\sin x}{|x|}$(图 8-3).

图 8-1 MATLAB 软件默认界面布局

图 8-2 MATLAB 求简单函数值示例

图 8-3 MATLAB 求函数极限示例

在命令窗口也可以执行 MATLAB 软件预装或者用户自行开发的函数或脚本文件,进行相关计算.具体操作和方法将在后续部分继续介绍.

2. 当前目录窗口

当前目录(current directory)窗口是 MATLAB 浏览和操作当前工作所在目录的窗口.当前目录是 MATLAB 软件文件操作所在的目录,是在 MATLAB 工作过程中所产生的数据、函数文件或图表等默认的存储位置.同时位于当前目录内的函数和数据文件也可以被 MATLAB 简单的调用和载入.

当前目录窗口本身类似于一个操作系统文件浏览器,可以在目录内进行一般的文件操作,如 m 文件和文件夹的创建、重命名或删除等,还可以打开目录下的文件夹并且改变当前目录.

默认当前目录是在 MATLAB 软件安装目录下 work 文件夹.用户也可以根据需要重新设定当前的工作目录.例如,用户如果想把当前目录设置为"D:\matlab_work",则可以用以下三种方式设定.

(1)在当前目录窗口点击有向上箭头标志的"前往上一级"按钮,即可以将当前目录改变为原目录的上一级目录;多次点击该按钮以及双击子目录文件夹,即可以到达指定目录.

(2)在命令窗口下 输入:

```
>>cd D:\matlab_work
```

当前目录即转化为"D:\matlab_work".

(3)在工具栏当前路径的当前目录设置区,点击由省略号标记的"浏览文件夹"按钮,即可以在对话框中设定"D:\matlab_work"为当前目录.如果这一设置工作以前已经做过,那么可以直接从"浏览文件夹"按钮左侧的下拉菜单选择以前设定的目录.

3. 工作空间窗口

工作空间(workspace)窗口是显示当前工作空间变量及其相关信息的窗口.工作空间是 MATLAB 工作时全部可调用的变量所组成的变量空间.工作空间窗口在默认布局中与当前目录窗口以标签页的形式重叠在一起.点击标签题,即可以进入工作空间窗口.通过工作空间窗口,用户可以方便地观察当前工作空间中变量的名字、类型、大小等信息.

4. 命令历史窗口

命令历史(command history)窗口是显示 MATLAB 近期曾经使用命令的窗口.通过命令历史窗口用户能够找到近期内在命令窗口使用过的命令,双击这些命令将会使命令重新执行.而在命令窗口被激活,光标在命令提示符前时,使用计算机键盘上向上箭头按钮也可以调用以前执行的命令.如果在命令提示符前先键入一些字符,则按动向上箭头将可以重新获得以这些字符开头的命令.

5. 路径设置对话框

路径设置对话框是设定 MATLAB 搜索路径的对话框,它不是 MATLAB 的默认的工作窗口.但可以通过点击工具条主页环境区域块中的设置路径选项调出,是显示和编辑 MATLAB 搜索路径的窗口.MATLAB 搜索路径是指 MATLAB 搜索 M-文件和其他 MATLAB 相关文件的路径.默认搜索路径包括随 MATLAB 一同安装的全部产品.而用户则可以将其他的文件夹加入到搜索路径当中.从而可以让这些文件夹下的函数和数据文件能够被 MATLAB 软件调用.如果用户想将"D:\matlab_path"加入到搜索路径中可以采用以下两种操作:

(1)选择工具条主页环境区域块中的设置路径或在命令窗口中输入命令

```
>>pathtool
```

都可以调出路径设置对话框.在对话框中点击 Add Folder 选择"D:\matlab_path"即可以将其添加入搜索路径.还可以点击 Add with Subfolders 按钮将文件夹及其下全部子文件夹加入到搜索路径中.但必须点击 Save 按钮才能使再次打开 MATLAB 软件时新路径仍然在 MATLAB 软件搜索路径中.

(2)在命令窗口下输入:

```
>>addpath D:\matlab_path
```

该路径即被加入到 MATLAB 搜索路径,再在命令窗口输入

```
>>path
```
即可以在命令窗口输出目前搜索路径中的全部文件夹. 如果要使新添加的路径在再次打开软件时仍然在搜索路径中还需要在命令窗口输入
```
>>savepath
```
　　需要说明,搜索路径与当前目录是不同的. 位于搜索路径和当前目录中的文件都可以被 MATLAB 软件调用. 而当前工作中的文件会存储在当前目录而不是搜索路径中.

二、MATLAB 常用命令和操作

　　MATLAB 软件中的基本操作都以命令的形式在命令窗口中执行. 本段将对 MATLA 的一些基本的常用命令加以介绍.

1. 获取帮助

　　MATLAB 帮助系统是一个非常强大,通过该系统的这些帮助,用户可以了解命令的用途、格式、参数设置等重要信息. 该帮助系统中不仅提供所有命令的详细帮助,而且也对用户自己开发的新函数进行开放,也很容易添加相应的帮助. MATLAB 帮助系统是用户克服在 MATLAB 学习和使用时的困难,了解数量巨大的 MATLAB 软件操作和命令的重要工具.

　　(1) 命令行帮助

　　使用命令行获取帮助是指在命令行中直接执行 help 命令获取帮助. 结合 lookfor 命令, help 可以为大量 MATLAB 命令和操作获得帮助. 使用 help 命令获取帮助可以在命令窗口中直接输入
```
>>help 命令名
```
命令窗口中将会输出关于该命令的帮助信息(图 8-4). 包括命令的用途,输入输出格式和参数设置等信息,部分帮助中还包括命令的版本,应用举例和相关其他命令链接等信息. 例如获取对数函数 log 的帮助,可在命令窗口输入

图 8-4　MATLAB 帮助桌面

```
>> help log
```
　　于是在命令窗口得到如下信息
```
LOG   Natural logarithm.
   LOG(X) is the natural logarithm of the elements of X.
```

```
Complex results are produced if X is not positive.

See also log1p,log2,log10,exp,logm,reallog.

Overloaded functions or methods (ones with the same name in other directo-
ries)
    help gf/log.m
    help fints/log.m
    help designdev/log.m
    help sym/log.m


Reference page in Help browser
    doc log
```

MATLAB 中允许不同目录下的方法使用相同的方法名,要获取相应的帮助信息,可以使用工具箱名/方法名的方式. 例如要得到符号数学工具箱中对数命令的帮助可以在命令窗口输入

`>> help sym/log`

能够得到结果

```
LOG  Symbolic matrix element-wise natural logarithm.
```

很多时候用户并不清楚命令的准确名字,而只是知道名字中的一部分,这时就可以使用 lookfor 命令来找到在命令或函数 m 文件第一行中包括指定词的命令. 而后可以利用 help 命令获取其准确的帮助.

（2）帮助导航与演示帮助系统

用户也可以在 MATLAB 工具条资源区域块选择 MATLAB Help 或 Demos 来使用帮助导航与演示帮助系统.

帮助导航系统是一个界面友好的获取帮助的参考窗口. 用户可以从左侧内容（contents）标签页按照树型结构找到自己所要查询的帮助,也可以通过索引（index）标签页获取按字母顺序排列的帮助条目,或在搜索（search）标签页直接通过主题词搜索相关帮助.

用户还可以通过在命令行运行"helpbrowser"或"helpdesk"以及直接按快捷键 F1 的方式打开帮助导航系统.

演示（demo）则是 MATLAB 的另一款优秀的帮助系统. 它通过视频演示等方式以实例分析的方式提供帮助信息. 能够提供一般包括教材在内的静态帮助系统所无法提供的信息. 类似于帮助导航系统,演示信息也按照所属工具箱依层次组织演示系统.

2. 路径和工作空间管理命令

MATLAB 不仅可以通过图形界面完成大部分的路径设置和工作空间管理工作都,同时也保留了一些命令来管理路径和工作空间. 通过命令的方式进行管理和信息提取过程能够被比较简单地保存和重新应用,在自动化的程序设计中能够发挥图形界面所无法取代的作用.

（1）路径管理命令

dir 和 ls 命令:显示当前目录下的全部文件.

mkdir 命令:在指定目录下创建新的子目录.

rmdir 命令:移除指定目录.

copyfile 命令:将一个文件或目录复制到指定目录.

movefile 命令:将一个文件或目录移动到指定目录,与 copyfile 命令不同的是文件将被从源位置删除.

delete 命令:删除指定文件.需要注意的是,delete 还可以被用于删除一个图形对象.

（2）工作空间管理命令

who 命令:显示当前工作空间的变量;

whos 命令:显示这些变量及其详细信息,包括变量的名称,大小和变量类型信息.

clear 命令:清空当前的工作空间. clear 命令也可以删除特定变量,当变量在随后的计算过程中将不再被调用,就可以清除这些变量. 需要注意,不加参数地使用这一命令,即只输入 clear,当前工作空间内的全部未保存的变量信息都将被删除.

save 命令:将工作空间中的变量保存到硬盘上一个以".mat"作为扩展名的文件当中.

load 命令:将硬盘上以前保存的".mat"文件内的变量导入到 MATLAB 工作空间当中.

第二节　MATLAB 语言基础

MATLAB 具有强大的计算能力,在 MATLAB 环境中可以针对简单问题直接进行计算. 也可以针对复杂问题设计专门程序来解决. 针对不同的问题,MATLAB 设计了不同的数据类型和相应的计算方法. 本节将介绍 MATLAB 的数据结构,相应计算和程序控制.

一、MATLAB 的变量和运算符

1. MATLAB 变量和数据类型

与其他程序设计语言一样,MATLAB 以变量形式记录和调用数据,但在 MATLAB 中不同的是,数据都是按照数组的形式存储. 新变量将在其在赋值过程中自动生成并被赋予相应的存储空间,而不需要事先的声明类型或定义. 对一个已经存在于工作空间的变量赋值,将会自动改变变量原内容,并在必要时重定义其存储位置. 例如,命令

```
>> a = 1
```

便定义了一个名字为 a 的变量,其内容为整数 1. 这时调用 whos 命令或直接在工作窗口中观察,可以得到关于变量 a 的详细信息

```
Name      Size                   Bytes  Class
a         1×1                        8  double array
```

通过这个信息,可以发现,变量 a 被认为是一个大小为 1 行 1 列的双精度数组. 其占用的存储空间为 8 个字节.

MATLAB 中对变量名的定义有一定要求,必须由英文字母开头,且只包含字母、数字和下划线. 如 a、a1、a_1 都是可被接受的变量名,而 1a、_a、a#都是不被接受的变量名. 如果输入了不被接受的变量名,MATLAB 会返回一行错误信息:

```
Error:The input character is not valid in MATLAB statements or expressions.
```

并会用竖线在引发错误发生位置提示. MATLAB 的错误报告机制是查找 MATLAB 程序错误的重要工具,特别是在复杂的 MATLAB 程序查错过程中能够提供很多重要的信息.

此外,还需要注意的是,MATLAB 变量名区分大小写,例如变量 A 和变量 a 是完全不同的两个变量. MATLAB 中接受十进制小数的输入或科学计数法的形式,例如输入命令

```
>> a = 3.14
```

将会得到如下结果

```
a =
    3.1400
```

而输入命令

```
>>A = 5.4e3
```

得到结果

```
A =
    5400
```

与其他程序设计语言相比,在 MATLAB 中定义复数更为简单,i 与 j 被默认为表示-1 的平方根. 如果使用命令

```
>> alpha = 2-3 * i
```

就可以定义一个复数 alpha,它的实部为 2,虚部为-3.

　　MATLAB 中基本的数据类型是双精度数(double),默认情况下数字都会被存为这种格式. MATLAB 中也还包括其他一些数据类型. 在 MATLAB 的逻辑运算中,"真"("TRUE")被记录为 1,"假"("FALSE")被记录为 0. 在比较运算等出现逻辑结果的运算中,结果都将被存储在逻辑(logical)数据类型中. 单元(cell)类型和字符(char)类型也是 MATLAB 中重要的数据类型,符号(sym)类型在高等数学的应用中有重要的作用,关于它们的具体定义方式和内容,将在以后陆续介绍.

2. MATLAB 运算符

　　与其他程序设计语言类似,MATLAB 中能够使用比较通用的运算符来进行算术计算、关系比较和逻辑运算,如常用的数学计算符"+"、"-"、"＊"、"/",分别表示加、减、乘、除四则运算. 常用的运算符见表 8-1~表 8-4.

表 8-1　常见算术运算符

符号	意义	符号	意义	符号	意义	符号	意义
+	加	*	乘	.*	数组乘法	./	数组除法
-	减	/	除	.\	数组左除法	.^	数组幂运算
\	左除法	^	幂运算				

表 8-2　常见关系运算符

符号	意义	符号	意义	符号	意义	符号	意义
==	等于	~=	不等于	<=	小于等于	>=	大于等于
<	小于	>	大于				

表 8-3　常见逻辑运算符

符号	意义	符号	意义	符号	意义	符号	意义
&	逻辑与	|	逻辑或	any	有真	All	全真
~	逻辑非	xor	逻辑与或				

表 8-4　其他特殊符号

符号	意义	符号	意义	符号	意义	符号	意义
=	赋值符	:	冒号*	{}	大括号**	'	共轭转置*
( )	小括号*	[ ]	中括号*	;	分号*	,	逗号*

＊ 其意义和用法将在矩阵及其运算中详细介绍. ＊＊ 用于单元数组定义和操作

3. MATLAB 函数

　　MATLAB 的众多函数是 MATLAB 强大计算能力的重要体现之一,其中包括数学运算函数,如平方根(sqrt)运算、指数(exp)运算、对数(log)运算、各种三角函数和反三角函数等,还包括其他一些关于复数运算,取整运算等数学运算(表 8-5).可以通过帮助命令

```
>> help elfun
```
获取 MATLAB 中常用的基本算术函数.或者通过另外两个帮助命令
```
>> help specfun
```
```
>> help elmat
```
获取关于更多的特殊数学运算和矩阵运算的函数信息.

表 8-5　MATLAB 常用算术函数

名称	返回结果	名称	返回结果
sin	正弦函数	asin	反正弦函数
cos	余弦函数	acos	反余弦函数
tan	正切函数	atan	反正切函数
cot	余切函数	acot	反余切函数
sec	正割函数	csc	余割函数
exp	以 e 为底的指数	log	以 e 为底的对数
log10	以 10 为底的对数	log2	以 2 为底的对数
sqrt	平方根	abs	绝对值
real	复数的实部	imag	复数的虚部
fix	向 0 方向取整	floor	向负无穷方向取整
ceil	向正无穷方向取整	round	向最近整数取整
mod	取余数	sign	符号函数

MATLAB 中还设定了一些特殊函数来返回一些特殊的常量或环境变量,表 8-6 列出了一些常用的特殊函数.

表 8-6　常用特殊函数

名称	返回结果	名称	返回结果
ans	最后返回的结果	i 和 j	−1 的平方根
pi	圆周率	eps	浮点数精度
inf 或 Inf	无穷	realmax	最大浮点数
nan 或 NaN	不是数	realmin	最小浮点数
nargin	输入变量个数	nargout	输出变量个数

二、MATLAB 数组和矩阵

矩阵运算是 MATLAB 的基础,在 MATLAB 中变量都是以数组(array)的形式存在的,甚至于输入的一个常数也被认为是一个 1 行 1 列的数组. 在形式上看,数组与矩阵是一致的,但在 MATLAB 计算中,两者有着显著的不同.

1. 矩阵的生成

在 MATLAB 中有多种方式可以生成矩阵,常用的有直接输入、函数生成和载入数据.

(1)直接输入矩阵:对于简单的小规模矩阵,可以直接在命令窗口中输入. 如在命令窗口输入
```
>> A=[8 1 6;3 5 7;4 9 2]
```
能够得到结果
```
A =

     8   1   6
     3   5   7
```

```
        4   9   2
```

A 就是所求的三阶矩阵. 在命令窗口输入

```
>> I=[1,0,0
       0,1,0
       0,0,1]
```

能够得到结果

```
    I =
        1   0   0
        0   1   0
        0   0   1
```

I 即为所求三阶单位矩阵,主对角线元素为 1,其他元素均为 0.

直接输入矩阵时,矩阵的全部元素被放在一中括号中,行与行之间用分号或回车来分隔,每行的元素之间用空格或逗号来分隔. 在输入矩阵 A 时即采用分号与空格来分隔元素,而输入 I 时则采用逗号和回车来分隔元素. 特别地,如果在中括号之间不输入任何元素,结果将得到一个空集.

(2) 由已知矩阵提取或合并获得新矩阵:MATLAB 中可以通过行号和列号来提取矩阵中的元素. M(i,j) 即表示 M 矩阵中的第 i 行,第 j 列的元素. 也可以提取整行或者整列的元素,M(i,:) 即表示 M 矩阵中的第 i 行全体,M(:,j) 则表示 M 矩阵中第 j 列的全体. 此外,还可以通过行号向量的方式,提取不同行的数据.

例 8-1 输入矩阵,并在矩阵 B 中分别提取第 2 列,第 1 行和第 3 行.

解 输入以下命令

```
>> B=[8 2 7;3 -5 7;4 0 2]
```

得到结果

```
    I =
        8    2    7
        3   -5    7
        4    0    2
```

```
>> c1=B(:,2)
```

得到结果

```
    c1 =
         2
        -5
         0
```

为一个 3 行 1 列的矩阵.

输入命令

```
>> c2=B([1,3],:)
```

即得到结果

```
    c2 =
        8    2    7
        4    0    2
```

为一个 2 行 3 列的矩阵.

MATLAB 还可以用中括号方便地合并矩阵. 行数相同的矩阵可以用逗号或空格分隔,用中括号合并为一个行数不变,列数为原矩阵列数之和的新矩阵. 同样地,列数相同的矩阵也可以用分号或回车分隔成为新的矩阵. 例如将例 8-1 中的两个矩阵按行合并,就可输入命令

```
>> D=[B,I]
```

有结果

```
   D=
      8   2   7   1   0   0
      3  -5   7   0   1   0
      4   0   2   0   0   1
```

为一个 3 行 6 列的矩阵.

（3）特殊的 1 维数组生成方法：一维数组即行数与列数中至少有一个为 1 的矩阵，即为向量（vector）. 有序的 1 维数组可以用冒号（":"）或 linspace 等命令来生成.

1）冒号（":"）运算符：使用冒号创建数组时有两种方式，m:n 或 m:p:n，其定义规则如下：

对于 m:n，当 m<n 时，m:n 表示数组[m m+1 … m+k … n∗]其中 k 为正整数，n∗表示{m+1,…,m+k}中小于等于 n 的最大值，当 n−m 为整数时 n∗=n；而当 m>n，m:n 则会返回一个空集.

对 m:p:n，如果当 m<n 且 p>0 或者当 m>n，p<0 时，m:p:n 表示数组[m m+p… m+k∗p … n∗]，其中 k 为正整数，n∗表示{m+k∗p}中小于等于 n 的最大值，当 n−m 为 p 的整数倍时 n∗=n. 其他情况下 m:p:n 则会返回一个空集.

例 8-2 生成数组 1:5,0:pi,5:−2:1 和 0:0.5:pi.

解 输入命令

```
>> 1:5
```

得到 1 行 5 列数组

```
ans=
      1   2   3   4   5
```

输入命令

```
>> 0:pi
```

得到 1 行 4 列数组

```
ans=
      0   1   2   3
```

输入命令

```
>> 5:-2:1
```

得到 1 行 3 列数组

```
ans=
      5   3   1
```

输入命令

```
>> 0:0.5:pi
```

得到 1 行 7 列数组

```
ans=
      0   0.5000   1.0000   1.5000   2.0000   2.5000   3.0000
```

2）linspace 命令：与冒号运算符类似，linspace 命令也被用于生成有序一维数组. 其用法的一般格式为

```
a=linspace(初值,终值,元素个数)
```

得到的是一个包含指定个数元素的等差数列，第一个元素即为初值，最后一个元素即为终值.

例 8-3 使用 linspace 生成从 0 到 pi 之间包含 10 个元素的等差数列.

解 输入命令

```
>>linspace(0,pi,10)
```

得到结果

```
ans =
    Columns 1 through 7
    0   0.3491   0.6981   1.0472   1.3963   1.7453   2.0944
    Columns 8 through 10
    2.4435   2.7925   3.1416
```

注意:当输出结果不能在命令窗口的同一行内显示时,MATLAB 的显示方式.

冒号运算符通过指定步长来生成等差数列,而 linspace 则通过设定包含元素数目来生成等差数列,在适当的情况下使用这两个函数生成一维数组,能够带来极大的便利.

(4) 载入外来数据:MATLAB 有多种途径可以方便地导入外来的数据. 其中包括使用工具条菜单中导入(import)对话框导入数据,或使用 load、dlmread 等命令直接从命令窗口导入数据. 这里简单介绍 load 命令的使用方法.

load 命令是 MATLAB 重要的载入数据命令,它可以载入硬盘上已经保存的".mat"文件,也可以导入以 ASCII 文本文档保存的数据.

例 8-4　创建导入 ASCII 文本文档保存的数据.

解　在 MATLAB 以外,由文本编辑器编辑数据文件,在文件中按行输入数据,每行数据由"tab"制表符或空格分隔为列.

如在文件中输入如下 3 行数据

```
1   2   3   4   5
10  20  30  40  50
100 200 300 400 500
```

并将数据以文件名 a.dat 保存在 MATLAB 的当前目录下. 执行命令

```
>> load a.dat
```

使用 whos 命令查看工作空间

```
>> load a.dat
>>whos
    Name      Size              Bytes   Class
    a         3x5               120     double array
```

文本文档 a.dat 中的数据被载入到 MATLAB 中,并以文件名(不包含扩展名)a 作为变量的名称.

2. 数组运算

与其他程序设计语言一样,MATLAB 定义了数组运算,使大量数据的运算变得更为简单. 需要注意的是,数组运算与矩阵运算有不同的地方.

(1) 数组与常数的算术运算:数组与常数的四则运算结果是一个与数组同型的数组,其中每个元素既是原数组中每一个元素分别与常数进行运算的结果. 加法、减法、乘法和右除法所使用的运算符即为正常的四则运算"+"、"−"、"＊"和"/",而左除法和幂运算符则需要在运算符前加一个点,即".\"和".^",这里的左除法".\"和右除法"/"正好相反,左侧数被右侧数所除为右除法. 左侧数为除数右侧数为被除数为左除法.

例 8-5　随意定义一个矩阵并实施其与数字的四则运算和幂运算.

解　定义矩阵与常数变量,输入命令

```
>> A=[1 2 3;4 5 6];
>> b=2;(注意,赋值运算结果没有在命令窗口中显示)
```

输入四则运算和幂运算命令,分别得到其运算结果:

加法运算

```
>> A+b
    ans =

        3   4   5
        6   7   8
```

减法运算

```
>> A-b
    ans =

       -1   0   1
        2   3   4
```

乘法运算

```
>> A*b
    ans =

        2   4    6
        8  10   12
```

除法(右除法)运算

```
>> A/b
    ans =

       0.5000  1.0000  1.5000
       2.0000  2.5000  3.0000
```

左除法运算

```
>> A.\b
    ans =

       2.0000  1.0000  0.6667
       0.5000  0.4000  0.3333
```

幂运算(常数为底数,数组为指数)

```
>> b.^A
    ans =

        2    4    8
       16   32   64
```

幂运算(数组为底数,常数为指数)

```
>> A.^b
    ans =

        1    4    9
       16   25   36
```

在例 8-5 中,输入矩阵 A 和 b 的命令后都增加了一个分号结束赋值语句,此时 MATLAB 将不会在命令窗口中显示运算结果. 当进行复杂的 MATLAB 运算时,使用分号将减少在命令窗口中无意义的输出.

(2)数组间的算术运算:MATLAB 定义了对两个大小相等的数组的运算,其运算法则是,两个数组的对应项分别进行运算,结果按照原顺序组成一个新的数组. 为了区分数组运算与矩阵运算,数组间的乘法、除法(包括左、右除法)和幂运算符前都要加一个点号成为".*"、"./"、".\"和".^".

例 8-6   计算数组[1 2 3]与[3 2 1]的四则运算.

解   输入命令生成数组

```
>> A=1:3;
```

```
>> B=3:-1:1;
```
　　数组运算及其结果
　　数组加法运算
```
>> A+B
```
　　ans =

　　　　　4　4　4
　　数组减法运算
```
>> A-B
```
　　ans =

　　　　　-2　0　2
　　数组乘法运算
```
>> A.*B
```
　　ans =

　　　　　3　3　3
　　数组右除法运算
```
>> A./B
```
　　ans =

　　　　　0.3333　1.0000　3.0000
　　数组左除法运算
```
>> A.\B
```
　　ans =

　　　　　3.0000　1.0000　0.3333
　　数组幂运算
```
>> A.^B
```
　　ans =

　　　　　1　4　3

（3）数组函数和向量函数：大部分 MATLAB 标量函数都可以应用于数组，运算法则是对数组中每个元素分别求得函数值并组成与原数组同样大小的数组.

　　例 8-7　求数组 linspace(0,pi,7)的正弦值.

　　解　输入命令
```
>> t=linspace(0,pi,7);
>> sin(t)
```
　　结果为
　　ans =

　　　　　0　0.5000　0.8660　1.0000　0.8660　0.5000　0.0000

　　此外还有一些函数可以用于获取向量或数组的基本信息. 例如 size 函数能够返回矩阵的大小，即 size(A)返回其矩阵 A 的行数和列数. 而其他一些关于向量的重要信息，MATLAB 也提供相对应的函数（表 8-7），它们在程序设计和数据统计中将经常使用.

　　3. 矩阵运算

　　（1）矩阵的运算：MATLAB 中可以直接使用算术运算符对矩阵进行矩阵加法和乘法运算. 矩阵加减法规则与数组相同，乘法运算则依照线性运算规则. 只有矩阵 A 的列数与矩阵 B 的行数相等时，矩阵乘法 A * B 才能够运算.

表 8-7　常用向量函数

符号	意义	符号	意义	符号	意义	符号	意义
length	长度	sum	求和	mean	平均值	std	标准差
max	最大值	prod	求积	median	中位数	sort	排序
min	最小值	var	方差				

例 8-8　观察以下矩阵基本运算.

解　输入命令

>> A = [1 1 1;2 2 2];

>> B = [1 2 3;4 5 6];

　　得到了两个 2 行 3 列的矩阵 A 与 B.

　　输入加法运算命令

>> C = A+B

　　有结果

　　C =

　　　　2　3　4

　　　　6　7　8

得到 2 行 3 列矩阵 C = A+B.

　　输入转置运算命令

>> D = B′

　　有结果

　　D =

　　　　1　4

　　　　2　5

　　　　3　6

得到 3 行 2 列矩阵 D = B′,即 D 为 B 的转置矩阵.

　　执行乘法运算命令

>> E = A * D

　　有结果

　　E =

　　　　6　15

　　　12　30

得到 2 行 2 列的矩阵 E = A * D.

　　执行矩阵幂运算命令

>>F = E^2

有结果

　　F =

　　216　　540

　　432　　1080

结果为一个 2 行 2 列的矩阵 F(注意矩阵幂运算与数组幂运算的不同).

　　在例 8-8 中,单引号"′"在矩阵运算中表示共轭转置运算. 对于实数矩阵而言,转置运算即将元素 a_{ij} 与元素 a_{ji} 互换,从而得到新的矩阵. 对复数矩阵则在交换前先取其共轭值. 此外,矩阵除法则可以被理解为矩阵乘法的逆运算,即如果 A/B = C 即是说 A = C * B,而 A\B = C 即是说 A * C = B.

例 8-9 某医院用多相脂质体 139 注射液治疗肺癌,疗效数据(%)见表 8-8,经过相关专家综合分析得出,参评因素(咳嗽,咯血,气急,胸痛,食欲,体重变化,生活状况)上的权重分别为 0.138,0.165,0.154,0.094,0.144,0.180 和 0.126,试评判其疗效.

表 8-8　多相脂质体 139 治疗肺癌疗效

症状体征	好转	不变	恶化	合计	症状体征	好转	不变	恶化	合计
咳嗽	59.8	29.9	10.3	100	食欲	70.5	20.0	9.5	100
咯血	58.2	38.0	3.8	100	体重变化	58.9	16.4	24.7	100
气急	67.1	22.9	10.0	100	生活状况	37.9	46.6	15.5	100
胸痛	61.0	29.3	9.7	100					

解　记参评因素集为 X,评判集为 Y,则有

$X = \{$咳嗽,咯血,气急,胸痛,食欲,体重变化,生活状态$\}$,

$Y = \{$好转,不变,恶化$\}$,根据疗效数据,可以确定 X 到 Y 的模糊关系

$$R = \begin{pmatrix} 0.598 & 0.299 & 0.103 \\ 0.582 & 0.380 & 0.038 \\ 0.671 & 0.229 & 0.100 \\ 0.610 & 0.293 & 0.097 \\ 0.705 & 0.200 & 0.095 \\ 0.589 & 0.164 & 0.247 \\ 0.379 & 0.466 & 0.155 \end{pmatrix},$$ 参评因素上的权重可记为

$W = (0.138, 0.165, 0.154, 0.094, 0.144, 0.180, 0.126)$

则有 $P = WR$.利用 MATLAB 可以计算如下

```
>>R=[59.8  29.9  10.3;
     58.2  38.0   3.8;
     67.1  22.9  10.0;
     61.0  29.3   9.7;
     70.5  20.0   9.5;
     58.9  16.4  24.7;
     37.9  46.6  15.5];
>>W=[0.138;0.165;0.154;0.094;0.144;0.180;0.126];
>> W＊R/100
```

得到结果

```
ans =
    0.5945  0.2838  0.1227
```

即根据最大隶属原则,多相脂质体 139 注射液治疗肺癌,疗效为好转,好转程度为 60%.

例 8-10 某个城镇中,每年有 40% 的已婚女性离婚,25% 的单身女性结婚,城镇中有 12 000 位已婚女性和 4000 位单身女性.假设所有女性的总数为一常数,1 年后,有多少已婚女性和单身女性? 2 年后呢?

解　如下方式构造矩阵 A:矩阵 A 第一行元素分别为 1 年后处于婚姻状态的已婚女性和已婚的单身女性的百分百比,A 第二行元素分别为 1 年后离婚的已婚女性和未婚的单身女性的百分百比.若令 $x = \begin{pmatrix} 12\ 000 \\ 4000 \end{pmatrix}$,因此一年后已婚女性和单身女性的人数为 Ax,2 年后已婚女性和单身女性的数量为

$A^2 x$. 利用 MATLAB 可以进行计算. 输入命令：

```
>>A=[0.6 0.25;0.4 0.75];x=[12000;4000];
>>n1=A*x
```

得结果

```
    n1=
        8200
        7800
```

即 1 年后有 8200 位已婚女性, 7800 位单身女性. 再计算 2 年后已婚女性和单身女性的数量

```
>>n2=A^2*x
```

得结果

```
    n2=
        6870
        9130
```

即 2 年后有 6870 位已婚女性, 9130 位单身女性.

（2）矩阵函数：MATLAB 为矩阵的处理和计算提供了一系列函数, 表 8-9 中列出了一些主要的矩阵函数.

表 8-9   矩阵处理函数

矩阵函数	运算结果	矩阵函数	运算结果
inv	逆矩阵	rank	秩
det	行列式	trace	迹
eig	特征值和特征向量	norm	范数
triu	取上三角阵	trid	取下三角阵
diag	取对角线元素	lu	lu 分解
qr	qr 分解	chol	Cholesky 分解
orth	矩阵的标准正交基	null	矩阵零基
fliplr	矩阵左右翻转	flipdim	按特定维翻转
flipud	矩阵上下翻转	rot90	逆时针 90 度旋转
expm	矩阵指数运算	logm	矩阵对数运算
sqrtm	矩阵平方根运算	funm	求矩阵函数值

第三节　MATLAB 微积分计算

本节将介绍 MATLAB 针对微积分计算问题的处理方法, 内容涵盖微积分运算的主要方面. MATLAB 符号数学工具箱是本节中大部分运算的基础, 本节先介绍一些基本的符号运算, 再介绍微积分的运算.

一、符号变量和表达式

符号对象（symbolic object）是符号数学工具箱所定义的一种 MATLAB 数据类型. 一个符号对象是指以字符串形式表示符号变量和表达式的数据结构. 定义符号对象的最基本命令是 sym, sym 命令可以被用来生成符号变量和表达式, 例如用户可以通过命令

```
>>a=sym('alpha');
```

构建一个新的变量 a,关于这个变量的计算都将以'alpha'的形式显示出来,例如命令

```
>> y=a^2
```

将会有结果

```
y=alpha^2
```

特别地,如果要生成多个与变量名显示相同的符号变量,可以使用 syms 命令,例如命令

```
>>syms x a b c
```

将生成4个不同的符号变量 x,a,b 和 c,它们所代表的符号形式分别为'x','a','b','c'. 而此时如果使用命令

```
>> f=a*x^2+b*x+c
```

将会得到一个符号表达式 f,在这里 f 就代表了一个关于符号变量 a,b,c 和 x 的方程. 在没有特别说明的情况下,这个表达式将被 MATLAB 认为是关于自变量 x 的多项式. 在 MATLAB 计算中,如果没有指定表达式的自变量,将会按照一定规则选定默认自变量. 在单字母变量中,在字母表中最接近 x 的字母将被默认为自变量. 如果两个变量距离 x 距离相等,则字母表中靠后的变量将被默认为自变量. 在符号表达式中可以用 findsym(S,N)命令来观察默认表达式 S 中的 N 个默认变量.

与 MATLAB 其他的数据类型一样,符号对象也可以表示为数组的形式. 例如,命令

```
>> M=[a,a^2;b,sqrt(b)]
```

能够得到符号表达式数组

```
M=[ a,  a^2][ b,  b^(1/2)]
```

通过工作空间监视窗口,能够看到 M 为一个大小为 2×2 的符号对象数组.

二、初等数学中的符号运算

1. 符号表达式数值代换

如果用户需要求得对应与某个自变量值的表达式数值,可以使用 subs 函数代入数值,例如针对前文所示表达式 f 执行命令

```
>> subs(f,5)
```

可以将原表达式中的默认变量 x 替换为5,从而得到结果

```
ans=25*a+5*b+c
```

如果用户要同时代入多个变量的值,也可以代入变量数组或数值数组. 例如对上述表达式 f 执行命令

```
>>y=subs(f,{a,b,c},{1,2,-4})
```

能够得到新的表达式 y

```
y=
    x^2+2*x-4
```

而当符号表达式中全部的符号变量都被替换为数值,则可以得到表达式的数值结果. 如针对表达式 y 执行命令

```
>> subs(y,4)
```

能够得到数值结果

```
ans=
    20
```

有时,工作空间中原本定义的符号变量被赋予新的值,这时调用 subs 命令可以将符号表达式中所有的符号变量替换为新值. 例如在上述工作空间中执行

```
>> x=2;
>> subs(y)
```

可以得到结果

```
ans =

        4
```

subs 命令不仅可以代换数值,也可以用于符号类型变量的代换,例如,在上述工作空间针对表达式 y 执行命令

```
>>z = sym('z');
>> subs(y,z)
```

表达式 y 中的默认变量 x 便被替换为 z,得到结果

```
ans = z^2+2*z-4
```

2. simplify 命令

在代数运算中,常常需要根据实际情况的需要化简表达式,simplify 命令是一个常用的表达式简化命令,能够对表达式通过常用的代数运算进行化简,包括求和运算、幂运算、平方根以及其他分数幂运算等. 同时 simplify 命令还能够运用三角恒等式,指数和对数运算法则以及一些特殊函数运算法则对表达式进行化简.

例 8-11 观察以下化简运算.

解 输入命令

```
>>syms x;f1 = x*(x^2+4)+1;
>>simplify(f1)
  ans =

        x*(x^2+4)+1
>>f2 = (x^2-1)/(x+1);
>>simplify(f2)
  ans =

        x-1
>>f3 = exp(x)*exp(y);
>>simplify(f3)
  ans =

        exp(x+y)
>> syms x y positive         % 用于声明 x,y 为正变量%
>>syms a;f4 = exp(a*log((x+y)^(1/2)));
>>simplify(f4)
  ans =

        (x+y)^(a/2)
>>f5 = (cos(x)^2-sin(x)^2)*sin(2*x)*(exp(2*x)-2*exp(x)+1)/(exp(2*x)-1);
>>simplify(f5)
  ans =

        (sin(4*x)*(exp(x)-1))/(2*(exp(x)+1))
```

3. expand 命令

expand 命令按照乘法分配律将表达式分解为多项之和,也可以用来分解一些关于和式的函数. 表 8-10 中列出了 expand 命令的运算结果.

表 8-10   expand 函数应用举例

f	expand(y)	f	expand(y)
a * (x+y)	a * x+a * y	exp(x+y)	exp(x) * exp(y)
x * (x^2+4)+1	x^3+4 * x+1	cos(x+y)	cos(x) * cos(y)−sin(x) * sin(y)
(x^2−1)/(x+1)	1/(x+1) * x^2−1/(x+1)	cos(2 * x)	2 * cos(x)^2−1

4. collect 命令

collect 命令能够按自变量幂次整理系数,从而以标准形式输出多项式. 例如输入命令

```
>>syms x
>> collect(x * (x^2+4)+1)
```

能够得到结果

```
ans =
x^3+4 * x+1
```

如果表达式中有多个变量,collect 命令将按表达式默认变量整理系数. 例如输入命令

```
>>syms x y
>> collect(x^2+x * y−y * x^2−2 * x+y^2)
```

能够得到结果为

```
(1−y) * x^2+(y−2) * x+y^2
```

特别地,collect 命令也可以指定一个子表达式来整理系数. 例如输入命令:

```
>>syms x
>> f=x^2 * sin(x)+cos(x) * sin(x)+x * sin(x)^2+cos(x)^2;
>> collect(f,sin(x))
```

命令会按照 sin(x) 来整理系数,显示结果为

```
ans =
x * sin(x)^2+(x^2+cos(x)) * sin(x)+cos(x)^2
```

5. factor 命令

factor 命令则能够将多项式转化为因式乘积的形式. 例如输入命令

```
>>syms x
>> factor(x^6−1)
```

可以得到结果

```
ans =[x−1,x+1,x2+x+1,x2−x+1]
```

如果 factor 命令的输入参数为一个符号类型的整数时,将会返回这个整数的因数乘积. 例如命令

```
>> factor(123450)
```

能够得到结果为

```
ans =
2  3  5  5  823
```

三、方程求解

方程是指含有未知数的等式,方程的解则是使方程等式成立的变量值. 求解方程是数学计算中的重要问题.

1. 一元方程求解

在 MATLAB 中可以使用 solve 命令来求解代数方程. 命令

```
solve(f)
```
即可以求解方程 f=0,其中的求解变量为表达式 f 的默认变量.

例 8-12   求解方程 a∗x^2+b∗x+c=0.

解   执行命令
```
>>syms x a b c
>> f=a∗x^2+b∗x+c;
>> solve(f)
```
即可以按一元二次方程求解公式计算它的两个解.
```
    ans =
        1/2/a∗(-b+(b^2-4∗a∗c)^(1/2))
        1/2/a∗(-b-(b^2-4∗a∗c)^(1/2))
```
用户也可以通过参数指定 solve 命令求解的变量,例如对上例 f 执行命令
```
>> solve(f,b)
    ans =
        -(a∗x^2+c)/x
```
即给出了 b 为变量的方程的解.

在实际的操作中,也可以列出方程等号的两侧的表达式,如上述一元二次方程的求解输入为
```
>> solve('a∗x^2+b∗x+c=0')
```

例 8-13   解方程 cos(2∗x)^2=1/4 和 sqrt(x^2/(2+x))=x-1.

解   分别输入命令
```
>> solve('cos(2∗x)^2=1/4')
>> solve('sqrt(x^2/(2+x))=x-1',x)
```
可以得到两个方程的解分别为
```
    ans =
        1/6∗pi
        1/3∗pi
```
和
```
    ans =
        2
```

2. 多元方程组求解

solve 命令也可以应用于多元方程组求解. 与一元方程一样,方程表达式可以整理成函数形式,也可以直接输入. 当方程组含有多个变量时,将解出与方程数目相同的未知数. 如果没有指定参数列表,则将按照默认变量顺序选出变量.

例 8-14   求解方程组 $\begin{cases} 3x+2y=a \\ x-4y=b \end{cases}$.

解   输入命令
```
>>syms a b x y
>> [x1,y1]=solve(3∗x+2∗y-a,x-4∗y-b)
```
得到结果
```
    x1 =
        (2∗a)/7+b/7
    y1 =
        a/14-(3∗b)/14
```

例 8-15 求解关于 a 和 x 为的方程组 $\begin{cases} 3x+2y=a \\ x-4y=b \end{cases}$.

解 输入命令

```
>> syms a b x y;res=solve('3*x+2*y=a','x-4*y=b',a,x)
```

得到结果

```
    res=
         a:[1x1 sym]
         x:[1x1 sym]
```

其中 res 是以结构体保存的方程的根. 可以通过"."符号读取

```
>> res.a
    ans=
         14*y+3*b
>> res.x
    ans=
    4*y+b
```

四、函数微积分学计算

1. 极限

极限是微积分的基础,求极限是高等数学的基本运算之一,在 MATLAB 中可以通过 limit 命令求解极限问题.

例 8-16 求当 x→0 时,函数 x*cos(x)的极限.

解 首先声明 x 为符号变量

```
>> x=sym('x');
```

而后基于 limit 命令的默认格式,可以有三种输入格式:

格式一、输入命令

```
>> limit(x*cos(x),x,0)
```

格式二、输入命令

```
>> limit(x*cos(x),0)
```

格式三、输入命令

```
>> limit(x*cos(x))
```

结果均为

```
    ans=
         0
```

格式一是完整的输入格式,包括待求极限的函数表达式,自变量及其极限点. 而格式二中没有声明自变量,则默认变量即被作为自变量. 格式三中只输入了待求极限函数,此时自变量为默认变量 x,自变量极限点为默认点 0.

limit 命令还可以设置第四个参数,即单侧方向参数.

例 8-17 求 $\dfrac{\sin(x-1)}{\sqrt{(x-1)^2}}$ 当 x→1 时的极限.

解 声明 x 为符号变量

```
>> x=sym('x');
```

再求极限,输入命令

```
>> limit(sin(x-1)/sqrt((x-1)^2),x,1)
```

有结果

  ans =

    NaN

此处 NaN 表示 Not a number,即极限不存在. 此时进一步求左侧极限,输入命令

`>> limit(sin(x-1)/sqrt((x-1)^2),x,1,'left')`

得到结果

  ans =

    -1

  再求右侧极限,输入命令

`>> limit(sin(x-1)/sqrt((x-1)^2),x,1,'right')`

得到结果

  ans =

    1

则该函数在 1 点的单侧极限都存在,其中左侧极限为-1,右侧极限为 1,两侧极限不相等,则函数在 1 点的极限不存在.

  例 8-18　计算函数 $\dfrac{1}{x^2}-\dfrac{1}{\sin^2 x}$ 当 $x\to 0$ 时的极限.

  解　输入命令

```
>>syms x
>>limit(1/x^2-1/sin(x)^2,x,0)
```

结果

  ans =

    -1/3

  例 8-19　计算 $\displaystyle\lim_{x\to\infty}\left(\dfrac{\pi}{2}-\arctan x\right)^{\frac{1}{\ln x}}$.

  解　输入命令

```
>>syms x
>>limit((pi/2-atan(x))^(1/log(x)),x,inf)
```

结果

  ans =

    exp(-1)

  例 8-20　计算 $\displaystyle\lim_{x\to 0}\left(\dfrac{1}{\ln\left(x+\sqrt{1+x^2}\right)}-\dfrac{1}{\ln\left(x+1\right)}\right)$.

  解　输入命令

```
>>syms x
>>limit((1/log(x+sqrt(1+x^2))-1/log(1+x)),x,0)
```

结果

  ans =

    -1/2

由以上求极限的例子可以看出,几乎各种类型的极限 MATLAB 都可以求出.

2. 微分

  MATLAB 中使用 diff 命令来计算函数的导数. 在使用 diff 命令时,默认情形下以表达式中的默认变量作为微分变量,计算函数的导函数. 也可以指定表达中的微分变量.

例 8-21　求函数 $\sin(x)$ 的导数.

解　格式一、输入命令

```
>>syms x
>> diff(sin(x))
```

有结果

```
    ans =
        cos(x)
```

格式二、输入命令

```
>>syms  x y
>>y=sin(x);diff(y,x)
```

能够得到同样的结果.

在 diff 命令中,可以使用符号表达式作为输入格式,也可以使用字符串作为函数输入,在无参数的情况下按照默认变量顺序对第一个默认变量求导.

例 8-22　求函数 $y=\dfrac{x}{2}\sqrt{x^2-a^2}-\dfrac{a^2}{2}\ln(x+\sqrt{x^2-a^2})$ 的导数.

解　输入命令

```
>>syms a x y z
>>y=x/2 * sqrt(x^2-a^2)-a^2/2 * log(x+sqrt(x^2-a^2));
>>z=diff(y);simplify(z)
```

有结果

```
    ans =
        (x^2-a^2)^(1/2)
```

此例,计算导数之后又调用 simplify 将结果进行了化简. 本例中以及以上的讨论中,我们都是用人机对话的互动模式进行的,这对初学者非常有利,因为输入错误可以随时纠正. 事实上,MATLAB 也提供了连续输入最后执行给出结果的模式. 一般有两种模式,第一种构建 M 文件(见数字教材),第二种是简单的情况可以连续输入,例如上例可以执行以下命令

```
>>syms a x y z;y=x/2 * sqrt(x^2-a^2)-a^2/2 * log(x+sqrt(x^2-a^2));z=diff(y);
simplify(z)
```

得到同样结果.

此外 diff 命令还可以通过一个正整数参数对函数求高阶导数.

例 8-23　求函数 t^5 的 5 阶导数.

解　输入命令

```
>> syms t;diff('t^5',5)
```

有结果

```
    ans =
        120
```

在使用 diff 命令对变量求导数时,其他变量被默认为常量,因此,可以认为 diff 函数计算得到多元函数的偏导数.

例 8-24　计算函数 $z=\ln\cos(2xy)$ 的四个二阶偏导数.

解　计算一阶偏导数,输入命令

```
>>syms x y z zx zy zxx zxy zyy
>>zx=diff(log(cos(2 * x * y)),x);zy=diff(log(cos(2 * x * y)),y);
>>zx=simplify(zx);zy=simplify(zy)
```

计算二阶偏导数

```
>>zxx=diff(zx,x)
    zxx=
        -4*y^2*(1+tan(2*x*y)^2)
>>zxy=diff(zx,y)
    zxy=
        -2*tan(2*x*y)-4*y*(1+tan(2*x*y)^2)*x
>>zyy=diff(zy,y)
    zyy=
        -4*x^2*(1+tan(2*x*y)^2)
```

这样得到函数的 4 个二阶偏导数.

3. 积分

MATLAB 中使用 int 命令来计算函数的不定积分和定积分.例如输入命令

```
>>sym(x);
>> int(1/(1+x^2))
```

得到结果

```
    ans=
        atan(x)
```

即得到函数 $1/(1+x^2)$ 的一个原函数 $atan(x)$.

例 8-25 计算函数 $\int \tan^4 x \mathrm{d}x$.

解 输入命令

```
>>syms x;int(tan(x)^4,x)
```

结果为

```
    ans=
        x-tan(x)+tan(x)^3/3
```

例 8-26 计算函数 $\int \dfrac{\cos x}{\cos x + \sin x} \mathrm{d}x$.

解 输入命令

```
>>syms x;int((cos(x))/(cos(x)+sin(x)),x)
```

结果为

```
    ans=
        x/2+log(cos(x)+sin(x))/2
```

例 8-27 计算函数 $\int \ln(x+\sqrt{1+x^2}) \mathrm{d}x$.

解 输入命令：

```
>>syms x;int(log(x+sqrt(1+x^2)),x)
```

结果为

```
    ans=
        x*log(x+(x^2+1)^(1/2))-(x^2+1)^(1/2)
```

例 8-28 计算函数 $\int \dfrac{x^3 + x^2 + 2}{x(x+2)^2} \mathrm{d}x$.

解 输入命令：

```
>>syms x;int((x^3+x^2+2)/(x*(x+2)^2),x)
```

结果为

ans =

x-(7*log(x+2))/2+log(x)/2-1/(x+2)

int 命令也可以用于计算定积分和广义积分,只需要制定积分区间即可. 例如输入命令:

```
>>syms x;int(sin(x),0,pi)
```

可以计算 sin(x)在 0 到 pi 上的定积分,结果为

ans =

2

例 8-29 求函数 $\int_0^{\frac{1}{4}} \dfrac{\sqrt{1-x}}{1-\sqrt{x}}\mathrm{d}x$.

解 输入命令

```
>>syms x;int(sqrt(1-x)/(1-sqrt(x)),0,1/4)
```

有结果

ans =

pi+2*atan(1/(2*(3^(1/2)/2-1)))-(5*3^(1/2))/4+2

可以进一步化简,输入

```
>>simplify(ans)
```

得到

ans =

pi/6-(5*3^(1/2))/4+2

例 8-30 求广义积分 $\int_1^{+\infty} \dfrac{1}{x^2}\mathrm{d}x$.

解 输入命令

```
>>syms x;int(x^(-2),1,+inf)
```

有结果

ans =

1

第四节　MATLAB 绘图

MATLAB 不仅拥有强大的科学计算能力,同时也是一款强大的绘图工具软件. 能够根据用户的命令绘制二维、三维图形,以及一些专业图像.掌握和应用 MATALB 的绘图功能,能够深化对高等数学问题的理解,提高解决复杂问题的能力.

一、二维绘图

1. 基本绘图命令

plot 命令是最常用的绘图命令,可以用于绘制二维平面上的散点和曲线. 由于 MATLAB 绘图是基于描点法的绘图,在使用 plot 绘制函数图像之前,需要先定义自变量的采样点向量,再计算其相应的函数值向量,其基本使用格式为 plot(X,Y).

例 8-31 绘制函数 y=sin(x) 在[-pi,pi]之间的函数图形.

解 可以按照以下步骤操作

```
>>x=-pi:0.1:pi;
>>y=sin(x);
```

```
>> plot(x,y)
```

即可以得到正弦曲线,见图 8-5.

　　plot 命令的格式具有很强的扩展性,通过增加和修改参数,能够有效地提高绘图效果.

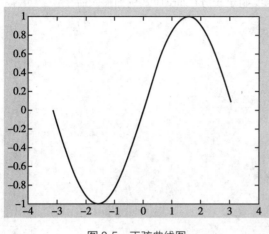

图 8-5　正弦曲线图　　　　　　　　　　　　图 8-6　正弦,余弦曲线图

　　例 8-32　在同一个坐标系中绘制正弦和余弦曲线.

　　解　输入命令

```
>> x = -pi:0.1:pi;
>> y1 = sin(x);
>> y2 = cos(x);
>> plot(x,y1,x,y2);
```

结果见图 8-6.

　　plot 命令中还可以为每条曲线设定输出格式,包括线的类型和颜色. 其语法为 plot(X,Y,'line-type'),其中'linetype'表示所绘制线的颜色和符号形式.

　　例 8-33　绘制格式不同的正弦和余弦曲线.

　　解　输入命令

```
>>x = -pi:0.1:pi;
>>y1 = sin(x);
>>y2 = cos(x);
>> plot(x,y1,'rp',x,y2,'k.');
```

即可以得到用分别用红色五角星符和黑色点符绘制的正弦余弦函数散点图(图 8-7/二维码彩图 8-7).

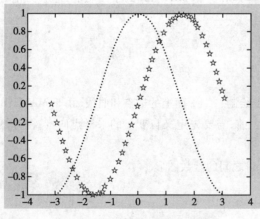

图 8-7　正弦,余弦曲线散点图　　　　　　　　　　　　　　　　　彩图 8-7

其他的 plot 的可设置字符格式可以通过 help plot 得到相关的参数列表. 表 8-11 中列出一些常用的绘图格式设置字符.

表 8-11　plot 命令绘图格式符及其意义

颜色		点形状				连线形状	
字符	意义	字符	意义	字符	意义	字符	意义
b	蓝色	.	实心圆点	v	下尖三角	-	实线
g	绿色	o	空心圆点	^	上尖三角	:	虚线
r	红色	x	X 形	<	左尖三角	-.	点线
c	青色	+	加号	>	下尖三角	--	短线
m	红色	*	星号	p	五角星		
y	黄色	s	方块号	h	六角星		
k	黑色	d	宝石形				

还可以使用 line 命令在当前坐标中绘制折线,其基本格式为 line(X,Y),其中 X 与 Y 是长度相等的两个向量,分别代表一组点的横坐标和纵坐标,line 命令将依次用直线段将这些点连接起来.

例 8-34　绘制折线连接五个点:$(0,0),(1,1),(2,-1),(3,2),(4,-2)$.

解　输入命令

```
>> X = 0:4;
>> Y = [0,1,-1,2,-2];
>> line(X,Y);
```

得到图形 8-8.

图 8-8　折线图

图 8-9　空图形编辑界面

2. 基本图形处理

在 MATLAB 中,可以使用 figure 命令生成新的图形对话框,当图对话框生成后,新的绘图命令都将在新对话框中进行(图 8-9).

图形对话框提供了很多对图形的操作,例如可以通过图形对话框为图片添加各种标记.

在图形对话框的菜单中点击插入(insert),可以使用 insert 菜单插入大量新信息,如图题,横纵坐标标记,图例,热图图标等(图 8-10). 此外,还可以在图像中添加简单的几何图形或文字.

关于图形的一些复杂性质可以通过设置图形属性来改变. 点击图形对话框中的编辑菜单,即可以选中图形属性(Figure Properties)条目. 点击图形属性条目,能够调出图形对话菜单,在这里可以对图形的一些基本特性进行修改(图 8-11、图 8-12).

图 8-10   图形编辑器中的插入菜单

图 8-11   图形编辑器中的图形属性菜单

图 8-12   图形编辑器中的调整曲线属性

二、三维绘图

1. 使用 plot3 命令绘制三维曲线

plot3 是绘制三维曲线的基本命令,其使用格式类似于 plot 命令,但增加了一个变量维度. 其基本语法为 plot3(X,Y,Z)或者是 plot(X,Y,Z,'linetype'),其中'linetype'的使用与二维绘图 plot 命令相同.

如命令

```
>> t=-2*pi:0.01:2*pi;
>> plot3(sin(t),cos(t),t);
```

即可以得到如图 8-13(a)所显示的图形.

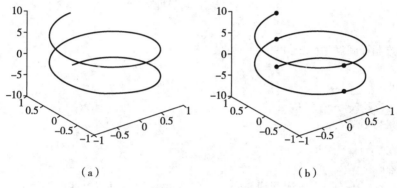

（a）   （b）

图 8-13   螺旋线图

与 plot 命令一样,用户也可以同时绘制多条曲线,并为曲线设置格式,如在修改上例中命令

```
>> t=-2*pi:0.01:2*pi;
>> tt=-2*pi:pi:2*pi;
>> plot3(sin(t),cos(t),t,'b-',sin(tt),cos(tt),tt,'r*');
```

就可以在螺旋线图基础上标记一组由 tt 所定义的点,见图 8-13(b).

2. 使用 mesh 和 surf 命令绘制三维曲面

当绘制三维曲面时可以使用网格绘图 mesh 命令或者表面绘图 surf 命令. 两个命令的区别在于 mesh 命令只绘制曲面的网格,而 surf 命令则会将网格中的部分填充起来.

这两个命令常与 meshgrid 命令结合使用,即先通过 meshgrid 命令定义二维绘图网格,再使用绘图命令绘制三维曲面.

例 8-35   绘制二元函数 $\sin(xy)$,$x \in \left[-\dfrac{\pi}{2}, \dfrac{\pi}{2}\right]$,$y \in \left[-\dfrac{\pi}{2}, \dfrac{\pi}{2}\right]$ 的图形.

解   输入命令

```
>>x=-pi/2:0.1:pi/2;y=-pi/2:0.1:pi/2;
>>[X,Y]=meshgrid(x,y);
>>Z=sin(X.*Y);
>>mesh(X,Y,Z);
```

所绘图形如图 8-14(a)/二维码彩图 8-14(a)所示.

如果同样的数据改用 surf 命令,即

```
>>surf(X,Y,Z)
```

则所绘图如图 8-14(b)/二维码彩图 8-14(b).

彩图8-14

NOTE

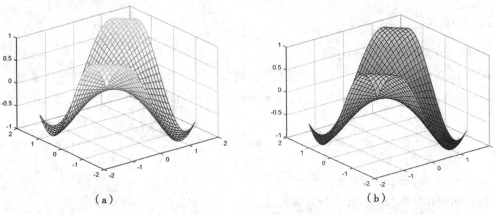

图 8-14   三维曲面图

例 8-36   绘制椭圆抛物面 $z = 1 - \dfrac{x^2}{2^2} - \dfrac{y^2}{3^2}$ 的图形.

解   输入命令

```
>>x=-2:0.1:2;y=-3:0.1:3;
>>[X,Y]=meshgrid(x,y);
>>Z=1-X.^2/4-Y.^2/9;
>>mesh(X,Y,Z)
```

所绘图形如图 8-15(a)/二维码彩图 8-15(a)所示. 也可以尝试将上述椭圆抛物面方程写成参数方程,如 $x = 2r\cos t, y = 3r\sin t, z = 1 - r^2$,因此可以输入命令

```
>>t=0:0.1:2*pi;r=0:0.05:1;
>>[T,R]=meshgrid(t,r);
>>X=2*R.*cos(T);Y=3*R.*sin(T);Z=1-R.^2;
>>surf(X,Y,Z)
```

结果如图 8-15(b)/二维码彩图 8-15(b).

彩图 8-15

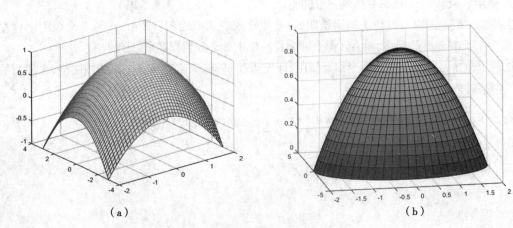

图 8-15   椭圆抛物面

例 8-37   绘制曲面 $x^2+y^2+z^2=1$ 的上半球面与圆柱面 $x^2-x+y^2=1$ 相贯的图形.

解   将球面方程和柱面方程分别写成参数形式,由此根据 MATLAB 作图,输入命令

```
>>theta=linspace(0,2*pi);phi=linspace(0,pi/2);
>>[THETA,PHI]=meshgrid(theta,phi);
>>X=cos(PHI).*cos(THETA);Y=cos(PHI).*sin(THETA);Z=sin(PHI);
```

```
>>t=linspace(0,2*pi);h=linspace(0,1);
>>[T,H]=meshgrid(t,h);X1=1/2+1/2*cos(T);Y1=1/2*sin(T);Z1=H;
>>surf(X,Y,Z);hold on;surf(X1,Y1,Z1)
```

结果如图 8-16/二维码彩图 8-16.

图 8-16　圆柱面与上半球面相贯的图形　　　　　　彩图 8-16

3. 其他常用三维绘图命令

除 plot3，mesh 和 surf 之外，MATLAB 还提供了其他的绘图命令，如表 8-12 中所示的 contour 命令绘制的等高线图也可以看作是以等高线标记第三个维度的特殊三维图形. 此外，MATLAB 中还提供了一些三维绘图命令，表 8-12 提供了一些常用的三维绘图命令.

表 8-12　常用三维绘图命令

名称	返回结果	名称	返回结果
plot3	三维曲线图	contour3	三维等高线图
mesh	网格曲面图	surf	表面曲面图
meshc	带等高线网的格曲面图	surfc	带等高线的表面曲面图
pie3	三维饼图	bar3	三维直方图
waterfall	瀑布图	slice	空间切片图
stem3	三维针图	quiver3	三维向量场图

三、简化函数绘图

1. 使用 ezplot 命令绘制函数图像

在符号数学工具包中，MATLAB 提供了一系列用于简易绘制函数图形的命令，其中最常用的是 ezplot 命令. 与 plot 命令不同，ezplot 命令不需要提前定义变量定义域，其基本格式为 ezplot(FUN)，其中 FUN 为用字符串，符号变量或函数句柄所表示的函数. ezplot 命令将自动在 $[-2\pi,2\pi]$ 间绘制函数图形.

例 8-38　绘制以下函数图形

(1) $y=\sin(x)$；　(2) $y=\dfrac{\sin(x)}{x}$；　(3) $y=e^{-x^2}$；　(4) $y=\dfrac{1}{x}$.

解　输入命令

```
>> subplot(2,2,1);
>>ezplot('sin(x)');
>> subplot(2,2,2);
>>ezplot('sin(x)/x');
```

```
>> subplot(2,2,3);
>>syms x;
>>ezplot(exp(-x^2));
>> subplot(2,2,4);
>>ezplot(1/x);
```

即可绘图如 8-17.

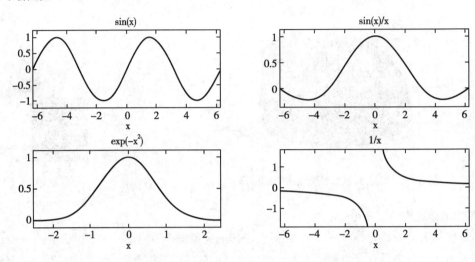

图 8-17   简化绘图

2. 其他简化函数绘图命令

除 ezplot 外,MATLAB 还提供了其他的简易绘图命令,如等高线绘图,三维图形绘制等. 表 8-13 列出了一些常用的简化绘图命令.

表 8-13   常用简化绘图命令

名称	返回结果	名称	返回结果
ezplot	简易曲线绘图	ezplot3	简易三维曲线绘图
ezmesh	简易网格曲面图	ezsurf	简易表面曲面图
ezpolar	简易极坐标绘图	ezcontour	简易等高线绘图
ezmeshc	简易带等高线网的格曲面图	ezsurfc	简易带等高线的表面曲面图

第五节   积分问题与微分方程求解

在第三节中我们已经介绍了初等数学中的基本运算以及函数极限、导数和积分的运算,本节我们继续讨论与积分有关的一些运算,如二重积分的计算,数值方法求定积分以及微分方程求解等.

一、二重积分的计算

MATLAB 可以通过累次积分的方式来计算重积分. 这就意味着用户必须能够分析重积分的几何及物理意义,将重积分转化为累次积分在进行计算.

例 8-39   计算重积分问题,被积函数为 $z = \sin(x^2)$,积分区域为 $y = x^3$ 与 $y = x$ 在第一象限所围的区域.

解   先绘制积分区域图形,再进行计算,输入画图命令

```
>> syms x y z;f1=x^3;f2=x;ezplot(f1);hold on;ezplot(f2,[0,1])
```

得到图 8-18.

　　由此知积分区域是一个 x 型区域. 则重积分可以通过命令

```
>>syms x y;z=sin(x^2);inty=int(z,y,
x^3,x);int_=int(inty,x,0,1)
```

有结果

```
    int_=
        -1/2*sin(1)+1/2
```

则积分运算的结果为 $-1/2*sin(1)+1/2$.

　　例 8-40　求椭圆抛物面 $z = 1 - \dfrac{x^2}{2^2} - \dfrac{y^2}{3^2}$ 与 Oxy 平面围成立体的体积.

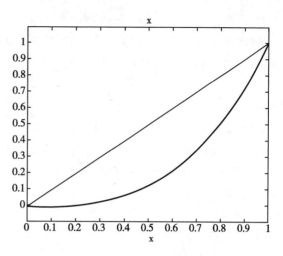

图 8-18　被积区域边界图

　　解　先绘制积分区域图形, 见例 8-36 及图 8-15(b), 再进行计算. 该题积分区域是一个椭圆. 则重积分可以通过命令

```
>>syms x y z;z=1-x^2/4-y^2/9;
>>int1=int(z,y,-3*sqrt(1-x^2/4),3*sqrt(1-x^2/4));int2=int(int1,x,-2,2)
    int2=
        3*pi.
```

二、数值方法求定积分

　　有时候定积分不易经微积分学基本定理求出, 这时可以采用求定积分近似值的方法, 也称为数值积分. 数值积分的基本思想是用被积函数在一些点的函数值的适当的线性组合去近似积分值, 即

$$S = \int_a^b f(x)\,\mathrm{d}x \approx (b-a)\sum_{k=0}^{n} c_k f(x_k)$$

通过适当的方法与技巧取定 c_k, x_x 以及 n 可以得到不同的求积公式如, $n=1, c_0=c_1=\dfrac{1}{2}, x_0=a, x_1=b$ 得到梯形公式(trapezoidal rule)

$$\int_a^b f(x)\,\mathrm{d}x = S \approx \frac{b-a}{2}[f(a)+f(b)]$$

取 $n=2$, 过平面上三点 $(a, f(a)), \left(\dfrac{a+b}{2}, f\left(\dfrac{a+b}{2}\right)\right), (b, f(b))$, 作一条抛物线, 计算该抛物线和 $x=a$, $x=b$ 以及 x 轴所围的面积, 可以得到该定积分的近似值, 不难计算得到如下公式

$$\int_a^b f(x)\,\mathrm{d}x = S \approx \frac{b-a}{6}\left[f(a)+4f\left(\frac{b+a}{2}\right)+f(b)\right]$$

这个公式就是著名的辛普森公式(Simpson's rule), 也称为抛物线法公式.

　　上述两个公式是计算定积分的常用的近似公式, 为了提高精确度人们通常采用把积分区间若干等份的技巧, 例如, 把积分区间 $[a, b]$ 分成 n 等份, 在每一个子区间 $[a+(k-1)h, a+kh]$ 上应用梯形公式或辛普森公式, 就得到了**复化梯形公式和复化辛普森公式**. 一般地说, 随着 n 的增大, 由定积分的概念知道, 积分的近似程度会随之提高, 但同时, n 的增大又导致计算量增大, 这就会积累更多的舍入误差, 因此选择合适的 n 应在具体计算中考虑.

　　MATLAB 中提供了利用复化梯形公式和复化辛普森公式求定积分的命令 trapz 和 quad, 但各自的使用方法不同, 下面用例子加以说明.

　　例 8-41　求定积分 $\int_2^5 \dfrac{\ln x}{x^2}\,\mathrm{d}x$.

解　复化梯形公式命令 trapz 的格式为 trapz(x,y),这里 x 是积分变量在积分区间上的分点向量, y 是被积函数在 x 处对应的函数值向量,因此输入命令

```
>>x=2:0.1:5;y=log(x)./(x.^2);
>>t=trapz(x,y)
```

得结果

```
    t=
        0.3247
```

复化辛普森公式命令 quad 的格式为 quad('fun',a,b),这里 fun 是被积函数的字符串形式,因此输入命令

```
>> quad('log(x)./(x.^2)',2,5)
```

得结果

```
    ans=
        0.3247
```

例 8-42　分别用 trapz 和 quad 求定积分 $\int_0^8 e^{-x^2}\mathrm{d}x$.

解　输入命令

```
>>x=0:0.1:8;y=exp(-x.^2);
>>trapz(x,y)
```

得结果

```
    ans=
        0.8862
```

利用命令 quad 输入命令

```
>>s=quad('exp(-t.^2)',0,8)
```

得结果

```
    s=
        0.8862
```

三、微分方程求解

MATLAB 中用 dsolve 命令求解常微分方程(ordinary differential equation).在常微分方程求解过程中,MATLAB 使用大写字母 D 来标志求导项.D 与求导变量之间如果夹着一个正整数,这个正整数代表变量求导的阶数.

例 8-43　求解常微分方程 $\dfrac{\mathrm{d}y}{\mathrm{d}x}=1+y$.

解　输入命令

```
>>dsolve('Dy=1+y','x')
```

得到结果

```
    ans=
        -1+exp(x)*C2
```

运算结果通解中包含一个任意常数 C2. dsolve 中默认的自变量是 t,例如本题输入

```
>>dsolve('Dy=1+y')
```

得到结果

```
    ans=
        -1+exp(t)*C5
```

例 8-44　求解常微分方程 $\dfrac{\mathrm{d}y}{\mathrm{d}x}=\dfrac{2y}{1+x}+(1+x)^2e^x\sin x.$

解　输入命令

```
>>dsolve('Dy=2/(1+x)*y+(1+x)^2*exp(x)*sin(x)','x')
```

得到结果

```
    ans =
        C2*(x+1)^2-(exp(x)*(cos(x)-sin(x))*(x+1)^2)/2
```

例 8-45　求解常微分方程 $\dfrac{\mathrm{d}^2y}{\mathrm{d}x^2}=1+y.$

解　输入命令

```
>>dsolve('D2y=1+y','x')
```

得到结果

```
    ans =
        C3*exp(x)+C2*exp(-x)-1
```

二阶常微分方程的通解中包含有两个任意常数.

例 8-46　求解常微分方程的初值问题 $\dfrac{\mathrm{d}^2y}{\mathrm{d}x^2}=x+\dfrac{\mathrm{d}y}{\mathrm{d}x},y(0)=1,y'(0)=1.$

解　输入命令

```
>>dsolve('D2y=x+Dy','y(0)=1','Dy(0)=1','x')
```

得到结果

```
    ans=2*exp(x)-x-x^2/2-1
```

例 8-47　求解常微分方程 $y''+3y'+2y=e^{-x}\cos x.$

解　输入命令

```
>>dsolve('D2y=-3*Dy-2*y+exp(-x)*cos(x)','x')
```

得到结果

```
    ans =
        exp(-x)*sin(x)-(exp(-x)*(cos(x)+sin(x)))/2+C7*exp(-x)+C8*exp(-2*x)
```

二阶常微分方程的通解中包含有两个任意常数.

第六节　MATLAB 线性代数计算

本节介绍利用 MATLAB 求解线性代数中的基本运算. MATLAB 事实上最长于进行向量的运算,因此线性代数中的相关运算显得简单易行,其功能也非常强大. 在第二节第二段我们已经介绍了诸如矩阵的输入,矩阵的加法、乘法等基本运算,本节介绍行列式的计算、逆矩阵的运算、线性方程组的求解以及矩阵特征值与特征向量的求解等.

一、行列式与逆矩阵的计算

1. 行列式的计算

对于行数与列数相等的二维数组,MATLAB 可以将其作为行列式(determinant)进行计算. 在这个过程中使用的命令是 det.

例 8-48　已知矩阵 $A=\begin{pmatrix}1&2&3&4\\3&2&1&4\\3&2&4&1\\4&1&2&3\end{pmatrix}$,求其行列式.

解 在命令行窗口输入命令

```
>>A=[1 2 3 4;3 2 1 4;3 2 4 1;4 1 2 3];
>> det(A)
    ans =
        -60.0000
```

即矩阵 A 的行列式为-60.

2. 逆矩阵的计算

MATLAB 中,二维数组可以视为矩阵,一般的矩阵运算,第二节已经介绍过,本段主要介绍逆矩阵的计算. 在 MATLAB 中求逆矩阵(inverse matrix)的命令是 inv,对于一个非奇异的矩阵,可以用这个命令获得其逆矩阵.

例 8-49 求矩阵 $A = \begin{pmatrix} 2 & 2 & 1 \\ 0 & 2 & 1 \\ 1 & 0 & 2 \end{pmatrix}$ 的逆矩阵.

解 在命令行窗口输入矩阵

```
>> A=[2,2,1;0,2,1;1,0,2];
```

检验其奇异性

```
>> det(A)
    ans =
        8
```

行列式不等于0,则矩阵可逆,使用 inv 命令求其逆矩阵

```
>> B=inv(A)
```

结果

```
    B =
        0.5000   -0.5000    0
        0.1250    0.3750   -0.2500
       -0.2500    0.2500    0.5000
```

则得到了矩阵 A 的逆矩阵.

二、线性方程组求解

1. 利用逆矩阵求解线性方程组

对于一个线性方程组 $Ax=b$,如果其系数矩阵 A 为方阵且非奇异,则可以根据克莱姆法则求解方程组. 但一般来讲这种方法比较繁琐,在 MATLAB 中可以用更为简洁的方法求解线性方程组. 如方程两边可以同时在左侧与系数矩阵 A 矩阵的逆矩阵相乘,即得到 $x=A^{-1}Ax=A^{-1}b$. 由此即可以利用逆矩阵求解线性方程组.

例 8-50 求解线性方程组 $\begin{cases} 2x & +y & & = & 6 \\ x & +2y & +z & = & 8. \\ & +y & +2z & = & 10 \end{cases}$

解 方程组系数矩阵 $A = \begin{pmatrix} 2 & 1 & 0 \\ 1 & 2 & 1 \\ 0 & 1 & 2 \end{pmatrix}$,常数向量 $b = \begin{pmatrix} 6 \\ 8 \\ 10 \end{pmatrix}$,在 MATLAB 命令行中输入

```
>>A=[2,1,0;1,2,1;0,1,2];
>>b=[6;8;10];
```

检验系数矩阵的奇异性,对 A 求行列式

```
>> det(A)
   ans =
        4
```

A 行列式不为零,则 A 矩阵非奇异,可逆,求其逆矩阵,并从左侧与常数向量 b 相乘,在 MATLAB 命令行窗口输入

```
>> x = inv(A) * b
```

得到结果

```
   x =
        3.0000
        0.0000
        5.0000
```

则方程组的解为 $\begin{pmatrix} x \\ y \\ z \end{pmatrix} = \begin{pmatrix} 3 \\ 0 \\ 5 \end{pmatrix}$.

例 8-51　医院营养师为病人配制的一份菜肴由蔬菜,鱼和肉松组成,这份菜肴需含 1200cal(1cal = 4.184J)热量,30g 蛋白质和 300mg 维生素 C,已知三种食物每 100g 中有关营养的含量如表 8-14 所示.

表 8-14　三种食物每 100g 中有关营养的含量

	蔬菜	鱼	肉松
热量/cal	60	300	600
蛋白质/g	3	9	6
维生素 C/mg	90	60	30

试求所配佳肴中每种食物的数量.

解　设每份菜肴中蔬菜,鱼和肉松的数量分别为 x_1, x_2 和 x_3(单位:100g),则由已知条件可得线性方程组

$$\begin{cases} 60x_1 + 300x_2 + 600x_3 = 1200; \\ 3x_1 + 9x_2 + 6x_3 = 30; \\ 90x_1 + 60x_2 + 30x_3 = 300. \end{cases}$$

在 MATLAB 命令行窗口中输入

```
>> A = [60,300,600;3,9,6;90,60,30]
>> b = [1200;30;300]
```

得到系数矩阵 A,和常数向量 b

```
   A =
        60   300   600
         3     9     6
        90    60    30
   b =
        1200
          30
         300
```

则解方程组

```
>> x = inv(A) * b
```

得到结果

```
x =
    1.5217
    2.3913
    0.6522
```

即每份佳肴中应有蔬菜 152g,鱼 239g,肉松 65g.

2. 求方程组的基础解系

对于一般的方程组,可以利用 rref 命令通过行初等变换求得行最简形的方式来获得其基础解系;而对于齐次方程组,还可以利用 null 命令通过求矩阵零空间的方式获取其基础解系.

例 8-52　求解线性方程组 $\begin{cases} x_1 & -x_2 & +x_3 & -x_4 & = & 2 \\ x_1 & +x_2 & +x_3 & +x_4 & = & 4 \\ x_1 & +x_2 & -x_3 & -x_4 & = & 0 \end{cases}$.

解　易知其系数矩阵与常数向量,在命令行窗口输入

```
>> A=[1,-1,1,-1;1,1,1,1;1,1,-1,-1];
>> b=[2;4;0];
```

则其增广系数矩阵为

```
>> A1=[A,b];
```

利用 rref 命令求增广矩阵的行最简形

```
>> [R,jb]=rref(A1)
```

得到行最简形矩阵 R

```
R =
    1  0  0  -1  1
    0  1  0   1  1
    0  0  1   1  2
```

和指示向量 jb

```
jb =
    1  2  3
```

在这里,jb 向量指出了不属于基础解系的变量,即 R 的子矩阵 R(1:r,jb) 是一个 r 阶单位矩阵,这里 r 是指矩阵 R 的秩. 根据行初等变换的性质我们知道方程组 $Ax=0$ 与方程组 $Rx=0$ 是同解方程组. 也就是说在行最简形矩阵 R 中,包含在 jb 中的各个列(变量)可以通过不包含在 jb 中的各列(变量)移项后计算得到.

根据行最简形矩阵与基础解系的关系,可以求得其基础解系

$$\begin{pmatrix} x_1 \\ x_2 \\ x_3 \\ x_4 \end{pmatrix} = \begin{pmatrix} 1 \\ 1 \\ 2 \\ 0 \end{pmatrix} + c \begin{pmatrix} 1 \\ -1 \\ -1 \\ 1 \end{pmatrix}$$

例 8-53　求解齐次线性方程组 $\begin{cases} x_1 & +x_2 & -x_3 & = & 0 \\ 2x_1 & +x_2 & +3x_3 & = & 0 \\ 3x_1 & & +12x_3 & = & 0 \end{cases}$.

解　在命令行窗口输入系数矩阵

```
>> A=[1,1,-1;2,1,3;3,0,12];
```

利用 null 命令求解其零空间;

```
>>b=null(A,'r')
```
得到结果
```
b =
    -4
     5
     1
```
则方程组的基础解系为

$$\begin{pmatrix} x_1 \\ x_2 \\ x_3 \end{pmatrix} = c \begin{pmatrix} -4 \\ 5 \\ 1 \end{pmatrix}$$

在这里 null 命令中的 'r' 参数是必要的,设置这个参数,MATLAB 将会由行最简形矩阵中获取矩阵零空间的基,从而得到齐次方程组的基础解系. 读者可以试一下此处只运行 null,观察结果如何.

三、矩阵的特征值和特征向量

eig 命令用于求矩阵的特征值(eigenvalues)和特征向量(eigenvectors). 根据输出变量个数的不同,eig 命令返回的结果有所不同,下面通过例题来展示 eig 命令的使用方法.

例 8-54　求四阶矩阵 $A = \begin{pmatrix} 16 & 2 & 3 & 13 \\ 5 & 11 & 10 & 8 \\ 9 & 7 & 6 & 12 \\ 4 & 14 & 15 & 1 \end{pmatrix}$ 的特征值和特征向量.

解　在命令行中输入矩阵
```
>> A=[16 2 3 13;5 11 10 8;9 7 6 12;4 14 15 1]
```
只有一个输出参数情况下使用 eig 命令求特征值
```
>> E=eig(A)
```
得到结果
```
    E =
       34.0000
        8.9443
       -8.9443
        0.0000
```
即得到矩阵 A 的四个特征值. 如果想同时求得特征值对应的特征向量,可以使用两个输出参数
```
>>[V,D]=eig(A)
```
结果
```
    V =
       -0.5000   -0.8236    0.3764   -0.2236
       -0.5000    0.4236    0.0236   -0.6708
       -0.5000    0.0236    0.4236    0.6708
       -0.5000    0.3764   -0.8236    0.2236
    D =
       34.0000         0         0         0
             0    8.9443         0         0
             0         0   -8.9443         0
             0         0         0    0.0000
```

其中 D 为对角矩阵,其对角线上元素为特征值,而 V 中每一列均为对应特征值的特征向量.

例 8-55　Searle 通过实验得到矩阵 $A = \begin{pmatrix} 1 & \dfrac{1}{4} & \dfrac{1}{18} \\ 0 & \dfrac{1}{2} & \dfrac{4}{9} \\ 0 & \dfrac{1}{4} & \dfrac{1}{2} \end{pmatrix}$ 为某生物基因概率矩阵,求其特征值和所属

特征向量.

解　在命令行中输入矩阵

```
>> A=[1,1/4,1/18;0,1/2,4/9;0,1/4,1/2];
```

再输入

```
>>[V,D]=eig(A)
```

得到

```
    V =
        1.0000   -0.8137    0.1961
             0    0.4650   -0.7845
             0    0.3487    0.5883
    D =
        1.0000        0         0
             0    0.8333         0
             0         0    0.1667
```

其中 **D** 的对角线上元素为 **A** 的特征值,而 **V** 中每一列均为对应特征值的特征向量.

例 8-56　某个城镇中,每年有 40% 的已婚女性离婚,25% 的单身女性结婚,城镇中有 12 000 位已婚女性和 4000 位单身女性. 假设所有女性的总数为一常数,1 年后,有多少已婚女性和单身女性? 2 年后呢? 进一步考虑 n 年后有多少已婚女性和单身女性.

解　所求数量为 $A^n x$. 为了计算简化可以将 **A** 化成对角矩阵,为此输入命令

```
>>[V,D]=eig(A)
```

得结果

```
    V =
        -0.7071   -0.5300
         0.7071   -0.8480
    D =
         0.3500        0
              0   1.0000
```

再输入

```
>>inv(V)*A*V
```

得结果

```
    ans =
         0.3500        0
              0   1.0000
```

这验证了 $V^{-1}AV=D$,为计算 $A^n x$,我们有 $A^n x = VD^n V^{-1} x$ 可以计算

```
>> f=V*D^n*inv(V)*x
```

结果得

```
    f =
    (76000 * (7/20)^n)/13+80000/13
    128000/13-(76000 * (7/20)^n)/13
```

给定 n 值就可以具体计算了.

第七节　MATLAB 概率计算

概率论中的相关计算问题也可以借助于 MATLAB 求解. 本节先介绍如何利用 MATLAB 进行数据图示化,如直方图、饼图等,而后介绍有关随机变量分布与其数字特征的计算.

一、数据的图形展示

在数据分析及其图形和展示方面 MATLAB 提供了很多绘制图形的命令.

1. 直方图

直方图(histogram)是一类广泛应用于科学技术文献的专业图像,是以不同的柱高来对不同对象的水平进行表示和比较的图形. 在 MATLAB 中,使用 bar 命令来绘制直方图. bar 命令最简的格式为 bar(Y),这里 Y 可以是一个向量,也可以是一个矩阵.

例 8-57　用直方图表示表 8-15 中四位同学的数学成绩.

表 8-15　仿真成绩表

	数学课	物理课	生物课		数学课	物理课	生物课
张三	98	95	92	王五	88	82	80
李四	87	80	83	赵六	92	80	87

解　可以使用下述命令

```
>> bar([98,87,88,92]);
```

即得到图 8-19(a). 此时也可以加入一个宽度参数,来调整图像中的柱宽,使之更为美观,如使用命令

```
>> bar([98,87,88,92],0.3);
```

即将前一命令中所绘制的直方图修改为图 8-19(b).

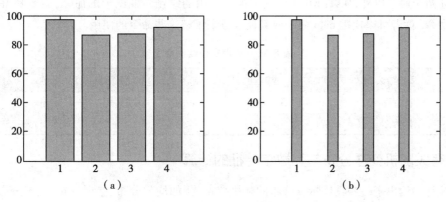

图 8-19　直方图

bar 命令的参数 Y 也可以是一个 M 行 N 列的矩阵,此时,bar 命令将会绘制 M 组柱图,每组包含 N 个直方柱. 从而同时对多种不同性质进行比较. 例如,用直方图表示上表中四位同学在三门不同课程的成绩,使用命令

```
>> bar([98,95,92;87,80,83;88,82,80;92,80,87]);
```

即可以绘制直方图 8-20.

2. 饼图

当用户需要表示对象不同部分占总体的不同比例时,可以使用饼图(pie chart). MATLAB 中绘制饼图的命令为 pie,其基本格式为 pie(X). 其中 X 为一个向量,该命令将以总体 sum(X) 为圆饼,为每个元素分别在图中绘制占有 X/sum(x) 的扇形部分. 例如命令

```
>> pie([1,3,5]);
```

能够绘制图 8-21(a). 特别地,当 X 中所有元素之和 sum(X)<1 时,pie 命令将以 1 为全部饼图面积,X 中全部元素只占有饼图的一部分,其他位置空缺. 如输入命令

```
>> pie([0.1,0.3,0.5]);
```

将得到图 8-21(b).

图 8-20　分组直方图

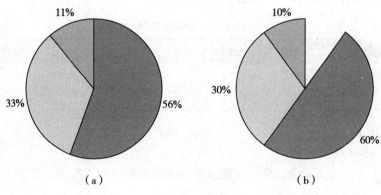

图 8-21　饼图

除上述两个命令以外,MATLAB 还提供了很多常用的绘制专业图形的命令,表 8-16 中列出了一些常用的命令. 读者可以使用 help 命令或其他参考书了解这些命令的使用.

表 8-16　常用专业绘图命令

名称	返回结果	名称	返回结果	名称	返回结果	名称	返回结果
bar	直方图	pie	饼图	errorbar	误差图	stem	针状图
hist	频数图	stairs	阶梯图				

二、有关随机变量分布与其数字特征的计算

概率统计中给出了一些具体特殊分布的随机变量,例如均匀分布、二项分布、正态分布和泊松分布等. MATLAB 也给出了针对这些分布的相关计算.

1. 累积分布函数的计算

常用的二项分布、泊松分布和正态分布的累积分布函数在 MATLAB 分别由 binocdf(X,N,P),poisscdf(X,lambda) 和 normcdf(X,mu,sigma) 给出,而对应的逆累积分布函数分别为 binoinv(Y,N,P),poissinv(Y,lambda) 和 norminv(Y,mu,sigma),这些函数可以方便地用于计算.

例 8-58　设 X~N(1,9),求 P(X≤4),P(1<X≤5),P(X>6),P(|X|<4). 若 P(X<c)=0.05,求 c.

解　根据累积分布函数与概率的关系,输入命令

```
>> p1 = normcdf(4,1,3)
>> p2 = normcdf(5,1,3)-normcdf(1,1,3)
>> p3 = 1-normcdf(6,1,3)
>> p4 = normcdf(4,1,3)-normcdf(-4,1,3)
```

计算结果为

```
    p1 =
       0.8413
    p2 =
       0.4088
    p3 =
       0.0478
    p4 =
       0.7936
```

利用逆累积分布函数,可以求出 c 值

```
>> c = norminv(0.5,1,3)
```

得到

```
    c =
       1
```

2. 数学期望与方差的计算

常用的二项分布、泊松分布和正态分布的期望和方差在 MATLAB 分别由 binostat(N,P),poisstat(lambda)和 normstat(X,mu,sigma)给出. 例如求参数为 5 的泊松分布的期望和方差,输入

```
>> [M,V] = poisstat(5)
```

得结果

```
    M =
       5
    V =
       5
```

例 8-59　随机变量 X 的累积分布函数为

$$F(x)=\begin{cases} 1-\dfrac{27}{x^3}, & x>3 \\ 0, & x\leqslant 3 \end{cases}.$$

求 $E(X),D(X)$.

解　先求概率密度函数,即对累积分布函数求导数

```
>> syms x;f = diff(1-27/x^3,x)
```

得到

```
    f =
       81/x^4
```

即

$$f(x)=\begin{cases} \dfrac{81}{x^4}, & x>3 \\ 0, & x\leqslant 3 \end{cases}.$$

由于 $E(x)=\displaystyle\int_{-\infty}^{+\infty} xf(x)\,\mathrm{d}x=\int_3^{+\infty} x\frac{81}{x^4}\,\mathrm{d}x, D(x)=\int_{-\infty}^{+\infty} x^2 f(x)\,\mathrm{d}x=\int_3^{+\infty} x^2\frac{81}{x^4}\,\mathrm{d}x$

因此用 MATLAB 可以计算

```
>>m=int(x*f,x,3,inf)
```

得到

```
    m=
        9/2
>> d=int(x^2*f,x,3,inf)
```

得到

```
    d=
        27
```

即所求期望为 9/2,方差为 27.

习 题 八

1. 在 MATLAB 中自行生成 5 阶阵 A,并分别进行下列计算

(1) 求其行列式;

(2) 求其转置矩阵;

(3) 求其逆矩阵;

(4) 获取矩阵 A 主对角线元素向量;

(5) 将 A 矩阵第 2 行第 4 列元素修改为 10;

(6) 删除 A 矩阵第 2 行.

2. 定义下述表达式

$$y=x^2(2x+9)+x(x^2-12)$$

并进行如下计算

(1) 整理简化;

(2) 因式分解;

(3) 求当 $x=2$ 时 y 的值.

3. 对于 $(1+x+2xy^2+y)^{10}$ 进行如下计算

(1) 展开该式;

(2) 按照 y 整理多项式;

(3) 将 y 换为 $x-1$;

(4) 化简所得结果.

4. 使用 MATLAB 计算以下极限

(1) $\lim\limits_{x\to\infty}\dfrac{\dfrac{1}{\sqrt{1+x^2}}}{\operatorname{arccot}x}$;

(2) $\lim\limits_{x\to0}(1-x)^{\frac{1}{\tan x}}$;

(3) $\lim\limits_{x\to2}\dfrac{x^7-2x^6-x^2+12x-20}{3x^2-12}$;

(4) $\lim\limits_{x\to+\infty}\left(\arctan x-\dfrac{\pi}{2}+1\right)^{\ln x}$;

(5) $\lim\limits_{x\to\infty}(\sqrt{x^2+x}-\sqrt{x^2-x})$;

(6) $\lim\limits_{x\to0}\dfrac{\tan x-\sin x}{\sin x^3}$.

5. 使用 MATLAB 计算以下函数的导数

(1) $f(x)=\sin(x)/e^x$;

(2) $f(x)=5x^4+3x^2-5$;

(3) $y=\ln\dfrac{\sqrt{1+x^2}-1}{\sqrt{1+x^2}+1}$;

(4) $y=(1+x^2)\arctan x$;

(5) $y=xe^{2x}$;

(6) $y=x\arccos x-\sqrt{1-x^2}$.

6. 求解积分问题

(1) $\int_0^{\frac{\pi}{2}} \dfrac{\cos(x) - \sin(x)}{e^x} dx$；

(2) $\int \dfrac{x-5}{x^3 - 3x^2 + 4} dx$；

(3) $\int \dfrac{1}{(x^2+1)^2} dx$；

(4) $\int_0^4 \cos(\sqrt{x} - 1) dx$；

(5) $\int_{\frac{\pi}{4}}^{\frac{\pi}{3}} \dfrac{x}{\sin^2 x} dx$；

(6) $\int_0^{+\infty} \dfrac{1}{\sqrt{2\pi}} e^{-\frac{x^2}{2}} d\theta$.

7. 求解以 x 为自变量的微分方程

(1) $y' + x^2 y = 0$；

(2) $\dfrac{dy}{dx} + \dfrac{1}{x} y = x^2 y^6$；

(3) $y'' - 7y' + 6y = \sin x$；

(4) $y'' - 6y' + 9y = e^{3x}$；

(5) $x\dfrac{dy}{dx} + y - e^x = 0, y|_{x=a} = b$；

(6) $y'' + 3y' + 2y = 3xe^{-x}, y|_{x=0} = 0, y'|_{x=0} = 0$.

8. 使用 MATLAB 命令求以下方阵的行列式和逆矩阵

(1) $\begin{pmatrix} 1 & 1 & 1 & -1 \\ 0 & 1 & 1 & -2 \\ 0 & 0 & 1 & -3 \\ 1 & 2 & 3 & 4 \end{pmatrix}$；

(2) $\begin{pmatrix} 1 & 1 & 1 & 0 \\ 1 & -1 & -1 & -2 \\ 1 & 1 & 1 & 2 \\ -1 & -1 & 1 & 0 \end{pmatrix}$；

(3) $\begin{pmatrix} -1 & 3 & -1 & 2 & 0 \\ 1 & 7 & 2 & 5 & 2 \\ 0 & -2 & 3 & 1 & 0 \\ 0 & -4 & -1 & 4 & 0 \\ 0 & 2 & 3 & -1 & 0 \end{pmatrix}$.

9. 已知随机变量 X 服从参数 $n=100, p=0.1$ 的二项分布，求

(1) X 的期望和方差；

(2) $P(5 \leqslant X \leqslant 15)$；

(3) x 至少为多少时，累计分布函数 $F(x) = P(X \leqslant X)$ 不小于 0.95.

10. 绘制下述函数在 $[-2\pi, 2\pi]$ 之间的函数图形

(1) $e^{-x} + \cos(x)$；

(2) $\dfrac{1}{1+x^2}$.

数学实验

1. 求与 3^{2018} 最接近的自然数 n，使 $n!$ 与 2^{2018} 最接近.

（提示：求自然数 10 的阶乘可用 factorial(10) 或 prod(1：10) 进行计算）

2. 在国际象棋的棋盘上第一格放 1 粒米，第二格放 2 粒米，以后依次放 4,8,16,32,…,2^{63} 粒米（国际象棋的棋盘有 64 个格）.

(1) 摆完整个棋盘，一共要多少粒米？

(2) 如果 4×10^7 粒米是 1 立方米，这些米有多少立方米？

(3) 如果用底面是半轴长分别是 0.3 米,0.5 的椭圆高为 0.8 米柱形桶装这些米,供需多少个桶？

3. 完成下列问题

(1) 分解因式 $f_1 = 3x^4 + 17x^3 + 26x^2 + x - 15$；

(2) 考察 $f_2 = 4x^3 + x^2 - 2x + 1$ 和 $f_3 = x^3 + x^2 + x + 1$ 有无公共因子；

(3) 如果 $\dfrac{A}{x+3} + \dfrac{B}{3x+5} + \dfrac{Cx+D}{x^2+x-1} = \dfrac{f_2}{f_1}$，求 A, B, C, D.

4. 某航空公司为了发展新航线的航运业务,需要增加 5 架波音 747 客机,如果购进一架客机需要一次支付 5000 万美元现金,客机的使用寿命为 15 年. 如果租用一架客机,每年需支付 600 万美元的租金,租金以均匀货币流的方式支付. 若银行的年利率为 12%,请问购买客机与租用客机哪种方案为佳? 如果银行的年利率为 6% 呢?

5. 完成下列问题

(1) 求表达式 $e^{-x^2}\cos x$ 在 $x=\pi/3$ 与 $x=\pi$ 之间 20 点的值,并画出这些点的散点图.

(2) 用不同类型曲线同时作出 $\dfrac{x}{x+1}$,$\ln(1+x)$,x 三个函数在 $[0,5]$ 上的图形,用高等数学的知识指出哪一条曲线描绘了哪一个函数.

(3) 用不同类型曲线同时作出函数 $y=e^{-0.01x}\sin(x^2)-0.5x$ 与其导数在 -3.5 与 3.5 之间的图形,观察图形的差异.

6. 函数 $f(x)$ 由以下数据确定

x	$f(x)$	x	$f(x)$	x	$f(x)$	x	$f(x)$
-3.14	0	0.01	1	3.14	1	6.28	1
-2.94	0	0.21	1	3.34	0	6.48	1
-2.74	0	0.41	1	3.54	0	6.68	1
-2.54	0	0.61	1	3.74	0	6.88	1
-2.34	0	0.81	1	3.94	0	7.08	1
-2.14	0	1.01	1	4.14	0	7.28	1
-1.94	0	1.21	1	4.34	0	7.48	1
-1.74	0	1.41	1	4.54	0	7.68	1
-1.54	0	1.61	1	4.74	0	7.88	1
-1.34	0	1.81	1	4.94	0	8.08	1
-1.14	0	2.01	1	5.14	0	8.28	1
-0.94	0	2.21	1	5.34	0	8.48	1
-0.74	0	2.41	1	5.54	0	8.68	1
-0.54	0	2.61	1	5.74	0	8.88	1
-0.34	0	2.81	1	5.94	0	9.08	1
-0.14	0	3.01	1	6.14	0	9.28	1

将函数 $f(x)$ 与 $\dfrac{1}{2}+\dfrac{2}{\pi}\sin x$ 以及与以下三个函数在 $[-\pi,3\pi]$ 之间的图形分别绘出

$$\frac{1}{2}+\frac{2}{\pi}\sin x+\frac{2}{3\pi}\sin 3x,\ \frac{1}{2}+\frac{2}{\pi}\sin x+\frac{2}{3\pi}\sin 3x+\frac{2}{5\pi}\sin 5x,$$

$$\frac{1}{2}+\frac{2}{\pi}\sin x+\frac{2}{3\pi}\sin 3x+\frac{2}{5\pi}\sin 5x+\frac{2}{7\pi}\sin 7x$$

7. 已知矩阵 $A=\begin{pmatrix} 2 & -2 & 0 \\ -2 & 1 & -2 \\ 0 & -2 & 0 \end{pmatrix}$,$E=\begin{pmatrix} 1 & 0 & 0 \\ 0 & 1 & 0 \\ 0 & 0 & 1 \end{pmatrix}$,求解下列问题:

(1) 求满足等式 $|\lambda E-A|=0$ 的实数 λ;

(2) 对于上述三个 λ,逐一求解方程组 $(\lambda E-A)x=0$,这里 x 是 3×1 矩阵;

(3) 将求得的三组解中各自任取其一按列组成矩阵 P;

(4) 求矩阵 P 的逆矩阵 P^{-1};

（5）计算 $P^{-1}AP$；

（6）观察（1）、（5）的结果，你发现了什么？你采用什么方法计算 A^{18}；

（7）利用下述两个矩阵验证你的结论：

$$B = \begin{pmatrix} 4 & 0 & 0 \\ 0 & 3 & 1 \\ 0 & 1 & 3 \end{pmatrix}, \quad C = \begin{pmatrix} 0 & 1 & 1 & -1 \\ 1 & 0 & -1 & 1 \\ 1 & -1 & 0 & 1 \\ -1 & 1 & 1 & 0 \end{pmatrix}.$$

8. 某学校随机抽取 120 名学生期末考试客观题成绩如下表，其中 F 表示女生，M 表示男生.

（1）给出这 120 名学生成绩的频数和直方图；

（2）分别给出这 120 名学生中男生、女生成绩的频数和直方图；

（3）分别求出这 120 名学生全体、男生、女生组成绩的最低值、最高值、平均数和标准差.

表 8-17　某校学生考试客观题成绩表

F	M	F	M	F	F	M	F	M	F
41	27	43	32	43	38	49	45	33	43
40	37	44	36	37	39	45	27	37	43
37	41	40	33	48	32	39	44	38	38
39	47	35	47	35	40	38	38	42	38
44	41	44	43	46	41	43	39	39	44
39	44	37	49	45	34	41	36	38	44
46	39	35	35	46	31	40	38	38	35
38	36	36	47	41	19	38	39	31	43
45	33	36	38	33	47	37	44	46	41
24	28	27	30	35	38	34	39	44	42
34	38	35	29	41	35	25	36	32	28
39	42	45	45	25	45	40	40	46	46

9. 某地调查 7 个年龄组女孩的血红蛋白平均浓度（g/100ml），数据如下：

年龄(x)	6	8	10	12	14	16	18
平均浓度(y)	10.41	10.81	10.86	10.35	10.30	10.78	11.22

求年龄与血红蛋白平均浓度的拟合曲线.

习题参考答案

习 题 一

1. (1) $(-\infty,-2]\cup[1,+\infty)$； (2) $[2,4]$； (3) $(-\infty,-2)\cup(1,+\infty)$；

   (4) $[-1,0)\cup(0,4)\cup(4,+\infty)$； (5) $[0,\sqrt{2})$； (6) $\{x:x\neq k\pi(k\in Z)\}$.

2. $\dfrac{1}{2}$，$-\dfrac{1}{2}$，$1+(\lg2)^2$.

3. (1) $\left[\dfrac{1}{3},\dfrac{2}{3}\right]$； (2) $[2k\pi,(2k+1)\pi](k\in Z)$； (3) $\left[\dfrac{1}{e},1\right]$； (4) $[-1,1]$.

4. (1) $y=\lg\tan(x+1)$，$x\in\left(k\pi-1,k\pi+\dfrac{\pi}{2}-1\right)$； (2) $y=(x^2+1)^{\frac{3}{2}}$，$x\in(-\infty,+\infty)$；

   (3) $y=1-x^3+\sin(1-x^3)$，$x\in(-\infty,+\infty)$；

   (4) $y=e^{\sin^2\frac{1}{x}}$，$x\in(-\infty,0)\cup(0,+\infty)$.

5. (1) $y=e^u$，$u=\arctan v$，$v=2x+1$； (2) $y=u^{\frac{3}{2}}$，$u=\sin v$，$v=x+2$；

   (3) $y=\tan u$，$u=v^{\frac{1}{2}}$，$v=\dfrac{1+x}{1-x}$； (4) $y=\cos u$，$u=v^3$，$v=\dfrac{1}{2}\ln\omega$，$\omega=x^2+1$.

6. $f(x)=x^2-x+1$. 7. $f(x)=x^2+1$. 8. (1) 0； (2) 0； (3) $\dfrac{1}{2}$.

9. (1) 1； (2) $\dfrac{2}{3}$； (3) $\dfrac{1}{3}$； (4) ∞； (5) $-\dfrac{1}{16}$； (6) 1； (7) $-\dfrac{1}{2}$；

   (8) $\dfrac{1}{2}$； (9) $\dfrac{2}{\pi}$； (10) $\dfrac{1}{2}$； (11) $\dfrac{1}{e^2}$； (12) $\dfrac{1}{e^3}$； (13) $\dfrac{1}{e^2}$；

   (14) 1； (15) $\dfrac{3}{2}$； (16) e.

10. $b=-7$. 11. $a=4$，$\dfrac{1}{4}$.

12. (1) 高阶无穷小； (2) 高阶无穷小； (3) 同阶无穷小；

    (4) 等价无穷小； (5) 同阶无穷小； (6) 等价无穷小.

13. $a=2$. 14. $a=1$. 15. 在点 $x=0$ 处连续.

16. 在点 $x=0$ 处不连续. 17. $a=2$.

18. (1) 间断点是 $x=1$，连续区间是 $(0,1)\cup(1,+\infty)$；

    (2) 间断点是 $x=2$ 和 $x=3$，连续区间是 $(-\infty,2)\cup(2,3)\cup(3,+\infty)$；

    (3) 间断数是 $x=0$，连续区间是 $(-\infty,0)\cup(0,+\infty)$；

    (4) 间断点是 $x=1$，连续区间为 $[0,1)\cup(1,+\infty)$.

19. 证明略. 20. 证明略.

习　题　二

1. 当 $t=2$ 时平均繁殖速率 $\bar{v}=\dfrac{\Delta N}{\Delta t}=56+\Delta t$；当 $\Delta t=0.1$ 时，平均繁殖速率 $\bar{v}=56.1$；

　当 $\Delta t=0.01$ 时，平均繁殖速率为 $\bar{v}=56.01$；瞬时繁殖速率为 $v=56$.

2. 人口增长率函数为：$f'(x)=0.01489\times10.15e^{0.01489x}$；

　让人口年增长率 0.01489 变小，可控制人口的增长.

3. （1）$2f'(x_0)$；　（2）$f'(x_0)$；　（3）$f'(x_0)$；　（4）$(\alpha-\beta)f'(x_0)$.

4. 1.　5.（1）可导，且 $f'(0)=0$；　（2）不可导.　6. $a=2,b=-1$.

7. （1）切线方程 $y=2-x$；法线方程 $y=x$；

　（2）点 $(-1,-1)$；切线方程 $y=-x-2$；法线方程 $y=x$.

8. （1）$P(-1,-1)$ 和 $P(1,1)$；　（2）$Q(-2,-8)$ 和 $Q(2,8)$.

9. $a=3,b=-1,c=1,d=3$；曲线方程为 $f(x)=3x^4-x^3+x^2+3$.

10. （1）$y'=ax^{a-1}+a^x\ln a$；　（2）$y'=(\ln x+1)\tan x+x\sec^2 x\ln x$；

　（3）$y'=-\dfrac{2}{x(1+\ln x)^2}$；　（4）$y'=\dfrac{\arctan x}{2\sqrt{x}}+\dfrac{\sqrt{x}}{1+x^2}+\dfrac{x\cos x-\sin x}{x^2}$.

11. （1）$y'=-2\csc 2x$；　（2）$y'=e^{\sin x}\cos x+\dfrac{x}{|x|\sqrt{1-x^2}}$；

　（3）$y'=\dfrac{4\sqrt{x}\sqrt{x+\sqrt{x}}+2\sqrt{x}+1}{8\sqrt{x}\sqrt{x+\sqrt{x}}\sqrt{x+\sqrt{x+\sqrt{x}}}}$；　（4）$y'=\dfrac{2x-\cos x}{(x^2-\sin x)\ln 2}$.

12. （1）$y'=2x^{\ln x-1}\ln x$；　（2）$y'=2x^{2x}(\ln x+1)+(2x)^x(\ln(2x)+1)$；

　（3）$y'=\dfrac{1}{3}\sqrt[3]{\dfrac{x(x^3+1)}{(x-1)^2}}\left(\dfrac{1}{x}+\dfrac{3x^2}{x^3+1}-\dfrac{2}{x-1}\right)$；

　（4）$y'=\dfrac{1}{4}\sqrt[4]{x\sin x\sqrt{1-e^x}}\left(\dfrac{2}{x}+2\cot x-\dfrac{e^x}{1-e^x}\right)$.

13. （1）$y'=\dfrac{e^y}{2-y}$；　（2）$y'=-\dfrac{1+y^2}{y^2}$；　（3）$y'=\dfrac{\ln y-\dfrac{y}{x}}{\ln x-\dfrac{x}{y}}=\dfrac{y(x\ln y-y)}{x(y\ln x-x)}$；

　（4）$y'=\dfrac{1-y(x+y)}{x(x+y)-1}$.

14. （1）$y''=\dfrac{1}{x}$；　（2）$y''=2\arctan\dfrac{x}{2}+\dfrac{4x}{4+x^2}$；

15. （1）$y''=e^{-x}f'(x+e^{-x})+(1-e^{-x})^2f''(x+e^{-x})$；　（2）$y''=\dfrac{f''(x)f(x)-(f'(x))^2}{f^2(x)}$.

16. （1）$y^{(n)}=(-1)^{n-1}(n-1)!\,(1+x)^{-n}$；　（2）$y^{(n)}=2^{n-1}\sin\left[2x+(n-1)\cdot\dfrac{\pi}{2}\right]$.

17. $v(4)=\dfrac{1}{4}$（米/秒）；$a(4)=-\dfrac{1}{32}$（米/秒^2）.

18. 肿瘤在 t 时刻的增长速度为 $Av_0e^{\frac{A}{\alpha}(1-e^{-\alpha t})-at}$.

19. 药物在 t 时刻的排泄速率为 $c'(t)=c_0ke^{-kt}$.

20. （1）$2\sqrt{x}+C$；　（2）$-\dfrac{1}{x}+C$；　（3）$\dfrac{1}{a}e^{ax}+C$；　（4）$-\dfrac{1}{\omega}\cos(\omega t+\varphi)+C$；

（5）$\dfrac{1}{2}\arctan\dfrac{x}{2}+C$；　（6）$\dfrac{1}{2}(\arcsin x)^2+C$；　（7）$-\sqrt{1-x^2}+C$；$1-x^2$；

（8）$\dfrac{1}{2}(\arctan\sqrt{x})^2+C$；$\arctan\sqrt{x}$；$\sqrt{x}$．

21. （1）$\left(2x-\dfrac{1}{3}(1+x^2)^{-\frac{2}{3}}\cdot 2x\right)\mathrm{d}x$；　（2）$\left(\dfrac{1}{2\sqrt{x}}+\dfrac{1}{2\sqrt{x}}\sin^2 x+\sqrt{x}\sin 2x\right)\mathrm{d}x$；

（3）$\left(\dfrac{e^x}{1+e^{2x}}+\dfrac{2x}{1+x^2}\right)\mathrm{d}x$；　（4）$-\dfrac{1}{(1+x^2)\arctan\dfrac{1}{x}}\mathrm{d}x$；

（5）$\dfrac{1}{2\sqrt{x-\sqrt{x}}}\left(1-\dfrac{1}{2\sqrt{x}}\right)\mathrm{d}x$；　（6）$\left(-\dfrac{a^{2x}}{\sqrt{1-a^{2x}}}\arccos a^x\right)\mathrm{d}x$．

22. （1）$\mathrm{d}y=\dfrac{\ln(x-y)+2}{3+\ln(x-y)}$；　（2）$\mathrm{d}y=\dfrac{y^2-y\cos xy}{x\cos(xy)-2x}$．

23. （1）1.2；　（2）0.485；　（3）0.523．

24. （1）$\xi=\dfrac{3}{2}$；　（2）$\xi=\dfrac{5}{2}$．

25. （1）$\xi=\sqrt{\dfrac{4}{\pi}-1}$；　（2）$\xi=e-1$．

26. $f'(x)=0$ 有 4 个实根，且存在于区间$(0,1),(1,2),(2,3),(3,4)$

27. 证明略．

28. （1）2；　（2）$\dfrac{1}{8}$；　（3）0；　（4）$\dfrac{1}{3}$；　（5）0；　（6）$\dfrac{1}{2}$；　（7）e；

（8）e；　（9）1．

*29. 1.

30. （1）$(-\infty,3)$单调递减区间；$(3,+\infty)$单调递增区间；

（2）$\left(0,\dfrac{1}{2}\right)$单调递减区间；$\left(\dfrac{1}{2},+\infty\right)$单调递增区间；

（3）$(-\infty,1)$单调递增区间；$(1,+\infty)$单调递减区间；

（4）$(0,1)$单调递增区间；$(1,+\infty)$单调递减区间．

31. （1）$f_{\max}(-1)=-2,f_{\min}(1)=2$；　（2）$f_{\min}(e)=e$；

（3）$f_{\max}(-1)=-3\dfrac{1}{a}e^{ax}+C,f_{\min}(1)=3$；　（4）$f_{\max}(2)=3,f_{\min}(3)=0$．

32. 极大值$f_{\max}\left(\dfrac{\pi}{2}\right)=\sqrt{3}$

33. （1）$f_{MAX}(-1)=e,f_{MIN}(0)=0$；　（2）最小值$f(-3)=27$．

34. （1）凹区间$(-\infty,0)\cup\left(\dfrac{2}{3},+\infty\right)$；凸区间$\left(0,\dfrac{2}{3}\right)$；拐点坐标：$(0,1),\left(\dfrac{2}{3},\dfrac{1}{9}\right)$．

（2）凸区间$(-\infty,-1)\cup(1,+\infty)$；凹区间$(-1,1)$；拐点坐标：$(-1,\ln 2),(1,\ln 2)$．

35. （1）水平渐近线$y=0$，两条垂直渐近线$x=-1,x=5$；

（2）垂直渐近线$x=0$，一条斜渐近线$y=x+2$．

36. 证明略．

习 题 三

1. (1) $\frac{1}{4}x^4+x+C$; (2) $\frac{3}{4}x^{\frac{4}{3}}+C$; (3) e^x-2x+C; (4) $-3\cos x+C$;

(5) $\frac{2}{5}x^{\frac{5}{2}}+C$; (6) $\frac{2}{5}x^{\frac{5}{2}}+x+C$; (7) $-\cot x-x+C$; (8) $x-\cos x+\sin x+C$; (9) $2\sqrt{x}+C$;

(10) $4x-6\sqrt{x}-5\ln|x|+C$; (11) $\frac{1}{3}x^3+\frac{3}{2}x^2+9x+C$;

(12) $\arcsin x+C$; (13) $\sin x-\cos x+C$; (14) $\tan x-\cot x+C$.

2. (1) $\frac{1}{4}\sin^4 x+C$; (2) $-\frac{2}{5}\cos^5 x+C$; (3) $\frac{3}{2(1-2x)}+C$; (4) $\frac{2}{3}(\ln x)^{\frac{3}{2}}+C$;

(5) $\frac{1}{4}\ln^2\left(\frac{1+x}{1-x}\right)+C$; (6) $\ln|x^2-3x+8|+C$; (7) $\frac{2}{3}(x^2+1)^{\frac{3}{2}}+C$;

(8) $-\frac{1}{18}(3-2x)^9+C$; (9) $\frac{1}{3}\arctan 3x+C$; (10) $\frac{1}{3}\arcsin\frac{3}{2}x+C$;

(11) $-\ln(\sqrt{1+e^{-2x}}+e^{-x})+C$; (12) $\ln|\sqrt{1+\sec^2 x}+\sec x|+C$;

(13) $\frac{3x}{8}-\frac{\sin 2x}{4}+\frac{\sin 4x}{32}+C$; (14) $-\ln|\sin x\cos x|+C$; (15) $\frac{1}{2}\arcsin\frac{x^2}{2}+C$;

(16) $-\cot x-\frac{1}{3}\cot^3 x+C$; (17) $\frac{x}{\sqrt{1-x^2}}+C$; (18) $\ln|x+\sqrt{x^2-3}|+C$;

(19) $-\frac{\sqrt{1-x^2}}{x}+C$; (20) $-\frac{\sqrt{x^2+3}}{3x}+C$; (21) $\sqrt{x^2-4}-2\arctan\frac{\sqrt{x^2-4}}{2}+C$;

(22) $\frac{x}{\sqrt{1+x^2}}+C$.

3. (1) $-e^{-x}(x+1)+C$; (2) $-\frac{x\cos 2x}{2}+\frac{\sin 2x}{4}+C$;

(3) $\frac{x^3}{6}+\frac{x^2\sin 2x}{4}+\frac{x\cos 2x}{4}-\frac{\sin 2x}{8}+C$; (4) $x\ln(x^2+1)-2x+2\arctan x+C$;

(5) $x(\arcsin x)^2+2\sqrt{1-x^2}\arcsin x-2x+C$; (6) $\frac{x}{2}[\cos(\ln x)+\sin(\ln x)]+C$;

(7) $-\frac{1}{x}[(\ln x)^3+3(\ln x)^2+6\ln x+6]+C$; (8) $\tan x\cdot\ln\cos x+\tan x-x+C$;

(9) $\frac{1}{2}\left[x\sqrt{3^2-x^2}+9\arcsin\frac{x}{3}\right]+C$; (10) $-x^2\cos x+2x\sin x+2\cos x+C$;

(11) $x\ln^2 x-2x\ln x+2x+C$; (12) $\frac{e^{ax}(a\sin bx-b\cos bx)}{a^2+b^2}+C$.

4. (1) $6\ln|x-3|-5\ln|x-2|+C$; (2) $\frac{1}{2}\ln(x^2+4x+5)-\arctan(x+2)+C$;

(3) $\frac{x^3}{3}-\frac{3x^2}{2}+9x-27\ln|x+3|+C$; (4) $\ln\left|\frac{x}{\sqrt{x^2+1}}\right|+C$; (5) $-2\cos\sqrt{x}+C$;

(6) $-e^{\frac{1}{x}}+C$; (7) $\frac{1}{4}(\arcsin x)^4+C$; (8) $\frac{1}{2}(\arctan x)^2+C$; (9) $\frac{2\sqrt{25+3x}}{3}+C$;

(10) $\frac{2}{9}\left[\frac{\sqrt{(25+3x)^3}}{3}-25\sqrt{25+3x}\right]+C$;

(11) $\frac{1}{3}\left[x^3\arctan x-\frac{1}{2}x^2+\frac{1}{2}\ln(1+x^2)\right]+C$; (12) $\frac{1}{3}x^3\ln x-\frac{1}{9}x^3+C$;

（13）$x^2e^x-2xe^x+2e^x+C$； （14）$2e^{\sqrt{x}}(\sqrt{x}-1)+C$； （15）$-\sin x-\dfrac{2\cos x}{x}+C$；

（16）$\dfrac{\cos 2x}{4}-\dfrac{\sin 2x}{4x}+C$.

5. $\dfrac{b^2-a^2}{2}$.

6. （1）$2x\sqrt{1+x^4}$； （2）$5x^4\cos x^{10}-4x^3\cos x^8$； （3）$\dfrac{1}{2e}$； （4）$\dfrac{\pi^2}{4}$；

（5）$\dfrac{\mathrm{d}}{\mathrm{d}x}\displaystyle\int_a^b \sin x^2\,\mathrm{d}x=0$；$\dfrac{\mathrm{d}}{\mathrm{d}a}\displaystyle\int_a^b \sin x^2\,\mathrm{d}x=-\sin a^2$；$\dfrac{\mathrm{d}}{\mathrm{d}b}\displaystyle\int_a^b \sin x^2\,\mathrm{d}x=\sin b^2$.

7. （1）$\dfrac{45}{4}$； （2）2； （3）$\dfrac{\pi}{6}$； （4）$\dfrac{\pi}{3}$； （5）4π； （6）$2\left(1-\dfrac{1}{e}\right)$；

（7）$\dfrac{1}{a}-\dfrac{1}{b}$； （8）$\dfrac{1}{6}$； （9）$\dfrac{\pi a^4}{16}$； （10）$2-\dfrac{\pi}{2}$； （11）$\dfrac{4}{5}$； （12）$\cos 1-\dfrac{1}{2}$.

8. 证明略. 9. 证明略. 10. 5. 11. $\dfrac{kb^4}{12}$.

12. （1）$\dfrac{1}{2}$； （2）$\dfrac{1}{3}$； （3）发散； （4）发散； （5）发散； （6）1.

13. $10\dfrac{2}{3}$. 14. $5\dfrac{1}{3}$. 15. $b-a$. 16. $\dfrac{4}{3}\pi a^2 b$. 17. $\dfrac{8}{3}\pi a^2 b$. 18. $\dfrac{3}{10}\pi$.

19. $W_H=R^2mg\left(\dfrac{1}{R}-\dfrac{1}{R+H}\right)$；$W_{+\infty}=Rmg$. 20. $W=kq_0q\left(\dfrac{1}{a}-\dfrac{1}{b}\right)$.

21. $W=k\ln\left|\dfrac{b}{a}\right|$. 22. $\overline{P}=\dfrac{C}{V_2-V_1}\ln\left|\dfrac{V_2}{V_1}\right|$.

23. （1）在 $t=1$ 时，药物进入速率为最大，其最大值为0.6； （2）有效药量为1.0125.

24. 最大值是 $f(0)=0$，最小值是 $f(4)=-\dfrac{32}{3}$.

25. 最大值是 $f(1)=\dfrac{1}{6}$，最小值是 $f(0)=0$.

26. $\tan\dfrac{1}{2}+\dfrac{1}{2}-\dfrac{1}{2}e^{-4}$.

27. 证明略. 28. 证明略. 29. $\arcsin\dfrac{1}{3}$. 30. 0.

习 题 四

1. $f(\sqrt{xy},x+y)=xy+(x+y)^2$.

2. （1）$D=\{(x,y)\,|\,y^2\geqslant 4(x-2)\}$； （2）$D=\{(x,y)\,|\,4\leqslant x^2+y^2\leqslant 9\}$；

（3）$D=\{(x,y)\,|\,x\geqslant 0,y\geqslant 0,x^2\geqslant y\}$； （4）$D=\{(x,y)\,|\,x^2+y^2\leqslant R^2\}$.

3. （1）$\dfrac{1}{3}$； （2）6； （3）2； （4）25.

4. （1）$x=-y$； （2）$x^2+y^2=1$； （3）$x=\pm y$；

（4）$x=k_1\pi,y=k_2\pi(k_1,k_2$ 为任意常数$)$.

5. （1）$\dfrac{\partial z}{\partial x}=y+\dfrac{1}{y},\dfrac{\partial z}{\partial y}=x-\dfrac{x}{y^2}$.

(2) $\dfrac{\partial z}{\partial x}=\dfrac{1+2x}{y^2}e^{2x+y},\dfrac{\partial z}{\partial y}=\dfrac{x}{y^2}e^{2x+y}\left(1-\dfrac{2}{y}\right).$

(3) $\dfrac{\partial z}{\partial x}=\dfrac{y}{2\sqrt{x-y^2x^2}},\dfrac{\partial z}{\partial x}=\dfrac{\sqrt{x}}{\sqrt{x-y^2x^2}}.$

(4) $\dfrac{\partial z}{\partial x}=\dfrac{1}{\ln(x+\ln y)(x+\ln y)},\dfrac{\partial z}{\partial y}=\dfrac{1}{y\ln(x+\ln y)(x+\ln y)}.$

(5) $\dfrac{\partial z}{\partial x}=\dfrac{1}{y}\cos\dfrac{x}{y}\cos\dfrac{y}{x}+\dfrac{y}{x^2}\sin\dfrac{x}{y}\sin\dfrac{y}{x},\dfrac{\partial z}{\partial y}=-\dfrac{x}{y^2}\cos\dfrac{x}{y}\cos\dfrac{y}{x}-\dfrac{1}{x}\sin\dfrac{x}{y}\sin\dfrac{y}{x}.$

(6) $\dfrac{\partial z}{\partial x}=y^2(1+xy)^{y-1},\dfrac{\partial z}{\partial y}=(1+xy)^y\left[\ln(1+xy)+\dfrac{xy}{1+xy}\right].$

6. (1) $f'_x(3,4)=\dfrac{2}{5},f'_y(3,4)=\dfrac{1}{5};$　(2) $f'_x\left(0,\dfrac{\pi}{4}\right)=-1,f'_y\left(0,\dfrac{\pi}{4}\right)=0.$

7. (1) $\dfrac{\partial^2 z}{\partial x^2}=2y,\dfrac{\partial^2 z}{\partial x\partial y}=\dfrac{\partial^2 z}{\partial y\partial x}=2x-6y^2+1,\dfrac{\partial^2 z}{\partial y^2}=-12xy.$

(2) $\dfrac{\partial^2 z}{\partial x^2}=-2a^2\cos(2ax+2by),\dfrac{\partial^2 z}{\partial y^2}=-2b^2\cos(2ax+2by);\dfrac{\partial^2 z}{\partial x\partial y}=\dfrac{\partial^2 z}{\partial y\partial x}=-2ab\cos2(ax+by).$

(3) $\dfrac{\partial^2 z}{\partial x^2}=-\dfrac{1}{(x+y^2)^2},\dfrac{\partial^2 z}{\partial y^2}=\dfrac{2(x-y^2)}{(x+y^2)^2},\dfrac{\partial^2 z}{\partial x\partial y}=\dfrac{\partial^2 z}{\partial y\partial x}=-\dfrac{2y}{(x+y^2)^2}.$

(4) $\dfrac{\partial^2 z}{\partial x^2}=\dfrac{2xy}{(x^2+y^2)^2},\dfrac{\partial^2 z}{\partial y^2}=-\dfrac{2xy}{(x^2+y^2)^2},\dfrac{\partial^2 z}{\partial x\partial y}=\dfrac{\partial^2 z}{\partial y\partial x}=\dfrac{y^2-x^2}{(x^2+y^2)^2}.$

8. (1) $\mathrm{d}z=\dfrac{1}{x^2}e^{\frac{y}{x}}(x\mathrm{d}y-y\mathrm{d}x);$　(2) $\mathrm{d}z=\dfrac{|y|\mathrm{d}x}{y\sqrt{y^2-x^2}}-\dfrac{x\mathrm{d}y}{|y|\sqrt{y^2-x^2}};$

(3) $\mathrm{d}z=y^2x^{y-1}\mathrm{d}x+x^y(1+y\ln x)\mathrm{d}y;$　(4) $\mathrm{d}z=\dfrac{2}{(x-y)^2}(-y\mathrm{d}x+x\mathrm{d}y).$

9. $\mathrm{d}z=0.08.$

10. (1) $\dfrac{\mathrm{d}z}{\mathrm{d}t}=-e^{-t}-e^t;$　(2) $\dfrac{\mathrm{d}z}{\mathrm{d}t}=\dfrac{2\tan t}{t\cos^2 t}-\dfrac{1}{t^2\cos^2 t};$　(3) $\dfrac{\mathrm{d}z}{\mathrm{d}x}=-\dfrac{e^x(1+x)}{1+x^2e^{2x}};$

(4) $\dfrac{\partial z}{\partial u}=\dfrac{2u}{v^2}\ln(3u-2v)+\dfrac{3u^2}{v^2(3u-2v)};\dfrac{\partial z}{\partial v}=-\dfrac{2u}{v^3}\ln(3u-2v)-\dfrac{2u^2}{v^2(3u-2v)}.$

11. (1) $\dfrac{\partial z}{\partial x}=2xf'_u+ye^{xy}f'_v;\dfrac{\partial z}{\partial y}=-2yf'_u+xe^{xy}f'_v.$

(2) $\dfrac{\partial w}{\partial x}=\dfrac{1}{y}f'_u;\dfrac{\partial w}{\partial y}=-\dfrac{x}{y^2}f'_u+\dfrac{1}{z}f'_v;\dfrac{\partial w}{\partial z}=-\dfrac{y}{z^2}f'_v.$

12. 证明略.　13. 证明略.

14. (1) $\dfrac{\partial z}{\partial x}=\dfrac{yz}{e^z-xy};\dfrac{\partial z}{\partial y}=\dfrac{xz}{e^z-xy}.$　(2) $\dfrac{\partial z}{\partial x}=\dfrac{3yz-x}{z-3xy};\dfrac{\partial z}{\partial y}=\dfrac{3xz-y}{z-3xy}.$

(3) $\dfrac{\partial z}{\partial x}=\dfrac{z^2}{2y-3xz};\dfrac{\partial z}{\partial y}=\dfrac{z}{3xz-2y}.$　(4) $\dfrac{\partial z}{\partial x}=\dfrac{z}{x+z};\dfrac{\partial z}{\partial y}=\dfrac{z^2}{y(x+z)}.$

15. (1) 在点$(2,-2)$处,极大值$f(2,-2)=8;$

(2) 在点$\left(\dfrac{1}{2},-1\right)$处,极小值$f\left(\dfrac{1}{2},-1\right)=-\dfrac{1}{2}e;$

(3) 在点$\left(\dfrac{a}{3},\dfrac{a}{3}\right)$处,极大值$f\left(\dfrac{a}{3},\dfrac{a}{3}\right)=\dfrac{1}{27}a^3.$

16. 长、宽、高都等于$\dfrac{2\sqrt{3}}{3}R$,最大体积为$V=\dfrac{8R^3}{3\sqrt{3}}$(提示:设长方体的长、宽、高分别为$x,y,z$,则拉格朗日函数

为 $F(x,y)=xyz+\lambda(x^2+y^2+z^2-4R^2)$，由 $F_x{}'=0,F_y{}'=0,F_z{}'=0,x^2+y^2+z^2=4R^2$，联立解得 $x=y=z=-2\lambda,\lambda=-\dfrac{\sqrt{3}}{3}R$.

17. $\left(\dfrac{21}{13},2,\dfrac{63}{26}\right)$. 提示：作拉格朗日函数

$$F(x,y,z)=(x-1)^2+(y-1)^2+(z-1)^2+(x-2)^2+(y-3)^2+(z-4)^2+\lambda(3x-2z).$$

18. $x=\dfrac{2}{3}a,t=1$，最大值为 $\dfrac{4a^3}{27e}$.

19. $y=0.2348x+4.897$

20. $ab\pi\leqslant\displaystyle\iint\limits_{D}e^{(x^2+y^2)}\,\mathrm{d}\sigma\leqslant ab\pi e^{a^2}$.

21. （1）$I=\displaystyle\int_0^2\mathrm{d}x\int_{x^3}^{\sqrt{8x}}f(x,y)\,\mathrm{d}y=\int_0^4\mathrm{d}y\int_{\frac{y^2}{8}}^{\sqrt[3]{y}}f(x,y)\,\mathrm{d}x$；

（2）$I=\displaystyle\int_3^5\mathrm{d}x\int_{\frac{x+1}{2}}^{\frac{x+7}{2}}f(x,y)\,\mathrm{d}y$

$=\displaystyle\int_2^3\mathrm{d}y\int_3^{2y-1}f(x,y)\,\mathrm{d}x+\int_3^5\mathrm{d}y\int_3^5 f(x,y)\,\mathrm{d}x+\int_5^6\mathrm{d}y\int_{2y-7}^5 f(x,y)\,\mathrm{d}x$；

（3）$I=\displaystyle\int_0^{\frac{\sqrt{2}}{2}}\mathrm{d}x\int_x^{\sqrt{1-x^2}}f(x,y)\,\mathrm{d}y=\int_0^{\frac{\sqrt{2}}{2}}\mathrm{d}y\int_0^y f(x,y)\,\mathrm{d}x+\int_{\frac{\sqrt{2}}{2}}^1\mathrm{d}y\int_0^{\sqrt{1-y^2}}f(x,y)\,\mathrm{d}x$；

（4）$I=\displaystyle\int_{-1}^0\mathrm{d}x\int_{-x-1}^{x+1}f(x,y)\,\mathrm{d}y+\int_0^1\mathrm{d}x\int_{x-1}^{1-x}f(x,y)\,\mathrm{d}y$

$=\displaystyle\int_{-1}^0\mathrm{d}y\int_{-y-1}^{y+1}f(x,y)\,\mathrm{d}x+\int_0^1\mathrm{d}y\int_{y-1}^{1-y}f(x,y)\,\mathrm{d}x$.

22. （1）$\displaystyle\int_0^{\frac{a}{2}}\mathrm{d}y\int_{\sqrt{a^2-2ay}}^{\sqrt{a^2-y^2}}f(x,y)\,\mathrm{d}x+\int_{\frac{a}{2}}^a\mathrm{d}y\int_0^{\sqrt{a^2-y^2}}f(x,y)\,\mathrm{d}x$；　（2）$\displaystyle\int_0^1\mathrm{d}y\int_{\sqrt{y}}^{3-2y}f(x,y)\,\mathrm{d}x$；

（3）$\displaystyle\int_0^1\mathrm{d}y\int_{-y}^y f(x,y)\,\mathrm{d}x+\int_1^2\mathrm{d}y\int_{-\sqrt{2-y}}^{\sqrt{2-y}}f(x,y)\,\mathrm{d}x$.

23. （1）$\dfrac{4}{\pi^3}(\pi+2)$；　（2）$e^{-\frac{1}{2}}$；　（3）$-\dfrac{7}{48}$；　（4）0.

24. 证明略. 提示：利用对称性.

25. $\dfrac{16}{3}R^3$.

习　题　五

1. （1）常系数线性微分方程，二阶；　（2）不是微分方程；　（3）微分方程，一阶；　（4）微分方程，一阶；　（5）常系数线性微分方程，一阶；　（6）常系数线性微分方程，二阶；　（7）常系数线性微分方程，一阶；　（8）微分方程，二阶；　（9）微分方程，二阶；　（10）常系数线性齐次微分方程，二阶；　（11）微分方程，三阶；　（12）常系数线性齐次微分方程，二阶.

2. （1）通解；　（2）特解；　（3）通解；　（4）通解；　（5）通解；　（6）特解.

3. （1）$y=e^{Cx}$；　（2）$y^2=2\ln(1+e^x)+C$；　（3）$\dfrac{y}{y+1}=C(x-1)^{-a}$；

（4）$10^x+10^{-y}=C$；　（5）$\ln\ln y=\sin x-1$；　（6）$\cos y=\dfrac{\sqrt{2}}{2}\cos x$；

（7）$3y^2+2y^3=3x^2+2x^3+5$；　（8）$x(e^y-4)=6$；

（9）$\cos 2y=2x-2e^x+2e-\dfrac{3}{2}$；　（10）$x\cos\dfrac{y}{x}=C$.

4.（1）$y=\dfrac{x^2}{3}+\dfrac{3}{2}x+2+\dfrac{C}{x}$; （2）$y=x-1+Ce^{-x}$; （3）$y=\sin x$;

（4）$x=\dfrac{1}{24}(t+2)^3-\dfrac{1}{3}$; （5）$y=\dfrac{1}{x}(e^x+2e)$; （6）$y=\dfrac{1}{x}(\pi-1-\cos x)$;

（7）$yx\left[C-\dfrac{1}{2}(\ln x)^2\right]=1$.

5.（1）$y=\dfrac{x^3}{6}-\sin x+C_1x+C_2$; （2）$y=x\arctan x-\dfrac{1}{2}\ln(1+x^2)+C_1x+C_2$;

（3）$y=-\ln\cos(x+C_1)+C_2$; （4）$y=C_1\ln x+C_2$; （5）$y=x$.

6.（1）$y=(C_1+C_2x)e^{\frac{5}{2}x}$; （2）$y=e^{-\frac{x}{2}}\left(C_1\cos\dfrac{\sqrt5}{2}x+C_2\sin\dfrac{\sqrt5}{2}x\right)$;

（3）$y=C_1e^{2x}+C_2e^{-x}$; （4）$y=(1+3x)e^{-2x}$; （5）$y=\dfrac{1}{2}e^{2x}$; （6）$y=e^{4(1-x)}$;

（7）$y=e^{2x}$; （8）$x=\dfrac{1}{2}e^{-t}\sin 2t$.

7. $y=2x$. 8. 400. 9. $s=-2t^2+2t$. 10. $Q=Q_0e^{-kt}$.

11. $P=P_1+(P_0-P_1)e^{-kt}$.

12. $T=20+80e^{-\frac{\ln2}{20}t}$, 60 小时.

习 题 六

1.（1）$\{(轻,有),(轻,无),(中,有),(中,无),(重,有),(重,无)\}$;
（2）$A=\{(重,有),(重,无)\}$, $B=\{(轻,无),(中,无),(重,无)\}$;
（3）$A+\bar{B}=\{(重,有),(重,无),(轻,有),(中,有),(重,有)\}$.

2. 全部基本事件为: $ABC,AB\bar{C},A\bar{B}C,\bar{A}BC,\bar{A}\bar{B}C,\bar{A}B\bar{C},A\bar{B}\bar{C},\bar{A}\bar{B}\bar{C}$;
（1）$A\bar{B}\bar{C}$ 或 $A-B-C$ 或 $A-(B+C)$; （2）$\bar{A}BC+A\bar{B}C+AB\bar{C}$; （3）$\bar{A}\bar{B}\bar{C}$;
（4）$ABC+AB\bar{C}+A\bar{B}C+\bar{A}BC+\bar{A}B\bar{C}+A\bar{B}\bar{C}+\bar{A}\bar{B}C$或 $A+B+C$;
（5）$AB\bar{C}$ 或 $AB-C$ 或 $AB-ABC$

3.（1）A 不发生$=\bar{A}$;只有 A 发生$=A\bar{B}\bar{C}$;只有 A 不发生$=\bar{A}BC$;
（2）A,B 同时出现$=AB$;A,B 同时不出现$=\bar{A}\,\bar{B}$;A,B 不同时出现$=\overline{AB}$;
（3）不是"只有 A 发生"$=\overline{A\bar{B}\bar{C}}=\bar{A}+\bar{\bar{B}}+\bar{\bar{C}}=\bar{A}+B+C$;

  不是"只有 A 不发生"$=\overline{\bar{A}BC}=\bar{\bar{A}}+\bar{B}+\bar{C}=A+\bar{B}+\bar{C}$;
（4）A 发生且不是"只有 A 发生"

  $=A\overline{A\bar{B}\bar{C}}=A(\bar{A}+B+C)=A\bar{A}+AB+AC=A(B+C)$;
（5）A 不发生且不是只有 A 不发生$=\bar{A}\,\overline{\bar{A}BC}=\bar{A}(A+\bar{B}+\bar{C})=\bar{A}(\bar{B}+\bar{C})$;
（6）只有 A 出现或只有 A 不出现$=A\bar{B}\bar{C}+\bar{A}BC$;
（7）（不是"只有 A 发生"）且（不是"只有 A 不发生"）$=(\bar{A}+B+C)(A+\bar{B}+\bar{C})$.

4.（1）A; （2）AB; （3）$AB+AC+BC$.

5.（1）0.9; （2）0.018144; （3）0.003906; （4）0.00000045.

6. $P(A)=\dfrac{1}{2}$;$P(B)=\dfrac{1}{6}$;$P(AB)=\dfrac{1}{15}$.

7. 0.526.　8. 0.1055.　9. 0.3241.　10. (1)0.0833；　(2) $\dfrac{2}{9}$.

11. 后选者 Jerry 的胜率更大.　12. 有误,总人数=1055.

13. (1) $\dfrac{P(A)}{P(B)}$；　(2)0；　(3)1；　(4) $\dfrac{P(\overline{B})}{P(\overline{A})}$.

14. 证明略.　15. 正确;正确;不正确.　16. 正确;正确.　17. 0.902.

18. (1)0.65；　(2) 0.231；　(3) 0.0796.

19. 0.138.　20. 0.94.　21. $\dfrac{3}{7}$.　22. 0.8.　23. 0.5.

24. (1) 黄；　(2) 红.　25. 0.312.　26. 0.9224.

27. (1) 0.69；　(2) Ⅳ.　28. 0.782.　29. (1) 0.6；　(2) 0.92.　30. 0.559.

31. (1) 0.785；　(2) 0.3721.　32. 0.2200.　33. 0.92224.　34. 0.896.

35. (1) 0.3；　(2) 0.1.

36.

X	0	1	2	3	4
P	0.0016	0.0256	0.1536	0.4096	0.4096

能治愈 3 人或 4 人的概率最大.

37. (1) 0.2304；　(2) 0.0384.　38. 0.0333.　39. 0.3935.

40. (1) 0.8641；　(2) 0.1359；　(3) 0.8910.

41. (1)

ξ	1	2	3	4
P	0.4	0.36	0.192	0.048

(2) 约 10 只.

42. $A=\dfrac{81}{40}$, $F(x)=\begin{cases}0, & x<1 \\ 0.675, & 1\leqslant x<2 \\ 0.9, & 2\leqslant x<3 \\ 0.975, & 3\leqslant x<4 \\ 1, & 4\leqslant x\end{cases}$

43. (1) 2；　(2) $F(x)=\begin{cases}0, & x<0 \\ x^2, & 0\leqslant x<1 \\ 1, & 1\leqslant x\end{cases}$；　(3) 0.4.

44. (1) $F(x)=\begin{cases}0, & 0<x \\ x^2/2, & 0\leqslant x<1 \\ 2x-\dfrac{x^2}{2}-1, & 1\leqslant x<2 \\ 1, & 2\leqslant x\end{cases}$；　(2) 0.125,0.245,0.66.

45. $A=\dfrac{1}{2}$, $B=\dfrac{1}{\pi}$, $f(x)=\dfrac{1}{\pi(1+x^2)}$.　46. (1) 0.44；　(2) $\dfrac{17}{44}$.

47. 有关人员往返路程最短.　48. (1) e^{-1}；　(2) e^{-2}；　(3) e^{-1}.

49. (1) 0.5238；　(2) 0.9925；　(3) 0.5.　50. (1) 0.2119；　(2) 0.7435.

51. (1) 0.1151；　(2) 0.2119；　(3) 0 0.673；　(4) 1151.

52. (1) 0.3779；　(2) 0.4325；　(3) 0.8413.

53. 2096 人，10.48 人.　54. 452.9 分.

55.

Y	0	1	4	9
P_k	1/5	7/30	1/5	11/30

56. $P(Y=1)=\dfrac{1}{3}$；$P(Y=-1)=\dfrac{2}{3}$.

57. (1) $y>0$ 时，$f_Y(y)=\dfrac{1}{y}\dfrac{1}{\sqrt{2\pi}}e^{-\frac{\ln^2 y}{2}}$；

(2) $f_Y(y)=\dfrac{1}{y}\sqrt{\dfrac{2}{y-1}}\dfrac{1}{\sqrt{2\pi}}e^{-(y-1)/4}$，$y>1$；

(3) $f_Y(y)=\dfrac{2}{\sqrt{2\pi}}e^{-y^2/2}$，$y>0$.

58. (1) $F_Y(y)=\begin{cases}0, & y\leqslant 1\\ \ln y, & 1<y<e;\\ 1, & y\geqslant e\end{cases}$ $f_Y(y)=\begin{cases}\dfrac{1}{y}, & 1<y<e;\\ 0, & 其他\end{cases}$

(2) $F_Z(z)=\begin{cases}0, & z\leqslant 0\\ 1-e^{-\frac{z}{2}}, & z>0\end{cases}$；$f_Z(z)=\begin{cases}\dfrac{1}{2}e^{-\frac{z}{2}}, & z>0\\ 0, & z\leqslant 0\end{cases}$.

59. 2.6，1.44，1.2.

60. $a=-1,b=0.3,D\xi=7$.

61. $a=0.3,b=0.2,c=0.1$.

62. (1) $A=\dfrac{2}{\pi}$；(2) $E\xi=0,D\xi=0.322467$.

63. (1) $M=\sqrt{e^2-1}\approx 2.527658$，$M$ 为 T 的分布范围的上限；

(2) 0.477229；　(3) 0.804719；　(4) $ET=1.333589,DT=0.416084$；

(5) 0.521114；　(6) 1.310832.

64. 0.601892.　65. 0.9238828.　66. (1) 0.040059；　(2) 0.081143.

67. (1) 6.5；　(2) 0.000002194；　(3) 4.61385.

68. (1) 15 小时；　(2) 0.8066.

69. 每盒至少应该多装 39 只产品.

习 题 七

1. (1) -160；　(2) 726；　(3) $(a-b)^3$.

2. (1) $a^n+(-1)^{n+1}b^n$；　(2) $\left(a_1-\dfrac{1}{a_2}-\dfrac{1}{a_3}-\cdots-\dfrac{1}{a_n}\right)a_2a_3\cdots a_n$.

3. $D_n=\prod\limits_{1\leqslant j<i\leqslant n}(a_i-a_j)$.

4. (1) $a=1,b=2,c=-2$；　(2) $a=-3$ 或 $5,b=\pm 3,c=3$.

5. (1) $\begin{pmatrix}-1 & 3 & 1 & 5\\ 8 & 2 & 8 & 2\\ 3 & 7 & 9 & 13\end{pmatrix}$；　(2) $\begin{pmatrix}3 & 1 & 1 & -1\\ -4 & 0 & -4 & 0\\ -1 & -3 & -3 & 5\end{pmatrix}$.

6. (1) $\begin{pmatrix} -5 & 6 & 7 \\ 10 & 2 & -6 \\ -2 & 17 & 10 \end{pmatrix}$; (2) $AB = \begin{pmatrix} 10 & 1 \\ 7 & 3 \end{pmatrix}, BA = \begin{pmatrix} 6 & 1 & 12 \\ 1 & 1 & -3 \\ 2 & 0 & 6 \end{pmatrix}$;

(3) $AB = \begin{pmatrix} 75 \\ 80 \\ 400 \end{pmatrix} = AC$ 但是，得不到 $B = C$，即矩阵乘法不适消去律；

(4) 56.

7. $(9 \quad 2 \quad -1)^T$.

8. (1) $\begin{pmatrix} \cos\alpha & \sin\alpha \\ -\sin\alpha & \cos\alpha \end{pmatrix}$; (2) $\begin{pmatrix} 1 & -1 & 0 \\ 0 & 1 & -1 \\ 0 & 0 & 0 \end{pmatrix}$; (3) $\begin{pmatrix} 1 & 0 & 0 & 0 \\ 0 & \frac{1}{2} & 0 & 0 \\ 0 & 0 & \frac{1}{3} & 0 \\ 0 & 0 & 0 & \frac{1}{4} \end{pmatrix}$; (4) $\begin{pmatrix} 1 & 3 & -2 \\ -\frac{3}{2} & -3 & \frac{5}{2} \\ 1 & 1 & -1 \end{pmatrix}$.

9. 证明略. 10. $\begin{pmatrix} -1 & 2 & -1 \\ \frac{1}{4} & -\frac{9}{4} & \frac{3}{2} \\ \frac{1}{4} & \frac{3}{4} & -\frac{1}{2} \end{pmatrix}$. 11. $R(A) = 3, R(B) = 2$.

12. $\lambda = 0, 2, 3$ 时,该方程组有非零解.

13. $(i) \lambda \neq 0, \lambda \neq 1$ 时有唯一解； $(ii) \lambda = 1$ 时有无穷多解； $(iii) \lambda = 0$ 时方程组无解.

14. (1) $\lambda = 1$,特征向量 $\begin{pmatrix} 0 \\ 1 \\ 1 \end{pmatrix}$; $\lambda = 2$,特征向量 $\begin{pmatrix} 1 \\ 1 \\ 0 \end{pmatrix}$; (2) 特征值 $\lambda = 4$,特征向量 $\begin{pmatrix} 1 \\ 1 \\ -1 \end{pmatrix}$.

习 题 八

1. `>> A = [(略)];`

(1) `>> D = det(A);`

(2) `>> X = A';`

(3) `>> Y = inv(A);`

(4) `>> V = diag(A);`

(5) `>> A(2,4) = 10;`

(6) `>> A(2,:) = [];`.

2. 在 MATLAB 命令窗口中输入命令

`>> x = sym('x');` 或 `>> syms x;`

`>> y = x^2 * (2 * x+9)+x * (x^2-12);`

(1) `>> simplify(y);`

(2) `>> factor(y);`

(3) `>> subs(y,x,2);` 或 `>> subs(y,2);`.

3. `>> syms x y;`

(1) `>> f1 = (1+x+2 * x * y^2+y)^10`

(2) `>> f2 = expand(f1)`

（3）>> f3 = subs(f2,y,x-1)

（4）>> f4 = simplify(f3)

4. >> x = sym('x');或>> syms x;

  （1）>> limit(1/sqrt(1+x^2)/acot(x),x,inf);

  （2）>> limit((1-x)^(1/tan(x)),0);

  （3）>> limit((x^7-2 * x^6-x^2+12 * x-20)/(3 * x^2-12),x,2);

  （4）>> limit((atan(x)-pi/2+1)^log(x),+inf);

  （5）>> limit(sqrt(x^2+x)-sqrt(x^2-x),inf);

  （6）>> limit((tan(x)-sin(x))/sin(x^3),0);

5. >> x = sym('x');或>> syms x;

  （1）>> diff(sin(x)/exp(x));

  （2）>> diff(5 * x^4+3 * x^2-5);

  （3）>> diff(log((sqrt(1+x^2)-1)/(sqrt(1+x^2)+1)));

  （4）>> diff((1+x^2) * atan(x));

  （5）>> diff(x * exp(2 * x));

  （6）>> diff(x * acos(x)-sqrt(1-x^2));

6. >> x = sym('x');或>> syms x;

  （1）>> int((cos(x)-sin(x))/exp(x),0,pi/2);

  （2）>> int((x-5)/(x^3-3 * x^2+4));

  （3）>> int(1/(x^2+1)^2);

  （4）>> int(cos(sqrt(x)-1),0,4);

  （5）>> int(x/sin(x)^2,pi/4,pi/3);

  （6）>> eval(int(1/sqrt(2 * pi) * exp(-x^2/2),0,+inf));

7. （1）>> y = dsolve('Dy+x^2 * y = 0','x');

  （2）>> y = dsolve('Dy+y/x = x^2 * y^6','x');

  （3）>> y = dsolve('D2y-7 * Dy+6 * y = sin(x)','x');

  （4）>> y = dsolve('D2y-6 * Dy+9 * y = exp(3 * x)','x');

  （5）>> y = dsolve('x * Dy+y-exp(x) = 0,y(a) = b','x');

  （6）>> y = dsolve('D2y+3 * Dy+2 * y = 3 * x * exp(-x)','y(0) = 0,Dy(0) = 0','x');

8. （1）>> A = [1 1 1 -1;0 1 1 -2;0 0 1 -3;1 2 3 4];

    >> D = det(A);

    >>B = inv(A);

  （2）>> A = [1 1 1 0;1 -1 -1 -2;1 1 1 2;-1 -1 1 0];

    >>D = det(A);

    >>B = inv(A);

  （3）>> A = [-1 3 -1 2 0;1 7 2 5 2;0 -2 3 1 0;0 -4 -1 4 0;0 2 3 -1 0];

    >> D = det(A);

    >> B = inv(A);

9. （1）>> [m,v] = binostat(100,0.1);$E(X) = NP = 10,D(X) = NP(1-P) = 9$;

  （2）>> sum(binopdf(5:15,100,0.1));或>> binocdf(15,100,0.1)-binocdf(4,100,0.1);得 $P(5 \leqslant X \leqslant 15) = 0.9364$;

  （3）>> x = binoinv(0.95,100,0.1);得 x = 15;.

10. （1）>> x = linspace(-2 * pi,2 * pi,100);

    >> plot(x,exp(-x)+cos(x));

  （2）>> ezplot('1/(1+x^2)');

附录 1　泊松分布 $P(\xi = k) = \dfrac{\lambda^k}{k!} e^{-\lambda}$ 的数值表

k	λ							
	0.1	0.2	0.3	0.4	0.5	0.6	0.7	0.8
0	0.904837	0.818781	0.740818	0.670320	0.606531	0.548812	0.496585	0.449329
1	0.090484	0.163746	0.222245	0.268128	0.303265	0.329287	0.347610	0.359463
2	0.004524	0.016375	0.033337	0.053626	0.075816	0.098786	0.121663	0.143785
3	0.000151	0.001092	0.003334	0.007150	0.012636	0.019757	0.028388	0.038343
4	0.000004	0.000055	0.000250	0.000715	0.001580	0.002964	0.004968	0.007669
5	—	0.000002	0.000015	0.000057	0.000158	0.000356	0.000696	0.001227
6	—	—	0.000001	0.000004	0.000013	0.000036	0.000081	0.000164
7	—	—	—	—	0.000001	0.000003	0.000008	0.000019
8	—	—	—	—	—	0.000001	0.000001	0.000002

k	λ							
	0.9	1.0	1.5	2.0	2.5	3.0	3.5	4.0
0	0.406570	0.367879	0.223130	0.135335	0.082085	0.049787	0.030197	0.018316
1	0.365913	0.367879	0.334695	0.270671	0.205212	0.149361	0.150091	0.073263
2	0.164661	0.183940	0.251021	0.270671	0.256516	0.224042	0.184959	0.146525
3	0.049398	0.061313	0.125510	0.180447	0.213763	0.224042	0.215785	0.195367
4	0.011115	0.015328	0.047067	0.090224	0.133602	0.168031	0.188812	0.195367
5	0.002001	0.003066	0.014120	0.036089	0.066801	0.100819	0.132169	0.156293
6	0.000300	0.000511	0.003530	0.012030	0.027834	0.050409	0.077098	0.104196
7	0.000039	0.000073	0.000756	0.003437	0.009941	0.021604	0.038549	0.059540
8	0.000004	0.000009	0.000142	0.000859	0.003106	0.008102	0.016865	0.029770
9	—	0.000001	0.000024	0.000191	0.000863	0.002701	0.006559	0.013231
10	—	—	0.000004	0.000038	0.000216	0.000810	0.002296	0.005292
11	—	—	—	0.000007	0.000049	0.000221	0.000730	0.001925
12	—	—	—	0.000001	0.000010	0.000055	0.000213	0.000642
13	—	—	—	—	0.000002	0.000013	0.000057	0.000197
14	—	—	—	—	—	0.000003	0.000014	0.000056
15	—	—	—	—	—	0.000001	0.000003	0.000015
16	—	—	—	—	—	—	0.000001	0.000004
17	—	—	—	—	—	—	—	0.000001

附录 2　标准正态分布表

$$\Phi(u) = \int_{-\infty}^{u} \frac{1}{\sqrt{2\pi}} e^{-\frac{u^2}{2}} du$$

u	0.00	0.01	0.02	0.03	0.04	0.05	0.06	0.07	0.08	0.09
0.0	0.5000	0.5040	0.5080	0.5120	0.5160	0.5199	0.5239	0.5279	0.5319	0.5359
0.1	0.5398	0.5438	0.5478	0.5517	0.5557	0.5596	0.5636	0.5675	0.5714	0.5753
0.2	0.5793	0.5832	0.5871	0.5910	0.5948	0.5987	0.6026	0.6064	0.6103	0.6141
0.3	0.6179	0.6217	0.6255	0.6293	0.6331	0.6368	0.6406	0.6443	0.6480	0.6517
0.4	0.6554	0.6591	0.6628	0.6664	0.6700	0.6736	0.6772	0.6808	0.6844	0.6879
0.5	0.6915	0.6950	0.6985	0.7019	0.7054	0.7088	0.7123	0.7157	0.7190	0.7224
0.6	0.7257	0.7291	0.7324	0.7357	0.7389	0.7422	0.7454	0.7486	0.7517	0.7549
0.7	0.7580	0.7611	0.7642	0.7673	0.7703	0.7734	0.7764	0.7794	0.7823	0.7852
0.8	0.7881	0.7910	0.7939	0.7967	0.7995	0.8023	0.8051	0.8078	0.8106	0.8133
0.9	0.8159	0.8186	0.8212	0.8238	0.8264	0.8289	0.8315	0.8340	0.8365	0.8389
1.0	0.8413	0.8438	0.8461	0.8485	0.8508	0.8531	0.8554	0.8577	0.8599	0.8621
1.1	0.8643	0.8665	0.8686	0.8708	0.8729	0.8749	0.8770	0.8790	0.8810	0.8830
1.2	0.8849	0.8869	0.8888	0.8907	0.8925	0.8944	0.8962	0.8980	0.8997	0.9015
1.3	0.9032	0.9049	0.9066	0.9082	0.9099	0.9115	0.9131	0.9147	0.9162	0.9177
1.4	0.9192	0.9207	0.9222	0.9236	0.9251	0.9265	0.9278	0.9292	0.9306	0.9319
1.5	0.9332	0.9345	0.9357	0.9370	0.9382	0.9394	0.9406	0.9418	0.9430	0.9441
1.6	0.9452	0.9463	0.9474	0.9484	0.9495	0.9505	0.9515	0.9525	0.9535	0.9545
1.7	0.9554	0.9564	0.9573	0.9582	0.9591	0.9599	0.9608	0.9616	0.9625	0.9633
1.8	0.9641	0.9648	0.9656	0.9664	0.9671	0.9678	0.9686	0.9693	0.9700	0.9706
1.9	0.9713	0.9719	0.9726	0.9732	0.9738	0.9744	0.9750	0.9756	0.9762	0.9767
2.0	0.9772	0.9778	0.9783	0.9788	0.9793	0.9798	0.9803	0.9808	0.9812	0.9817
2.1	0.9821	0.9826	0.9830	0.9834	0.9838	0.9842	0.9846	0.9850	0.9854	0.9857
2.2	0.9861	0.9864	0.9868	0.9871	0.9874	0.9878	0.9881	0.9884	0.9887	0.9890
2.3	0.9893	0.9896	0.9898	0.9901	0.9904	0.9906	0.9909	0.9911	0.9913	0.9916
2.4	0.9918	0.9920	0.9922	0.9925	0.9927	0.9929	0.9931	0.9932	0.9934	0.9936
2.5	0.9938	0.9940	0.9941	0.9943	0.9945	0.9946	0.9948	0.9949	0.9951	0.9952
2.6	0.9953	0.9955	0.9956	0.9957	0.9959	0.9960	0.9961	0.9962	0.9963	0.9964
2.7	0.9965	0.9966	0.9967	0.9968	0.9969	0.9970	0.9971	0.9972	0.9973	0.9974
2.8	0.9974	0.9975	0.9976	0.9977	0.9977	0.9978	0.9979	0.9979	0.9980	0.9981
2.9	0.9981	0.9982	0.9982	0.9983	0.9984	0.9984	0.9985	0.9985	0.9986	0.9986

u	0	0.1	0.2	0.3	0.4	0.5	0.6	0.7	0.8	0.9
3.0	0.9987	0.9990	0.9993	0.9995	0.9997	0.9998	0.9998	0.9999	0.9999	1.0000

注:1. 本表对于 u 给出正态分布函数 $\Phi(u)$ 的值. 例:对于 $u=2.35, \Phi(u)=0.9906$

　　2. 本表最后二行自左至右依次表示 $\Phi(3.0)$、…、$\Phi(3.9)$ 的值

附录3　排列组合常用公式

1. 排列:与顺序有关

阶乘:

$$n! = n(n-1)(n-2)\cdots2\cdot1$$

排列数公式:

$$P_n^m = n(n-1)(n-2)\cdots(n-m+1), \quad P_n^n = n!$$

2. 组合:与顺序无关

组合数公式:

$$C_n^m = \frac{n!}{m!\,(n-m)!} = \frac{n(n-1)(n-2)\cdots(n-m+1)}{m!}$$

常用公式:(1) $C_n^m = C_n^{n-m}$

(2) $P_n^m = C_n^m P_m^m$

(3) $C_n^0 = C_n^n = 1 \quad C_n^1 = n$

(4) $C_n^m + C_n^{m-1} = C_{n+1}^m$

附录4　三角函数公式汇编

1. 降幂公式(半角公式)

$$\sin^2 x = \frac{1-\cos2x}{2}$$

$$\cos^2 x = \frac{1+\cos2x}{2}$$

$$\tan^2 x = \frac{1-\cos2x}{1+\cos2x}$$

2. 倍角公式

$$\sin2x = 2\sin x\cos x$$
$$\cos2x = \cos^2 x - \sin^2 x = 2\cos^2 x - 1 = 1 - 2\sin^2 x$$
$$\tan2x = \frac{2\tan x}{1-\tan^2 x}$$

3. 万能公式

$$\sin x = \frac{2\tan\frac{x}{2}}{1+\tan^2\frac{x}{2}}$$

$$\cos x = \frac{1-\tan^2\frac{x}{2}}{1+\tan^2\frac{x}{2}}$$

$$\tan x = \frac{2\tan\frac{x}{2}}{1-\tan^2\frac{x}{2}}$$

4. 和差角公式

$$\sin(\alpha\pm\beta)=\sin\alpha\cos\beta\pm\cos\alpha\sin\beta$$

$$\cos(\alpha\pm\beta)=\cos\alpha\cos\beta\mp\sin\alpha\sin\beta$$

$$\tan(\alpha\pm\beta)=\frac{\tan\alpha\pm\tan\beta}{1\mp\tan\alpha\tan\beta}$$

5. 和差化积公式

$$\sin\alpha+\sin\beta=2\sin\frac{\alpha+\beta}{2}\cdot\cos\frac{\alpha-\beta}{2}$$

$$\sin\alpha-\sin\beta=2\cos\frac{\alpha+\beta}{2}\cdot\sin\frac{\alpha-\beta}{2}$$

$$\cos\alpha+\cos\beta=2\cos\frac{\alpha+\beta}{2}\cdot\cos\frac{\alpha-\beta}{2}$$

$$\cos\alpha-\cos\beta=-2\sin\frac{\alpha+\beta}{2}\cdot\sin\frac{\alpha-\beta}{2}$$

6. 积化和差公式

$$\sin\alpha\sin\beta=-\frac{\cos(\alpha+\beta)-\cos(\alpha-\beta)}{2}$$

$$\cos\alpha\cos\beta=\frac{\cos(\alpha+\beta)+\cos(\alpha-\beta)}{2}$$

$$\sin\alpha\cos\beta=\frac{\sin(\alpha+\beta)+\sin(\alpha-\beta)}{2}$$

$$\cos\alpha\sin\beta=\frac{\sin(\alpha+\beta)-\sin(\alpha-\beta)}{2}$$

7. 同角弦化切

$$\sin^2x=\frac{\tan^2x}{1+\tan^2x}$$

$$\cos^2x=\frac{1}{1+\tan^2x}$$

8. 正割余割相关公式

$$\sec x=\frac{1}{\cos x}$$

$$\csc x=\frac{1}{\sin x}$$

$$\sec^2x-\tan^2x=1$$

$$\csc^2x-\cot^2x=1$$